国家中医药管理局
中医药国际合作专项
中国中医科学院广安门医院
中医药文化国际传播基地
支持

中药饮片高清图鉴

下册
花类、叶类、皮类、树脂类、矿物化石类、动物类、藻菌地衣类及其他类

1 2 3 4 5 6 7 8 9 10 11 12 13 14 15 16 17 18 19

总主编 王笑频 刘 震
主 编 刘春生 李 飞 王丽霞
副主编 尹 璐 金 敏 杨 辉 韩 博 常永卓 刘 颖
编 者 陈 旭 丁艳茹 孙咏梅 景 晨 刘俊玲
刘 翎 牟稷征 苏桂云 王建升 王庸全
詹玉石 张静茹 张明珠 张盈颖 张语悠
摄 影 高学成 张 民 杨 辉

人民卫生出版社
·北 京·

总主编简介

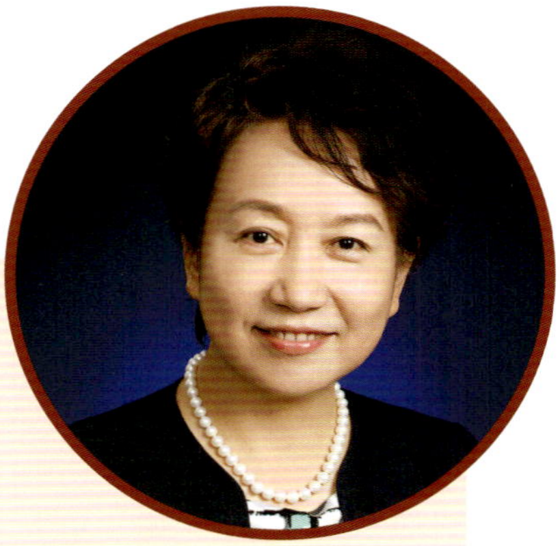

王笑频

中国中医科学院广安门医院原党委书记。先后担任国家中医药管理局国际合作司司长、港澳台办公室主任、一级巡视员、国家中医药管理局新闻发言人、河北省保定市人民政府副市长（挂职）。兼任中国中西医结合学会副会长、中国医院协会副会长、中国医院协会中医医院分会主任委员、国务院医改领导小组专家、《中国卫生经济》理事会常务理事、北京市西城区人大代表、第十四届全国政协委员等。

从事中医药国际交流与合作工作期间，主持和参与多项中医药对外交流与合作重要规划、政策的起草，组织和落实多项重大中医药对外交流合作活动。担任中国中医科学院广安门医院党委书记以来，贯彻党中央关于加强公立医院党的建设、高质量发展以及中医药传承创新的战略部署，充分发挥公立医院龙头作用，推动新时期医院发展步入快车道。担任中国医院协会中医医院分会主任委员，积极开展行业学术交流和社会活动，在医院管理领域具有较高的影响力。

先后荣获原卫生部机关先进工作者，国家卫生健康委员会直属机关、国家中医药管理局优秀党务工作者，国家中医药管理局优秀公务员，2020 年、2021 年两届“十大领导力院管专家”等多项荣誉称号。参与研究的“中药现代化发展战略研究”曾荣获 1998 年度科技进步奖。发表论文 28 篇，出版著作 4 部。

总主编简介

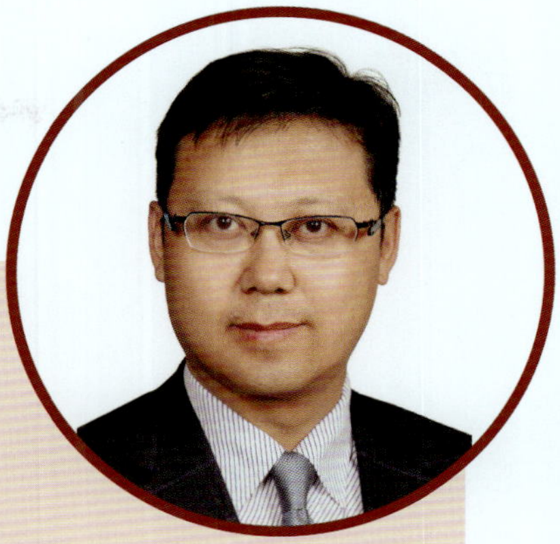

刘震

中国中医科学院广安门医院党委书记。主任医师，博士研究生导师，博士后合作导师。中国中医科学院首席研究员，北京市优秀名中医，北京中医药新时代 125 工程领军人才，享受国务院政府特殊津贴。兼任中华中医药学会脾胃病分会副主任委员、中华中医药学会内科分会副主任委员、世界中医药学会联合会消化病专业委员会副会长、中华慈善总会大健康工作委员会专家委员会副主任委员、中华中医药学会国际健康智库专家、第一届中医药大数据与人工智能工作委员会智库专家、北京市中医重点专科负责人、北京名中医身边工程专家团队负责人、北京中医健康乡村领军人才、北京市西城区政协委员等。先后荣获中央和国家机关“四好”党员，国家卫生健康委员会、国家中医药管理局、中国中医科学院优秀共产党员，首都中医榜样人物、首都中医药杏林健康卫士、西城区“西融人才”、大兴区“新国门”领军人才等荣誉称号。

先后培养硕士、博士研究生 30 余人，师带徒 2 人。主持国家级及省部级课题 10 余项，发表 SCI、核心期刊论文百余篇。主编或参编《现代中医临证经验辑粹——消化系统疾病》《当代名老中医经验方汇粹（上、下册）》《当代名老中医典型医案集——内科分册（脾胃肝胆疾病）》等学术著作 8 部，获得计算机软件著作权 4 项，荣获中华中医药学会科学技术奖政策研究奖、北京市科学技术奖三等奖、中国中医科学院科学技术奖二等奖等科研奖项。

主编简介

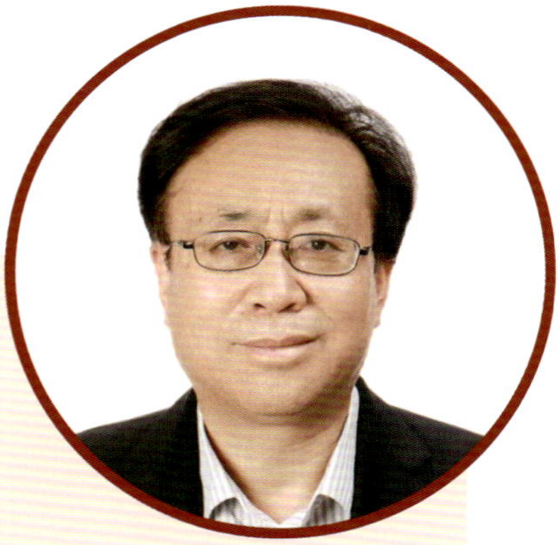

刘春生

教授，博士研究生导师。北京中医药大学中药学院中药资源与鉴定学科带头人，国家中医药管理局中药鉴定重点学科带头人，教育部中药教学指导委员会课程联盟药用植物学课程理事长。担任中国中医药信息研究会道地药材分会会长、北京中医药学会中药资源与鉴定专业委员会主任委员、中国中西医结合学会分子生药学专业委员会副主任委员。

担任《药学学报》《中国中药杂志》《中国实验方剂学杂志》《中国现代中药》等杂志编委。获得“全国模范教师”“北京市高等学校教学名师”“北京市师德先进个人”“北京市优秀教师”等荣誉称号。“十三五”“十四五”行业规划《药用植物学》《分子生药学》主编，北京市教学成果奖二等奖第一完成人，主持国家自然科学基金、国家重点研发计划等科研项目30余项，发表学术论文百余篇。

主编简介

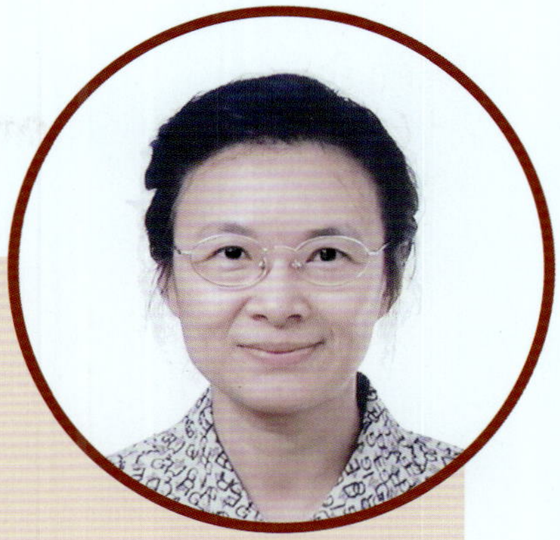

李 飞

教授，北京中医药大学中药炮制学科带头人。1984 年 7 月毕业留校从事中药炮制学的教学和科研工作。担任中华中医药学会炮制分会副主任委员、中国中药协会中药饮片质量保障专业委员会副主任委员兼主任助理、教育部高等学校《中药炮制学》课程联盟副理事长。曾任中华中医药学会中药调剂与合理用药分会常务委员、北京中医药学会第九届中药炮制专业委员会主任委员、北京中医药学会第九届和第十届理事会理事。

主持及参与国家自然科学基金、国家攻关课题、国家“973”项目、中医药行业专项、科技基础性工作专项、北京市自然科学基金、中药标准化项目等国家及省部级课题 20 余项。被评为北京中医药大学优秀教师、教学名师，北京市高等教育自学考试三十周年优秀命题教师。荣获中华中医药学会科学技术奖一等奖、国家中医药管理局中医药科学技术进步奖二等奖、中国民族医药协会 2021 年科学技术奖一等奖、北京市高等教育教学成果奖一等奖等奖项。主编国家卫生健康委员会“十四五”规划教材及“十三五”规划教材《中药炮制学》，发表论文 200 余篇。

主编简介

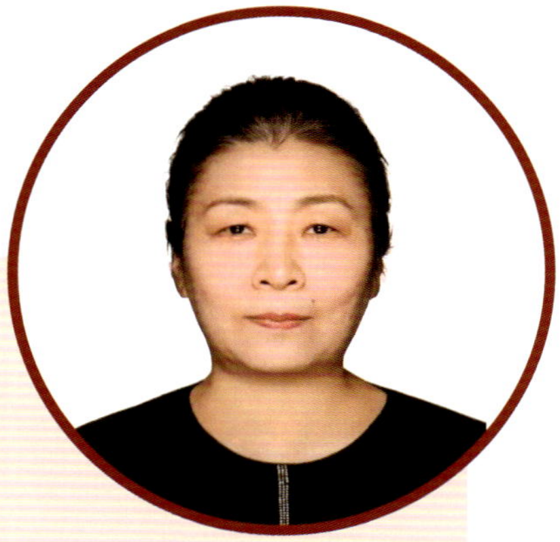

王丽霞

中国中医科学院广安门医院主任药师，教授。担任中国中医科学院广安门医院药学部临床中药学学科带头人、国家中医药管理局名词术语成果转化与规范推广评审专家、中华中医药学会药房管理分会副主任委员、世界中医药联合会中药上市后再评价专业委员会常务理事、北京药师协会常务理事、北京中西医结合学会药学专业委员会副主任委员、中国研究型医院药品评价专业委员会委员、《中国药物应用与监测》《中国医院用药评价与分析》《临床药物治疗杂志》《中国合理用药探索》等杂志编委。

主编《中成药安全应用手册》《临床中药学问答》《中药药学服务》，作为副主编及编委参编著作 30 余部。主要研究方向：药物安全性监测与合理使用、中药质量控制、药物评价及中、西药合理使用。

内容简介

本书采用近1000张彩色高清照片及细节图，充分展现230余种花类、叶类、皮类、树脂类、矿物化石类、动物类、藻菌地衣类及其他类中药饮片。每种中药饮片分别从基原、饮片性状、采收加工、规格、炮制方法、产地、品质优劣、混淆品、伪品、常见问题等方面进行描述。李时珍曾在《本草纲目》中强调："一物有谬，便性命及之。"为了澄清中药饮片混乱，普及中药饮片鉴别知识，作者对从事中药饮片鉴定和检验工作几十年来的经验进行总结。本书所收载的中药饮片鉴别特征明显、色彩真实，对根头、皮孔、断面、朱砂点等微观特征进行详细标注；对不同产地中药材的差异性及易混品、伪品进行鉴别；均配有高清图片，突出中药饮片的传统炮制特点和用药特色；创新性采用独家设计的彩色色谱条比例尺，采取实物拍摄，最大程度保证饮片照片的色彩真实度，能真实反映实物的鉴别特征。本书内容全面，图文相应，形象直观，可以作为广大读者日常查阅的手边书，也是中药鉴定珍贵经验的真正传承。

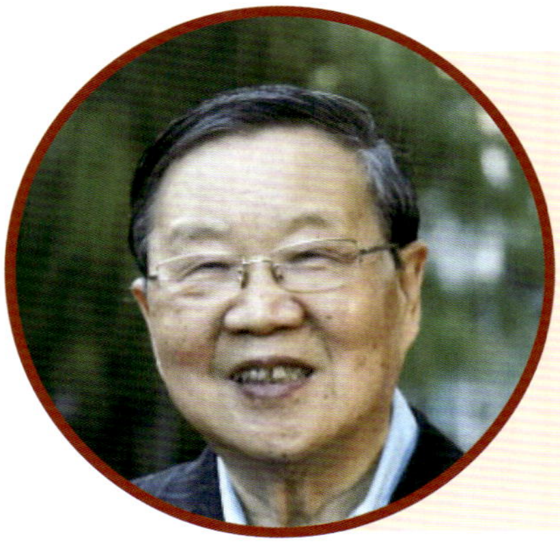

周超凡教授，中国中医科学院知名中医药专家，第二届全国名中医，第四届首都国医名师，“中国药典发展卓越成就奖”获得者，曾为第五、六、七、八、九届药典委员会委员、执行委员，第十届药典委员会特别顾问。

周超凡教授题词

赞《中药饮片高清图鉴》

高清图鉴话饮片　图文并茂超三千。

饮片真伪和优劣　图鉴能使原形现。

一目了然看真相　掺假使杂无市场。

饮片质量应提高　安全有效有保障。

深入调研已三年　厚积薄发新书见。

传承精华重创新　饮片工作大发展。

中国中医科学院　周超凡

2024年11月22日　小雪

自序

中医药学是人类在与疾病斗争的医疗实践中逐渐产生和丰富的。古代先民对中药的研究经历了从萌芽认知到系统论述的漫长过程。物有甘苦，尝之者识。作为中药学的重要学科之一，中药鉴定同样经过了从眼观口尝到仪器分析的迭代革新，历代医家探真究源、赋智赋能，鉴定技术日臻完善、规范，使其成为保障临床用药安全、有效的第一道防火墙。

每一味中药的真伪优劣鉴定看似水到渠成，背后却是千百次尝试、考辨与实践经验的积累。新时期，站在推动中医药事业高质量发展的时代背景下，融合传统经验与现代科技，把控品质、去伪存真，发挥中医药“简、便、廉、验”优势，是摆在所有中医药人面前的共同课题。在《中药饮片高清图鉴》编写过程中，我们尝试运用高清微距摄影技术，特写放大、真实还原中药饮片的特征性状，为找到更加科学、专业、便捷的鉴定方法投石问路。

作为《中药饮片高清图鉴》的主编单位，中国中医科学院广安门医院始建于 1955 年，是中华人民共和国成立后在党中央关怀下成立的首批国家级大型中医医院，汇聚众多名医名家，拥有百种特色名方名药。自创建以来，医院始终将中药饮片质量品控置于服务患者、保障人民生命健康的首要工作之一。在长期的鉴定、质检及临床应用中积累了大量经验，取得了一些成绩，拥有一定的业内影响力，获得患者的良好口碑。《中药饮片高清图鉴》的编写正是基于广安门医院各方经验的积累及中医国家队“传承精华、守正创新”的使命担当应运而生。

《中药饮片高清图鉴》分为上、中、下册，以《中华人民共和国药典（2020 年版）》（一部）、《北京市中药饮片炮制规范》

及部分地方标准为依据，遴选北京市多家大型中医医院、中西医结合医院常用饮片 600 余种，并收录中药饮片生产企业优质品种样品、对照品，是当前北京市地区中药饮片标准加工炮制技术的真实记录，为饮片炮制加工特色技术的传承与保护提供借鉴和参考。

时光知味，岁月沉香。回望三年的打磨淬炼、点滴积累，《中药饮片高清图鉴》破茧付梓，得益于各位专家、同道的批评指正，受到了国家中医药管理局中医药国际合作专项中医药文化国际传播基地项目的支持，以及人民卫生出版社的真诚相助。在此，我谨代表中国中医科学院广安门医院及《中药饮片高清图鉴》编写小组，向对本书出版给予指导、帮助、鼓励的各界人士及单位致以诚挚感谢！

不啻微芒，造炬成阳。衷心希望这套饱含着真挚热情、浸润了一纸药香的《中药饮片高清图鉴》，能够为广大中医药研究者、探索者、实践者扶翼助力，将我们的国医、国药、国粹保护好、传承好、利用好，为“促进中医药传承创新发展”“实现人民对美好生活的向往”贡献绵薄力量。

中国中医科学院广安门医院原党委书记

2024 年秋于北京

前言

中药饮片是中药材经过炮制后可直接用于中医临床或制剂生产使用的处方药品，是中医临床治疗、预防、诊断疾病的重要武器，对维护我国人民健康、促进民族繁衍昌盛做出了重要贡献。医疗机构中药饮片的真实性和质量优劣，直接关系到中医临床治疗效果、用药安全和人民健康。

笔者对北京市医疗机构内使用的中药饮片进行深度调研，发现由于受产地、采集时间、加工及炮制方法、贮存保管等因素的影响，饮片质量及疗效存在显著差异。又因地区用药习惯、同名异物、同物异名、掺假使杂等现象，导致质量下降，严重影响了中医药的信誉。

为了澄清中药饮片混乱，普及中药饮片鉴别知识，笔者立足于医疗机构实际工作，记录饮片实际情况，展示饮片正品性状特征，兼顾常见质量问题辨识，将从事中药饮片鉴定和检验工作几十年来的经验进行总结，将在实际工作中发现的混乱品种、饮片常见问题等进行整理。《中药饮片高清图鉴》共包括北京市中药饮片常用品种600余种，分别从基原、饮片性状、产地加工、规格、炮制方法、品质优劣、混淆品、伪品、常见问题等方面进行描述，并拍摄了彩色高清照片及细节图。《中药饮片高清图鉴》分为上、中、下册，上册包含“根及根茎类”中药饮片；中册包含“果实、种子及全草类”中药饮片；下册包含“花类、叶类、皮类、树脂类、矿物化石类、动物类、藻菌地衣类及其他类”中药饮片。

本书中的基原、饮片性状、产地加工、炮制方法等相关内容，均以《中华人民共和国药典（2020年版）》（一部）和《北京市中药饮片炮制规范（2008年版）》为依据。

本书特点：创新性采用独家设计的彩色色谱条比例尺，采取实物拍摄，最大程度保证饮片照片的色彩真实度，能真实反映实物的鉴别特征；所收载中药饮片样品均来源于北京市医疗机构，规格齐全；真实反映北京市医疗机构常用中药饮片的质量状况和常见问题；图片丰富，阐述完整，图文呼应，一目了然，实用性较强。

本书密切联系实际，理论与实践相结合，希望本书能为临床药师的工作提供指导，成为学校教学的延续、专业技术人员的手边书，也成为中药鉴定珍贵经验的真正传承。

本书适合医疗机构中医药专业人员，中药调剂人员，中医药院校各专业在校学生，药学工作者，中药生产、经营人员及中医药爱好者参考和使用。

由于内容繁多，编写时间仓促，错误和疏漏在所难免，敬请各位读者提出宝贵意见。

编者

2024年秋于北京

凡例

总　则

1. 本套丛书所收载中药饮片标本均为北京市医疗机构常见饮片品种。

2. 本套丛书共三个分册。其中，上册收载“根及根茎类”中药饮片，中册收载“果实、种子及全草类”中药饮片，下册收载“花类、叶类、皮类、树脂类、矿物化石类、动物类、藻菌地衣类及其他类”中药饮片。

3. 本套丛书以《中华人民共和国药典（2020 年版）》（四部）炮制通则 0213、《北京市中药饮片炮制规范（2008 年版）》、部分地方标准为依据。

品种正文

1. 本套丛书所收载的中药饮片，炮制对象明显，炮制品与生品一一对应。

2. 本套丛书收载北京市医疗机构常见中药饮片，并附载饮片标准品、不同产地品种及中药饮片常见问题的高清彩色照片与细节照片，以供比较鉴定。

3. 中药名称包括饮片名称、药材拉丁名。饮片名称为常用名称，以《中华人民共和国药典（2020 年版）》（一部）、《北京市中药饮片炮制规范（2008 年版）》及部分地方标准为依据，均为一药一名。药材拉丁名按《中药鉴定学》所载规则命名。

4. 每种饮片视具体情况分别设有“基原”“采收加工”“主要产地”“炮制方法”“饮片

性状”“功能主治”“用法用量”“使用注意”等。

5. 饮片生品和炮制品均入药的，“主要产地”和“采收加工”在生品项下做详尽描述，炮制品不再重复记录；仅有生品或炮制品入药的饮片品种，或“主要产地”和“采收加工”存在显著差异的饮片品种，这两项内容分别保留。

6. 基原包括动物或植物的科名、中文名、拉丁名和药用部位，以及矿物药的来源、原矿物的拉丁名或英文名。部分列有与产地有关的常见名称。

7. 主要产地为中药材的主要资源分布地区。

8. 采收加工包括采收时间和加工方法。

9. 炮制方法以《中华人民共和国药典（2020年版）》（一部）、《北京市中药饮片炮制规范（2008年版）》为依据，少数未收载品种以修订时间距今最近的地方标准为依据。

10. 饮片性状描述，按常规方法记载。

11. 功能主治、用法用量及使用注意以《中华人民共和国药典（2020年版）》一部、《北京市中药饮片炮制规范（2008年版）》为依据，少数未收载品种以修订时间距今最近的地方标准为依据。

12. 正文中的图片均为具有代表性的饮片样品原色高清照片，并标注性状特征、产地、饮片常见问题及鉴别特征，便于图文对照阅读。

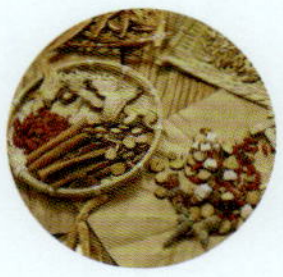
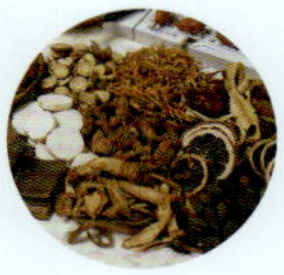
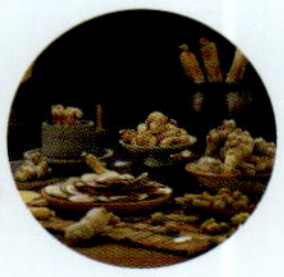

目录

总论

一、术语和定义

1. **中药**　是指在中医学理论指导下，用于预防、治疗、诊断疾病并具有康复与保健作用的物质，主要来源于天然的植物、动物、矿物及其加工品。中药学是以中药为研究对象，研究中药基本理论和中药的来源、采集、炮制、性能、功效、制备及临床应用规律等知识的一门学科，是传统中医学的重要组成部分。

2. **中药材**　是指植物、动物的药用部分采收后经产地初加工形成的原料药材。

3. **中药饮片**　是指中药材经过加工炮制后可直接用于中医临床或制剂生产、使用的药品。其临床应用形式有散装中药饮片、小包装中药饮片等。本书所指中药饮片，不包括中药配方颗粒。

4. **产地加工**　是中药生产中的关键技术之一，直接影响中药材的产量和质量。药材采收后，由采收者在产地进行的初步加工，称为“产地加工”或“采收加工”。中药材采收后，除生姜、鲜石斛、鲜芦根等少数药材要求鲜用外，绝大多数需进行产地加工，以促使其干燥，符合商品规格，保证药材质量，便于包装储运。中药材品种繁多，不同中药材的产地加工要求也不同。一般来说，都应达到形体完整、水分含量适度、色泽好、香气散失少、不变味（生地黄、玄参、黄精等必须经过加工改变味的例外）、有效物质破坏少等要求，才能确保药材质量。常见的产地加工方法有拣、洗、切片、去壳、蒸、煮、烫、熏硫、发汗、干燥等。

5. **道地药材**　是指在特定的环境和气候等诸因素综合作用下形成的历史悠久、产地适宜、品种优良、产量宏丰、炮制考究、疗效突出、带有地域特点的药材，并且生产较为集中，具有一定的栽培技术和采收加工方法，质优效佳，为中医临床所公认。对“道地”的解释大致有两种，一是“道地”亦作“地道”，本指各地特产，后来演变成货真价实、质优可靠的代名词；二是“道”指按地区区域划分的名称，“地”指地理、地带、地形、地貌。

二、中药饮片标准

中药饮片及中药材鉴别工作的法律依据是各级药品标准，各级中药生产、经营、使用和检验等单位都必须遵照执行。药品标准主要有以下两级。

1. **国家药品标准**　《中华人民共和国药品

管理法》第 28 条规定："药品应当符合国家药品标准""国务院药品监督管理部门颁布的《中华人民共和国药典》和药品标准为国家药品标准"；第 44 条规定："中药饮片应当按照国家药品标准炮制；国家药品标准没有规定的，应当按照省、自治区、直辖市人民政府药品监督管理部门制定的炮制规范炮制"。下面简单介绍常用的药品标准。

《中华人民共和国药典》简称《中国药典》，是国家药品的法典。全国的药品生产、供应使用、检验和管理部门等单位都必须遵照执行。1949 年以后，我国先后颁布了 11 版药典，即 1953 年版、1963 年版、1977 年版、1985 年版、1990 年版、1995 年版、2000 年版、2005 年版、2010 年版、2015 年版、2020 年版。一般新版药典正式颁布使用后，旧版药典即停止使用。《中国药典》2020 年版分为四部，其中第一部是中药标准，也是编写本书的最主要依据。

进口药材质量标准。国家食品药品监督管理局于 2004 年 5 月 8 日，以"国食药监注〔2004〕144 号"文件颁布了儿茶等 43 种进口药材质量标准。遇进口药材时可以据此鉴定。

其他原国家卫生部、原国家食品药品监督管理总局药品标准。药品标准藏药分册（1995 年版）、蒙药分册（1998 年版）、维吾尔药分册（1999 年版）及一些散标准（专为单个品种颁布的标准），如甜菊苣、山羊角、黄羊角、鹅喉羚羊角标准等。原国家食品药品监督管理总局也颁布过一些散标准，如赛龙骨、龙血竭标准等，都属于国家药品标准。

2. 地方药品标准　各省、自治区、直辖市药监部门颁布的《中药饮片炮制规范》中涉及的鉴别内容，为地方标准，在当地有法定约束力。

各省、自治区、直辖市还颁布了本地的药品标准，收载国家药品标准未载的品种，在当地也视为地方标准。地方标准中的品种如果已被国家药品标准记载，应以国家药品标准为准。

三、中药饮片性状鉴定

中药饮片不同于完整药材的鉴别特征，改变了形状、大小、颜色，甚至气味（某些炮制品），加之用机器切片也改变了原手工饮片（如圆片、斜片、平片、段片等）的规则性，在鉴定时应结合完整药材的特征（特别是横切面、表面和气味的特征）来对比识别。

由于各地所用炮制方法不一，炮制用具不同，具体炮制工艺技术参数、步骤及炮制程度等亦存在差异，因此，不同地区中药饮片的质量标准较难统一。中药材经炮制后，其内部结构特征都会发生变化，如炒焦、制炭之后，中药材的细胞结构被破坏；醋制、酒制后，中药材细胞中所含成分也会发生改变。因此，中药材炮制品的显微特征、理化鉴定不能仅以生品的显微特征和理化鉴定为依据，必须增加中药饮片（尤其是炮制品）的性状鉴别、显微鉴定及理化鉴定项目，为确保临床用药安全、有效提供有力保证。

鉴别中药饮片的方法一般分为传统鉴别法和现代鉴别法。中药饮片的传统鉴别方法是以人们的感官经验为主，从药材的形状、大小、颜色、气味、质地、断面等方面来鉴别，有时也辅以简单的水试、火试。这些方法是历代医药学家的经验总结，所以也称为经验鉴别，主要用以鉴别中药饮片的性状特征。

对于中药饮片，可依据饮片的形状、规格大小、表面特征、颜色、质地、断面特征、气味来鉴别，可应用放大镜或紫外灯等。炮制后的饮片往往外表形态、颜色近似，不易于区分，容易发生混淆。另外，还经常出现假冒掺伪的现象。

1. 形状 中药饮片因其来源不同，植物器官或炮制方法不同，饮片类型有多种。如根类药材多为圆柱形、圆锥形、纺锤形等；根茎类药材多为圆柱形、类球形或不规则块状等；皮类药材常为板片状、卷筒状等；种子类药材常为类球形、扁圆形等。

圆片：如白芷、泽泻、黄芪饮片。

长方片：如葛根、杜仲饮片。

条片状：如厚朴、牡丹皮饮片。

段状片：如荆芥、牛膝、党参饮片。

圆球形：如枸杞子饮片。

扁圆形：如酸枣仁饮片。

心形：如苦杏仁饮片。

其他：大者常切成类圆形片状，如木瓜饮片。

2. 规格大小 中药饮片片型的长短、厚薄，是饮片规格和质量的重要指标。

3. 表面特征 指药材表面的固有特征，是光滑还是粗糙，有无皱纹、皮孔、鳞片、毛茸或其他附属物及有无节等。如海桐皮表面有钉刺，合欢皮的皮孔棕红色、椭圆形，辛夷表面密被灰白色或灰绿色有光泽的长茸毛等。

4. 颜色 指在自然光下观察中药饮片的颜色及光泽度，包括断面的颜色和表面的颜色。饮片的颜色与其成分有关，每种药材常有自己特定的颜色，如丹参色红、黄连色黄、紫草色紫、熟地黄色黑等。中药饮片的颜色与质量有关，如黄芩变绿后质量降低，黄连断面以红黄色为佳。

5. 质地 中药饮片的质地与细胞组织结构所含成分有关。以薄壁组织为主，结构较疏松、空隙大的饮片一般较松泡，如生晒参、南沙参等；淀粉多，结构紧密的饮片一般较重，如大黄、川芎等；纤维多的饮片则韧性强，如葛根、蜜桑白皮；含糖、黏液多的饮片一般黏性大，如瓜蒌、天冬等；富含淀粉、多糖成分的饮片经蒸煮、糊化、干燥后呈角质样，如天麻、白及等。

6. 断面特征 包括自然折断面和横切面的特征。

折断面特征指药材折断时的现象，如是否容易折断，有无声响，有无粉尘散落及折断时断面上的特征——断面是否平坦，或显纤维性、颗粒性、裂片状，有无胶丝，是否可以层层剥离，有无放射状纹理等。

横切面的经验鉴别术语很多，如“菊花心”，是指药材横切面上维管束与射线排列成细密的放射状纹理，且在皮部沿射线常有裂隙，形如开放的菊花，如黄芪、甘草等；“车轮纹”是指药材横切面上维管束与较宽而直的射线排列成稀疏、整齐的放射状纹理，形如木质车轮，如防己等；茅苍术有“朱砂点”等；还有一些属于异常构造，如大黄的“星点”、何首乌的“云锦状花纹”、商陆的“罗盘纹”等。

7. 气 中药饮片所含化学成分的差异，决定了气的差异，如香加皮含有甲氧基水杨醛、牡丹皮含有牡丹酚等，某种特异成分使其具有特有的香气。

8. 味 药材的味感是由其所含的化学成分决定的，由口尝而感觉，常有酸、苦、甜、辣、咸等，如乌梅、木瓜均以味酸为好；黄连、黄柏以味越苦越好；甘草、党参以味甜为好等。

四、中药饮片炮制通则

中药炮制是按照中医药理论，根据药材自身性质，以及调剂、制剂和临床应用的需要，所采取的一项独特的制药技术。

药材凡经净制、切制或炮炙等处理后，均称为“饮片”；药材必须净制后方可进行切制或炮炙等处理。

各种饮片规格，系指临床配方使用的饮片规格。炮制用水应为饮用水。除另有规定外，应符合下列有关要求。

（一）净制

净制即净选加工，可根据具体情况，分别使用挑选、筛选、风选、水选、剪、切、刮、削、剔除、酶法、剥离、挤压、燀、刷、擦、火燎、烫、撞、碾串等方法，以达到净度要求。

（二）切制

切制时，除鲜切、干切外，均须进行软化处理，其方法有喷淋、抢水洗、浸泡、润、漂、蒸、煮等，亦可使用回转式减压浸润罐、气相置换式润药箱等软化设备。软化处理应按药材的大小、粗细、质地等分别处理，分别规定温度、水量、时间等条件，应少泡多润，防止有效成分流失。切后及时干燥，以保证质量。

切制品包括片、段、块、丝等。其规格厚度通常如下。

片：极薄片 0.5mm 以下；薄片 1～2mm；厚片 2～4mm。

段：短段 5～10mm；长段 10～15mm。

块：边长 8～12mm 的方块。

丝：细丝 2～3mm；宽丝 5～10mm。

其他不宜切制者，一般应捣碎或碾碎使用。

（三）炮炙

除另有规定外，常用的炮炙方法和要求如下。

1. 炒　炒制分单炒（清炒）和加辅料炒。需炒制者应为干燥品，且大小分档；炒时火力应均匀，不断翻动。应掌握加热温度、炒制时间及程度要求。

单炒（清炒）： 取待炮炙品，置炒制容器内，用文火加热至规定程度时，取出，放凉。需炒焦者，一般用中火炒至表面焦褐色、断面焦黄色为度，取出，放凉；炒焦时易燃者，可喷淋少许清水，再炒干。

麸炒： 先将炒制容器加热，至撒入麸皮即刻烟起，随即投入待炮炙品，迅速翻动，炒至表面呈黄色或深黄色时，取出，筛去麸皮，放凉。

除另有规定外，每 100kg 待炮炙品，用麸皮 10～15kg。

砂炒： 取洁净河砂置炒制容器内，用武火加热至滑利状态时，投入待炮炙品，不断翻动，炒至表面鼓起、酥脆或至规定的程度时，取出，筛去河砂，放凉。

除另有规定外，河砂以掩埋待炮炙品为度。

如需醋淬时，筛去辅料后，趁热投入醋液中淬酥。

蛤粉炒： 取碾细过筛后的净蛤粉，置锅内，用中火加热至翻动较滑利时，投入待炮炙品，翻炒至鼓起或成珠、内部疏松、外表呈黄色时，迅速取出，筛去蛤粉，放凉。

除另有规定外，每 100kg 待炮炙品，用蛤粉 30～50kg。

滑石粉炒：取滑石粉置炒制容器内，用中火加热至灵活状态时，投入待炮炙品，翻炒至鼓起、酥脆、表面黄色或至规定的程度时，迅速取出，筛去滑石粉，放凉。

除另有规定外，每 100kg 待炮炙品，用滑石粉 40～50kg。

2. 炙 是指待炮炙品与液体辅料共同拌润，并炒至一定程度的方法。

酒炙：取待炮炙品，加黄酒拌匀，闷透，置炒制容器内，用文火炒至规定的程度时，取出，放凉。

酒炙时，一般用黄酒。除另有规定外，每 100kg 待炮炙品，用黄酒 10～20kg。

醋炙：取待炮炙品，加醋拌匀，闷透，置炒制容器内，炒至规定的程度时，取出，放凉。

醋炙时，用米醋。除另有规定外，每 100kg 待炮炙品，用米醋 20kg。

盐炙：取待炮炙品，加盐水拌匀，闷透，置炒制容器内，以文火加热，炒至规定的程度时，取出，放凉。

盐炙时，用食盐，应先加适量水溶解后，过滤，备用。除另有规定外，每 100kg 待炮炙品，用食盐 2kg。

姜炙：姜炙时，应先将生姜洗净，捣烂，加适量水，压榨取汁，姜渣再加适量水重复压榨一次，合并汁液，即为“姜汁”。姜汁与生姜的比例为 1∶1。

取待炮炙品，加姜汁拌匀，置锅内，用文火炒至姜汁被吸尽，或至规定的程度时，取出，晾干。

除另有规定外，每 100kg 待炮炙品，用生姜 10kg。

蜜炙：蜜炙时，应先将炼蜜加适量沸水稀释后，加入待炮炙品中拌匀，闷透，置炒制容器内，用文火炒至规定程度时，取出，放凉。

蜜炙时，用炼蜜。除另有规定外，每 100kg 待炮炙品，用炼蜜 25kg。

油炙：羊脂油炙时，先将羊脂油置锅内加热溶化后去渣，加入待炮炙品拌匀，用文火炒至油被吸尽，表面光亮时，摊开，放凉。

除另有规定外，每 100kg 待炮炙品，用羊脂油（炼油）20～30kg。

3. 制炭 制炭时应“存性”，并防止灰化，更要避免复燃。

炒炭：取待炮炙品，置热锅内，用武火炒至表面焦黑色、内部焦褐色或至规定程度时，喷淋少许清水，熄灭火星，取出，晾干。

煅炭：取待炮炙品，置锻锅内，密封，加热至所需程度，放凉，取出。

4. 煅 煅制时应注意煅透，使中药材酥脆易碎。

明煅：取待炮炙品，砸成小块，置适宜的容器内，煅至酥脆或红透时，取出，放凉，碾碎。

含有结晶水的盐类药材，不要求煅红，但需使结晶水蒸发至尽，或全部形成蜂窝状的块状固体。

煅淬：将待炮炙品煅至红透时，立即投入规定的液体辅料中，淬酥（若不酥，可反复煅淬至酥），取出，干燥，打碎或研粉。

5. 蒸 取待炮炙品，大小分档，按各品种炮制项下的规定，加清水或液体辅料拌匀、润透，置适宜的蒸制容器内，用蒸汽加热至规定程度，取出，稍晾，拌回蒸液，再晾至六成干，切片或段，干燥。

6. 煮 取待炮炙品，大小分档，按各品种炮制项下的规定，加清水或规定的辅料共煮透，至切开内无白心时，取出，晾至六成干，切片，干燥。

7. 炖　取待炮炙品，按各品种炮制项下的规定，加入液体辅料，置适宜的容器内，密闭，隔水或用蒸汽加热炖透，或炖至辅料完全被吸尽时，放凉，取出，晾至六成干，切片，干燥。

蒸、煮、炖时，除另有规定外，一般每100kg待炮炙品，用水或规定的辅料20～30kg。

8. 煨　取待炮炙品用面皮或湿纸包裹，或用吸油纸均匀地隔层分放，进行加热处理；或将其与麸皮同置炒制容器内，用文火炒至规定程度，取出，放凉。

除另有规定外，每100kg待炮炙品，用麸皮50kg。

五、其他

1. 焯　取待炮制品投入沸水中，翻动片刻，捞出。有的种子类药材，焯至种皮由皱缩至舒展、易搓去时，捞出，放入冷水中，除去种皮，晒干。

2. 制霜（去油成霜）　除另有规定外，取待炮制品碾碎如泥，经微热，压榨除去大部分油脂，含油量符合要求后，取残渣研制成符合规定的松散粉末。

3. 水飞　取待炮制品，置容器内，加适量水共研成糊状，再加水，搅拌，倾出混悬液。残渣再按上述方法反复操作数次，合并混悬液，静置，分取沉淀，干燥，研散。

4. 发芽　取待炮制品，置容器内，加适量水浸泡后，取出，在适宜的湿度和温度下使其发芽至规定程度，晒干或低温干燥。注意避免带入油腻，以防烂芽。一般芽长不超过1cm。

5. 发酵　取待炮制品加规定的辅料拌匀后，制成一定形状，置适宜的湿度和温度下，使微生物生长至其中酶含量达到规定程度，晒干或低温干燥。注意：发酵过程中，如果发现有黄曲霉，应禁用。

山香圆叶

【基　原】省沽油科植物山香圆 *Turpinia arguta* Seem. 的干燥叶。

【采收加工】夏、秋二季叶茂盛时采收，除去杂质，晒干。

【主要产地】主产于江西、福建、湖北、广东、海南、广西、四川、贵州等地。

【炮制方法】除去杂质，喷淋清水，稍润，切丝，干燥。

【饮片性状】本品为不规则的丝条状，先端渐尖，基部楔形，边缘具疏锯齿，近基部全缘，锯齿的顶端具有腺点。上表面绿褐色，具光泽；下表面淡黄绿色，较粗糙，主脉淡黄色至浅褐色，于下表面突起，侧脉羽状。近革质而脆。气芳香，味苦。

【功能主治】清热解毒，利咽消肿，活血止痛。用于乳蛾喉痹，咽喉肿痛，疮疡肿毒，跌扑伤痛。

【用法用量】15～30g。外用适量。

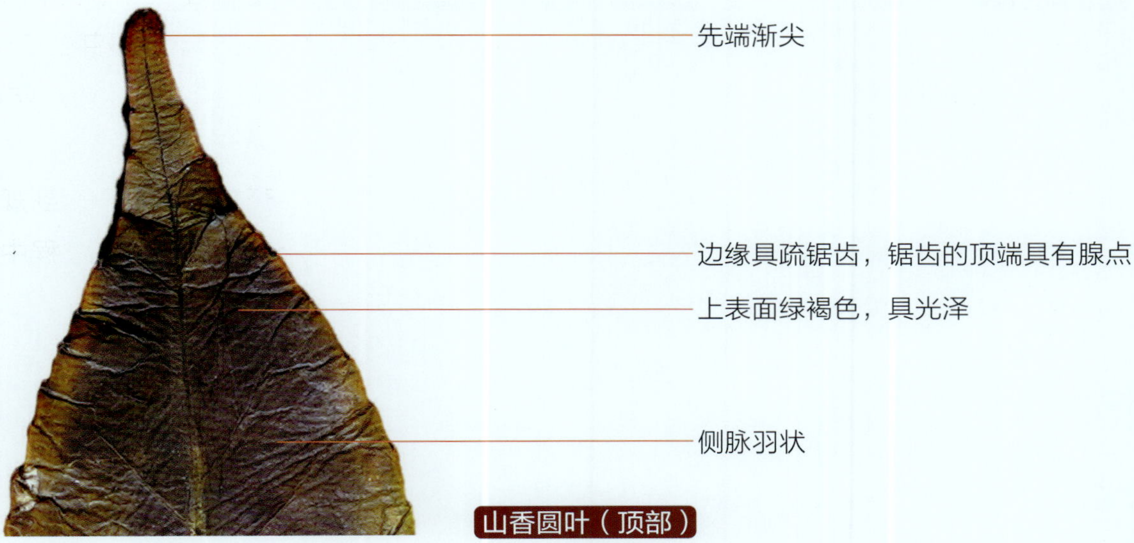

山香圆叶（顶部）

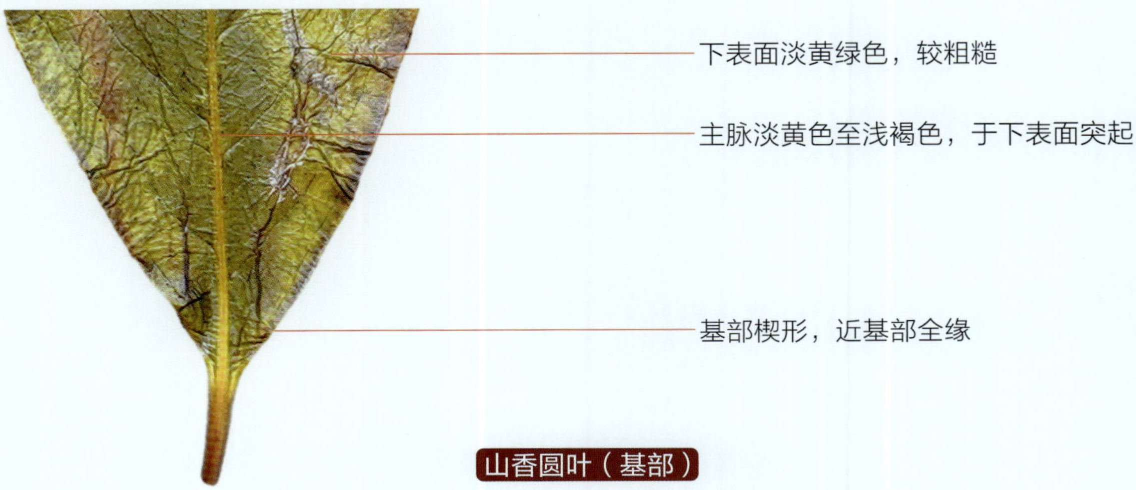

山香圆叶（基部）

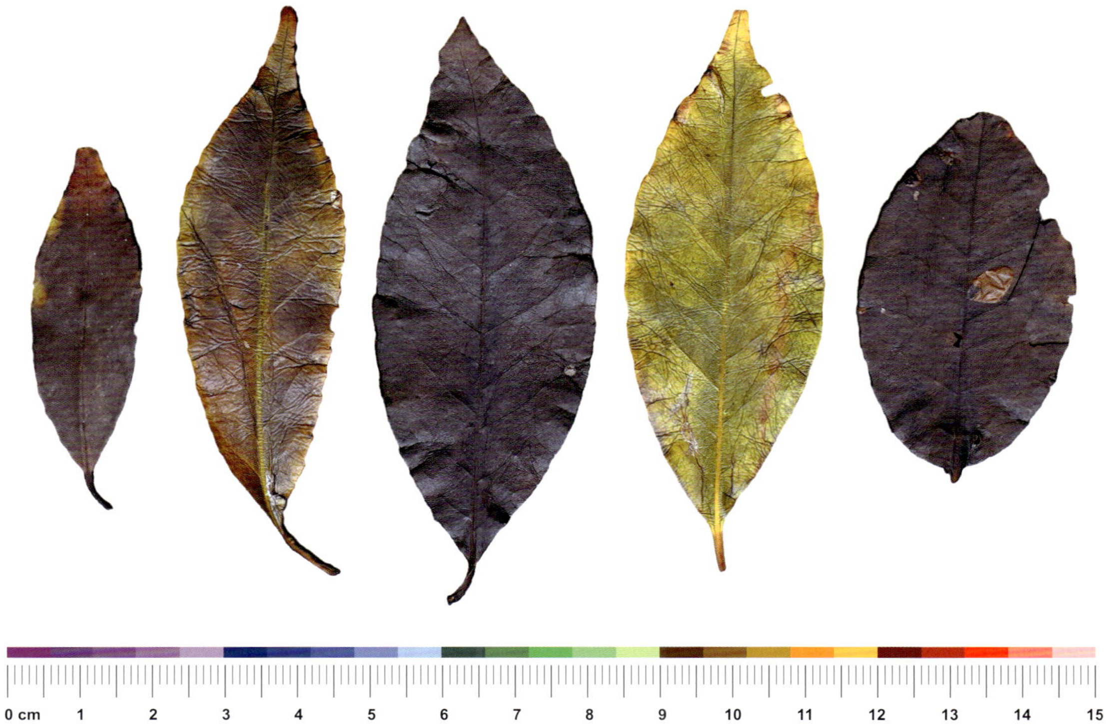

山香圆叶

产地：广西

山绿茶

【基　　原】冬青科植物海南冬青 *Ilex hainanensis* Merr. 的干燥叶。

【采收加工】一年四季均可采收。

【主要产地】主产于广东、广西、海南等地。

【炮制方法】将采摘的鲜叶尽快地用热锅翻炒杀青，接着在揉台上用手揉，然后复炒，复揉 2 次或 3 次，至叶色呈暗绿色、带有银灰绿色，略有光泽为度，取出，放凉。

【饮片性状】本品呈卷曲状，多破碎不全，完整的叶片呈宽椭圆形，长 3～6cm，宽 1.5～3cm，顶端渐尖，基部楔形，全缘。绿褐色或绿黄色。质脆，易破碎，气清香，味苦。

【功能主治】清热解毒，消肿止痛，活血通脉。用于高血压，高脂血症，冠心病，脑血管意外所致偏瘫，风热感冒，肺热咳喘，喉头水肿，扁桃体炎，痢疾。

【用法用量】6～9g。

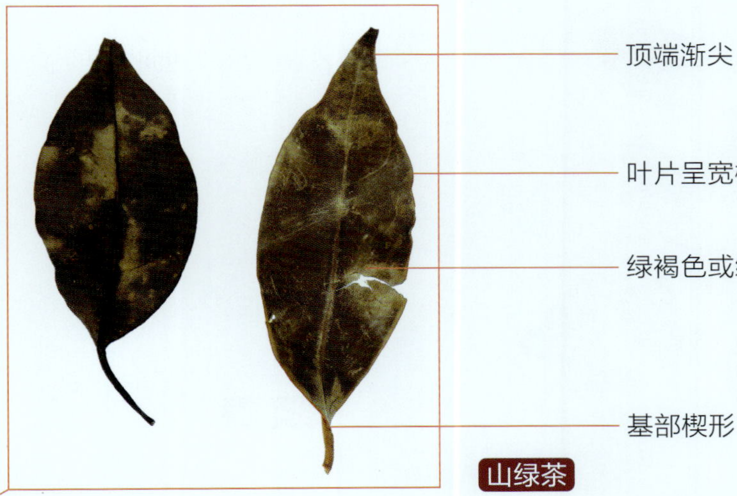

山绿茶

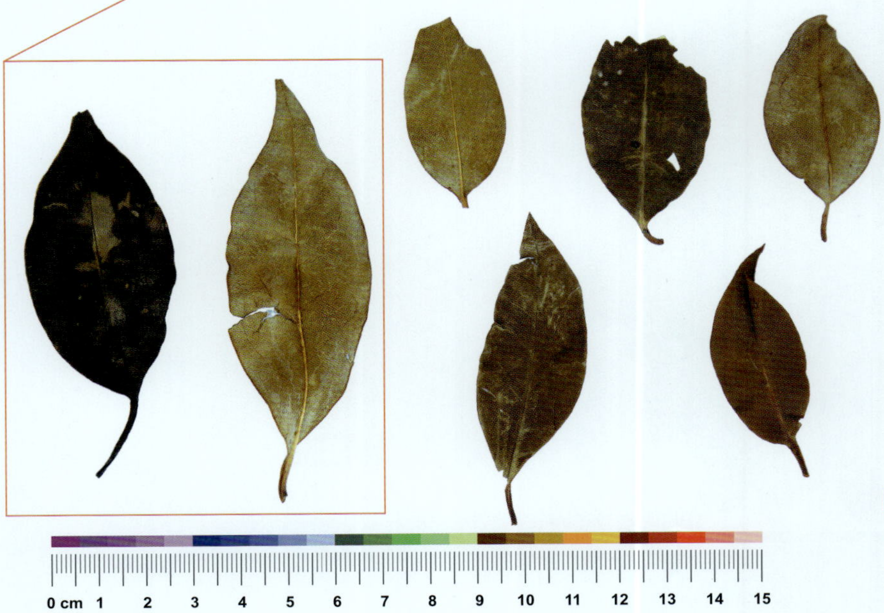

山绿茶

产地：海南

【炮制依据】《广西中药饮片炮制规范（2007 年版）》

山楂叶

【基　　原】蔷薇科植物山里红 *Crataegus pinnatifida* Bge. var. *major* N. E. Br. 或山楂 *Crataegus pinnatifida* Bge. 的干燥叶。

【采收加工】夏、秋二季采收，晾干。

【主要产地】主产于山东、河北、河南、辽宁、山西、广西等地。

【炮制方法】取原药材，除去杂质，筛去灰屑。

【饮片性状】本品多已破碎，完整者展开后呈宽卵形，长 6～12cm，宽 5～8cm，绿色至棕黄色，先端渐尖，基部宽楔形，具 2～6 羽状裂片，边缘具尖锐重锯齿；叶柄长 2～6cm，托叶卵圆形至卵状披针形。气微，味涩、微苦。

【功能主治】活血化瘀，理气通脉，化浊降脂。用于气滞血瘀所致胸痹心痛，胸闷憋气，心悸，健忘，眩晕耳鸣，高脂血症。

【用法用量】3～10g，煎服或泡茶饮。

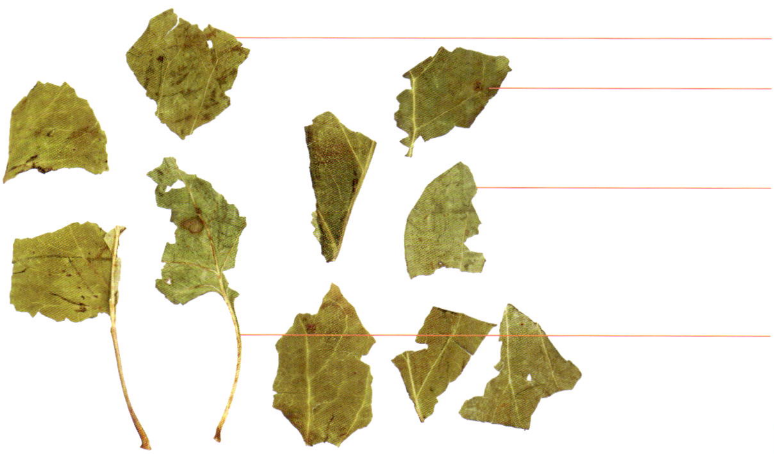

山楂叶

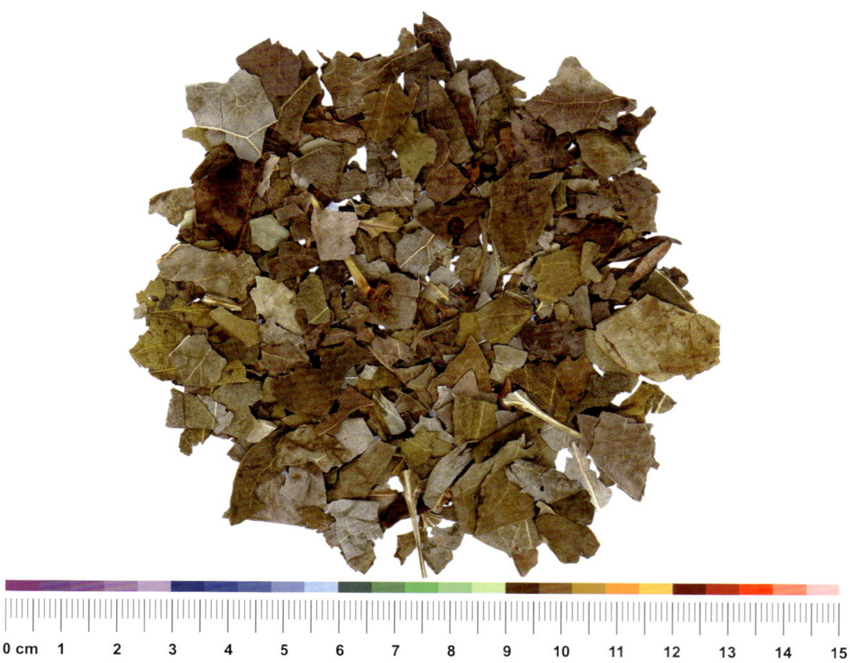

山楂叶

产地：河北

木芙蓉叶

【基　　原】锦葵科植物木芙蓉 *Hibiscus mutabilis* L. 的干燥叶。

【采收加工】夏、秋二季采收，干燥。

【主要产地】主产于河南、广西、四川等地。

【炮制方法】除去杂质，喷淋清水，稍润，切丝或切碎，干燥；或研粉。

【饮片性状】本品呈不规则的片状或丝条状，多卷缩，上表面暗绿色，下表面黄绿色，密被短柔毛及星状毛，叶脉于两面凸起。质脆易碎。气微，味微辛。

【功能主治】凉血，解毒，消肿，止痛。用于痈疽焮肿，缠身蛇丹，烫伤，目赤肿痛，跌打损伤。

【用法用量】10～30g。外用适量。

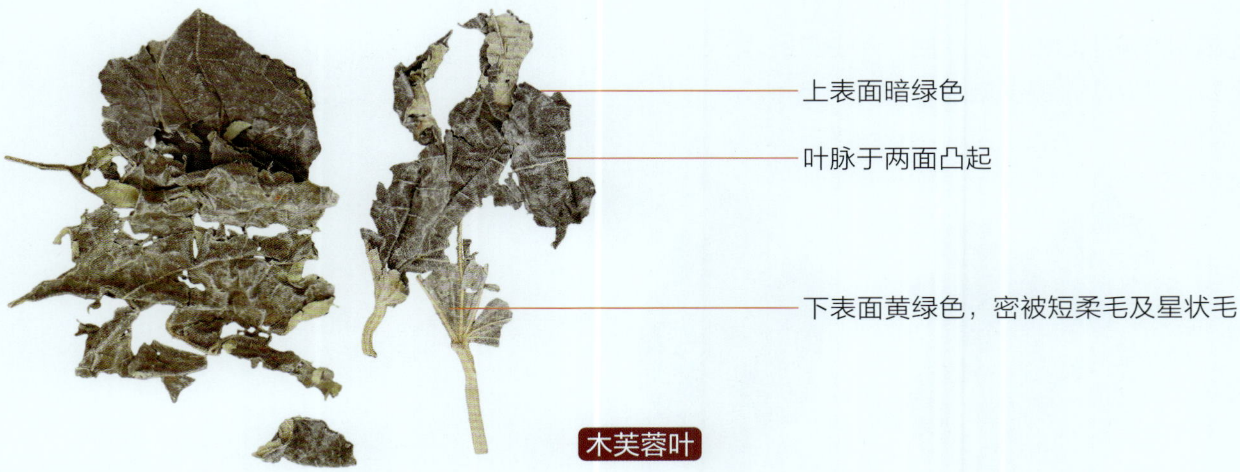

木芙蓉叶

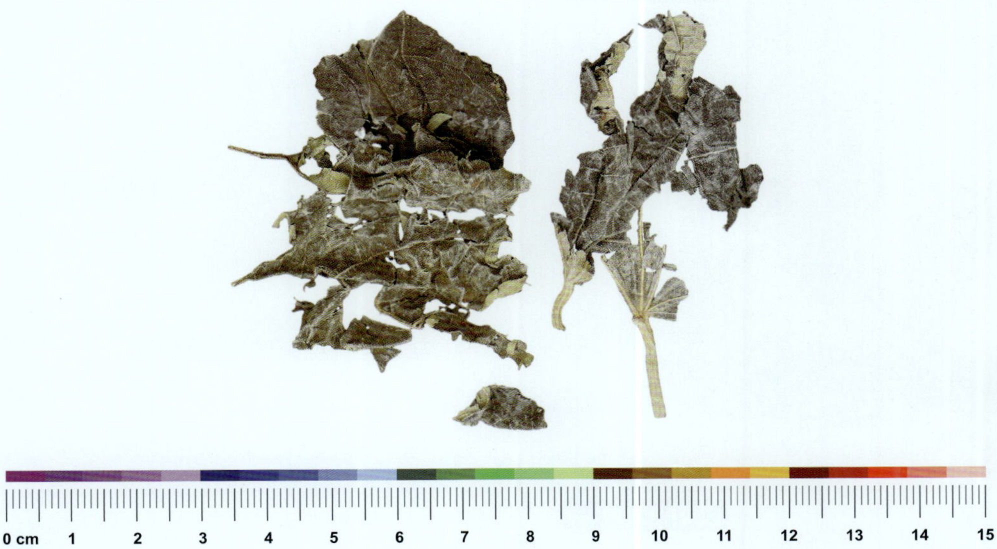

木芙蓉叶

产地：河南

艾叶

【基　　原】菊科植物艾 *Artemisia argyi* Lévl.et Vant. 的干燥叶。

【采收加工】夏季花未开时采摘，除去杂质，晒干。

【主要产地】主产于山东、安徽、湖北及河北等地。艾叶有四大产地：北艾主产于陕西、甘肃、青海、新疆、四川等地；海艾主产于浙江（宁波）；蕲艾主产于湖北（蕲春县）；祁艾主产于河北（安国）。

【炮制方法】除去杂质及梗，筛去灰屑。

【饮片性状】本品多皱缩、破碎，有短柄。完整叶片展平后呈卵状椭圆形，羽状深裂，裂片椭圆状披针形，边缘有不规则的粗锯齿；上表面灰绿色或深黄绿色，有稀疏的柔毛和腺点；下表面密生灰白色绒毛。质柔软。气清香，味苦。

【功能主治】温经止血，散寒止痛；外用祛湿止痒。用于吐血，衄血，崩漏，月经过多，胎漏下血，少腹冷痛，经寒不调，宫冷不孕；外治皮肤瘙痒。

【用法用量】3～9g。外用适量，供灸治或熏洗用。

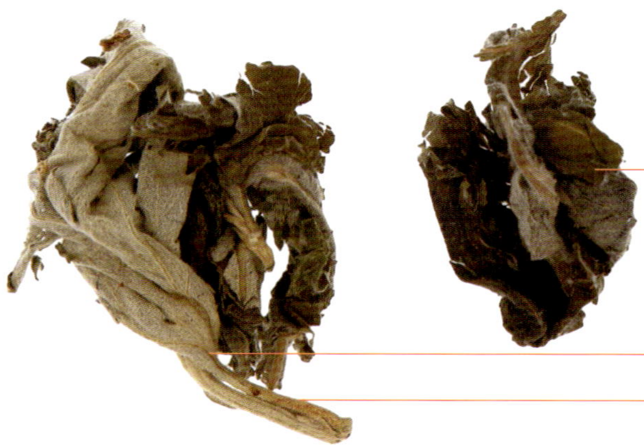

艾叶（表面）

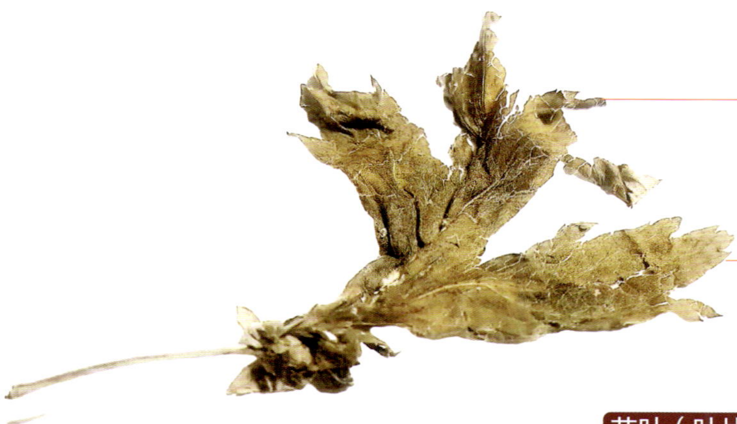

艾叶（叶片）

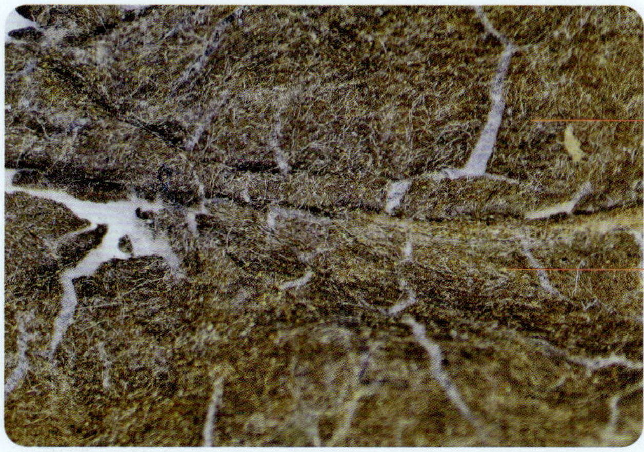

艾叶（正面，1：30）

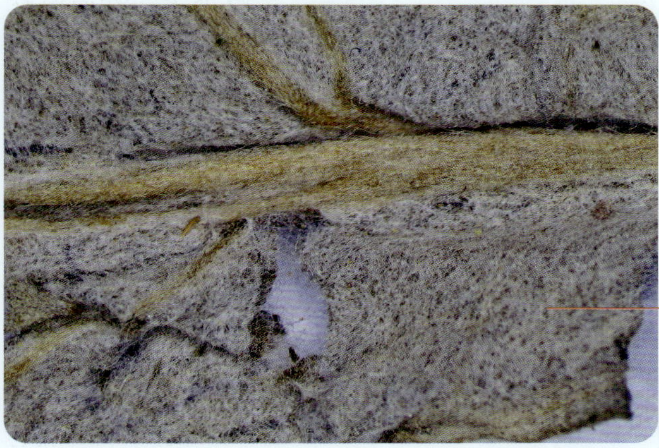

艾叶（背面，1：30）

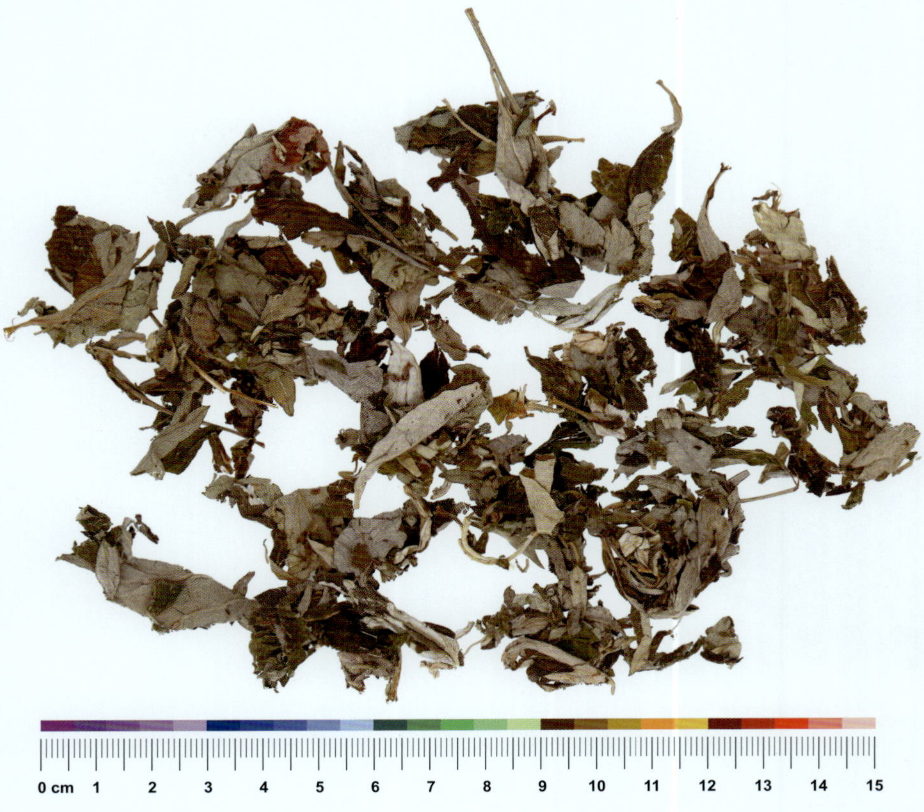

艾叶

产地：安徽

醋艾炭

【基　　原】菊科植物艾 *Artemisia argyi* Levl. et Vant. 干燥叶的炮制品。

【炮制方法】取净艾叶，置热锅内，用中火炒至焦褐色，喷淋米醋，炒干，取出，晾凉。每 100kg 艾叶，用米醋 15kg。

【饮片性状】本品呈不规则的碎片，表面黑褐色，有细条状叶柄。具醋香气。

【功能主治】温经止血，用于虚寒性出血。

【用法用量】3～9g。

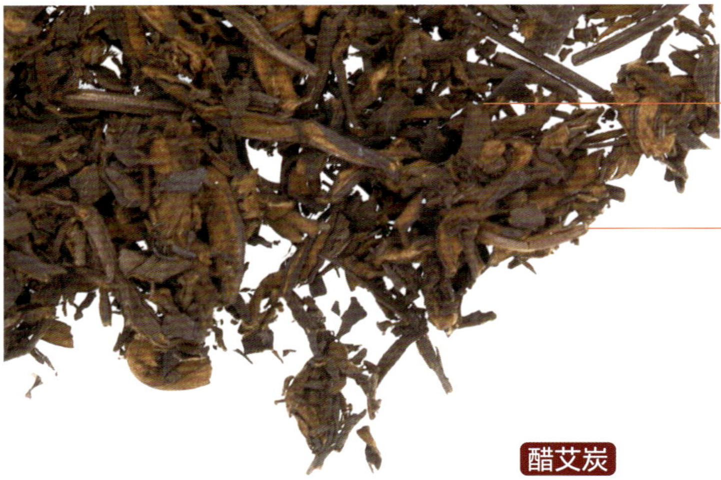

醋艾炭

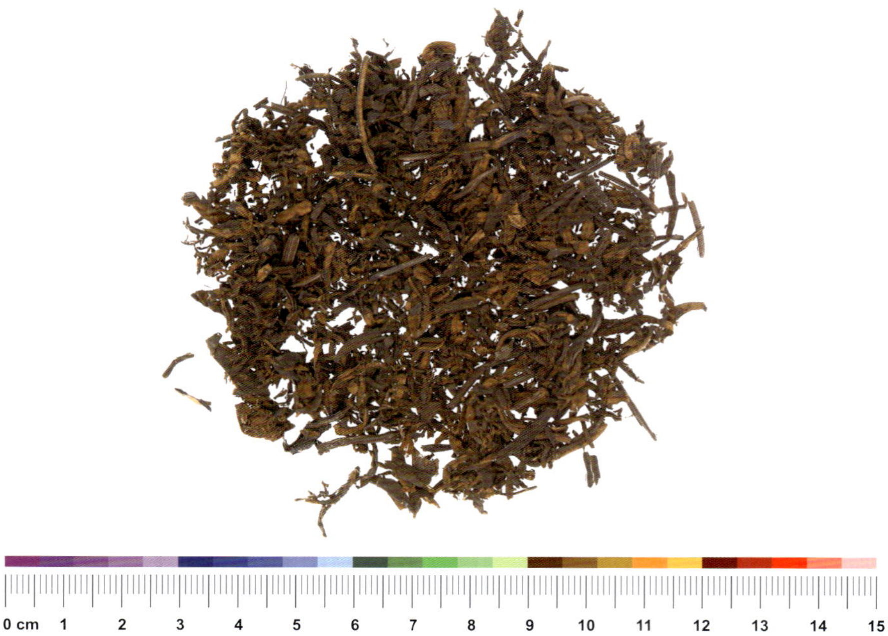

醋艾炭

产地：安徽

石韦

【基　　原】水龙骨科植物庐山石韦 *Pyrrosia sheareri*（Bak.）Ching、石韦 *Pyrrosia lingua*（Thunb.）Farwell 或有柄石韦 *Pyrrosia petiolosa*（Christ）Ching 的干燥叶。

【采收加工】全年均可采收，除去根茎和根，晒干或阴干。

【主要产地】主产于安徽、江苏、浙江、河南、福建、台湾、广东、广西、江西、湖北、四川、贵州、云南、河北等地。

【炮制方法】除去杂质，洗净，切段，干燥，筛去细屑。

【饮片性状】本品呈丝条状，上表面黄绿色或灰褐色，星状毛较多，散在；下表面密生红棕色星状毛，星状毛常被覆于孢子囊下方。营养叶下表面星状毛密布，呈淡黄色，大小近似；繁殖叶下表面密被孢子囊，多开裂。叶全缘，革质。气微，味微涩、苦。

庐山石韦丨边缘常向内卷曲，上表面黄绿色或灰绿色。

有柄石韦丨叶片多卷曲呈筒状。

【功能主治】利尿通淋，清肺止咳，凉血止血。用于热淋，血淋，石淋，小便不通，淋沥涩痛，肺热喘咳，吐血，衄血，尿血，崩漏。

【用法用量】6～12g。

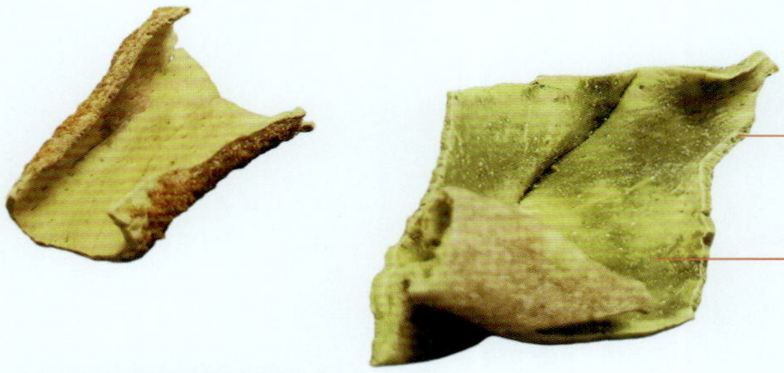

石韦（庐山石韦）上表面

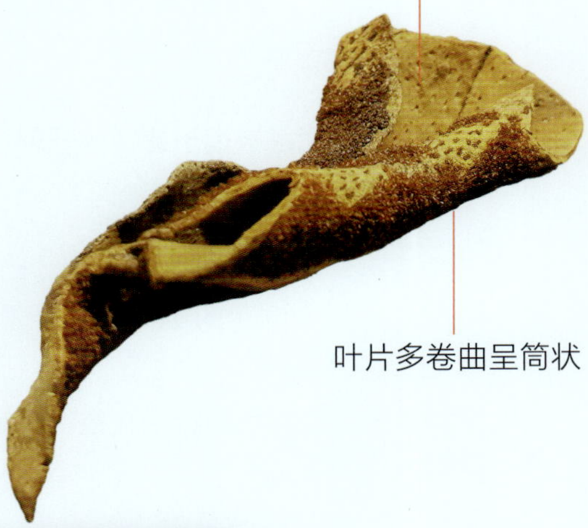

石韦（有柄石韦）

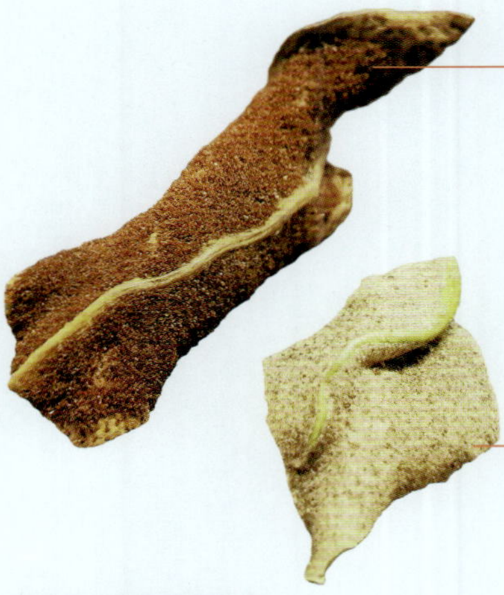

石韦（下表面）

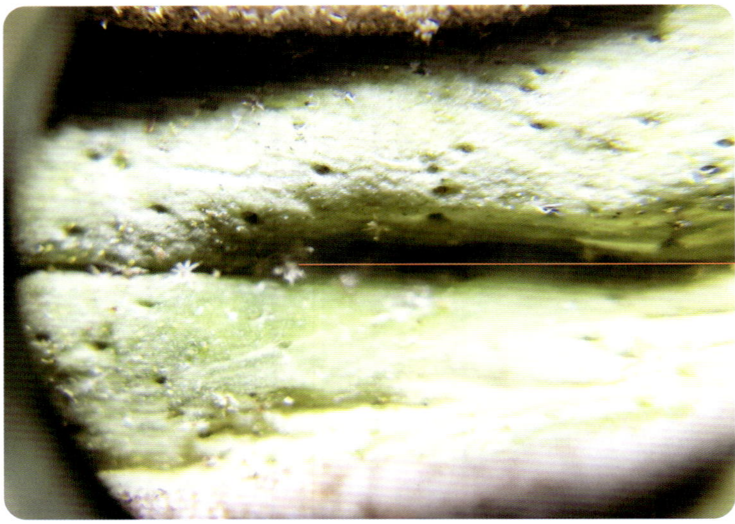

上表面星状毛较多，散在

石韦（庐山石韦）上表面（1：20）

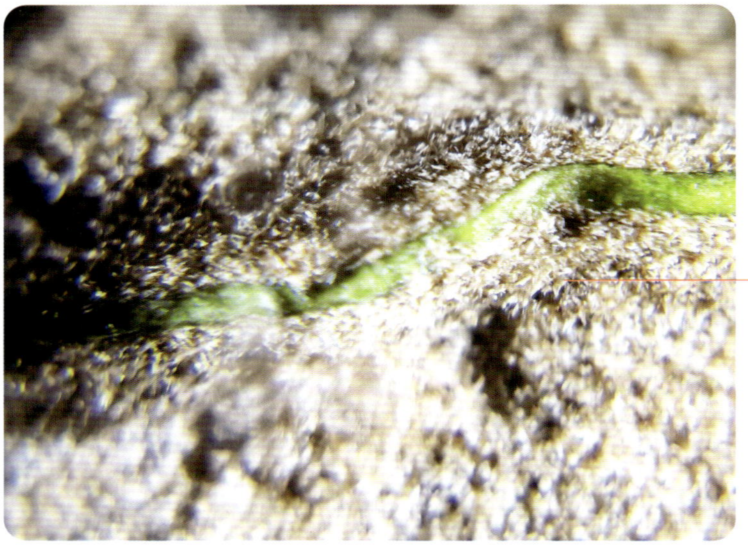

下表面星状毛密布，呈淡黄色，大小近似

石韦（营养叶下表面，1：20）

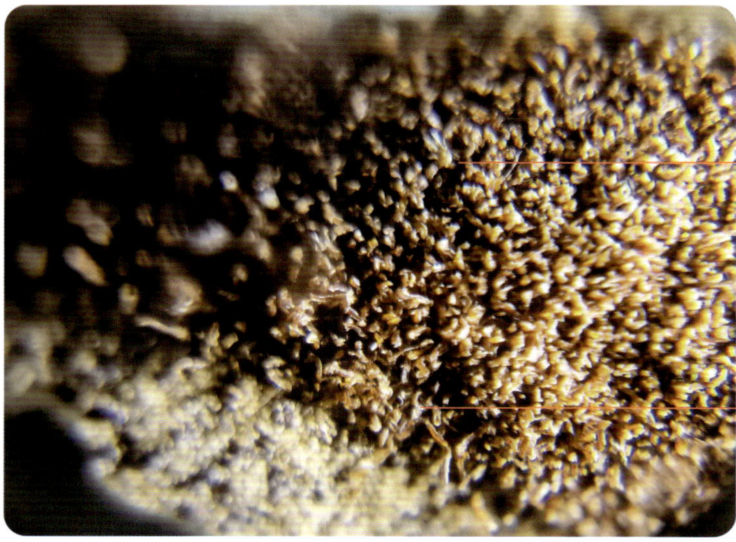

繁殖叶下表面密被孢子囊，多开裂

下表面密生红棕色星状毛，星状毛常被覆于孢子囊下方

石韦（繁殖叶下表面，1：20）

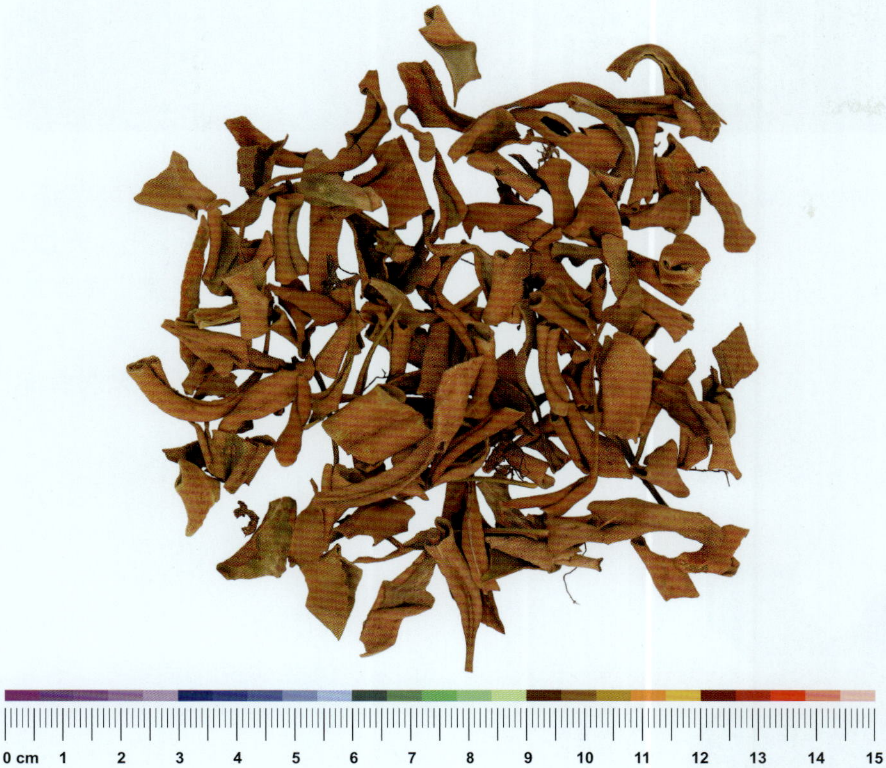

石韦
产地：河北

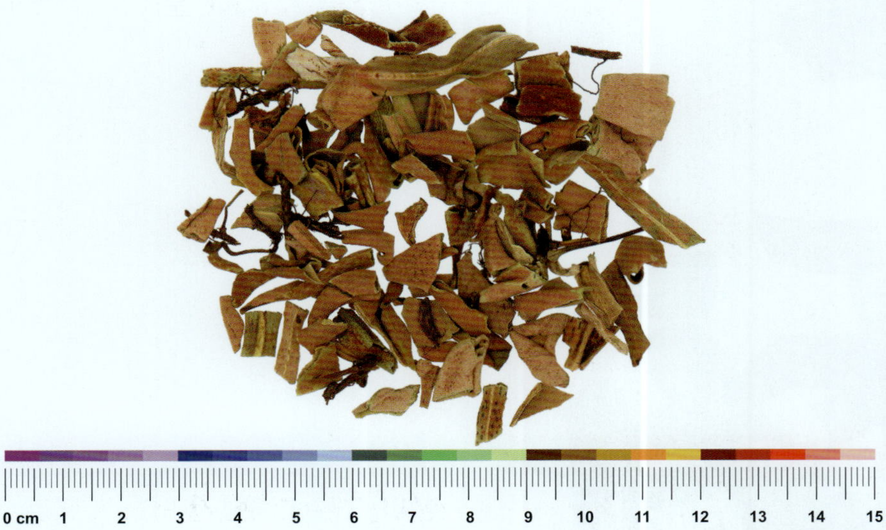

石韦
产地：安徽

石楠叶

【基　　原】蔷薇科植物石楠 *Photinia serrulata* Lindl. 的干燥叶。

【采收加工】夏、秋二季采收，晒干，扎成小把。

【主要产地】主产于安徽、江苏、浙江、广东、广西、四川、云南、甘肃等地。

【炮制方法】取原药材，除去杂质，洗净，闷润 2～4 小时，切宽丝（10～15mm），干燥，筛去碎屑。

【饮片性状】本品呈丝状，上表面绿棕色至棕褐色，较光滑；下表面色较浅，主脉突出；叶边缘有细密尖锐的锯齿。革质而脆。气微，味微苦、涩。

【功能主治】祛风，通经，益肾。用于风湿痹痛，腰背酸痛，足膝无力，偏头痛。

【用法用量】4.5～9g。

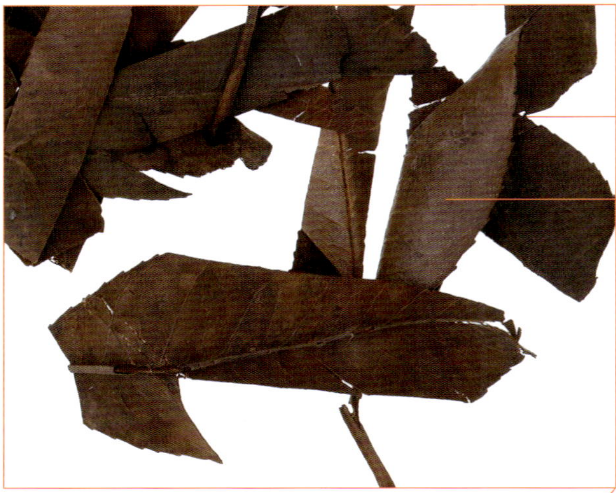

叶边缘有细密尖锐的锯齿
上表面棕褐色，革质，较光滑

石楠叶（上表面）

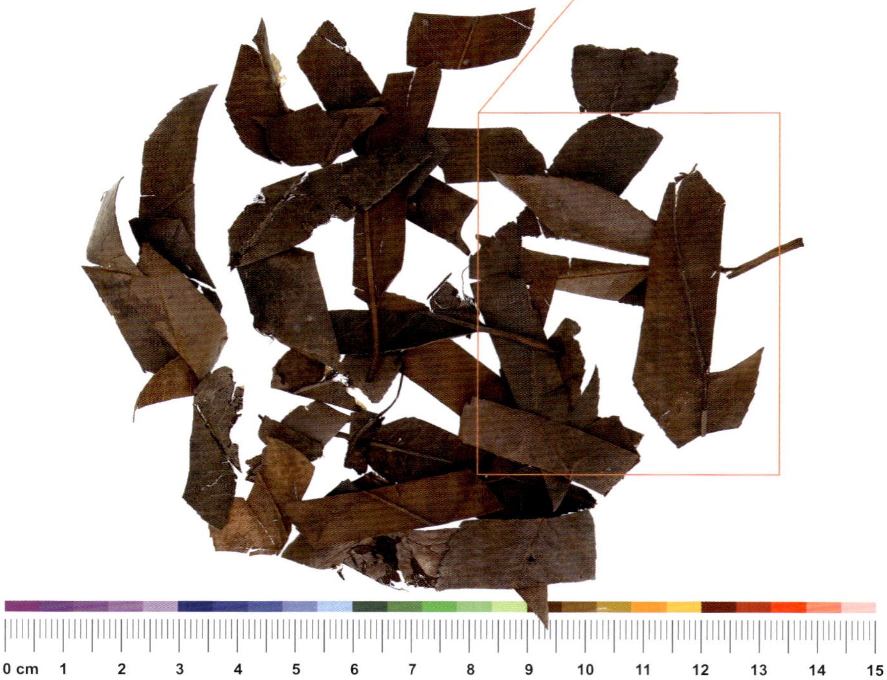

石楠叶

产地：江苏

【炮制依据】《北京市中药饮片炮制规范（2008 年版）》

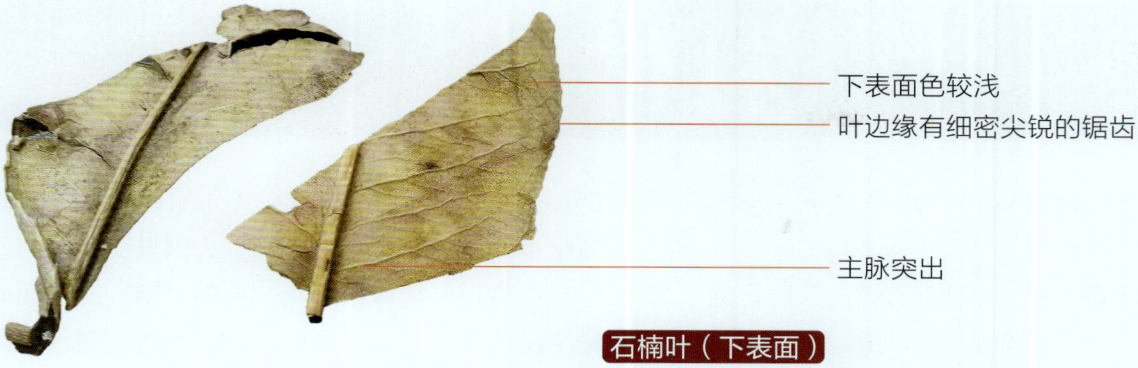

石楠叶（下表面）

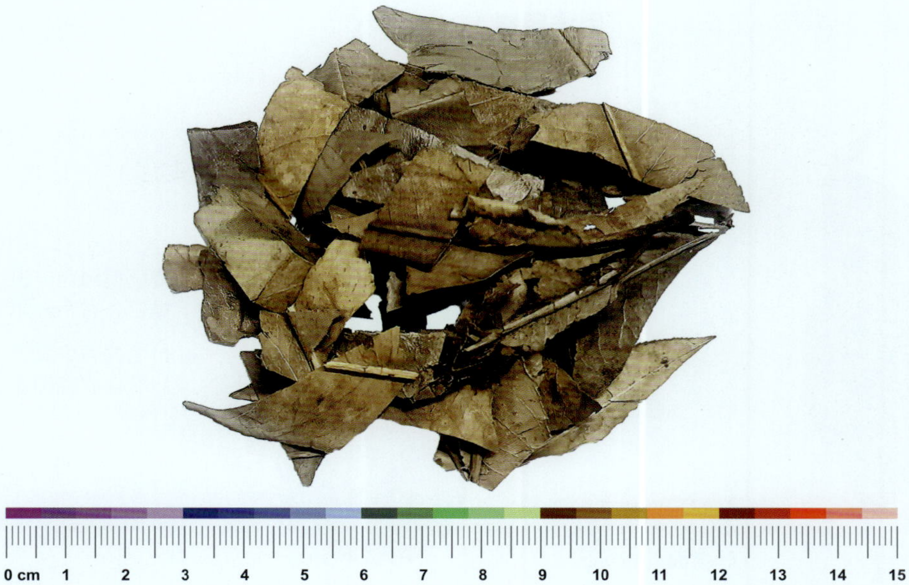

石楠叶

产地：甘肃

【炮制依据】《北京市中药饮片炮制规范（2008年版）》

杜仲叶

【基　　原】 杜仲科植物杜仲 *Eucommia ulmoides* Oliv. 的干燥叶。

【采收加工】 夏、秋二季枝叶茂盛时采收，晒干或低温烘干。

【主要产地】 主产于湖南、陕西、甘肃、浙江、河南、湖北、四川、贵州、云南等地。

【炮制方法】 取原药材，除去杂质，筛去灰屑。

【饮片性状】 本品多破碎，完整叶片展平后呈椭圆形或卵形，长 7～15cm，宽 3.5～7cm。表面黄绿色或黄褐色，微有光泽，先端渐尖，基部圆形或广楔形，边缘有锯齿，具短叶柄。叶背面叶脉突出。质脆，搓之易碎，折断面有少量银白色橡胶丝相连。气微，味微苦。

【功能主治】 补肝肾，强筋骨。用于肝肾不足所致头晕目眩、腰膝酸痛、筋骨痿软。

【用法用量】 10～15g。

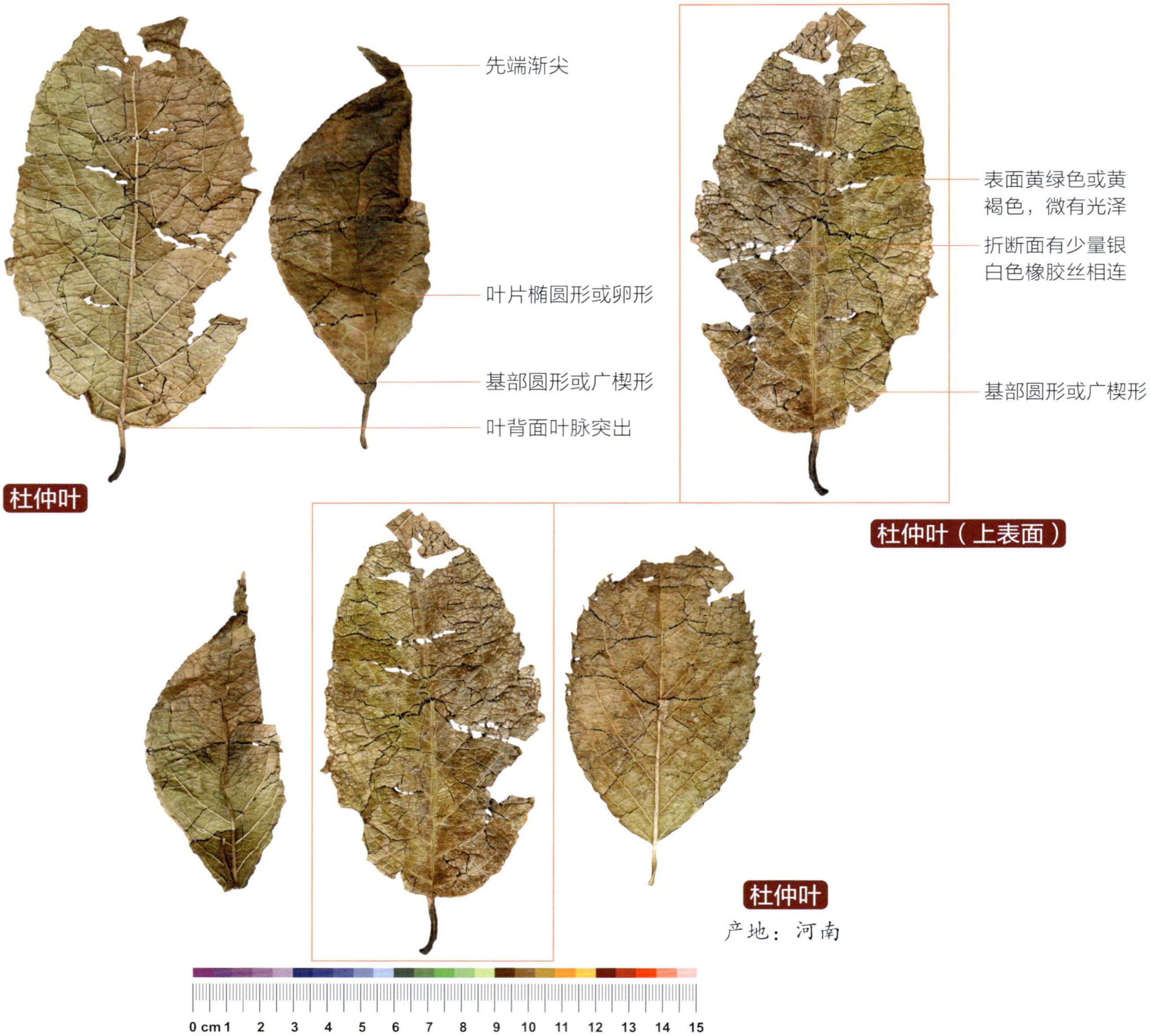

杜仲叶

杜仲叶（上表面）

杜仲叶

产地：河南

苦丁茶

【基　　原】冬青科植物大叶冬青 *Ilex latifolia* Thunb. 干燥叶的炮制品。

【采收加工】春季采摘，除去枝梗，蒸熟，晒干。

【主要产地】主产于四川、贵州、安徽、湖南、湖北、江西、广东、福建、海南、云南等地。

【炮制方法】将药材除去茎枝等杂质，喷潮，润软，切丝，干燥，筛去灰屑。

【饮片性状】本品呈丝条状，革质而厚。完整叶长圆状椭圆形或卵状长椭圆形，长 8～17cm，宽 4.5～7.5cm；先端锐尖或稍圆，基部钝，边缘有疏齿；上表面黄绿色或灰绿色，有光泽，下表面黄绿色；主脉于上表面凹下、于下表面凸起，侧脉 6～8 对；叶柄长 1～2cm，直径 0.2～0.3cm；质脆，不皱缩。气微，味微苦。

【功能主治】散风热，清头目，除烦渴。用于风热头痛，咽喉肿痛，两目红肿，热病烦渴，痢疾。

【用法用量】6～9g。

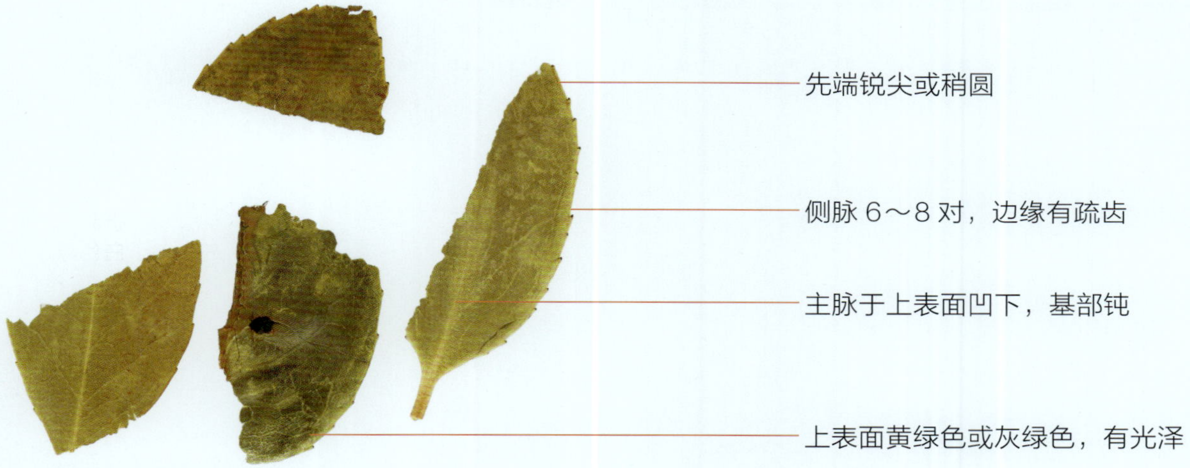

苦丁茶（大叶冬青）上表面

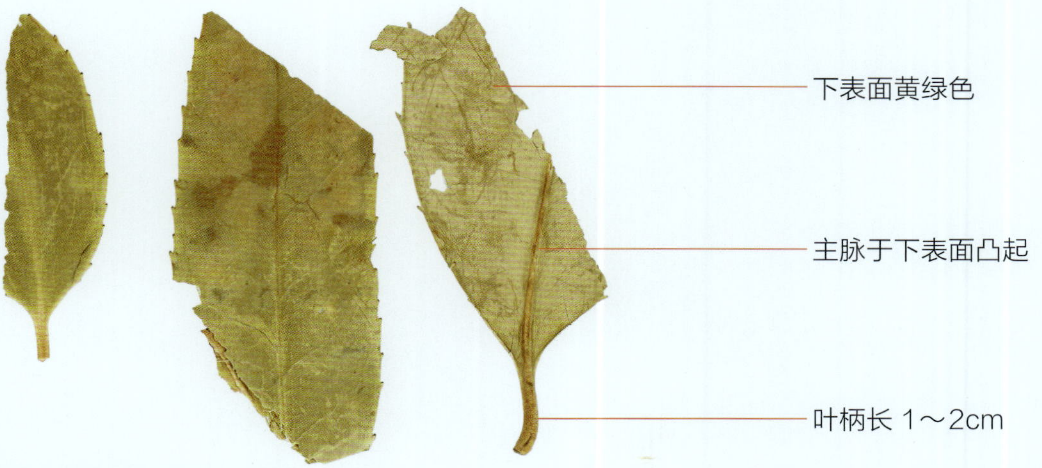

苦丁茶（大叶冬青）下表面

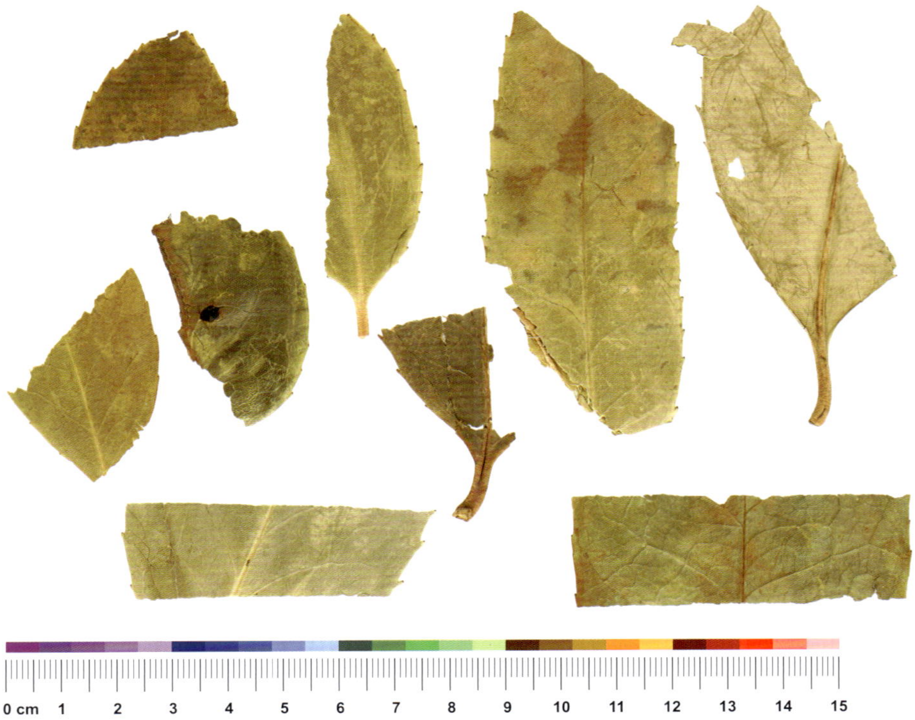

苦丁茶

产地：安徽

【炮制依据】《北京市中药饮片炮制规范（2008年版）》

苦丁茶

【炮制依据】《江西省中药饮片炮制规范（2008 年版）》《宁夏中药饮片炮制规范（2019 年版）》《甘肃省中药饮片炮制规范（2009 年版）》。

【基　　原】冬青科植物枸骨 *Ilex cornuta* Lindl. Ex Paxt. 或大叶冬青 *Ilex latifolia* Thunb. 的干燥嫩叶。

【采收加工】春季采收嫩叶，除去枝梗，晒干；或蒸透后，晒干。

【饮片性状】枸骨丨多为不规则的叶片，多卷曲。完整叶片呈长椭圆状直方形，先端具 3 枚硬刺。上表面黄绿色，革质，有光泽；下表面灰黄色或暗灰色。气微，味微苦。

大叶冬青丨同“苦丁茶”。

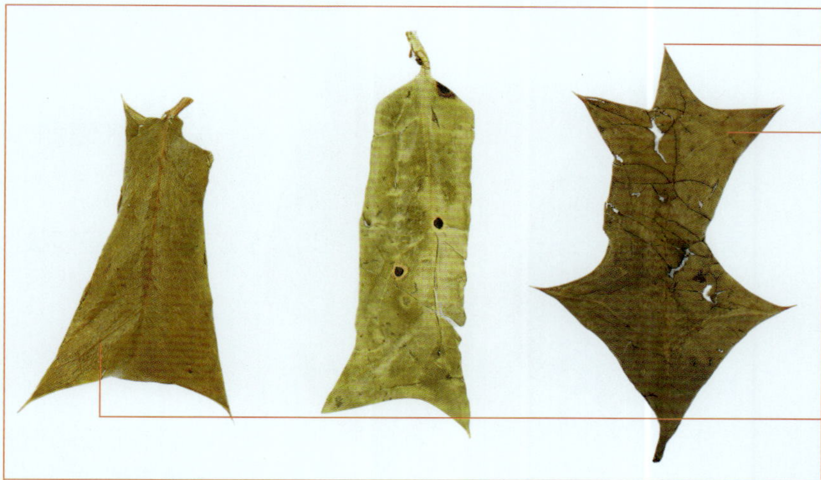

苦丁茶（枸骨）

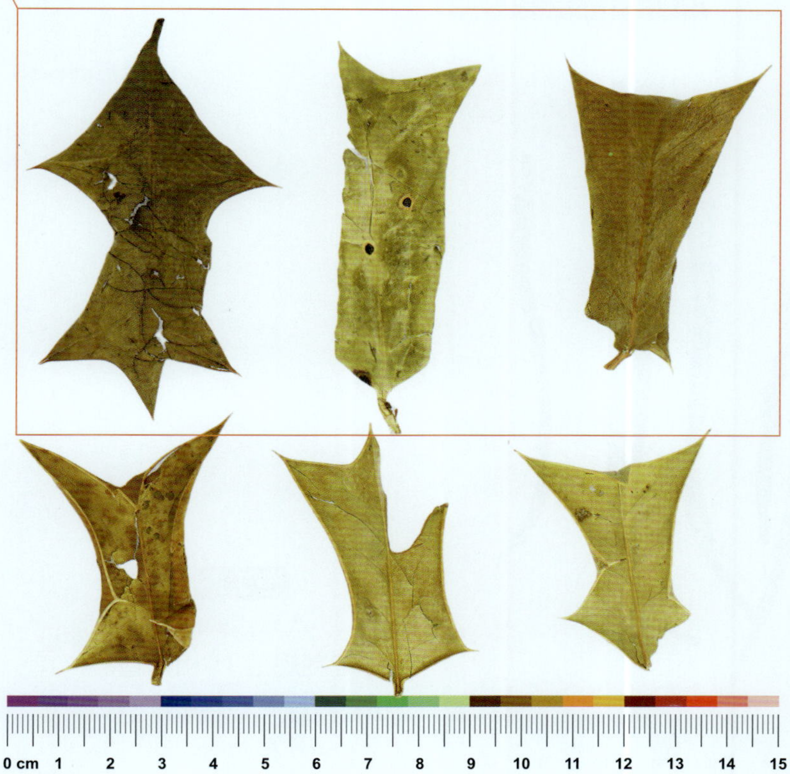

苦丁茶

产地：江西

【炮制依据】《江西省中药饮片炮制规范（2008 年版）》

苦丁茶

【炮制依据】《山东省中药饮片炮制规范（2012 年版）》《浙江省中药饮片炮制规范（2015 年版）》《上海市中药饮片炮制规范（2018 年版）》《福建省中药饮片炮制规范（2012 年版）》。

【基　　原】冬青科植物大叶冬青 *Ilex latifolia* Thunb. 干燥叶的炮制品。

【炮制方法】方法 1 | 将药材除去茎枝等杂质，喷潮，润软，切丝，干燥，筛去灰屑。

方法 2 | 取大叶冬青叶加工成苦丁茶，干燥。[《山东省中药饮片炮制规范（2012 年版）》]

【饮片性状】大叶冬青叶 | 同“苦丁茶”。

苦丁茶 | 本品呈卷曲棒状，表面黄绿色、灰绿色至黑绿色，质脆易碎。用水浸泡后可见完整叶片呈卵状长椭圆形或长椭圆形，先端钝圆或短渐尖，基部圆形或阔楔形，叶柄粗短。气微，味微苦。

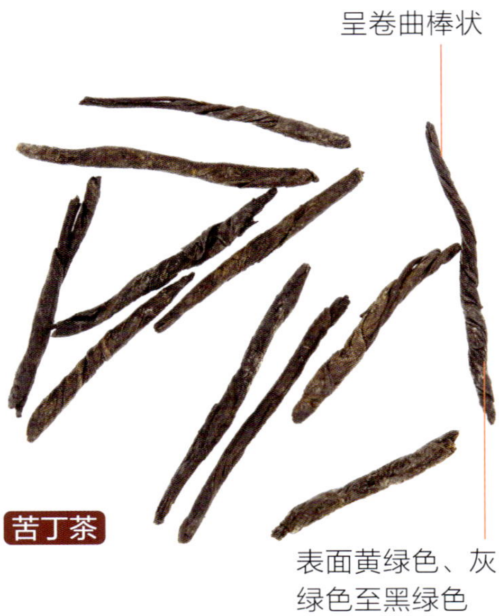

苦丁茶

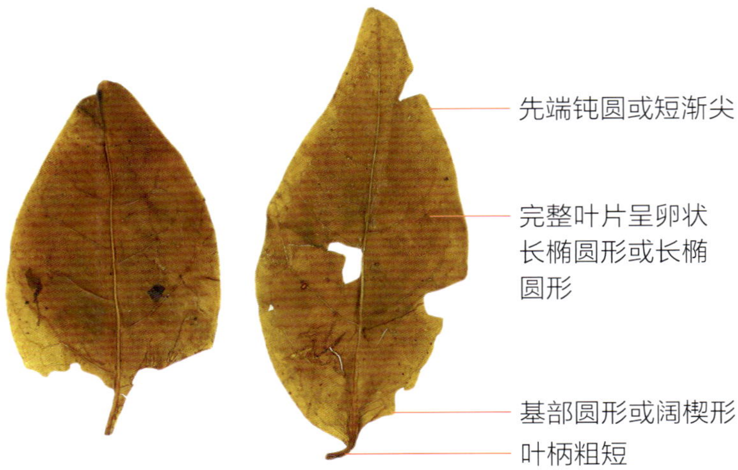

苦丁茶（水浸泡展开）

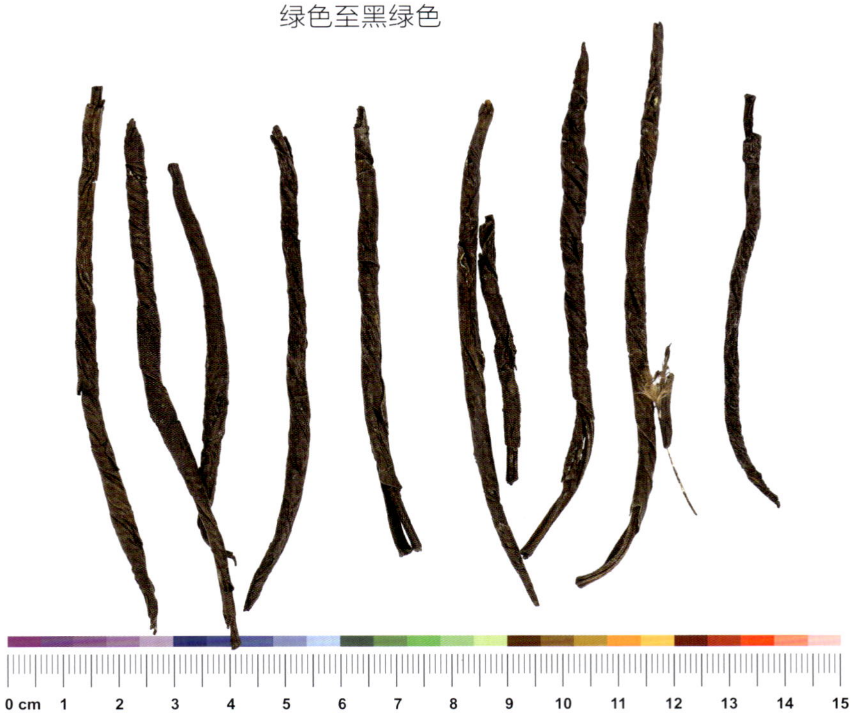

苦丁茶

产地：云南

【炮制规范】《山东省中药饮片炮制规范（2012 年版）》

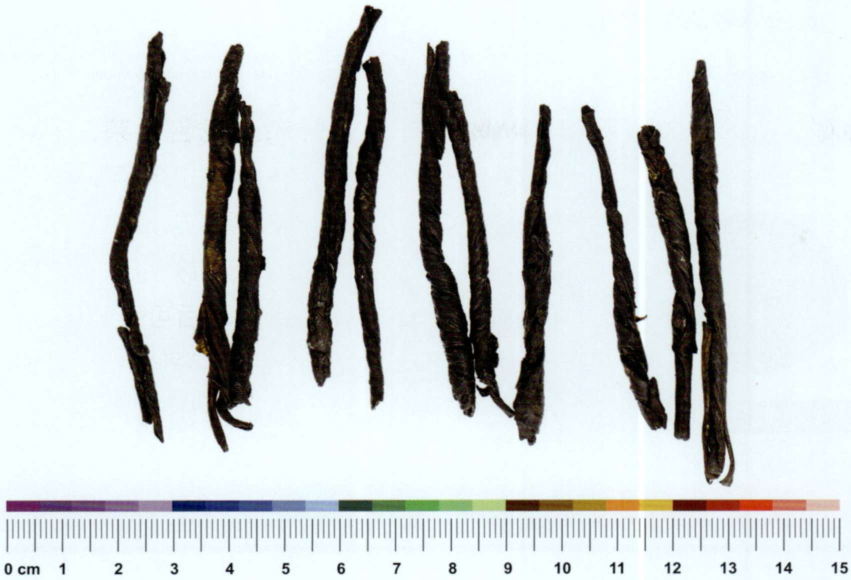

苦丁茶

产地：四川

【炮制规范】《山东省中药饮片炮制规范（2012 年版）》

苦丁茶（圆叶苦丁茶）

【**炮制依据**】《重庆市中药饮片炮制规范（2006 年版）》《天津市中药饮片炮制规范（2018 年版）》。

【**基　原**】木犀科植物变紫女真 *Ligustrum purpurascens* Yang 或兴山蜡树 *Ligustrum henry* Hemsl. 的干燥叶。

【**采收加工**】全年均可采收，除去茎枝，晒干。

【**主要产地**】主产于四川、重庆、贵州、湖南、湖北、江西、广东、福建、海南等地。

【**炮制方法**】除去杂质。

【**饮片性状**】本品多已破碎，部分数片黏合，呈绿褐色、茶褐色或棕褐色。完整叶片呈卵圆形、卵状披针形或类圆形，长 3～5cm，宽 1～3cm，顶端渐尖，基部宽楔形或近圆形，全缘，表面平滑光亮，下表面主脉微凸起。质脆，半透明或微透明。微具焦糖气，味苦回甜。

【**功能主治**】清头目，解暑热。用于暑热烦渴，头痛，目赤。

【**用法用量**】3～10g，常沸水泡服或装袋泡茶饮用。

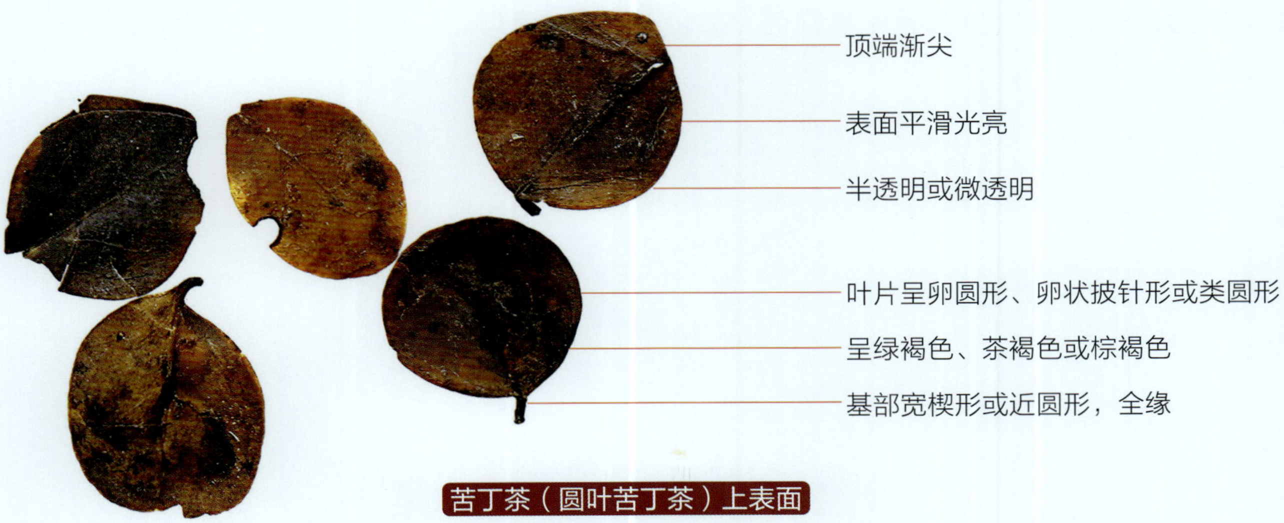

苦丁茶（圆叶苦丁茶）上表面

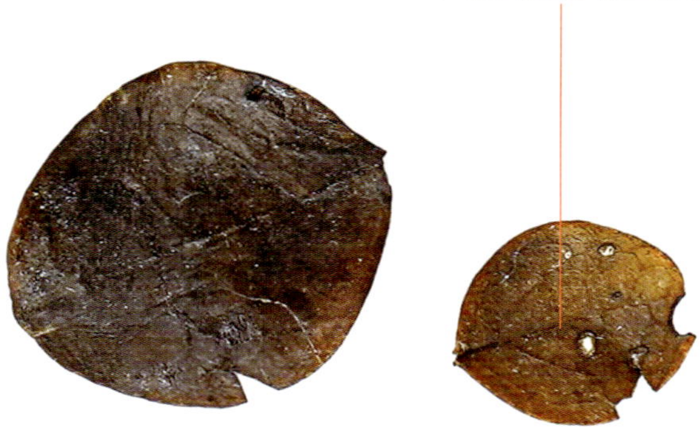

苦丁茶（圆叶苦丁茶）下表面

产地：贵州

【炮制依据】《重庆市中药饮片炮制规范（2006 年版）》《天津市中药饮片炮制规范（2018 年版）》

其他地方标准中苦丁茶饮片基原汇总如下。

1. 苦丁茶

【炮制依据】《广西壮族自治区中药饮片炮制规范（2007 年版）》。

【基　　原】冬青科植物苦丁茶冬青（苦丁茶）*Ilex kudingcha* C.J.Tseng 的干燥嫩叶。

【饮片性状】呈长圆状椭圆形，长 10～16cm，宽 4～8cm，边缘有锯齿，主脉于上表面凹下、于下表面凸起，侧脉每边 10～14 条。叶柄直径 0.2～0.3cm，叶片厚，革质。上表面灰绿色或灰棕色，有光泽，下表面黄绿色。气微，味苦，微甘。

2. 苦丁茶

【炮制依据】《湖南省中药饮片炮制规范（2010 年版）》。

【基　　原】冬青科植物扣树 *Ilex kaushue* S. Y. Hu 的干燥叶。

【饮片性状】呈长短不一的丝状，革质，叶缘有疏齿。上表面灰绿色或灰棕色，有光泽；下表面黄绿色，两面均无毛；主脉于上表面凹下、于下表面凸起，革质。气微，味苦，微甘。

3. 苦丁茶

【炮制依据】《安徽省中药饮片炮制规范（2019 年版）》。

【基　　原】冬青科植物苦丁茶冬青（苦丁茶）*Ilex kudingcha* C.J.Tseng、枸骨 *Ilex cornuta* Lindl. Ex Paxt. 或大叶冬青 *Ilex latifolia* Thunb. 的干燥嫩叶。

罗布麻叶

【基　　原】夹竹桃科植物罗布麻 *Apocynum venetum* L. 的干燥叶。

【采收加工】夏季采收，除去杂质，干燥。

【主要产地】主产于黑龙江、吉林、辽宁、青海、甘肃、宁夏、陕西、山西、河北、内蒙古等地。

【炮制方法】取原药材，除去杂质，筛去灰屑。

【饮片性状】本品多皱缩卷曲，有的破碎，完整叶片展平后呈椭圆状披针形或卵圆状披针形，长 2～5cm，宽 0.5～2cm，淡绿色或灰绿色，先端钝，有小芒尖，基部钝圆或楔形，边缘具细齿，常反卷，两面无毛，叶脉于下表面凸起；叶柄细，长约 4mm。质脆。气微，味淡。

【功能主治】平肝安神，清热利水。用于肝阳上亢眩晕，心悸失眠，浮肿尿少。

【用法用量】6～12g。

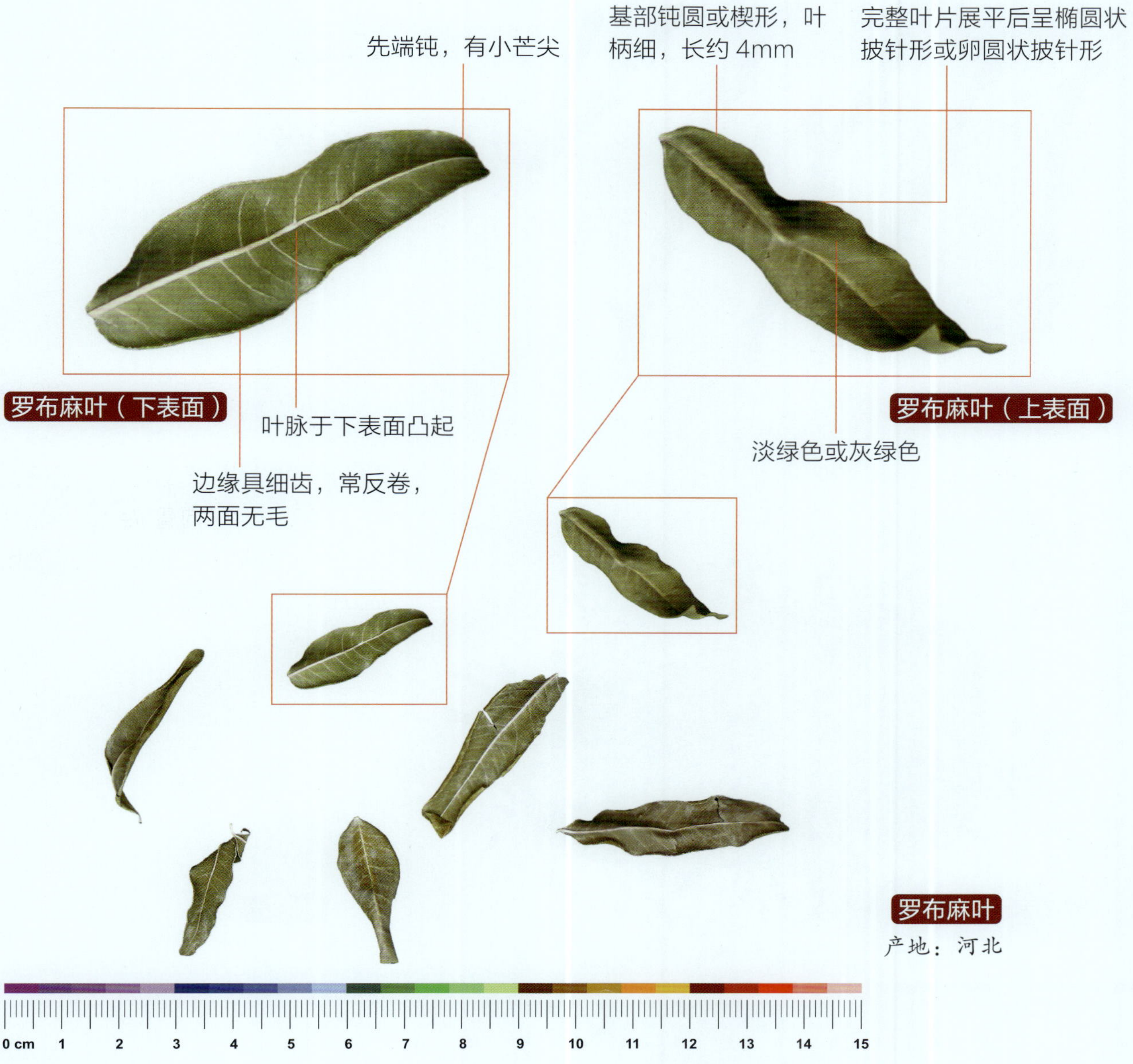

罗布麻叶

产地：河北

侧柏叶

【基　　原】柏科植物侧柏 *Platycladus orientalis*（L.）Franco 的干燥枝梢和叶。

【采收加工】多在夏、秋二季采收，阴干。

【主要产地】全国各地均产。

【炮制方法】除去硬梗及杂质。

【饮片性状】本品多分枝，小枝扁平。叶细小鳞片状，交互对生，贴伏于枝上，深绿色或黄绿色。质脆，易折断。气清香，味苦涩、微辛。

【功能主治】凉血止血，化痰止咳，生发乌发。用于吐血，衄血，咯血，便血，崩漏下血，肺热咳嗽，血热脱发，须发早白。

【用法用量】6～12g。外用适量。

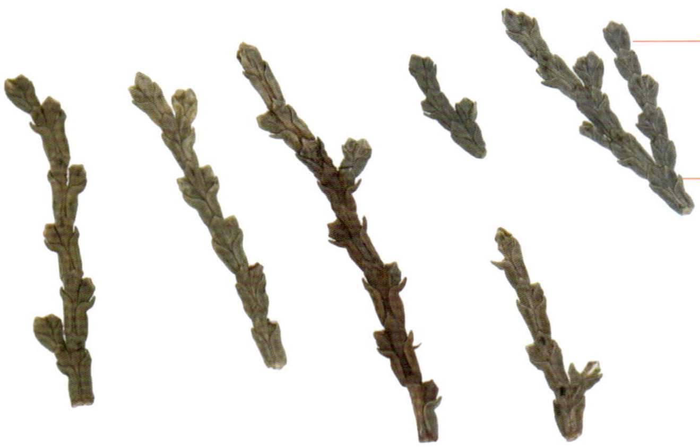

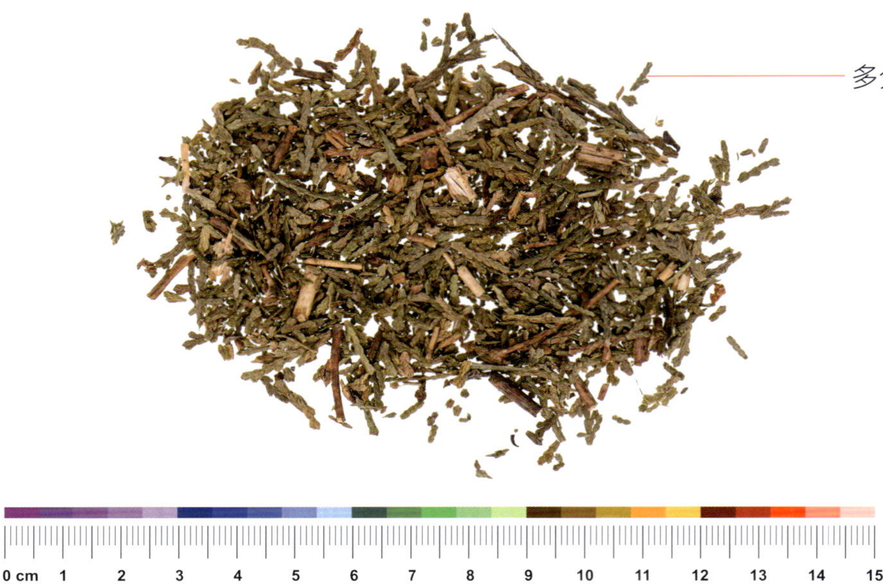

侧柏叶

产地：河北

侧柏炭

【基　　原】柏科植物侧柏 *Platycladus orientalis*（L.）Franco 干燥枝梢和叶的炮制品。

【炮制方法】取净侧柏叶，置热锅内，不断翻动，用武火炒至表面黑褐色时，喷淋清水少许，熄灭火星，取出，晾干。

【饮片性状】本品多分枝，小枝扁平。叶细小鳞片状，交互对生，贴伏于枝上。表面黑褐色。质脆，易折断。

【功能主治】收敛止血。用于虚寒性出血，咯血，吐血，便血，崩漏下血。

【用法用量】6～12g。外用适量。

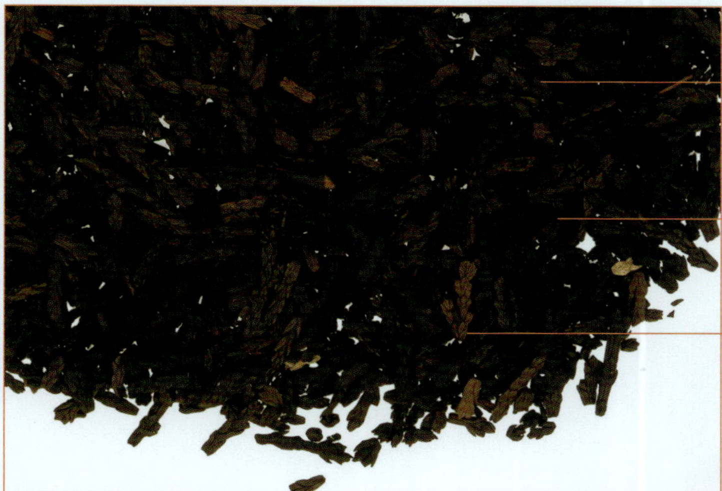

侧柏炭

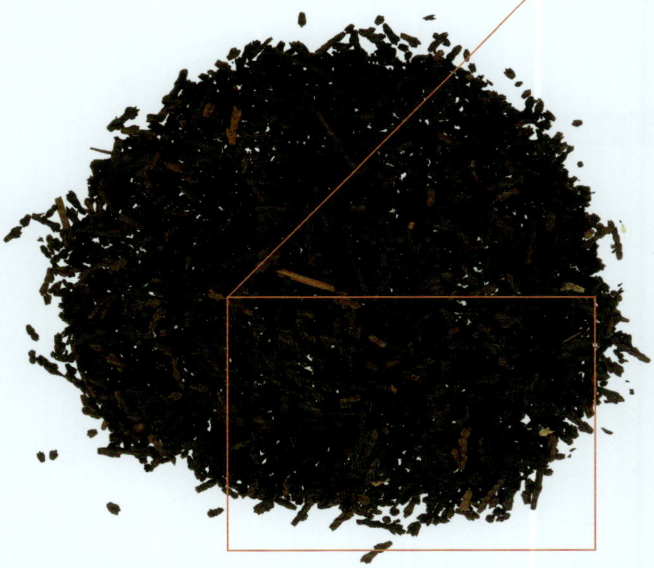

侧柏炭

产地：河南

炙淫羊藿

【基　　原】小檗科植物淫羊藿 *Epimedium brevicornu* Maxim.、箭叶淫羊藿 *Epimedium sagittatum*（Sieb. et Zucc.）Maxim.、柔毛淫羊藿 *Epimedium pubescens* Maxim. 或朝鲜淫羊藿 *Epimedium koreanum* Nakai 的干燥叶。

【采收加工】夏、秋季茎叶茂盛时采收，晒干或阴干。

【主要产地】主产于江西、陕西、吉林、四川、辽宁、广西、安徽、湖北、甘肃、广东等地。

【炮制方法】取羊脂油加热熔化，加入淫羊藿丝，用文火炒至均匀有光泽，取出，放凉。每 100kg 淫羊藿，用羊脂油（炼油）20kg。

【饮片性状】本品呈片状或长短不一的丝片状。上表面黄绿色或微棕绿色，显油亮光泽，可见网纹状叶脉；下表面灰绿色，主脉及细脉凸起；边缘有刺毛状细锯齿。近革质或革质。微有膻气，味微苦。

【功能主治】补肾阳，强筋骨，祛风湿。用于肾阳虚衰，阳痿遗精，筋骨痿软，风湿痹痛，麻木拘挛。

【用法用量】6～10g。

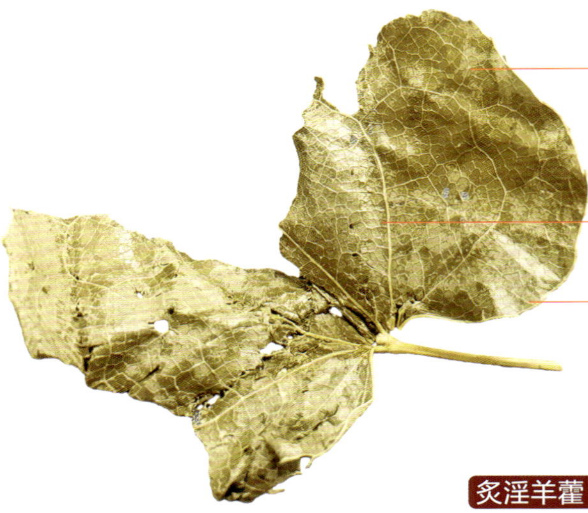

炙淫羊藿（上表面）

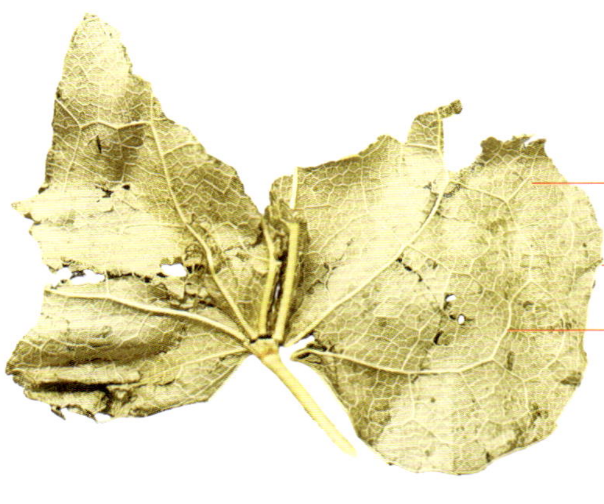

炙淫羊藿（下表面）

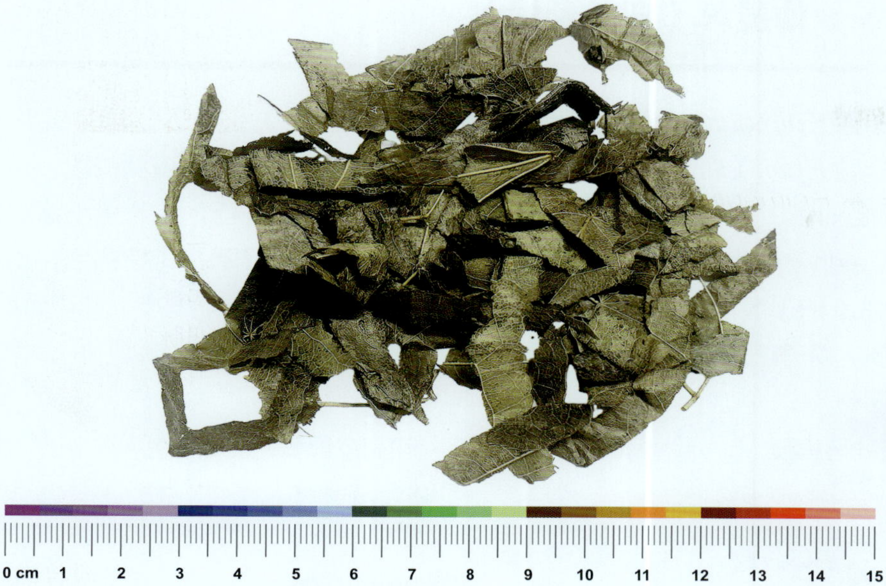

炙淫羊藿

产地：甘肃

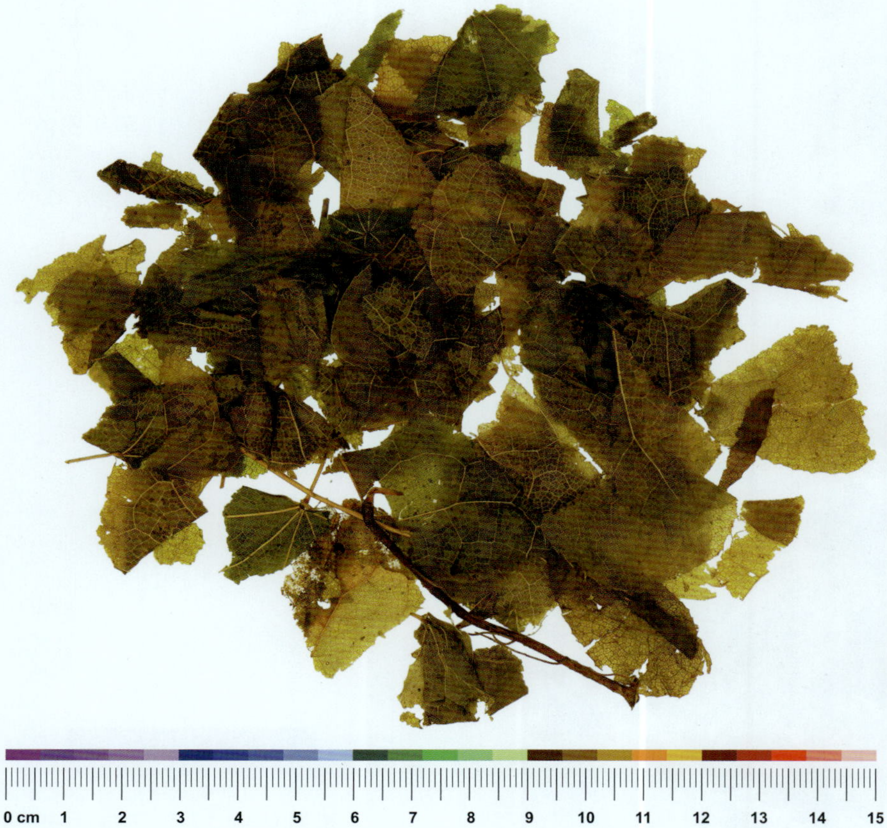

炙淫羊藿

产地：吉林

仙灵脾（淫羊藿根）

【饮片基原】小檗科植物淫羊藿 *Epimedium brevicornu* Maxim.、箭叶淫羊藿 *Epimedium sagittatum*（Sieb. et Zucc.）Maxim.、柔毛淫羊藿 *Epimedium pubescens* Maxim. 或朝鲜淫羊藿 *Epimedium koreanum* Nakai 的干燥根茎。

【炮制方法】取原药材，除去杂质，洗净，润软，切厚片，干燥。

【饮片性状】本品呈不规则厚片或结节状的段，有的具分枝。表面棕褐色至灰褐色，结节呈小瘤状凸起，有残留根痕。切面皮部薄，浅棕褐色，木部黄白色至灰黄色，致密。质硬。气微，味微苦、涩。

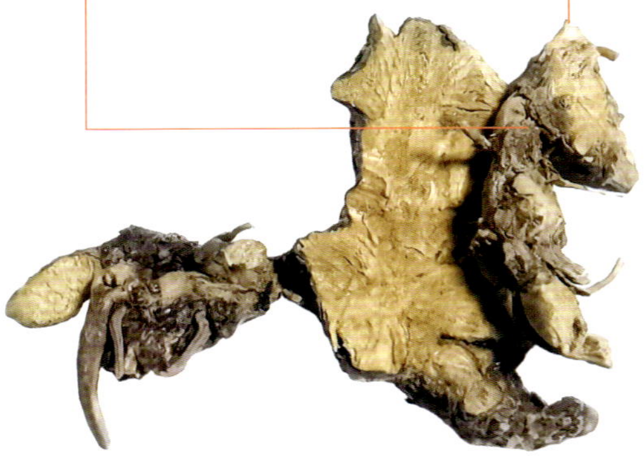

淫羊藿根

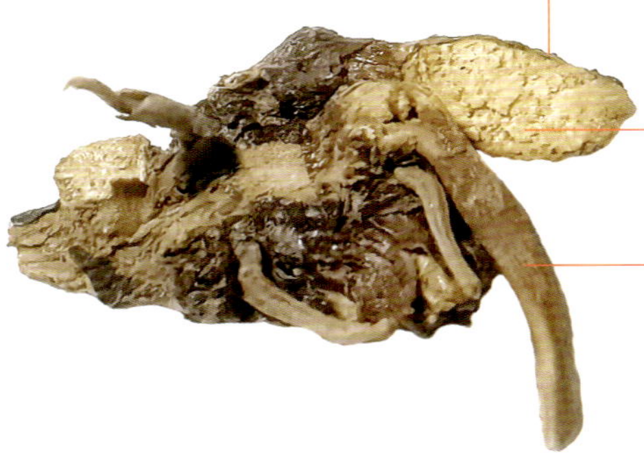

淫羊藿根（切面）

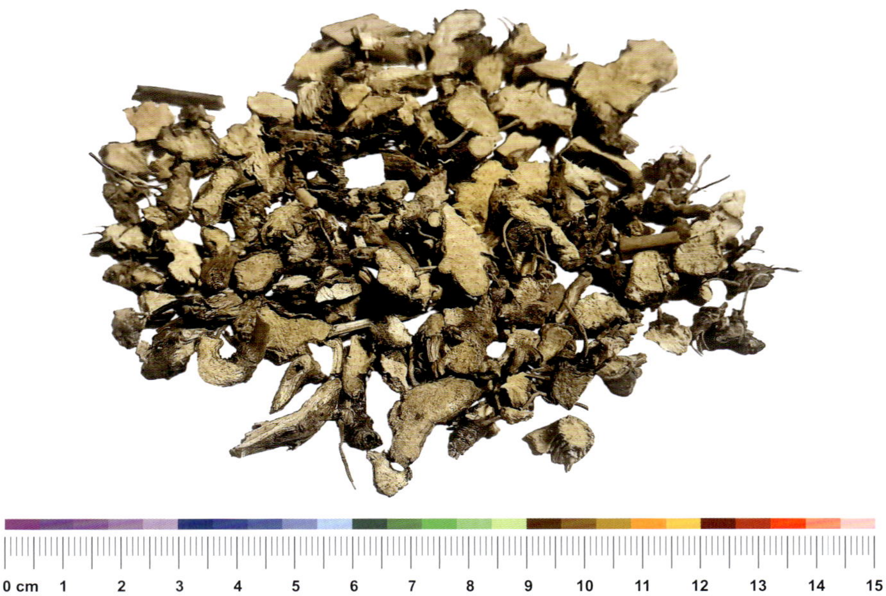

仙灵脾（淫羊藿根）

产地：辽宁

【炮制依据】《浙江省中药饮片炮制规范（2015 年版）》；《安徽省中药饮片炮制规范（2019 年版）》

枸骨叶

【基　　原】冬青科植物枸骨 *Ilex cornuta* Lindl. ex Paxt. 的干燥叶。

【采收加工】秋季采收，除去杂质，晒干。

【主要产地】主产于河南、湖北、安徽、江苏、浙江、江西等地。

【炮制方法】取原药材，除去杂质，筛去灰屑。[《中华人民共和国药典（2020 年版）》]

取原药材，除去杂质及梗，洗净，稍润，切宽丝（10～15mm），干燥，筛去碎屑。[《北京市中药饮片炮制规范（2008 年版）》]

【饮片性状】本品呈类长方形或矩圆状长方形，偶有长卵圆形叶片，长 3～8cm，宽 1.5～4cm。先端具 3 枚较大的硬刺齿，顶端 1 枚常反曲，基部平截或宽楔形，两侧有时各具刺齿 1～3 枚，边缘稍反卷；长卵圆形叶常无刺齿。上表面黄绿色或绿褐色，有光泽；下表面灰黄色或灰绿色。叶脉羽状，叶柄较短。革质，硬而厚。气微，味微苦。

【功能主治】清热养阴，平肝，益肾。用于肺痨咯血，骨蒸潮热，头晕目眩。

【用法用量】9～15g。

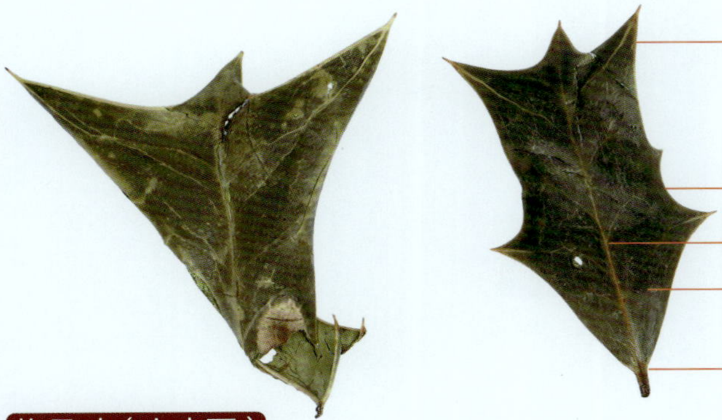

枸骨叶（上表面）

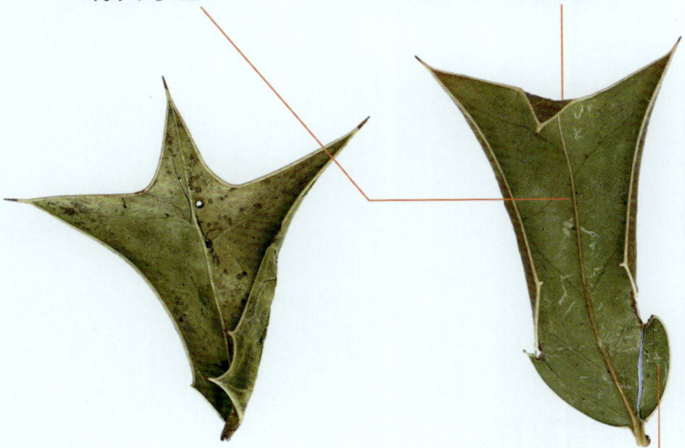

枸骨叶（下表面）

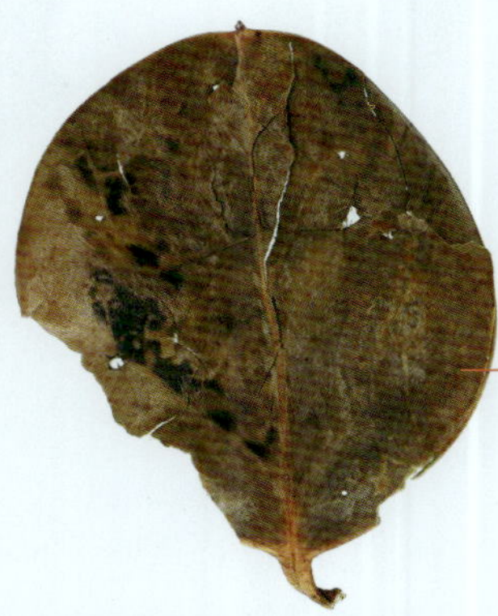

枸骨叶（长卵圆形叶片）

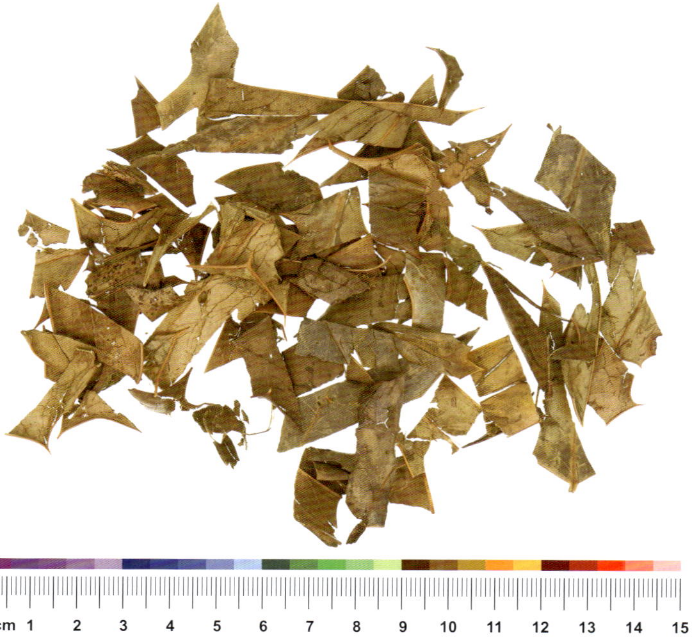

枸骨叶

产地：浙江

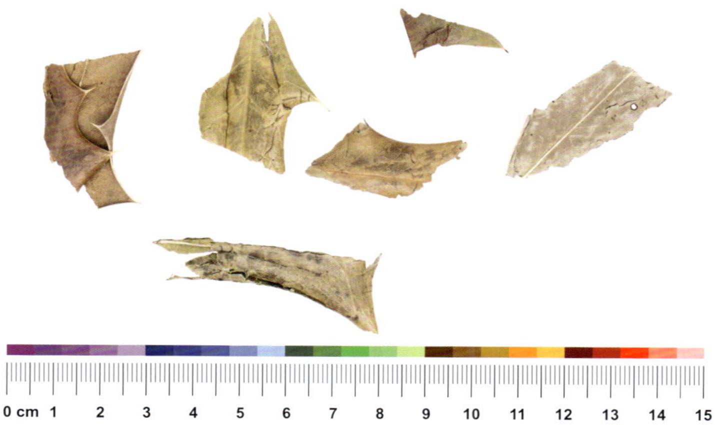

枸骨叶

产地：江苏

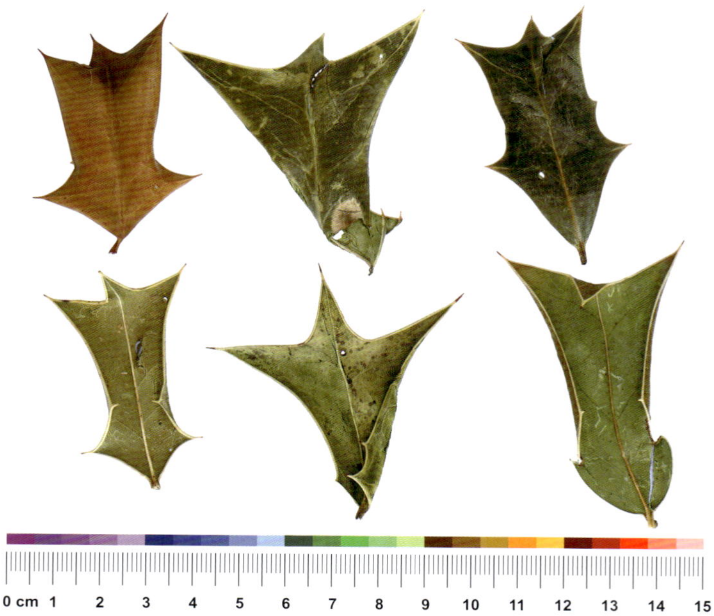

枸骨叶

产地：江西

荷叶

【基　　原】 睡莲科植物莲 *Nelumbo nucifera* Gaertn. 的干燥叶。

【采收加工】 夏、秋二季采收，晒至七八成干时，除去叶柄，折成半圆形或折扇形，干燥。

【主要产地】 主产于湖南、湖北、福建、江苏、浙江、河北等地。

【炮制方法】 喷水，稍润，切丝，干燥。

【饮片性状】 本品呈不规则的丝状。上表面深绿色或黄绿色，较粗糙，有稀疏的短绒毛；下表面淡灰棕色，较光滑，叶脉明显凸起。质脆，易破碎。稍有清香气，味微苦。

【功能主治】 清暑化湿，升发清阳，凉血止血。用于暑热烦渴，暑湿泄泻，脾虚泄泻，血热吐衄，便血，崩漏。

【用法用量】 3～10g。

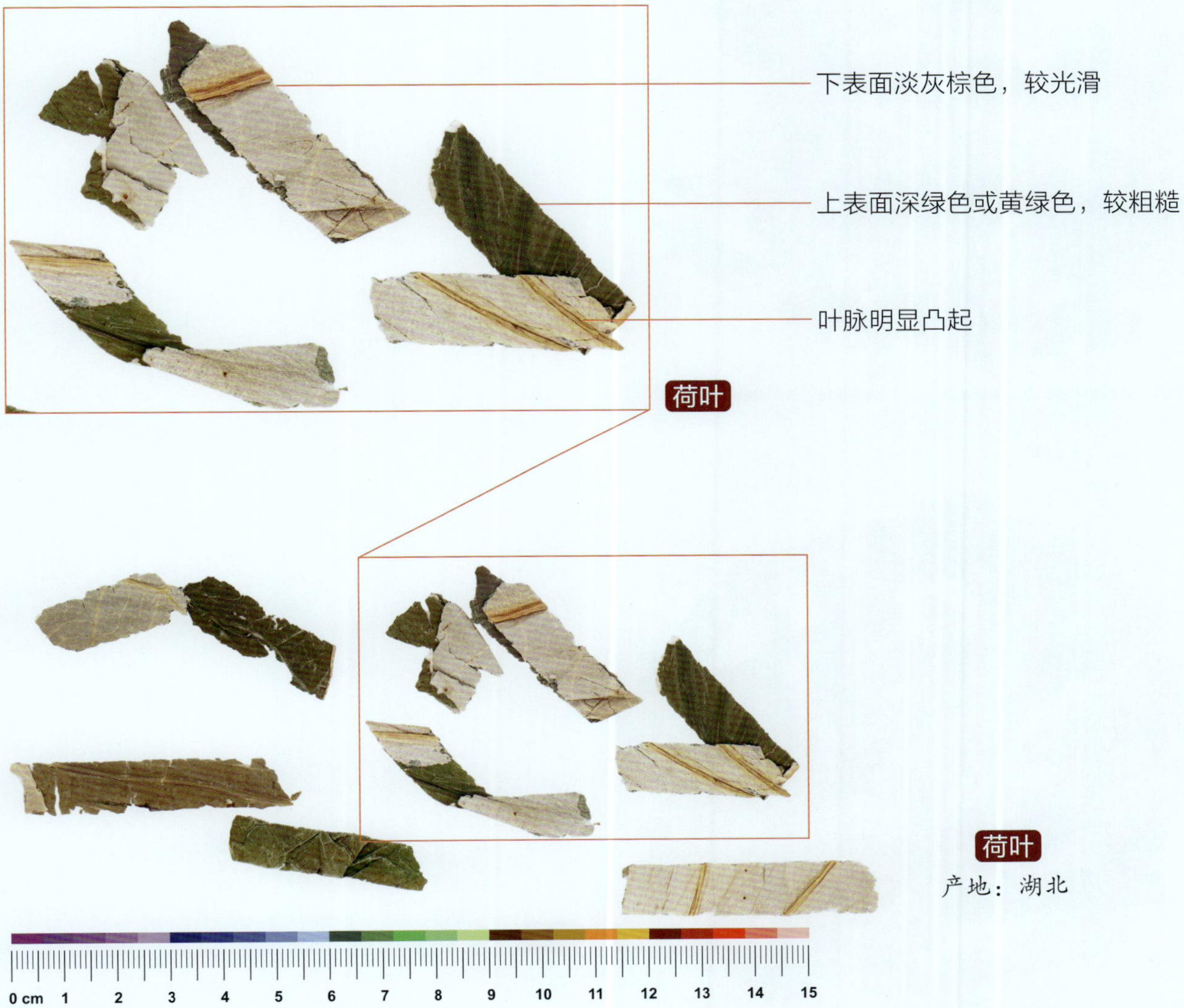

荷叶
产地：湖北

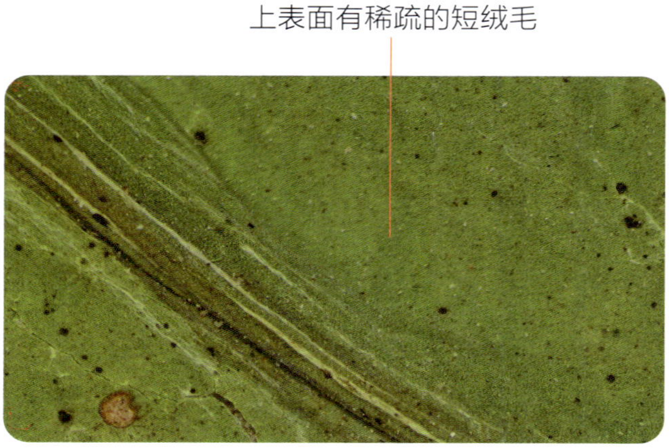

荷叶（上表面，1：30）

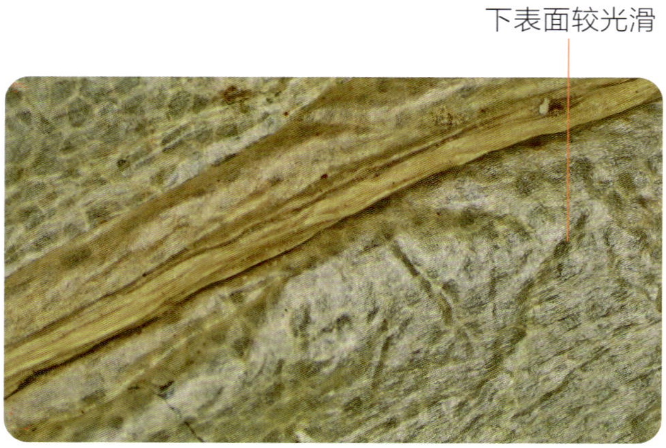

荷叶（下表面，1：30）

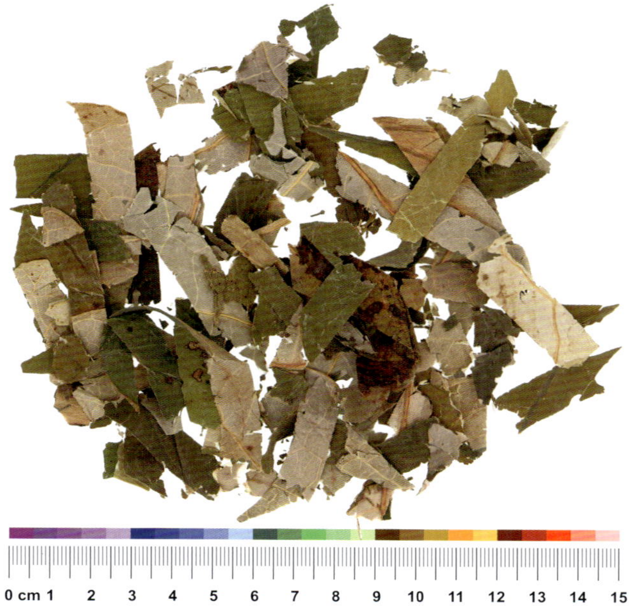

荷叶

产地：河北

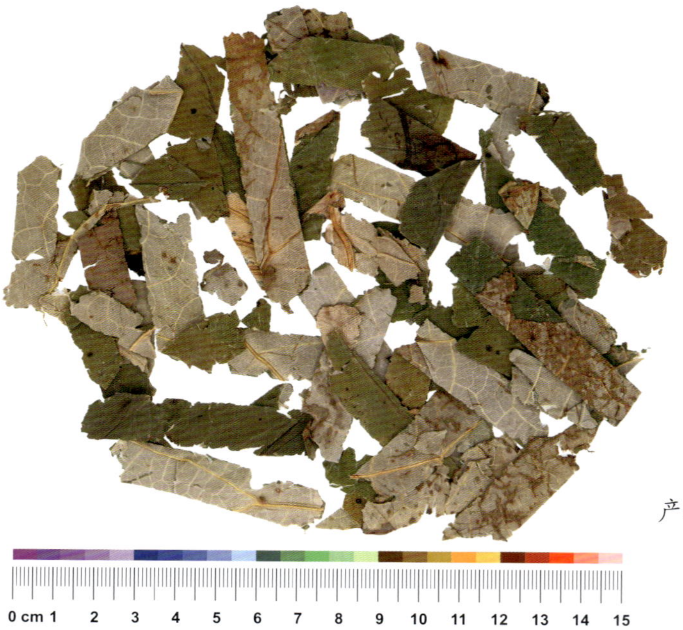

荷叶

产地：浙江

铁树叶

【基　　原】苏铁科植物苏铁 *Cycas revoluta* Thunb. 的干燥叶。

【采收加工】全年均可采收，将叶剪下，晒干或阴干。

【主要产地】主产于福建、广东、广西、江西、云南、贵州、台湾等地。

【炮制方法】取原药材，除去杂质，切长段，筛去碎屑。

【饮片性状】本品为不规则长段。黄绿色至棕黄色，小叶线形，先端锐尖，边缘向背面反卷，下表面中脉凸起。革质，质脆，易折断。气微，味微涩。

【功能主治】清热，凉血，止血。用于吐血，肝胃气痛。

【用法用量】15～30g。

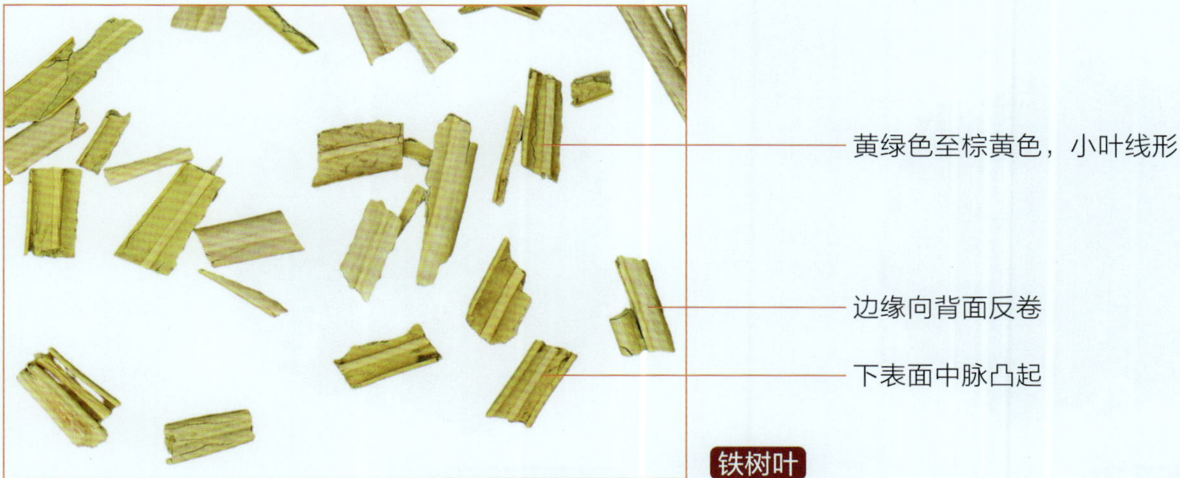

铁树叶

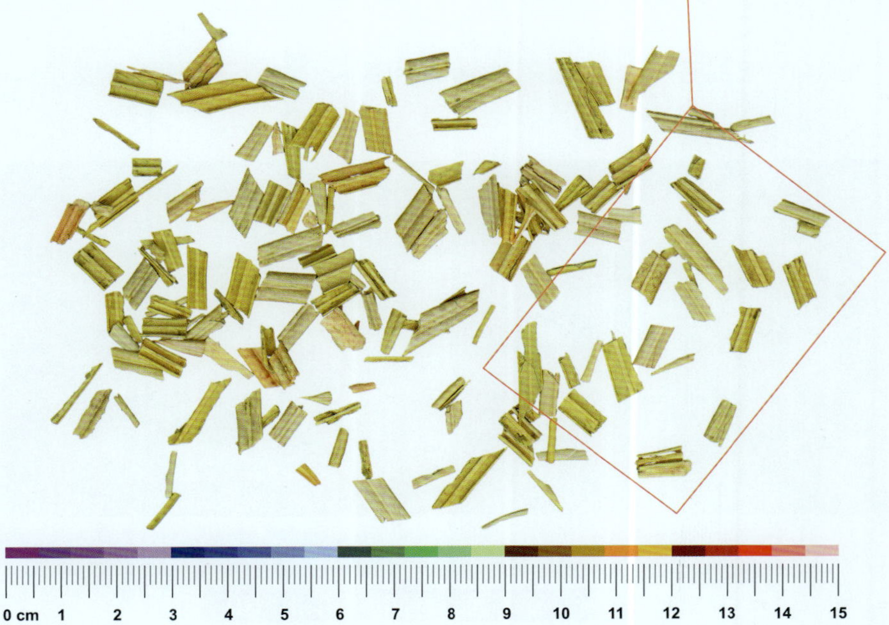

铁树叶

产地：广西

【炮制依据】《北京市中药饮片炮制规范（2008 年版）》

桑叶

【基　　原】桑科植物桑*Morus alba* L.的干燥叶。

【采收加工】初霜后采收，除去杂质，晒干。

【主要产地】全国各地均产。

【炮制方法】除去杂质，搓碎，去柄，筛去灰屑。

【饮片性状】本品为不规则的破碎叶片。叶片边缘可见锯齿或钝锯齿，有的有不规则分裂。上表面黄绿色或浅黄棕色；下表面颜色稍浅，叶脉突出，小脉网状，脉上被疏毛，脉基具簇毛。质脆。气微，味淡、微苦涩。

【功能主治】疏散风热，清肺润燥，清肝明目。用于风热感冒，肺热燥咳，头晕头痛，目赤昏花。

【用法用量】5～10g。

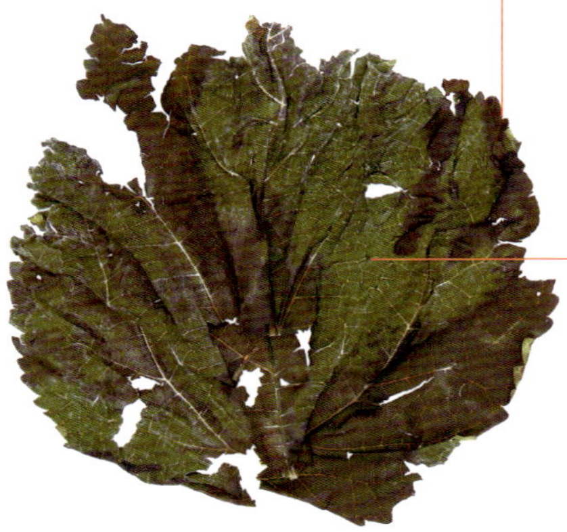

桑叶（上表面）

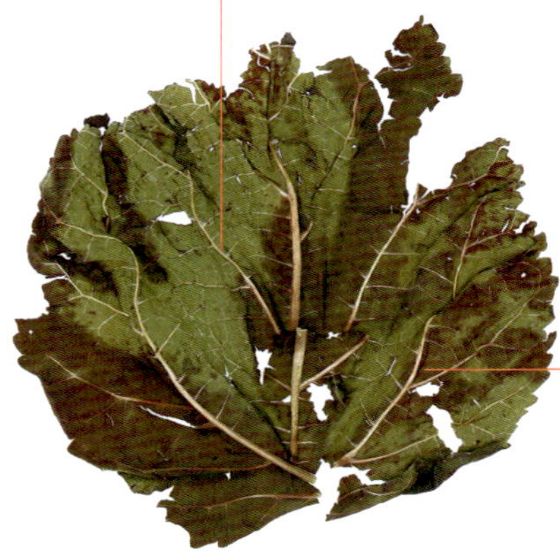

桑叶（下表面）

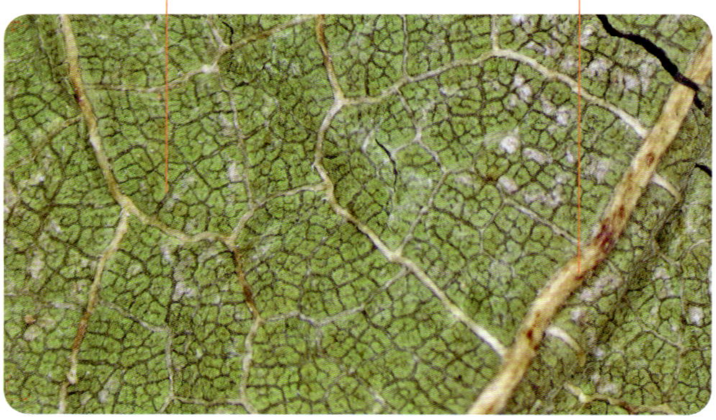

桑叶（上表面，1∶30）

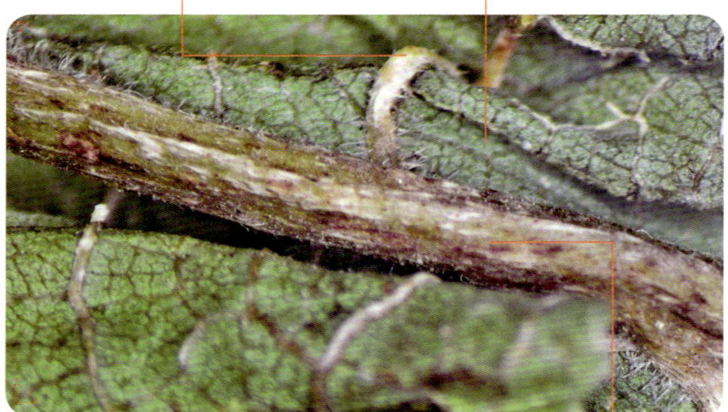

桑叶（下表面，湿润展开，1∶30）

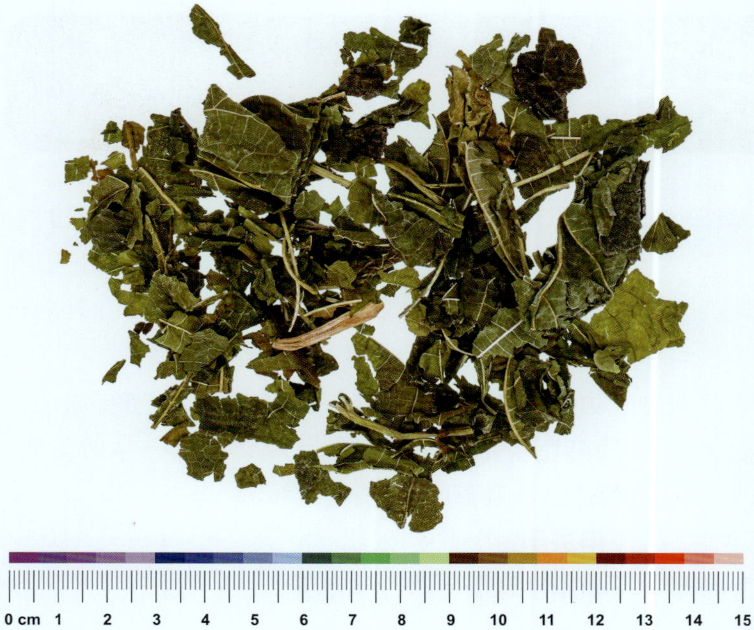

桑叶

产地：广东

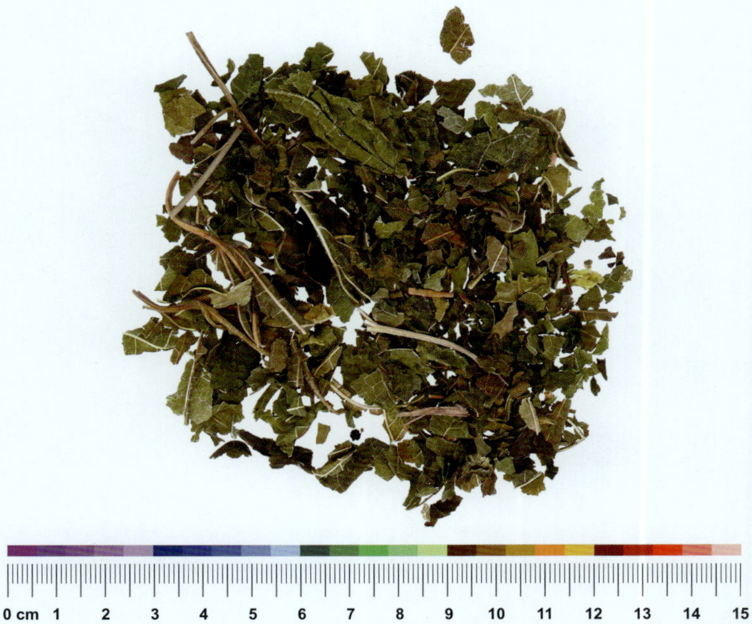

桑叶

产地：江苏

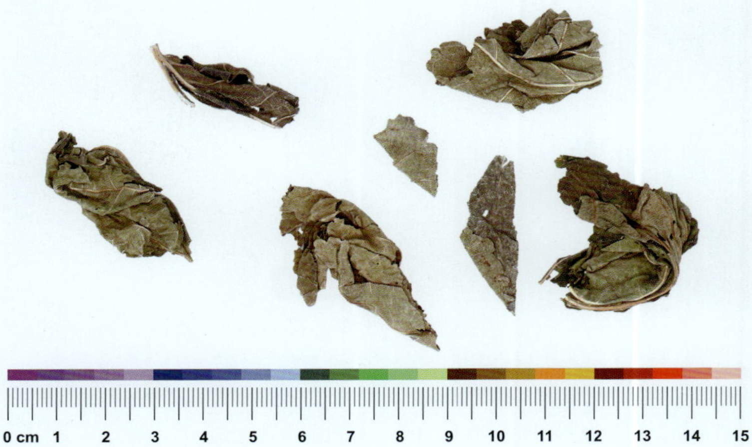

桑叶

产地：河北

银杏叶

【基　　原】银杏科植物银杏 *Ginkgo biloba* L. 的干燥叶。

【采收加工】秋季叶尚绿时采收，及时干燥。

【主要产地】主产于辽宁、山西、陕西、甘肃、河北、河南、山东、浙江、四川、贵州、云南、湖南、湖北、福建、广西等地。

【炮制方法】原药材除去杂质，筛去灰屑。

【饮片性状】本品多皱折或破碎，完整者呈扇形，长 3～12cm，宽 5～15cm，黄绿色或浅棕黄色，上缘呈不规则的波状弯曲，有的中间凹入，深者可达叶长的 4/5。具二叉状平行叶脉，细而密，光滑无毛，易纵向撕裂。叶基楔形，叶柄长 2～8cm。体轻。气微，味微苦。

【功能主治】活血化瘀，通络止痛，敛肺平喘，化浊降脂。用于瘀血阻络，胸痹心痛，中风偏瘫，肺虚咳喘及高脂血症等。

【用法用量】9～12g。

【使用注意】有实邪者忌用。

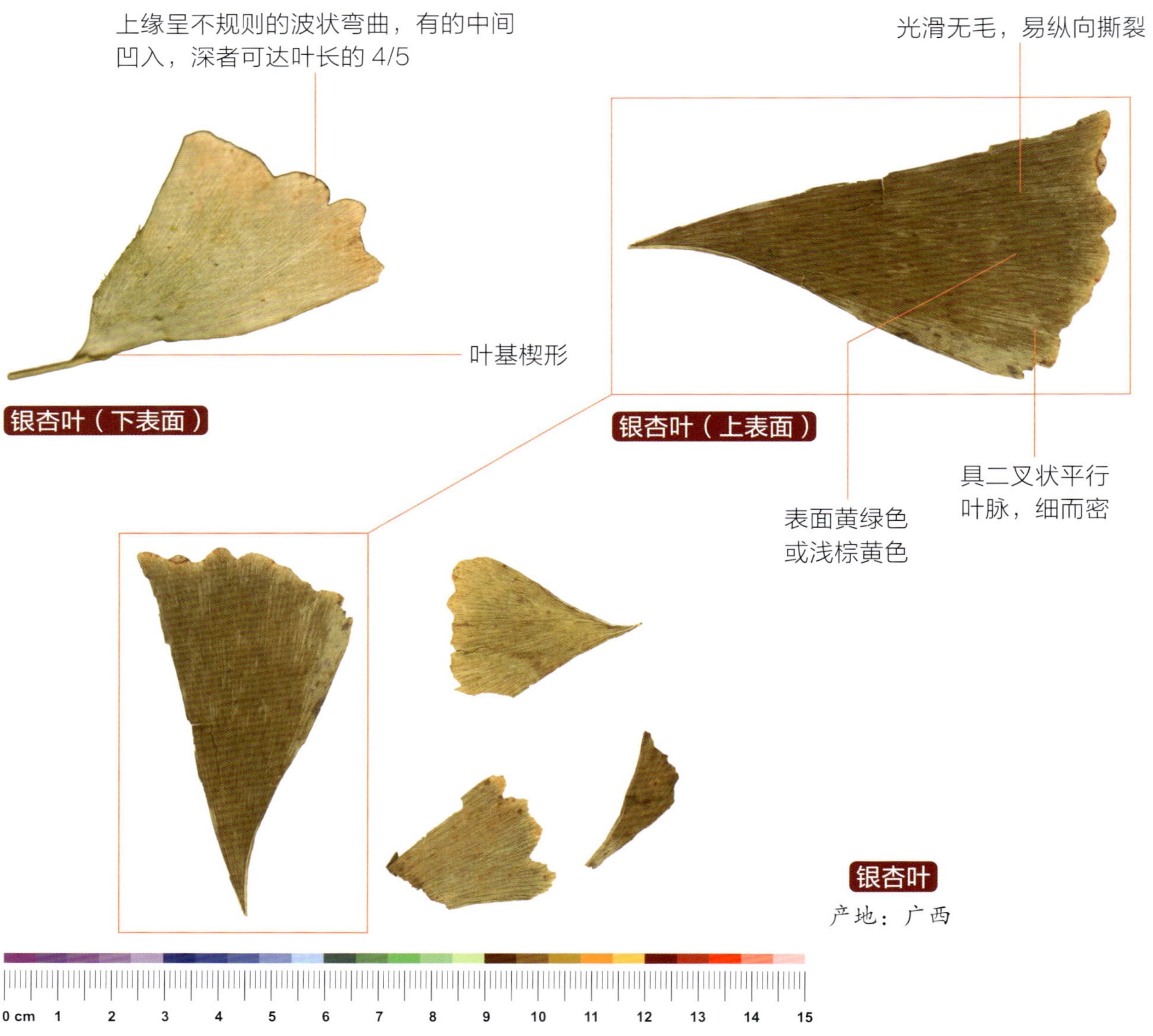

银杏叶（下表面）

银杏叶（上表面）

银杏叶

产地：广西

甜叶菊

【基　　原】菊科植物甜叶菊 *Steuia rebaudiana*（Bertoni）Hemsl. 的干燥叶。

【采收加工】春、夏、秋三季均可采收。

【主要产地】主产于江苏、安徽、黑龙江、甘肃、湖南、江西、福建、云南等地。

【炮制方法】除去茎枝等杂质，筛去灰屑，干燥。

【饮片性状】本品多破碎或皱缩，草绿色，完整叶片展平后呈倒卵形至宽披针形，长 4.5～9.5cm，宽 1.5～3.5cm；先端钝，基部楔形；中上部边缘有粗锯齿，下部全缘；三出脉，中央主脉明显；两面均有柔毛；具短叶柄，叶片常下延至叶柄基部；叶革质，质脆易碎。气微，味极甜。

【功能主治】清热利湿，生津止渴。用于消渴，肝阳上亢引起的眩晕。

【用法用量】3～10g，煎服或开水泡，代茶饮。

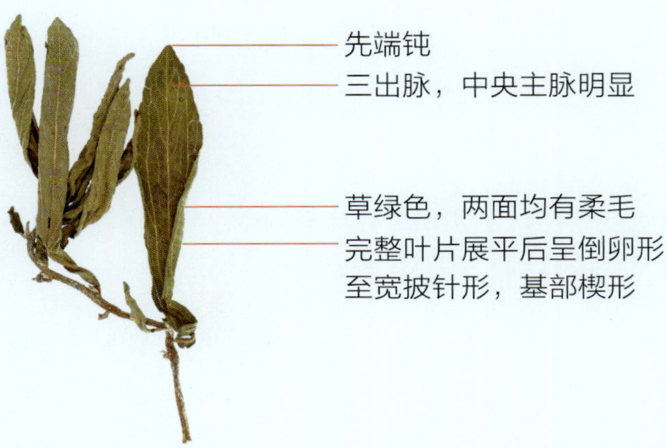

甜叶菊（上表面）

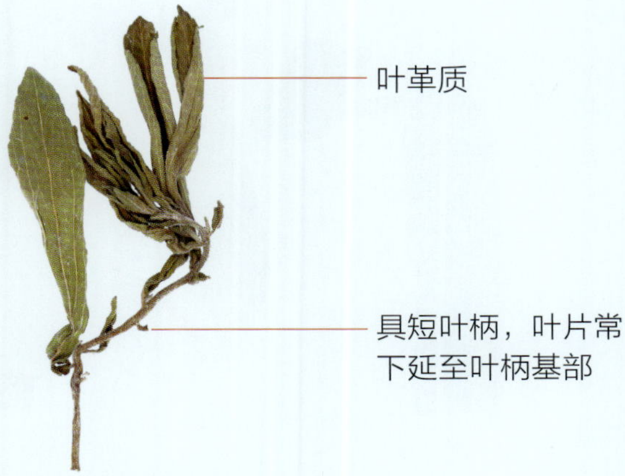

甜叶菊（下表面）

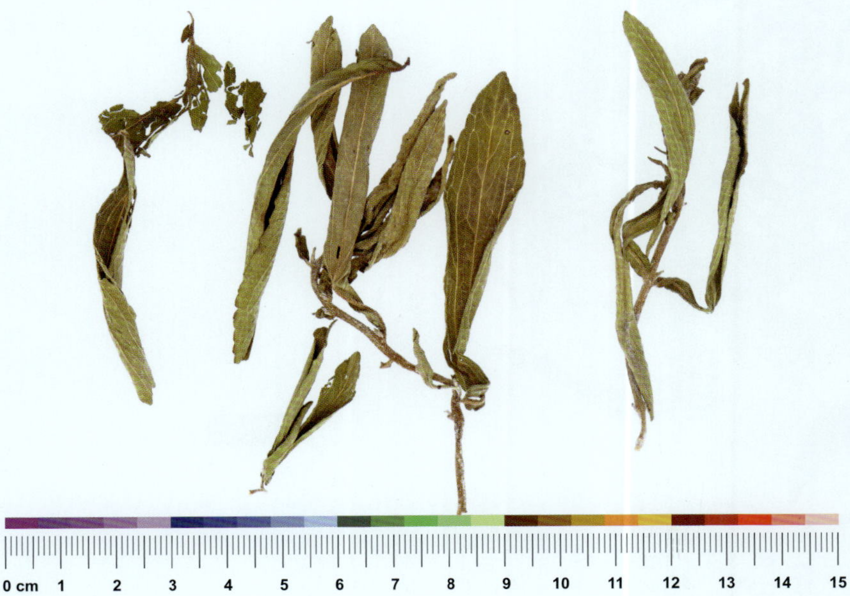

甜叶菊
产地：安徽

淡竹叶

【基　　原】禾本科植物淡竹叶 *Lophatherum gracile* Brongn. 的干燥茎叶。

【采收加工】夏季未抽花穗前采割，晒干。

【主要产地】主产于江苏、安徽、浙江、江西、福建、台湾、湖南、广东、广西、四川、云南等地。

【炮制方法】除去杂质，切段。

【饮片性状】本品呈不规则的段、片，可见茎碎片、节和开裂的叶鞘。叶片浅绿色或黄绿色，有的皱缩卷曲，叶脉平行，具横行小脉，形成长方形的网格状，下表面尤为明显。体轻，质柔韧。气微，味淡。

【功能主治】清热泻火，除烦止渴，利尿通淋。用于热病烦渴，小便短赤涩痛，口舌生疮。

【用法用量】6～10g。

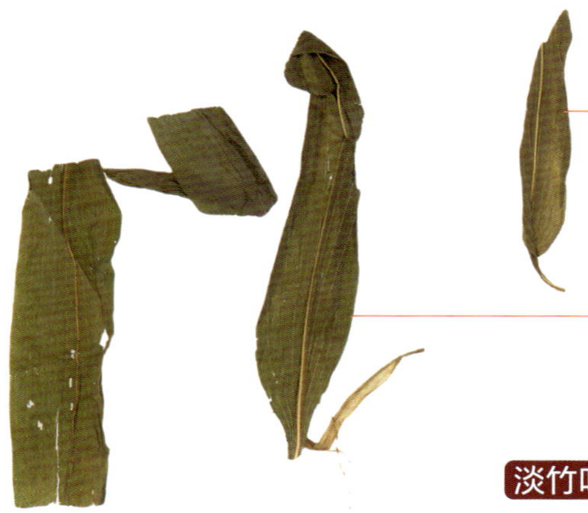

淡竹叶

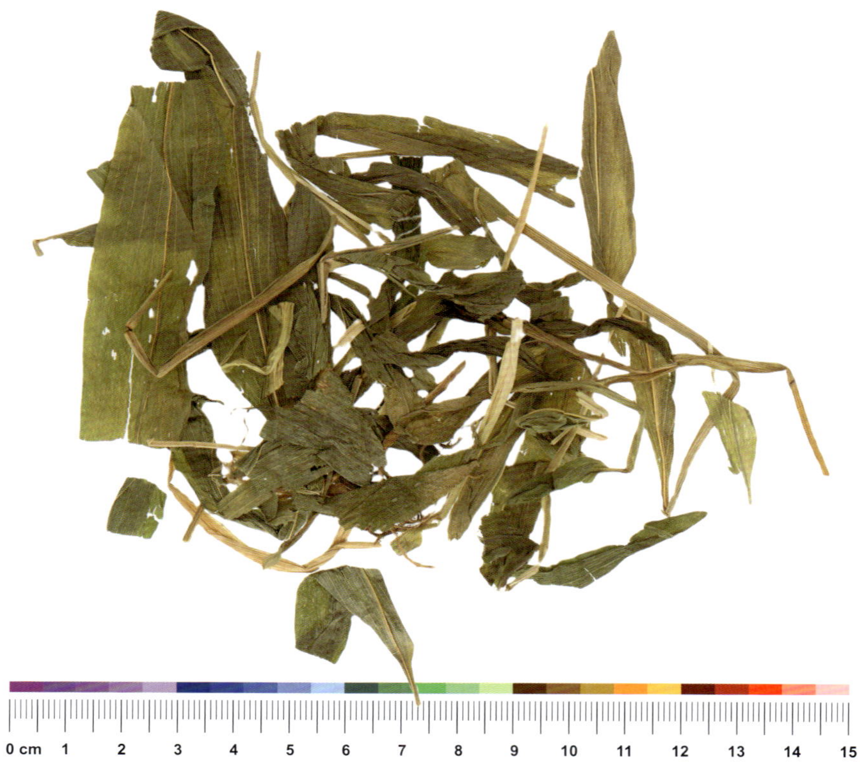

淡竹叶

产地：江苏

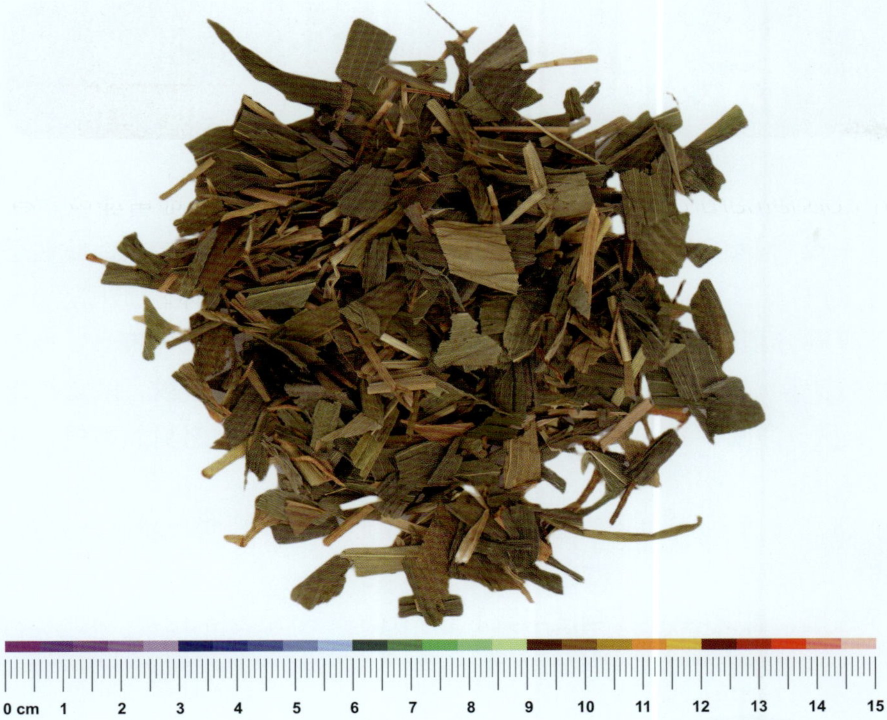

淡竹叶

产地：安徽

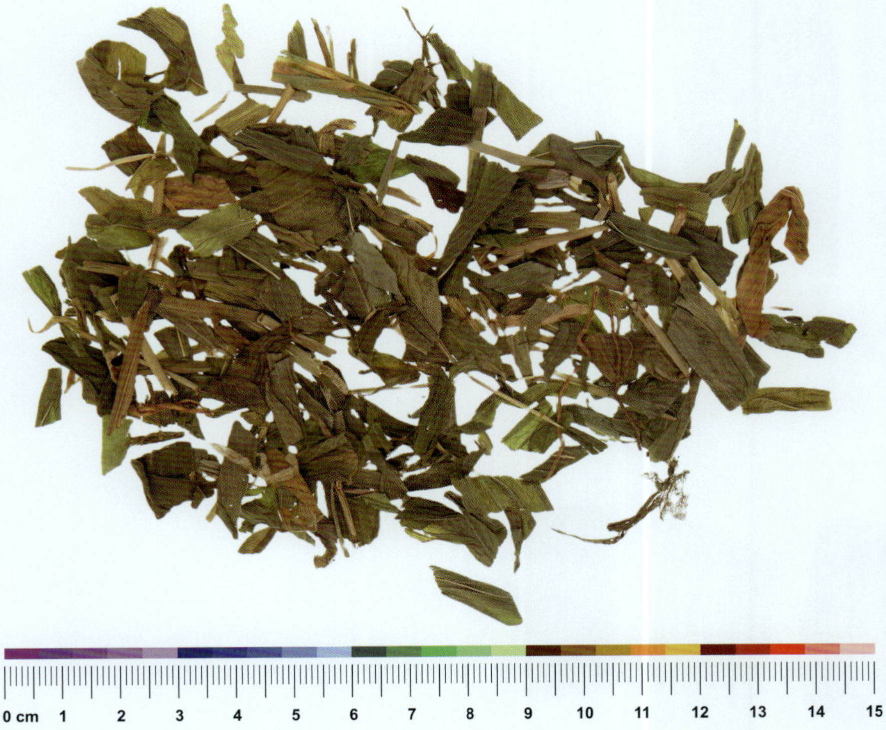

淡竹叶

产地：浙江

棕榈炭

【基　　原】棕榈科植物棕榈 *Trachycarpus fortunei*（Hook. f.）H. Wendl. 干燥叶柄的炮制品。

【采收加工】采棕时割取旧叶柄下延部分和鞘片，除去纤维状的棕毛，晒干。

【主要产地】主产于广东、广西、云南、海南、浙江、江苏、福建、四川、贵州等地。

【炮制方法】取原药材，除去杂质，洗净，闷润2～4小时，至内外湿度一致，切长段（9～15mm），干燥，筛去碎屑。取净棕榈，置锅内，上盖一锅，两锅接合处用黄土泥封严，上边锅底贴一张白纸条，上压重物，用武火加热，焖煅至白纸条变为焦黄色时，停火，待凉后，取出。

【饮片性状】本品呈不规则块状，大小不一。表面黑褐色至黑色，有光泽，有纵直条纹，触之有黑色炭粉；内部焦黄色，纤维性。略具焦香气，味苦涩。

【功能主治】收敛止血。用于吐血，衄血，尿血，便血，崩漏。

【用法用量】3～9g。

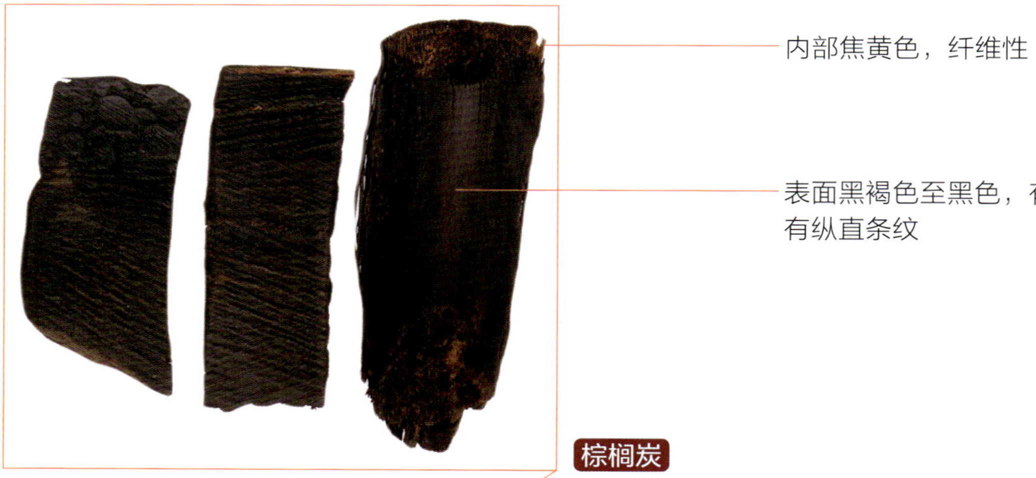

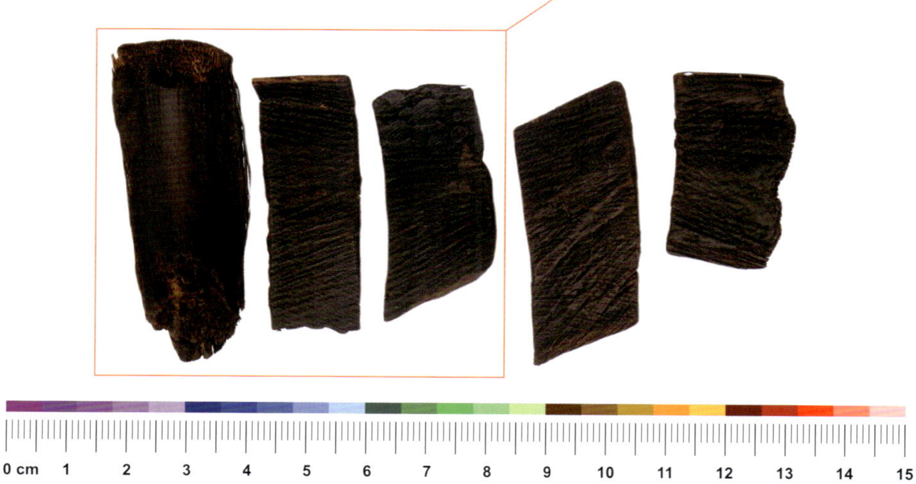

棕榈炭
产地：广西

紫苏叶

【基　　原】唇形科植物紫苏 *Perilla frutescens* (L.) Britt. 的干燥叶(或带嫩枝)。

【采收加工】夏季枝叶茂盛时采收，除去杂质，晒干。

【主要产地】全国各地均产。

【炮制方法】除去杂质和老梗；或喷淋清水，切碎，干燥。

【饮片性状】本品呈不规则的段或未切叶。叶多皱缩卷曲、破碎，完整者展平后呈卵圆形，边缘具圆锯齿。两面紫色或上表面绿色、下表面紫色，疏生灰白色毛。叶柄紫色或紫绿色。气清香，味微辛。

【功能主治】解表散寒，行气和胃。用于风寒感冒，咳嗽呕恶，妊娠呕吐，鱼蟹中毒。

【用法用量】5～10g。

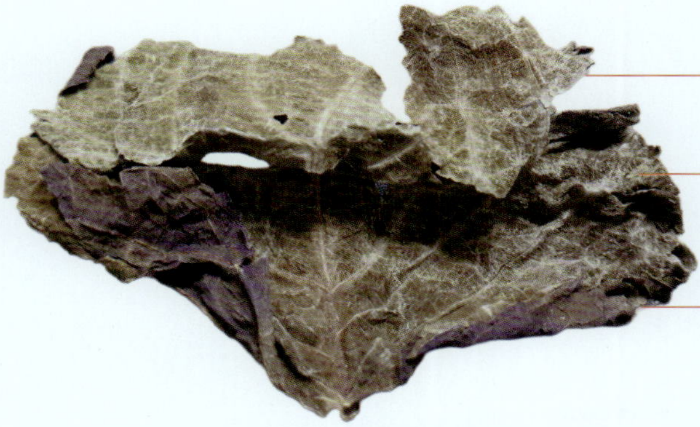

紫苏叶(上表面)

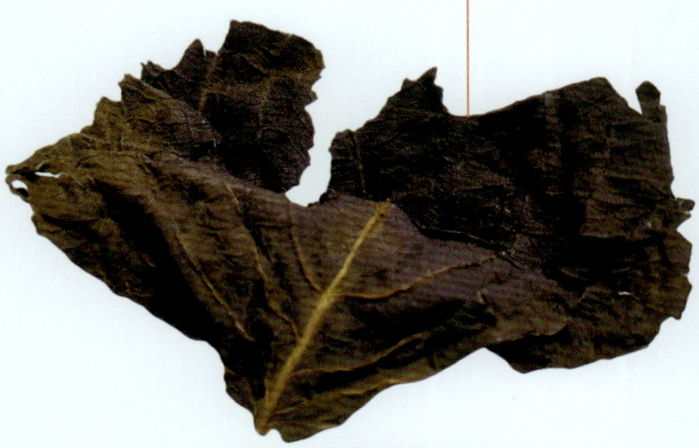

紫苏叶(下表面)

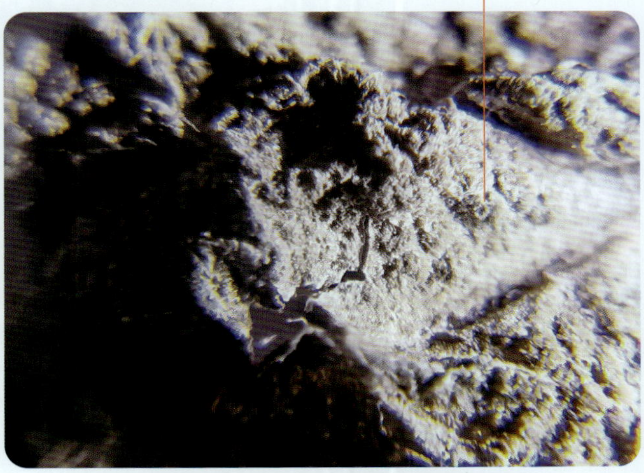

紫苏叶(上表面，1∶20)

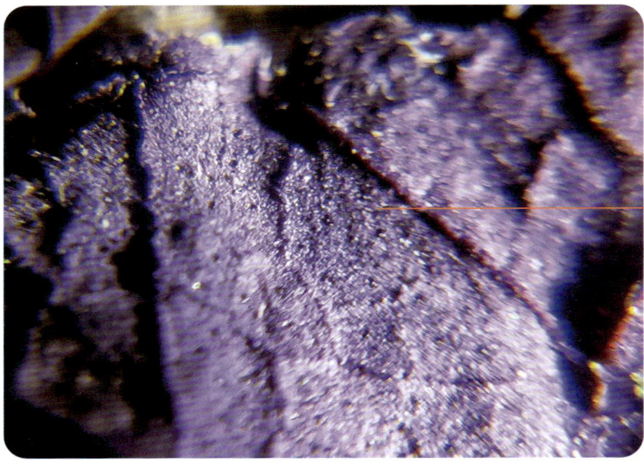

紫苏叶（下表面，1：20）

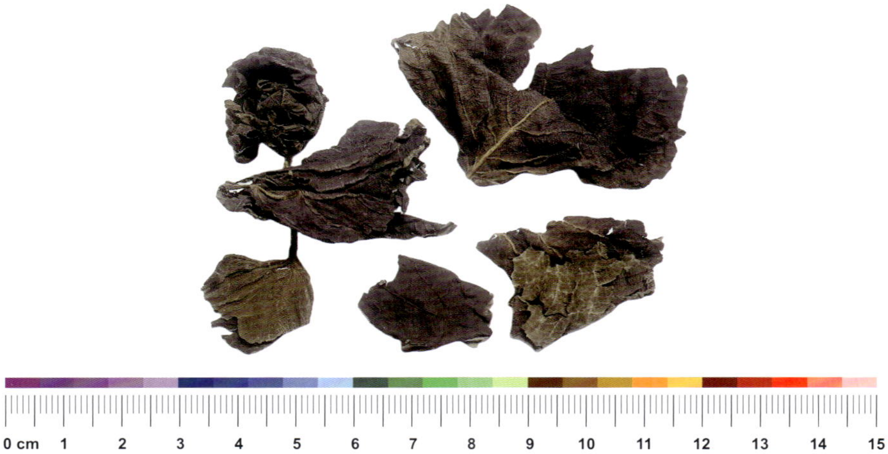

紫苏叶

产地：河北

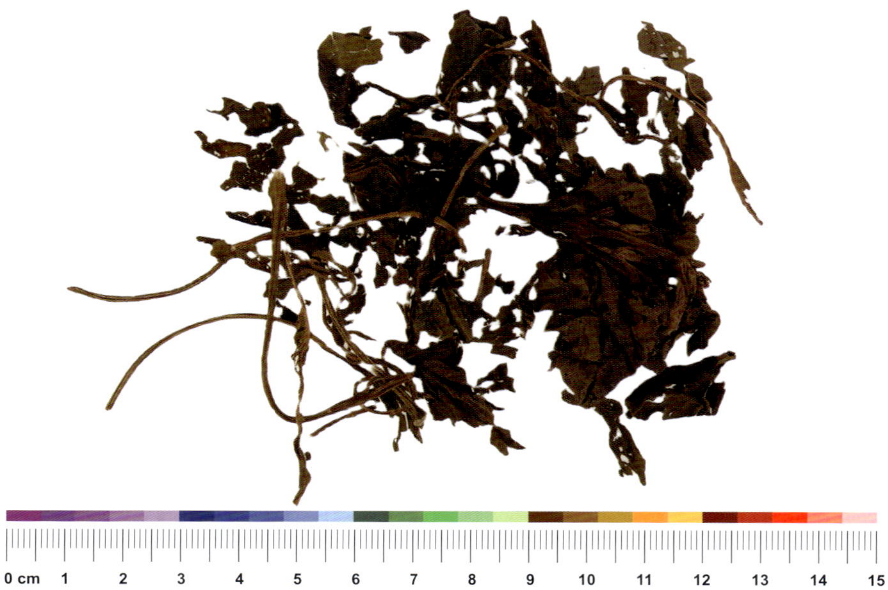

紫苏叶

产地：湖北

番泻叶

【基　原】豆科植物狭叶番泻 *Cassia angustifolia* Vahl 或尖叶番泻 *Cassia acutifolia* Delile 的干燥小叶。

【主要产地】狭叶番泻叶原产于红海以东至印度一带，尖叶番泻叶原产于埃及尼罗河中上游地区，国内广东、广西、云南、海南等地有栽培。

【炮制方法】取原药材，除去枝梗及杂质，筛去灰屑。

【饮片性状】狭叶番泻叶｜呈长卵形或卵状披针形，长 1.5～5cm，宽 0.4～2cm，叶端急尖，叶基稍不对称，全缘。上表面黄绿色，下表面浅黄绿色，无毛或近无毛，叶脉稍隆起。革质。气微弱而特异，味微苦，稍有黏性。

尖叶番泻叶｜呈披针形或长卵形，略卷曲，叶端短尖或微突，叶基不对称，两面均有细短茸毛。

【功能主治】泻热行滞，通便，利水。用于热结积滞，便秘腹痛，水肿胀满。

【用法用量】2～6g，后下，或开水泡服。

【使用注意】孕妇慎用。

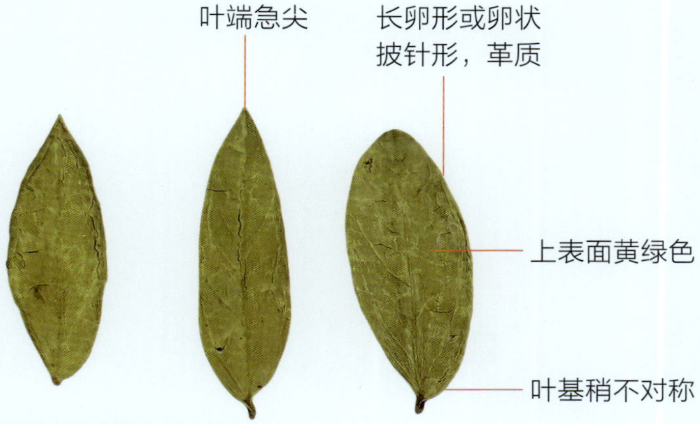

番泻叶（上表面）

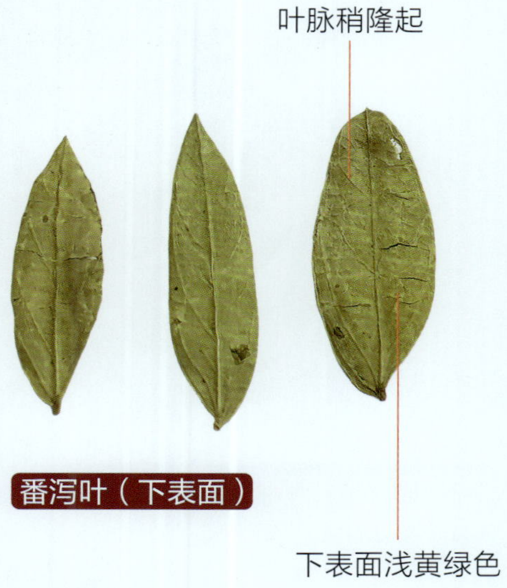

番泻叶（下表面）

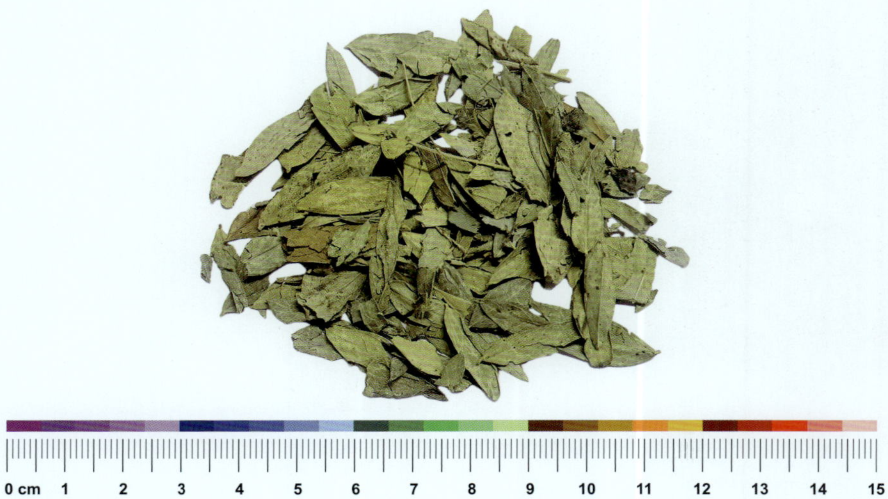

番泻叶
产地：广西

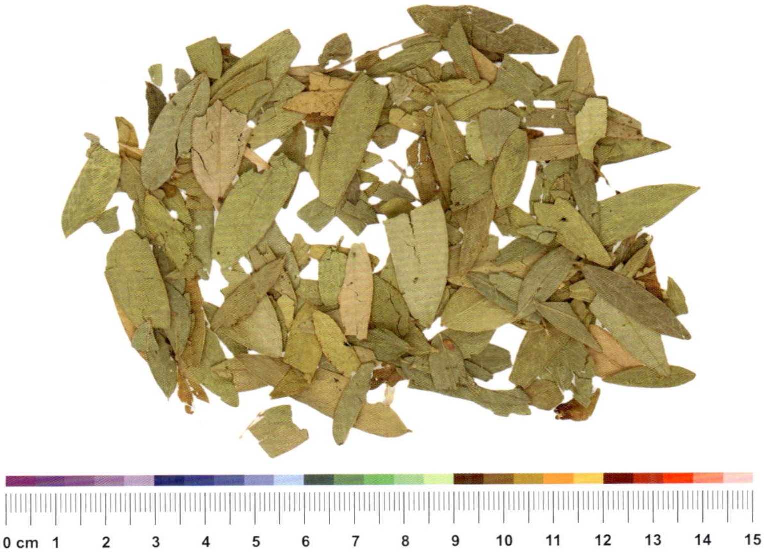

番泻叶

产地：广东

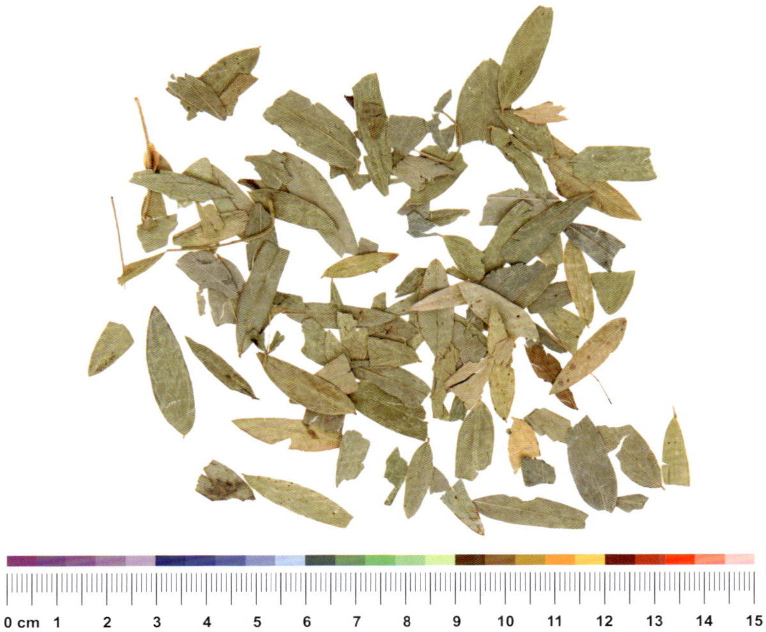

番泻叶

产地：海南

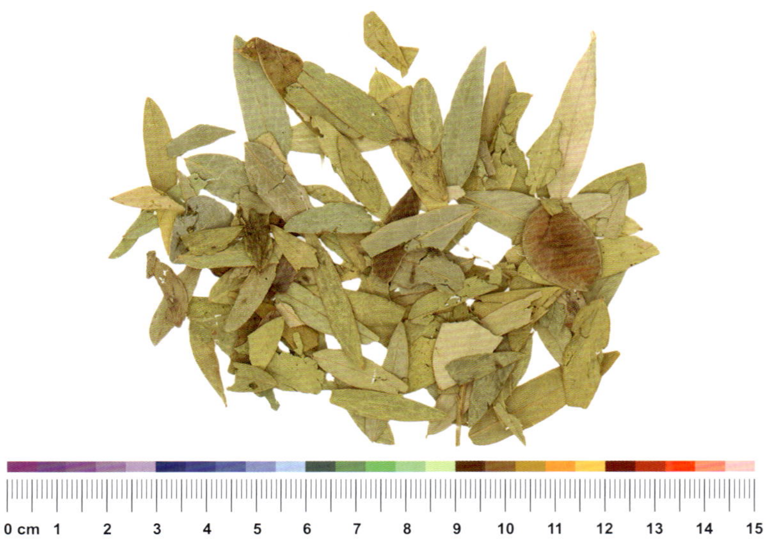

番泻叶

产地：云南

蓼大青叶

【基　　原】 蓼科植物蓼蓝 *Polygonum tinctorium* Ait. 的干燥叶。

【采收加工】 夏、秋二季枝叶茂盛时采收两次，除去茎枝和杂质，干燥。

【主要产地】 主产于辽宁、河北、陕西、山东、北京等地。

【炮制方法】 取原药材，除去杂质，筛去灰屑。

【饮片性状】 本品多皱缩、破碎，完整者展平后呈椭圆形，长 3～8cm，宽 2～5cm，蓝绿色或黑蓝色，先端钝，基部渐狭，全缘。叶脉浅黄棕色，于下表面略凸起。叶柄扁平，偶带膜质托叶鞘。质脆。气微，味微涩而稍苦。

【功能主治】 清热解毒，凉血消斑。用于温病发热，发斑发疹，肺热咳喘，喉痹，痄腮，丹毒，痈肿。

【用法用量】 9～15g。

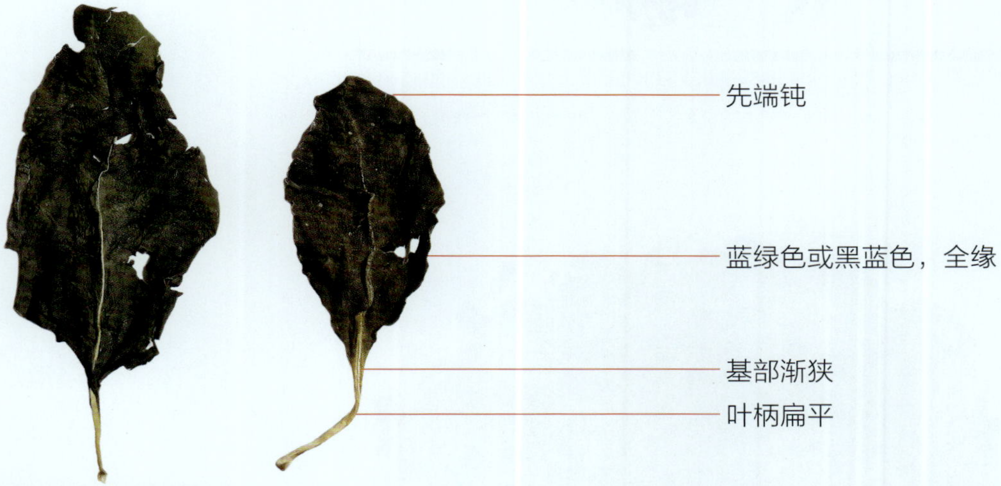

蓼大青叶（上表面）

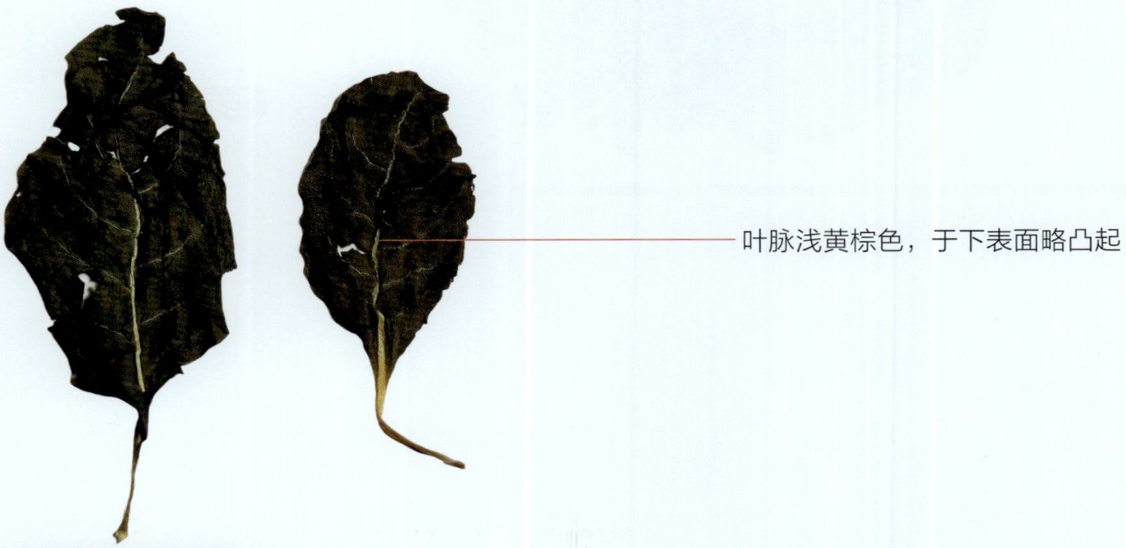

蓼大青叶（下表面）

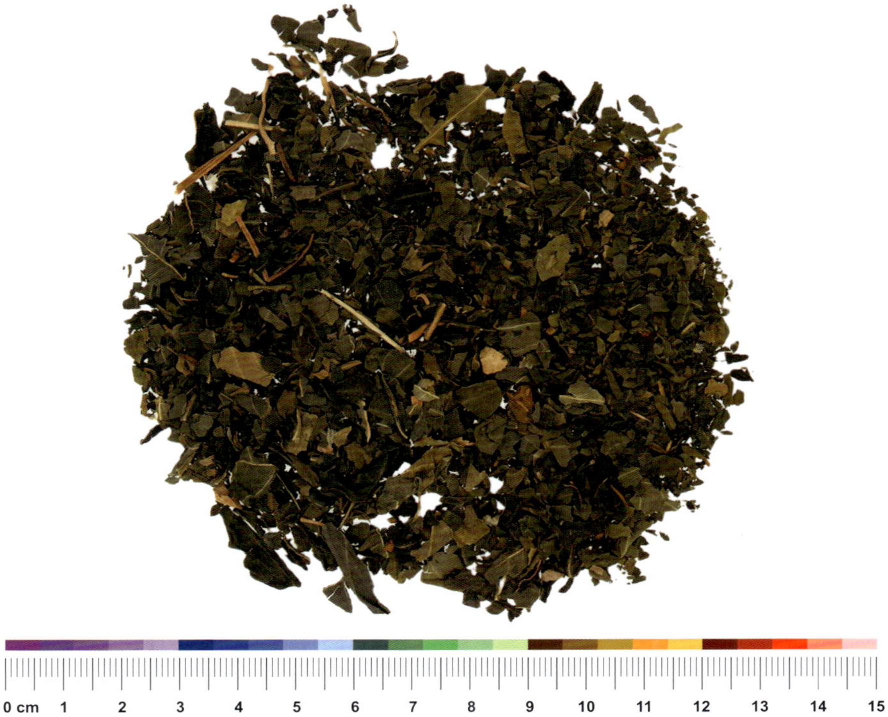

蓼大青叶

产地：北京

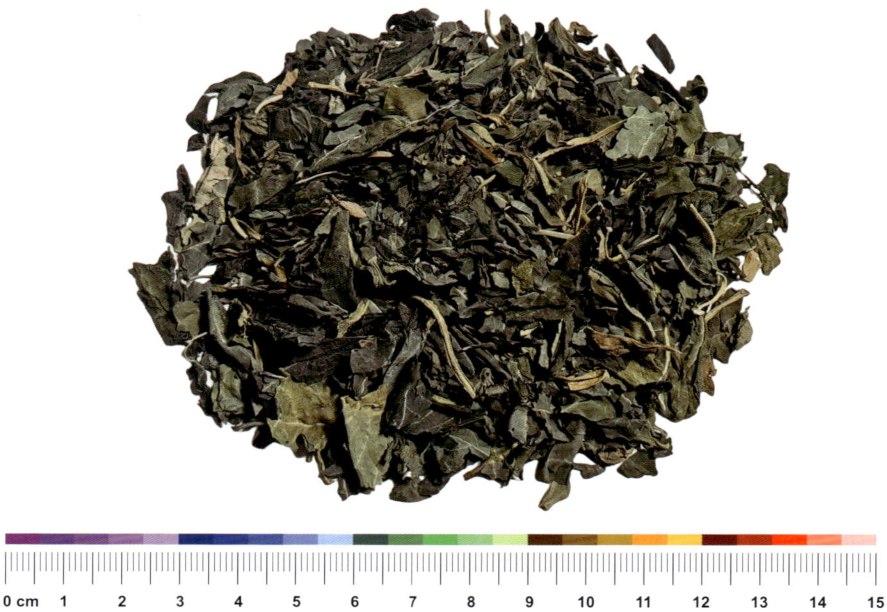

蓼大青叶

产地：河北

蜜枇杷叶

【基　原】蔷薇科植物枇杷 *Eriobotrya japonica* (Thunb.) Lindl. 干燥叶的炮制品。

【采收加工】全年均可采收，晒至七八成干时，扎成小把，再晒干。

【主要产地】主产于甘肃、河南、陕西、江苏、安徽、浙江、江西、湖北、湖南、四川、云南、广东、广西、福建、台湾等地。

【炮制方法】取炼蜜加适量沸水稀释后，淋入枇杷叶丝中拌匀，闷润 2～4 小时，置热锅内，用文火炒至不粘手，取出，晾凉。每 100kg 枇杷叶，用炼蜜 20～25kg。

【饮片性状】本品呈丝条状，表面黄棕色或红棕色，较光滑，微显光泽，略带黏性。革质而脆。下表面可见绒毛，主脉突出。具蜜香气，味微甜。

【功能主治】清肺止咳，降逆止呕。用于肺热咳嗽，气逆喘急，胃热呕逆，烦热口渴。

【用法用量】6～10g。

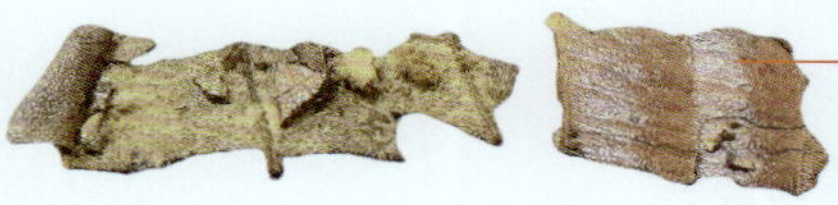

表面黄棕色或红棕色，较光滑，微显光泽

蜜枇杷叶（上表面）

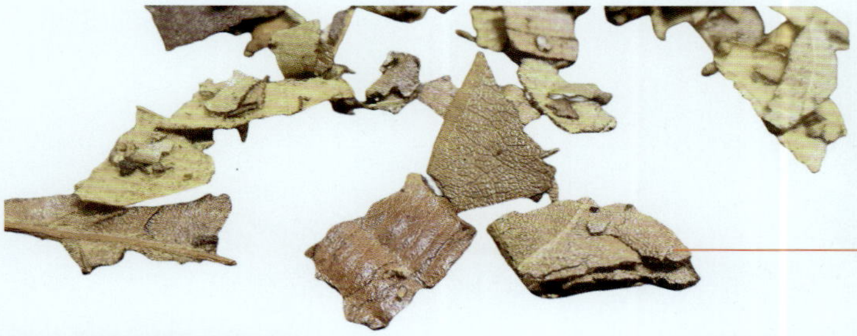

下表面可见绒毛，主脉突出

蜜枇杷叶（下表面）

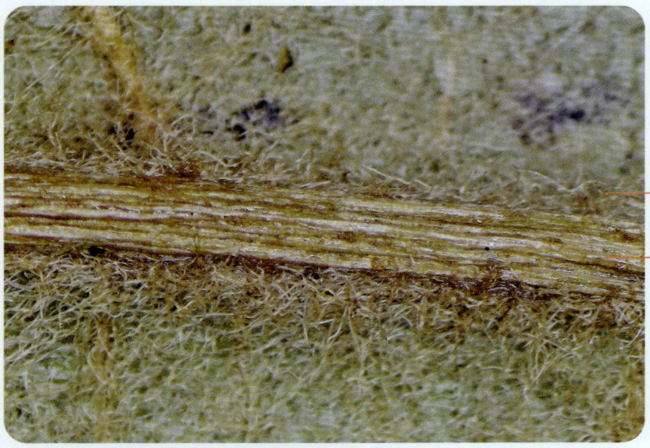

下表面可见绒毛

主脉突出

蜜枇杷叶（下表面，1∶30）

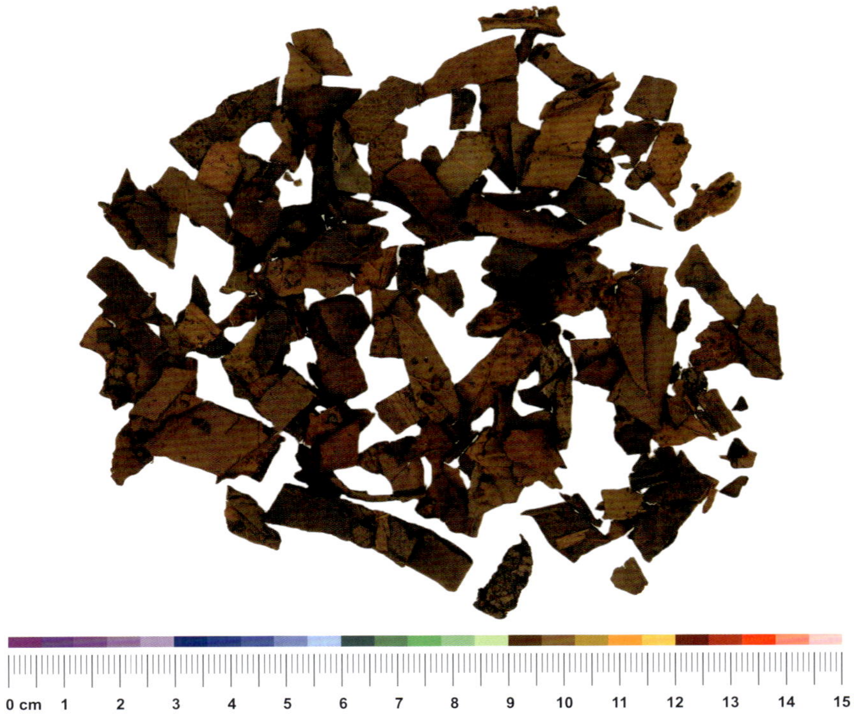

蜜枇杷叶

产地：广东

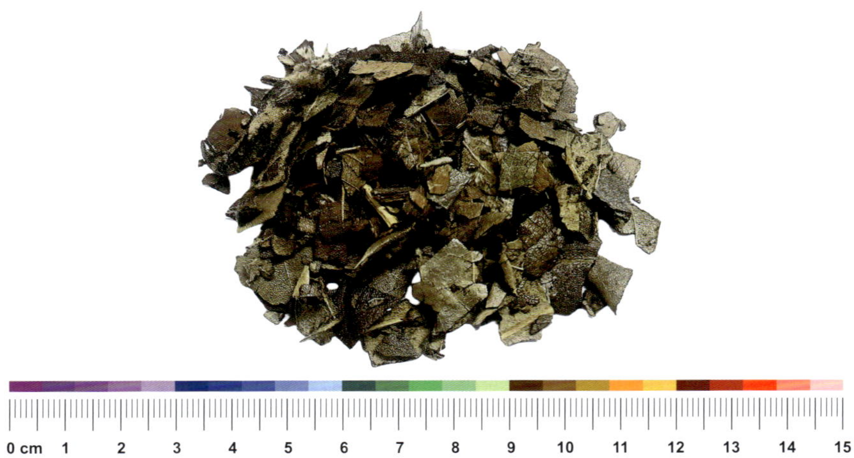

蜜枇杷叶

产地：安徽

橘叶

【基　　原】芸香科植物橘 *Citrus reticulata* Blanco 及其栽培变种的干燥叶。

【采收加工】春季采摘，阴干或晒干。

【主要产地】主产于四川、广西、广东、云南等地。

【炮制方法】取原药材，除去杂质，筛去碎屑。

【饮片性状】本品多卷缩，叶片展平后呈卵圆形或卵状长椭圆形。表面灰绿色或黄绿色，略具光泽，对光透视可见众多透明的小腺点。先端渐尖或尖长，基部楔形，全缘或微波状；叶柄长0.6～1.8cm，翼叶狭窄或无。革质。质脆，易碎。气香，味微苦。

【功能主治】疏肝，行气，化痰，杀虫。用于胁痛，乳痈，肺痈，咳嗽，胸膈痞满，疝气，可除蛔虫、蛲虫、蛲虫。

【用法用量】6～15g。

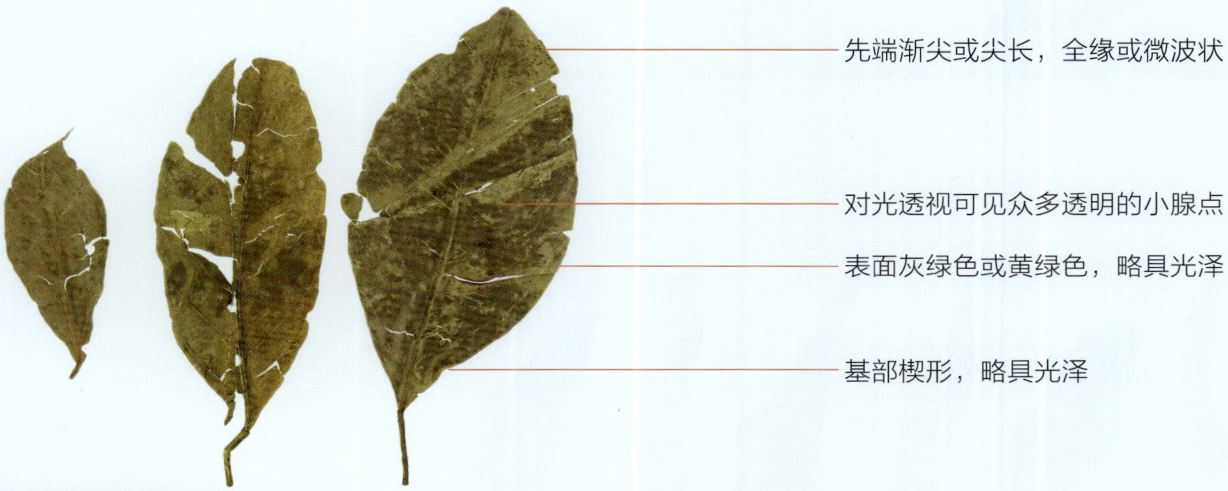

橘叶（上表面）

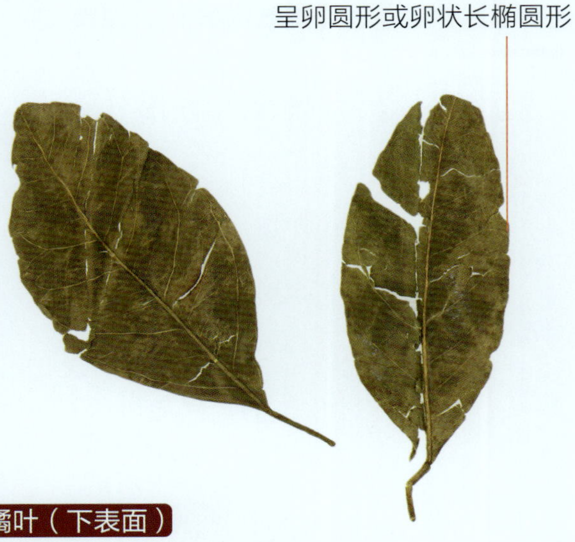

橘叶（下表面）

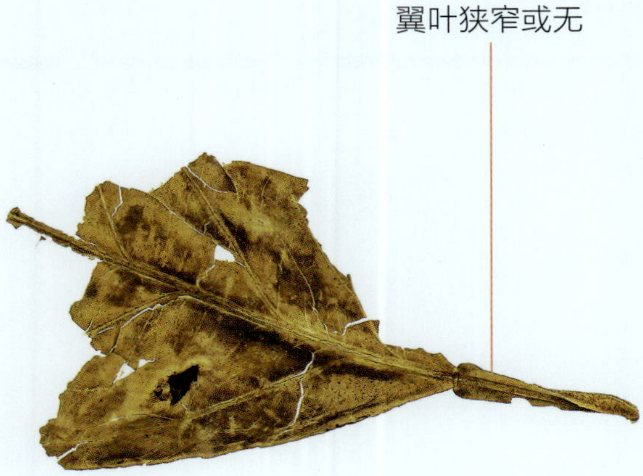

橘叶（翼叶）

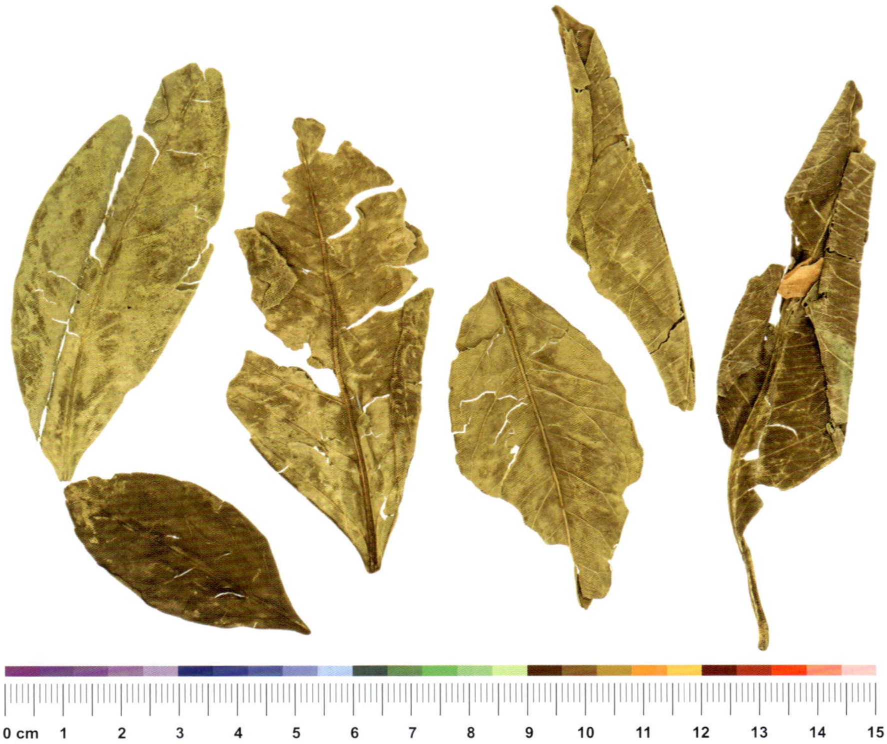

橘叶

产地：广东

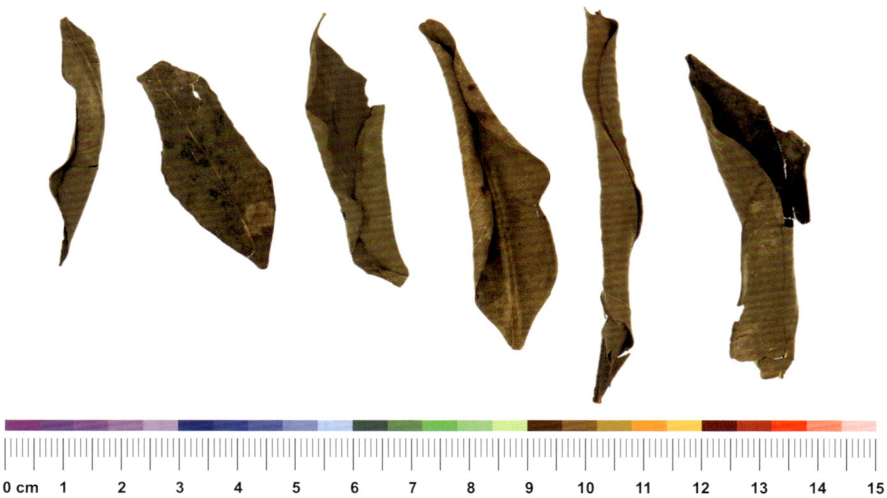

橘叶

产地：四川

【炮制依据】《北京市中药饮片炮制规范（2008年版）》

丁香

【基　　原】 桃金娘科植物丁香 *Eugenia caryophyllata* Thunb. 的干燥花蕾。

【采收加工】 当花蕾由绿色转红时采摘，晒干。

【主要产地】 主产于云南、广西、广东、海南等地。

【炮制方法】 除去杂质，筛去灰屑，用时捣碎。

【饮片性状】 本品略呈研棒状，长 1～2cm。花冠圆球形，直径 0.3～0.5cm，花瓣 4，复瓦状抱合，棕褐色或褐黄色，花瓣内为雄蕊和花柱，搓碎后可见众多黄色细粒状的花药。萼筒圆柱状，略扁，有的稍弯曲，长 0.7～1.4cm，直径 0.3～0.6cm，红棕色或棕褐色，上部有 4 枚三角状的萼片，十字状分开。质坚实，富油性。气芳香浓烈，味辛辣，有麻舌感。

【功能主治】 温中降逆，补肾助阳。用于脾胃虚寒，呃逆呕吐，食少吐泻，心腹冷痛，肾虚阳痿。

【用法用量】 1～3g，内服或研末外敷。

【使用注意】 不宜与郁金同用。

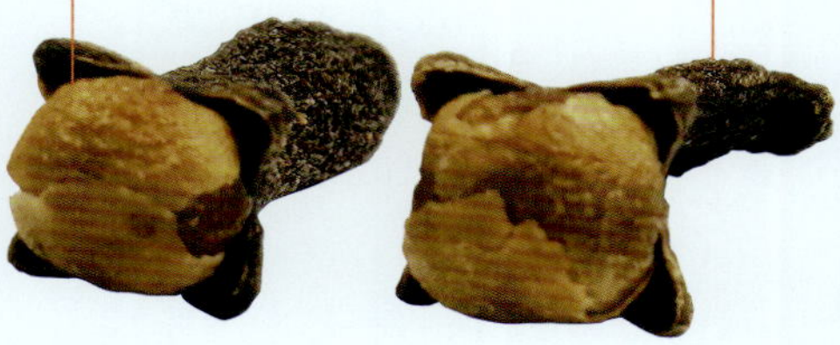

丁香

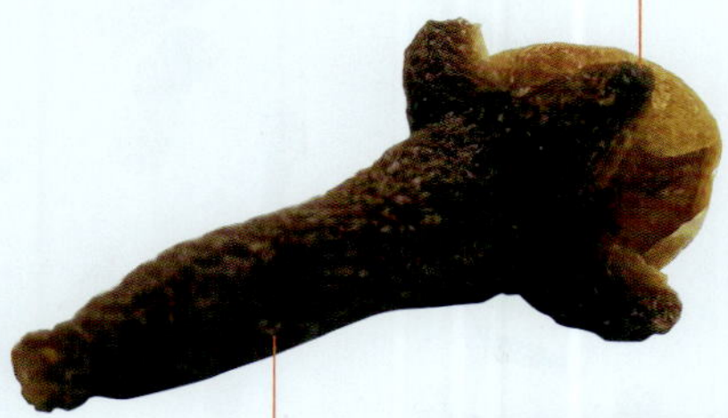

丁香（萼筒）

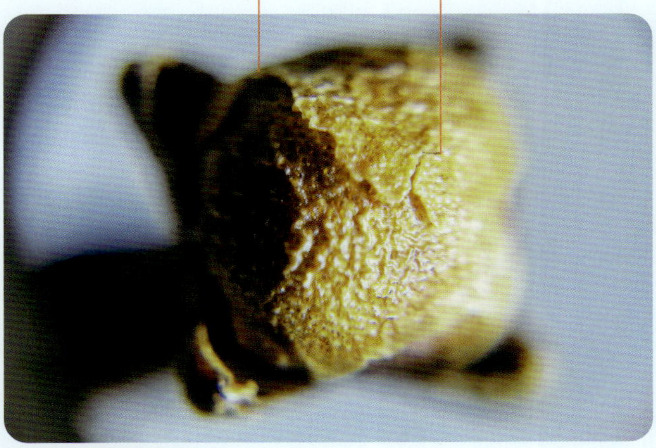

丁香（1∶20）

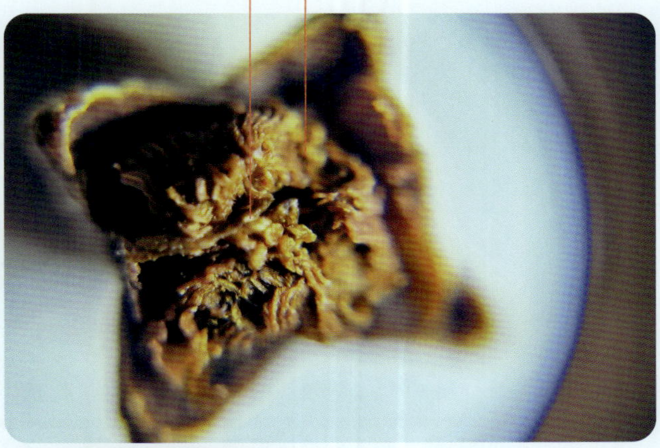

丁香（花蕊，1∶20）

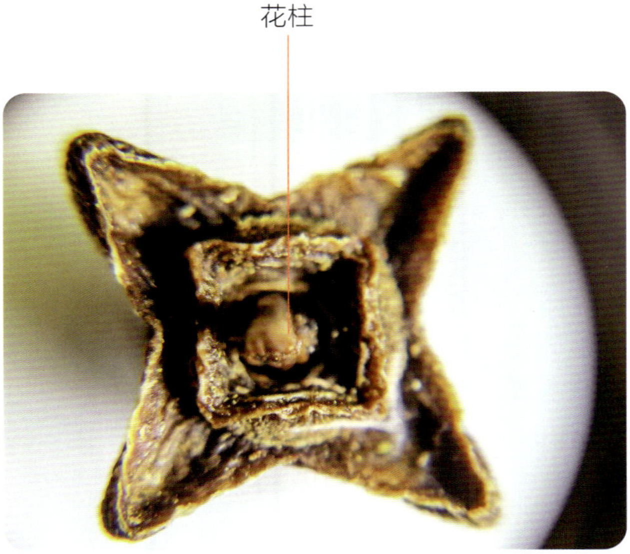

丁香（花柱，1∶20）

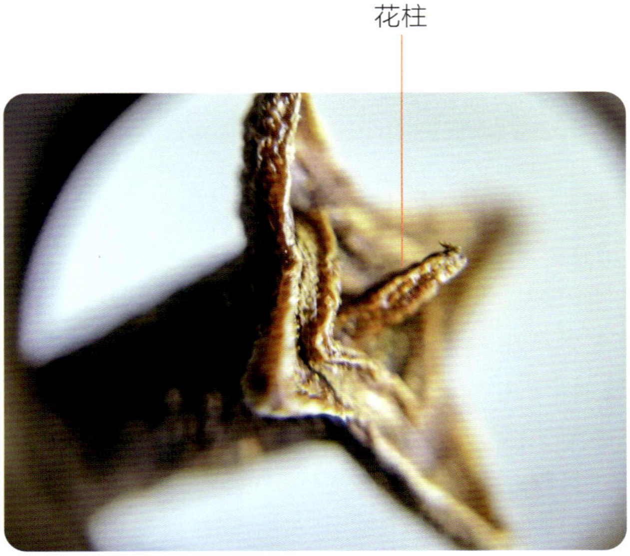

丁香（花柱，侧面观，1∶20）

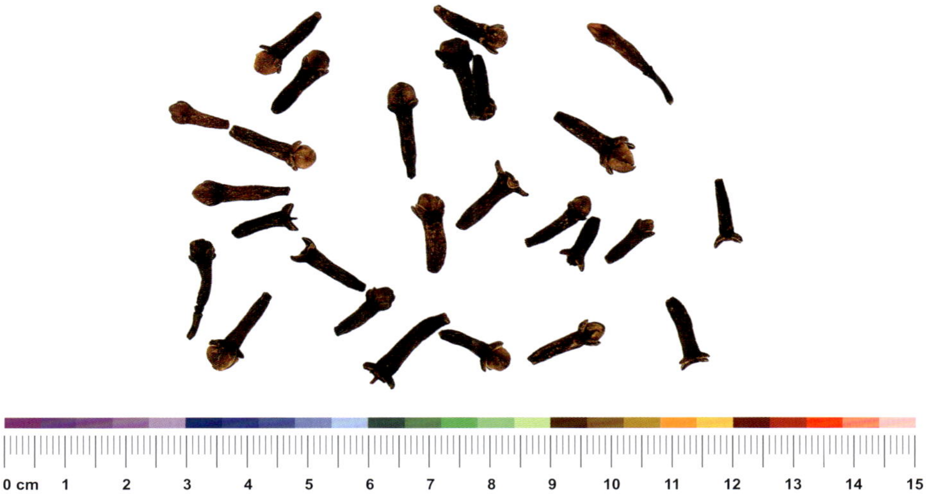

丁香

产地：广东

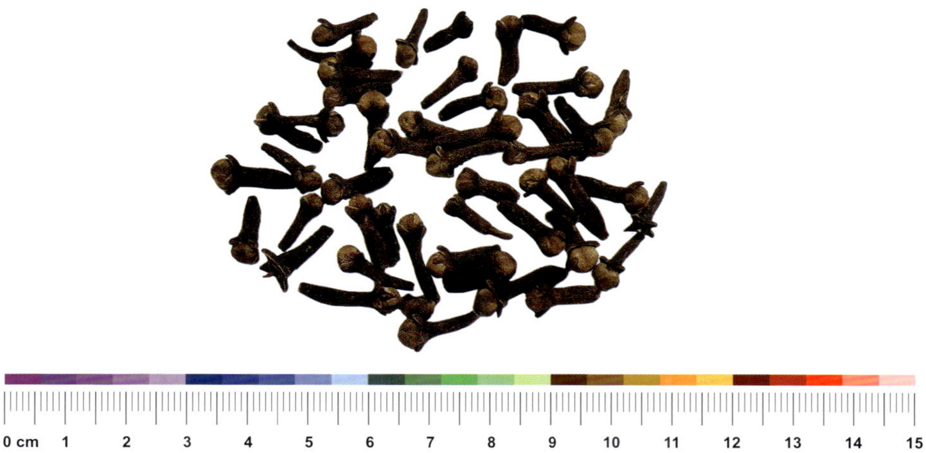

丁香

产地：云南

三七花

【基　　原】五加科植物三七 *Panax notoginseng*(Burk.) F.H.Chen 未开放的花序。

【采收加工】花未开放时采收花序，阴干或晒干。

【主要产地】主产于云南、广西、广东、贵州等地。

【炮制方法】洗净，略润，切丝，干燥。

【饮片性状】本品呈不规则半球形、球形或伞形，直径 0.5～2.5cm，总花梗长 0.4～4.5cm；花梗被微绒毛。花 80～100 朵或更多，小花梗细短，基部具有鳞片状苞片。花萼绿色，先端通常 5 裂。花瓣 5，黄绿色。质轻。气微，味甘、微苦。

【功能主治】清热生津，平肝降压。用于津伤口渴，咽痛，音哑，眩晕。

【用法用量】3～5g，开水泡服。

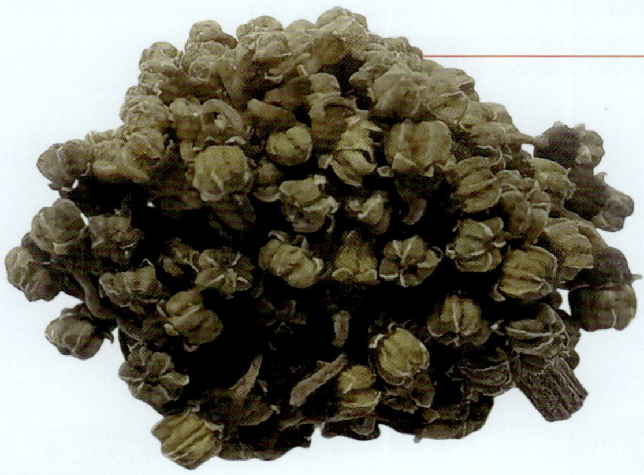

三七花（花序）

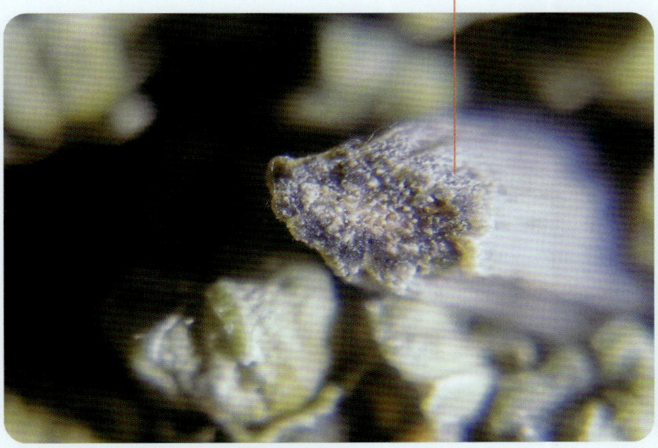

三七花（总花梗，1：20）

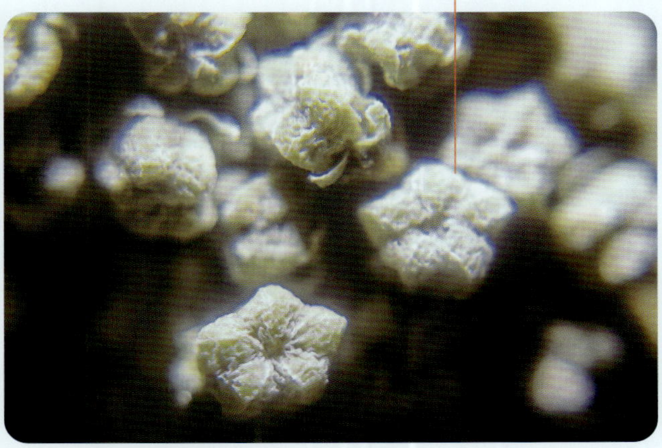

三七花（1：20）

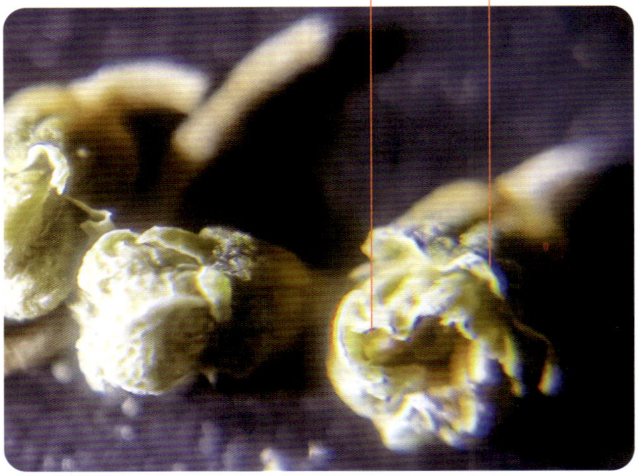

三七花（花瓣，1 : 20）

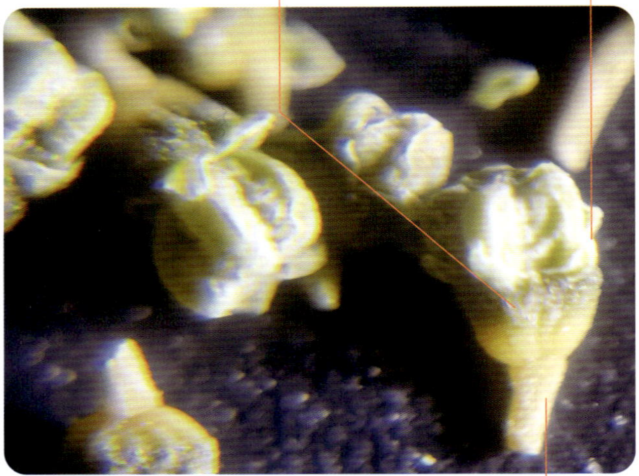

三七花（花萼，1 : 20）

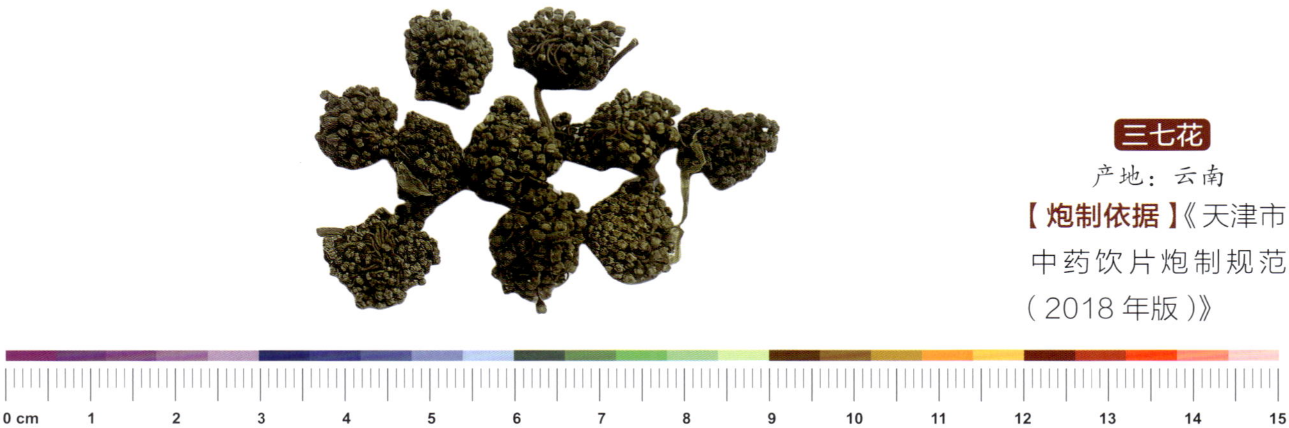

三七花

产地：云南

【炮制依据】《天津市中药饮片炮制规范（2018 年版）》

千日红

【基　　原】苋科植物千日红 *Gomphrena globosa* L. 的干燥头状花序。

【采收加工】夏季采摘，干燥。

【主要产地】主产于福建、浙江、江苏、江西、四川、云南、广西、广东、贵州、湖北等地。

【炮制方法】取原药材，除去枝梗、杂质，筛去碎屑。

【饮片性状】本品类球形或长圆球形，长 2.0～2.5cm，直径 1.5～2.0cm，基部常有叶状总苞片 2 片，黄绿色，两面均具毛，背面的毛密而长；小花基部有膜质苞片 3 片，外片短小，内 2 片紫红色，花被紫红色，外面密被白色细长柔毛。质软。气微，味淡。

【功能主治】清肝散结，祛痰平喘。用于头风目痛，气喘咳嗽，瘰疬，疮疡。

【用法用量】9～15g。

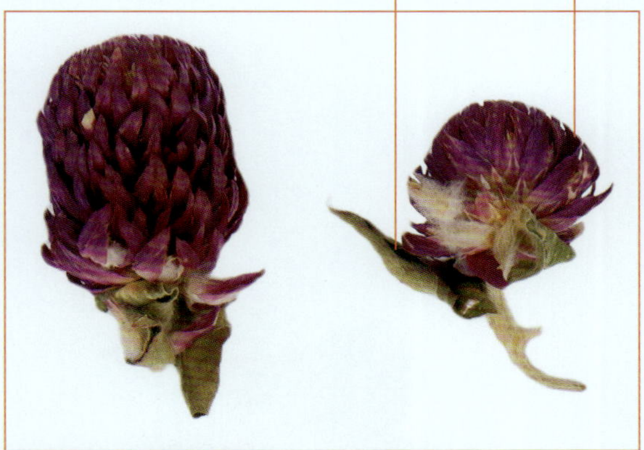

千日红（花序）

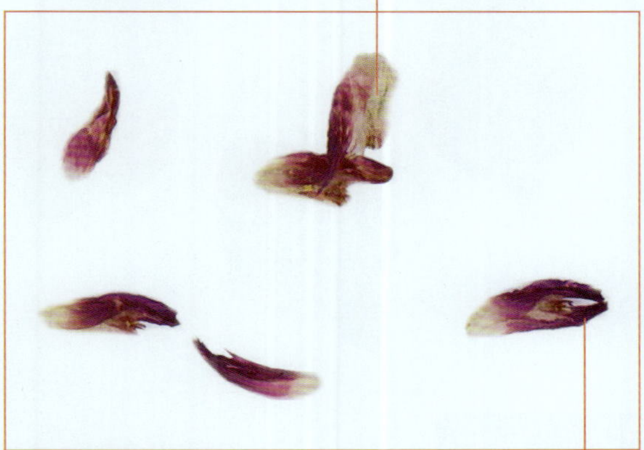

千日红（小花）

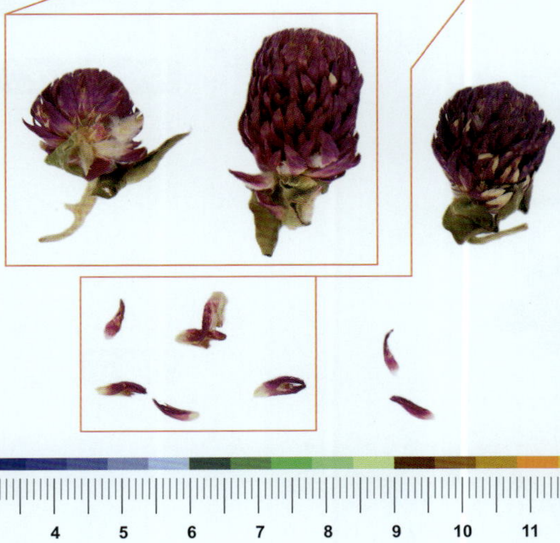

千日红

产地：浙江

【炮制依据】《安徽省中药饮片炮制规范（2019 年版）》

月季花

【基　　原】蔷薇科植物月季 *Rosa chinensis* Jacq. 的干燥花。

【采收加工】全年均可采收，花微开时采摘，阴干或低温干燥。

【主要产地】主产于湖北、甘肃、四川、山东、山西、河北等地。

【炮制方法】取原药材，除去枝梗、杂质，筛去碎屑。

【饮片性状】本品呈类球形，直径 1.5～2.5cm。花托长圆形，萼片 5，暗绿色，先端尾尖，被粗腺毛；花瓣呈覆瓦状排列，有的散落，长圆形，有纹理，紫红色或淡紫红色；花瓣中央为黄色花蕊，雄蕊多数，短于花柱。体轻，质脆。气清香，味淡、微苦。

【功能主治】活血调经，疏肝解郁。用于气滞血瘀，月经不调，痛经，闭经，胸胁胀痛。

【用法用量】3～6g。

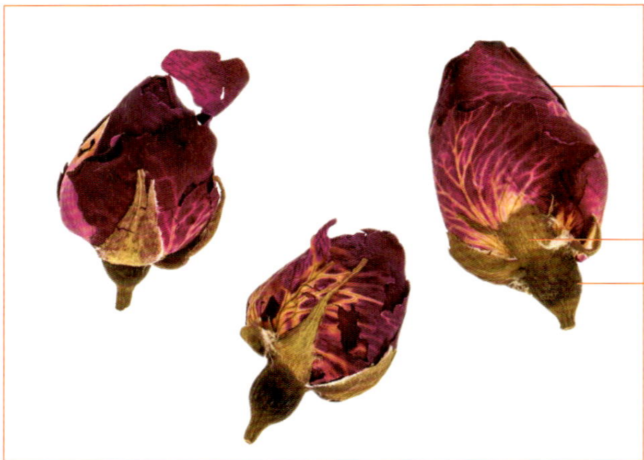

月季花（花萼）

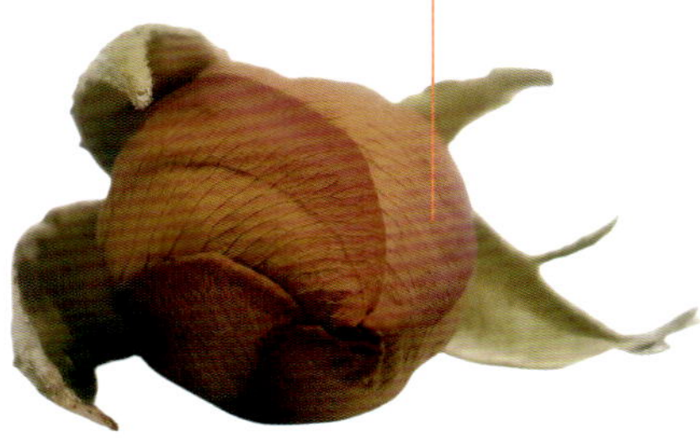

月季花（花）

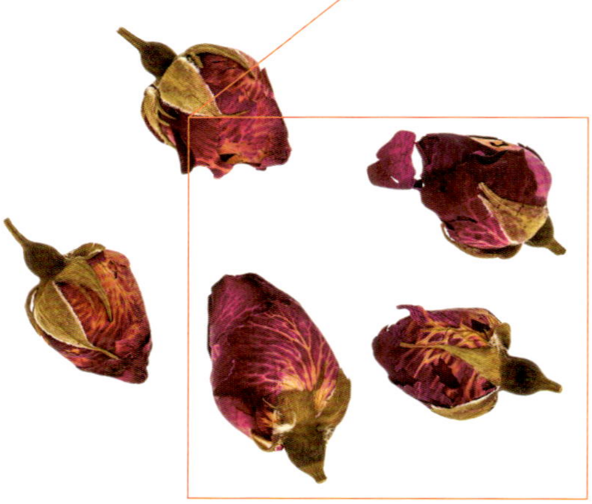

月季花
产地：河北

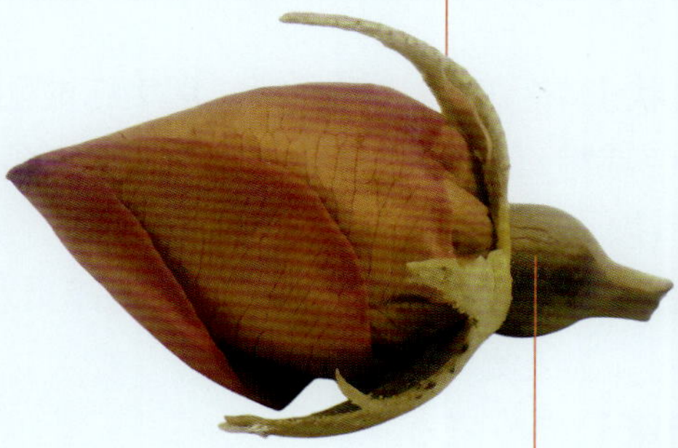

月季花（花托）

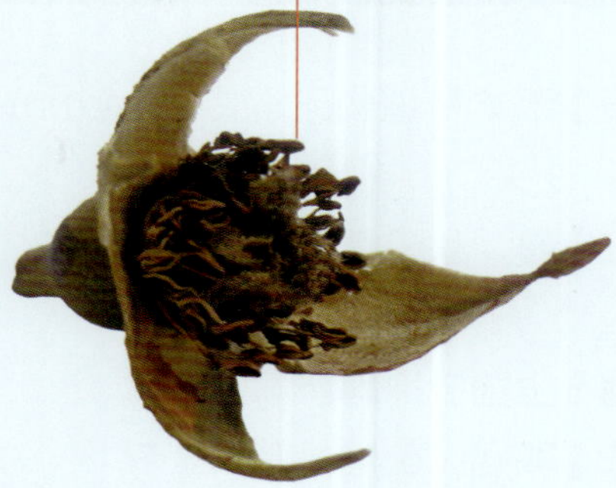

月季花（花蕊）

玉米须

【基　　原】禾本科植物玉蜀黍 *Zea mays* L. 的干燥花柱和柱头。

【采收加工】夏、秋二季果实成熟时采收，除去杂质，晒干。

【主要产地】全国各地均产。

【炮制方法】取原药材，除去杂质，加工成 4～6cm 的段。

【饮片性状】本品呈线状或须状，常集结成团。花柱淡黄色或棕红色，有光泽；柱头短，2 裂。质柔软。气微，味微甜。

【功能主治】利尿消肿，降血压。用于肾炎水肿，小便不利，湿热黄疸，以及高血压。

【用法用量】15～25g。

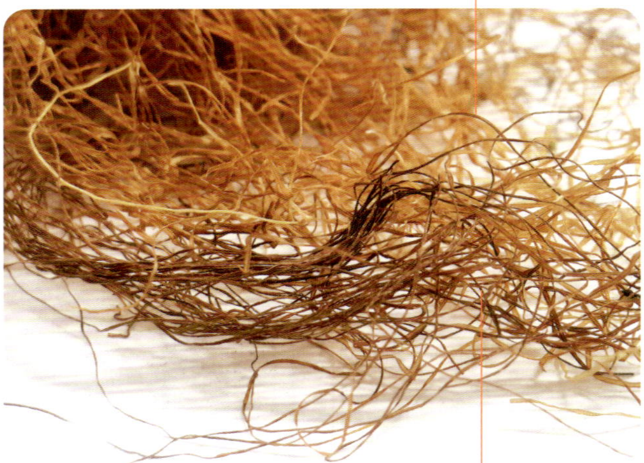

玉米须

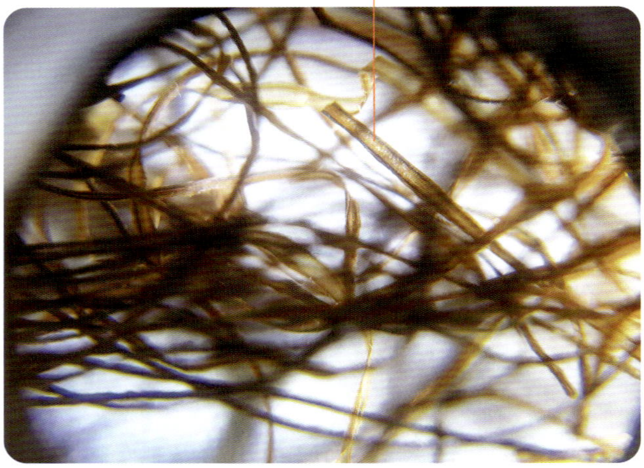

玉米须（1：20）

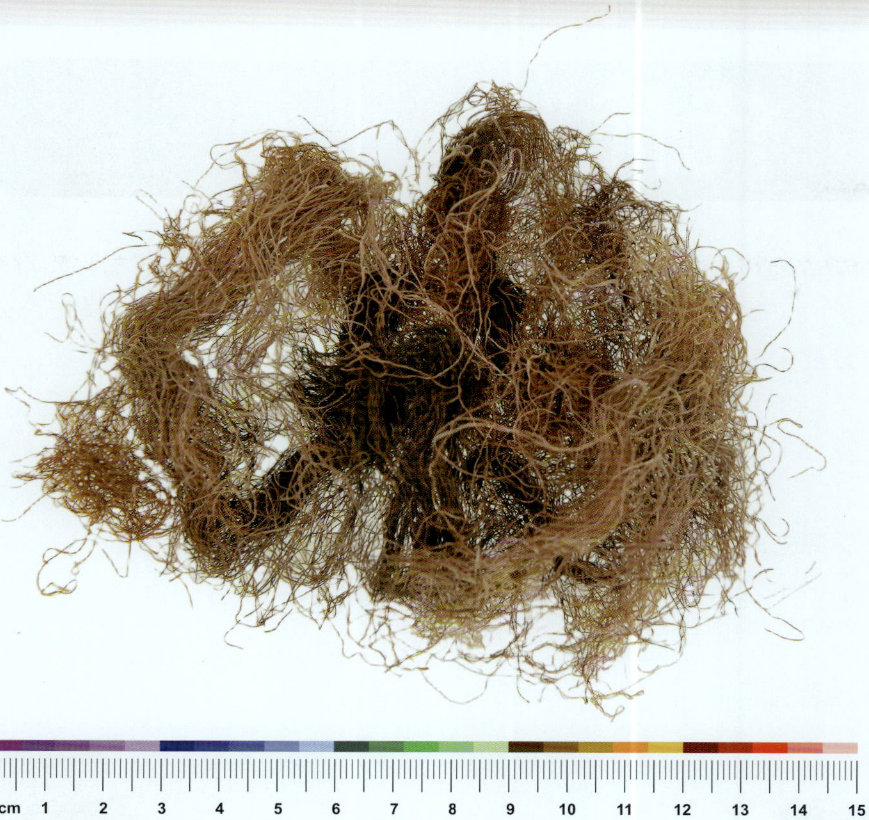

玉米须

产地：河北

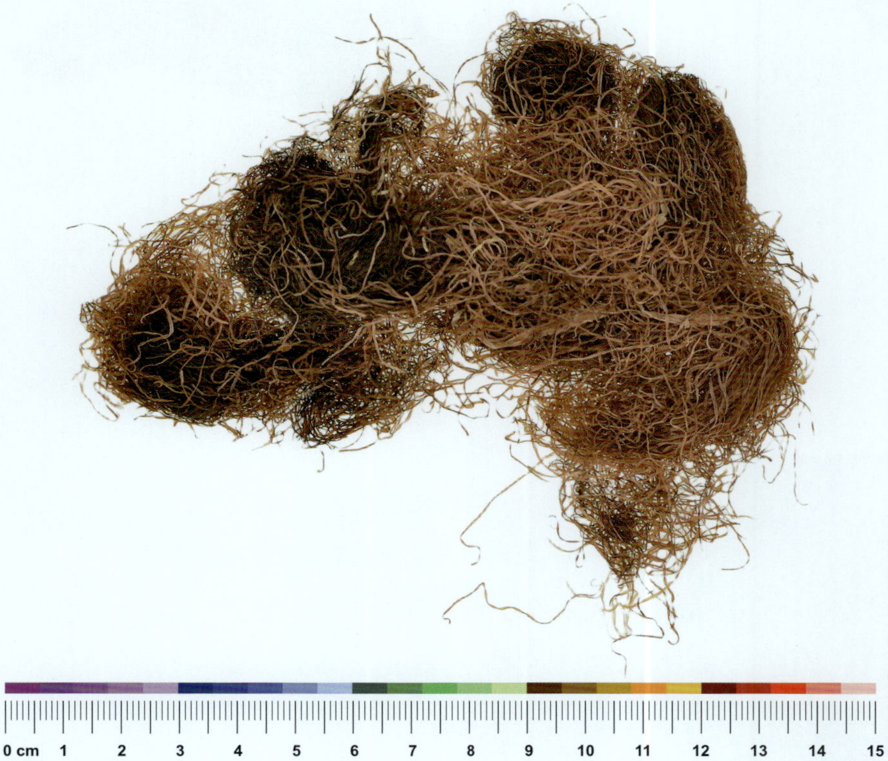

玉米须

产地：河南

【炮制依据】《北京市中药饮片炮制规范（2008 年版）》

代代花

【基　　原】芸香科植物代代花 *Citrus aurantium* L. var. *amara* Engl. 的干燥花蕾。

【采收加工】5～6 月花未开放时分批采摘，及时干燥。

【主要产地】主产于江苏、浙江、广东、贵州等地。

【炮制方法】取原药材，除去杂质，筛去灰屑。

【饮片性状】本品呈长卵圆形，长 1.5～2cm，顶端稍膨大，基部具花柄。花萼基部联合，先端 5 裂，灰绿色；花瓣 5 片，覆瓦状抱合，黄白色或浅黄棕色，可见棕色油点和纵脉。雄蕊多数，花丝基部联合成数束。子房倒卵形。质脆易碎。气香，味微苦。

【功能主治】理气，宽胸，开胃。用于胸脘胀闷，恶心，食欲不振。

【用法用量】1.5～2.5g。

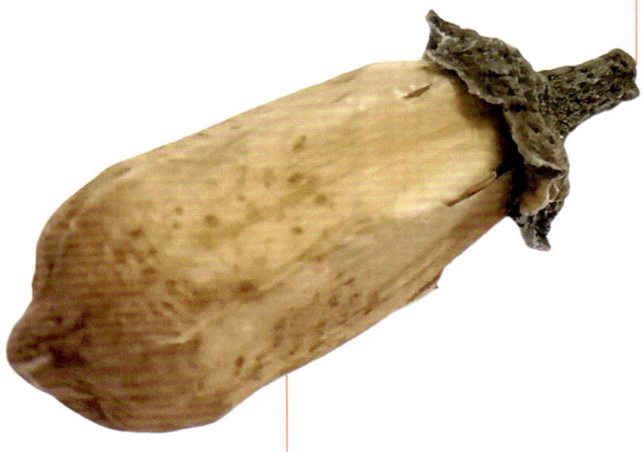

代代花

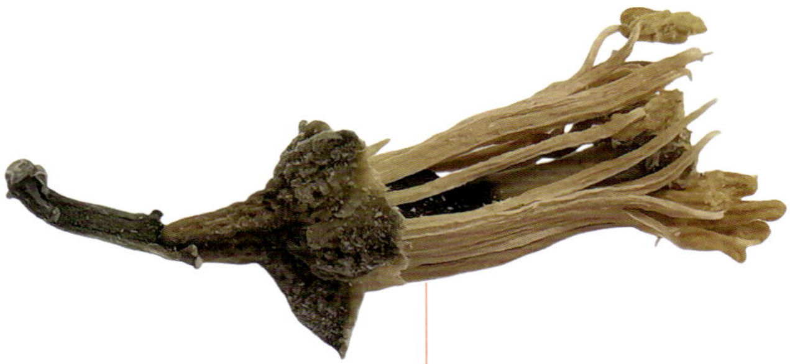

代代花（花蕊）

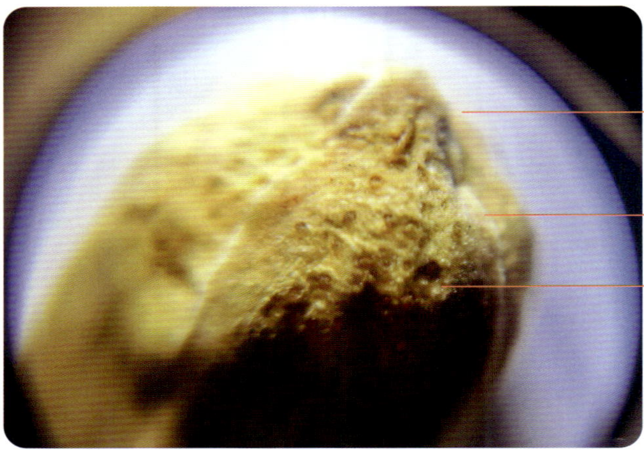

代代花（花蕾顶部，1∶20）

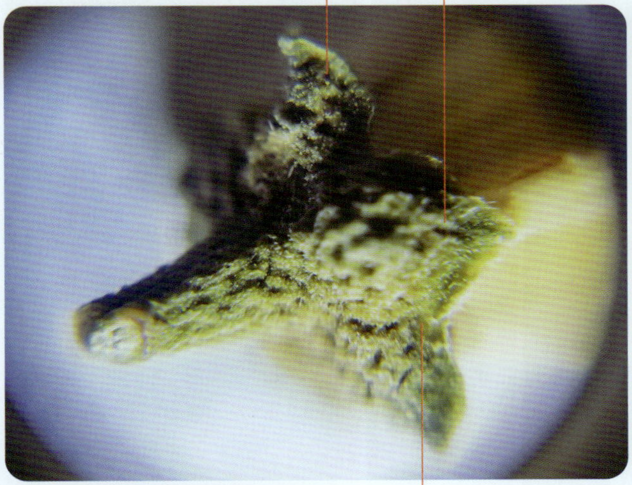

代代花（花萼，1：20）

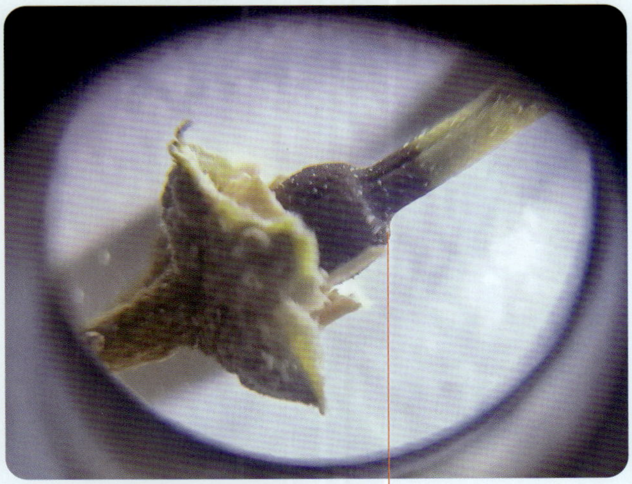

代代花（子房，1：20）

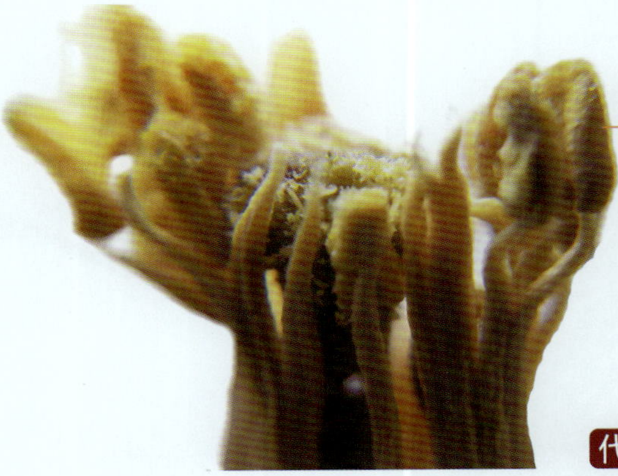

代代花（花蕊，1：20）

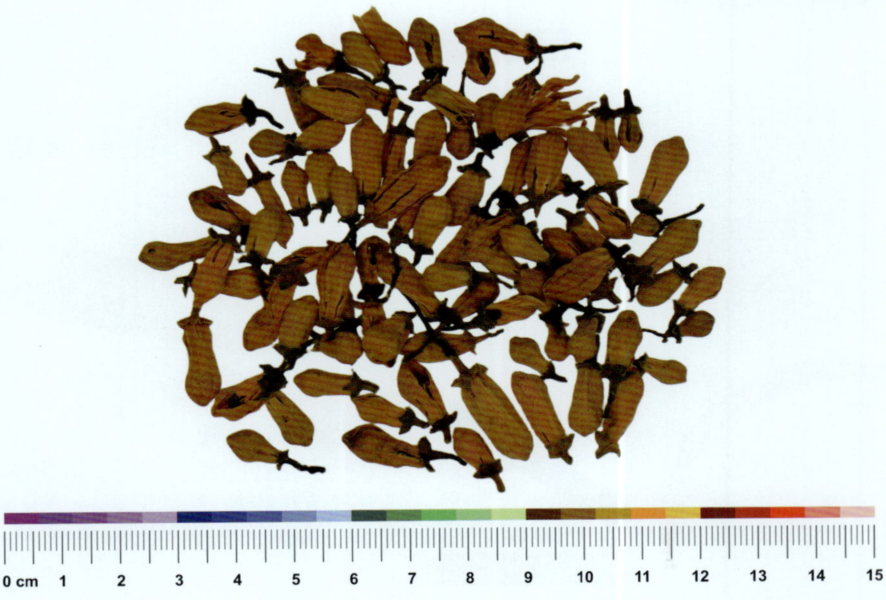

代代花

产地：浙江

【炮制依据】《北京市中药饮片炮制规范（2008年版）》

西红花

【基　　原】 鸢尾科植物番红花 *Crocus sativus* L. 的干燥柱头。

【采收加工】 花朵半开采收最佳。

【主要产地】 主产于西藏、青海、四川、浙江、北京、河北、上海、江苏等地。

【炮制方法】 取原药材，除去杂质。

【饮片性状】 本品呈线形，三分枝，长约 3cm。暗红色，上部较宽而略扁平，顶端边缘显不整齐的齿状，内侧有一短裂隙，下端有时残留一小段黄色花柱。体轻，质松软，无油润光泽，干燥后质脆易断。气特异，微有刺激性，味微苦。

【功能主治】 活血化瘀，凉血解毒，解郁安神。用于经闭癥瘕，产后瘀阻，温毒发斑，忧郁痞闷，惊悸发狂。

【用法用量】 1～3g，煎服或沸水泡服。

【使用注意】 孕妇慎用。

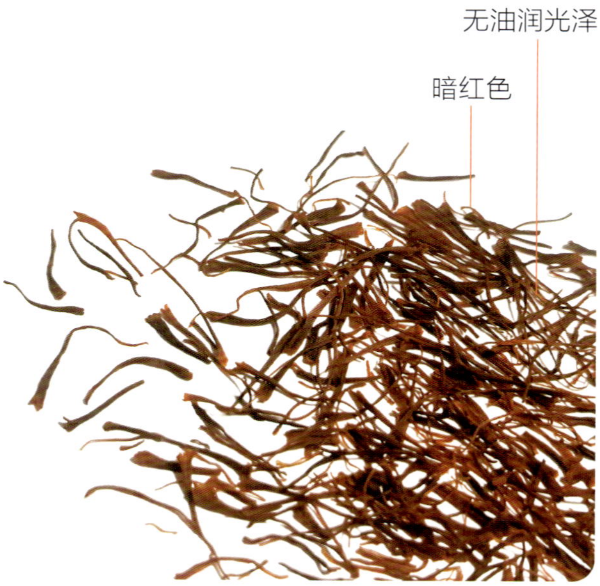

西红花

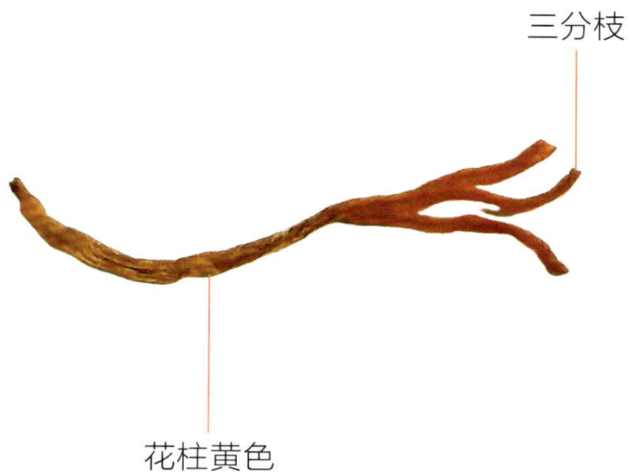

西红花（花柱）

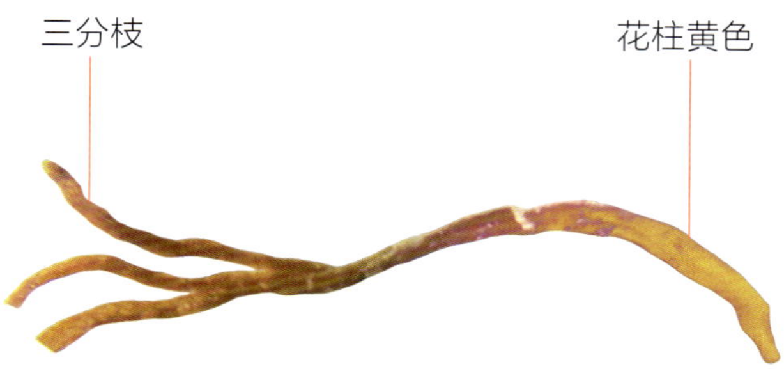

西红花（花柱，1：20）

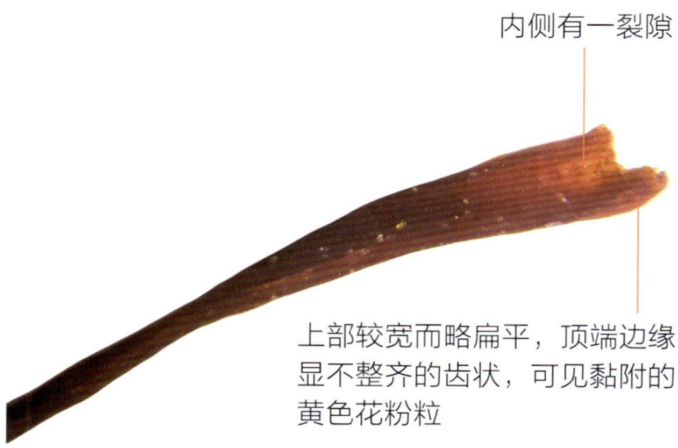

西红花（1：20）

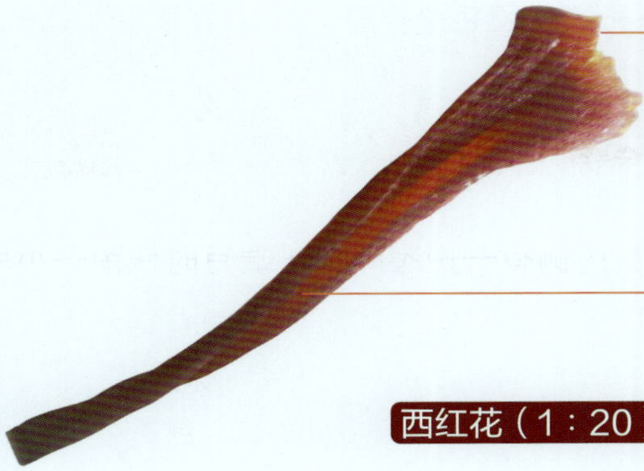

西红花（1：20）

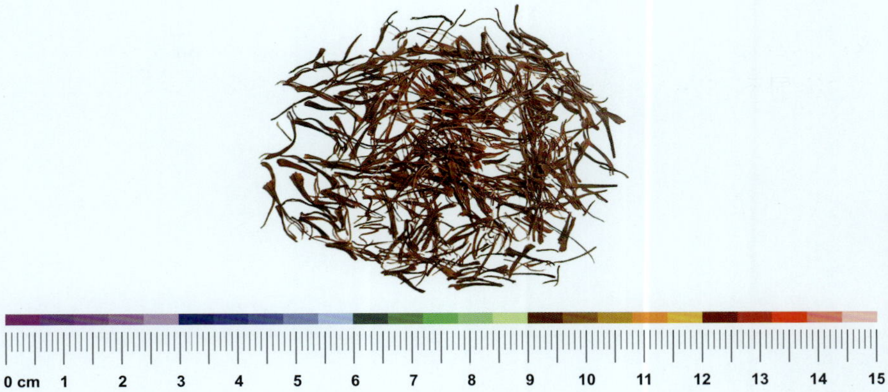

西红花

产地：上海

西红花（纸制染色品）

该样品是从正品西红花中挑拣出来的，是由特定纸张做成丝状、外包胶质染色物制成的，线形，暗红色，通体颜色一致，大、小、粗、细与西红花相近，宽端扁平，顶端正齐，无波状凸起，不成喇叭状口，表面无黏附的花粉粒。取3～5根样品，置清水中浸泡，短时间内无改变，1小时后观察，水染成淡淡的樱红色，与正品（金黄色）差异显著；样品浸泡后本身颜色消退，呈粉红色，用针拨之，外包染色层脱离破碎，内留白色小丝条。

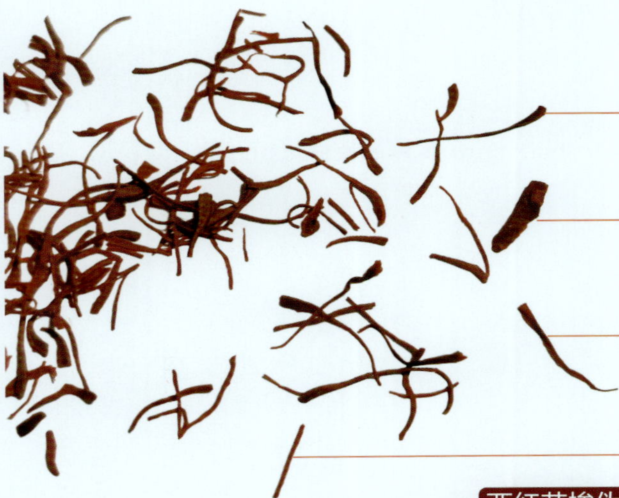

西红花掺伪

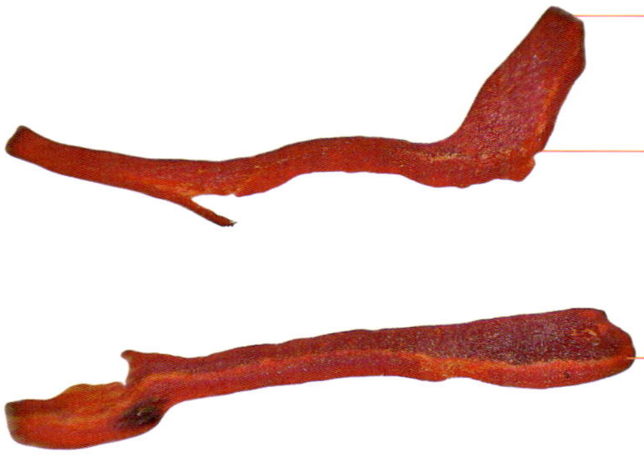

样品（1：20）

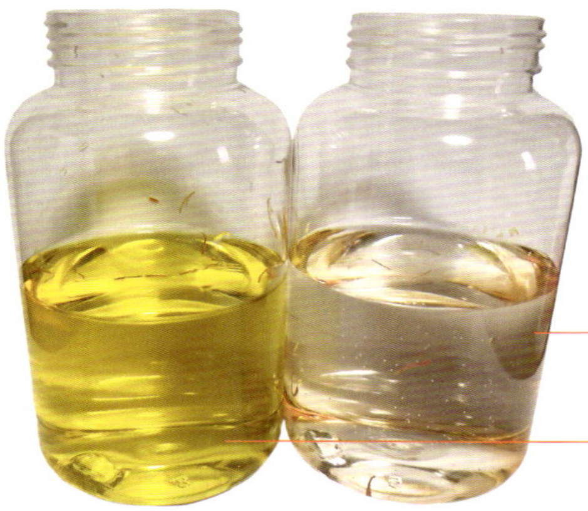

水试

西红花：西红花浸水中，橙黄色呈直线下降，并逐渐扩散，水被染成黄色，无沉淀。柱头呈喇叭状，有短缝；在短时间内，用针拨之不破碎。

纸质染色品：样品浸水中，短时间无明显改变，2 小时后水被染成淡淡的樱红色，样品褪色，呈粉红色，外层染色层可见破碎，露出白色小丝条。

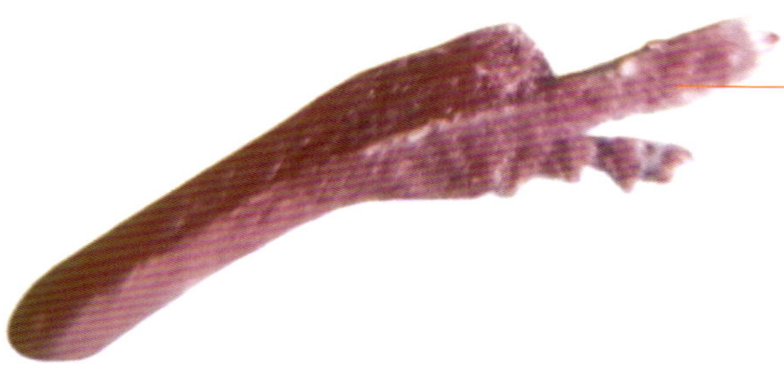

样品

合欢花

【基　　原】豆科植物合欢 *Albizia julibrissin* Durazz. 的干燥花序或花蕾。

【采收加工】夏季花开放时择晴天采收或花蕾形成时采收，及时晒干。前者习称“合欢花”，后者习称“合欢米”。

【主要产地】全国各地均产。

【炮制方法】取原药材，除去杂质。

【饮片性状】合欢花丨头状花序，皱缩成团。总花梗长 3～4cm，有时与花序脱离，黄绿色，有纵纹，被稀疏毛茸。花全体密被毛茸，细长而弯曲，长 0.7～1cm，淡黄色或黄褐色，无花梗或几无花梗。花萼筒状，先端有 5 小齿；花冠筒长约为萼筒的 2 倍，先端 5 裂，裂片披针形；雄蕊多数，花丝细长，黄棕色至黄褐色，下部合生，上部分离，伸出花冠筒外。气微香，味淡。

合欢米丨呈棒槌状，长 2～6mm，膨大部分直径约 2mm，淡黄色至黄褐色，全体被毛茸，花梗极短或无。花萼筒状，先端有 5 小齿；花冠未开放；雄蕊多数，细长并弯曲，基部连合，包于花冠内。气微香，味淡。

【功能主治】解郁安神。用于心神不安，忧郁失眠。

【用法用量】5～10g。

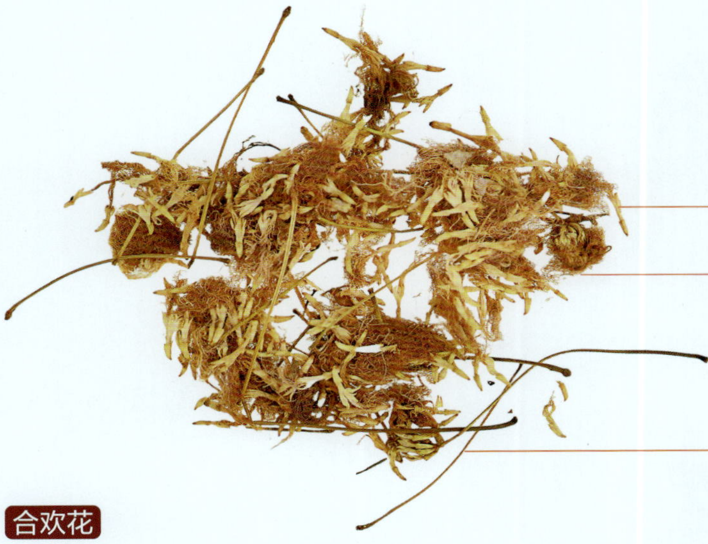

合欢花

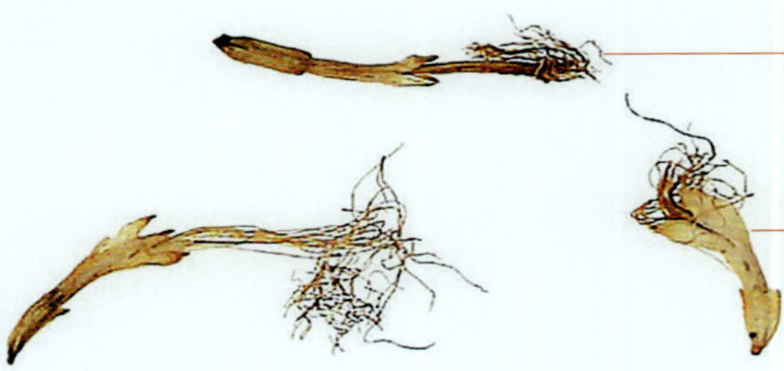

合欢花（花冠）

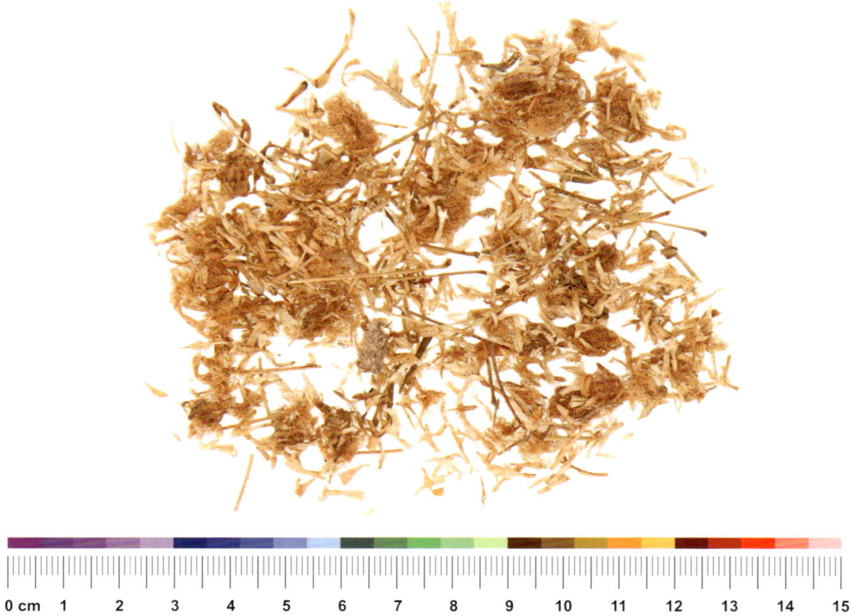

合欢花

产地：北京

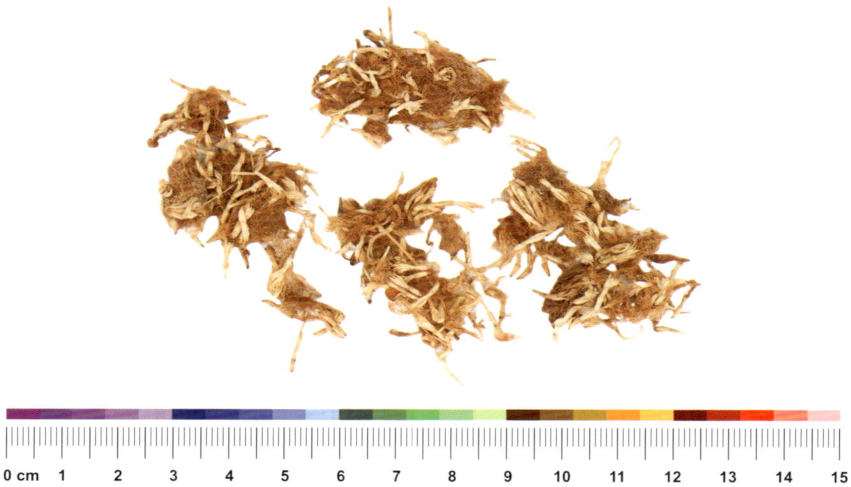

合欢花

产地：河北

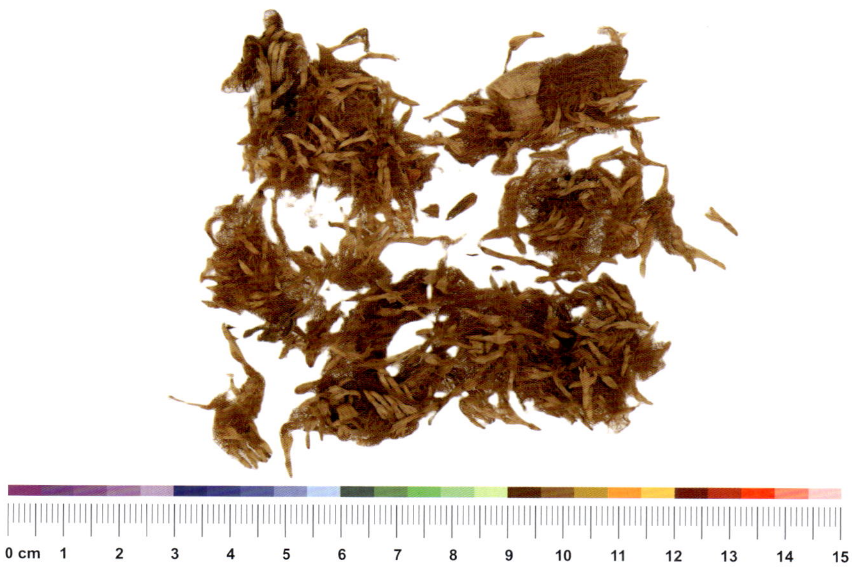

合欢花

产地：浙江

红花

【基　原】菊科植物红花 *Carthamus tinctorius* L. 的干燥花。

【采收加工】夏季花由黄变红时采摘，阴干或晒干。

【主要产地】主产于新疆、云南、甘肃、河南、湖南、四川、西藏等地。

【炮制方法】取原药材，除去杂质。

【饮片性状】本品为不带子房的管状花，长 1～2cm。表面红黄色或红色。花冠筒细长，先端 5 裂，裂片呈狭条形，长 5～8mm；雄蕊 5，花药聚合成筒状，黄白色；柱头长圆柱形，顶端微分叉。质柔软。气微香，味微苦。

【功能主治】活血通经，散瘀止痛。用于经闭，痛经，恶露不行，癥瘕痞块，胸痹心痛，瘀滞腹痛，胸胁刺痛，跌扑损伤，疮疡肿痛。

【用法用量】3～10g。

【使用注意】孕妇慎用。

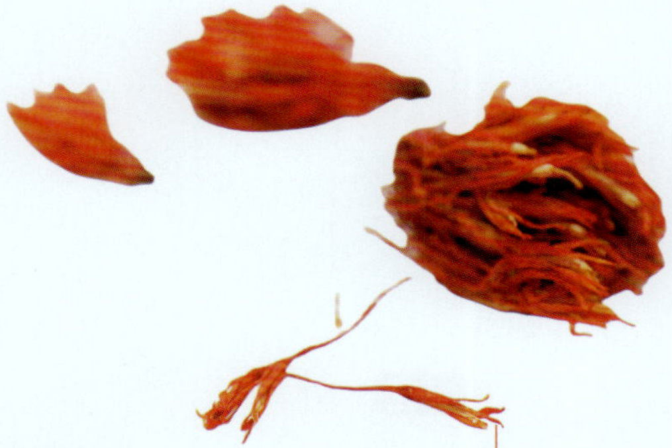

红花

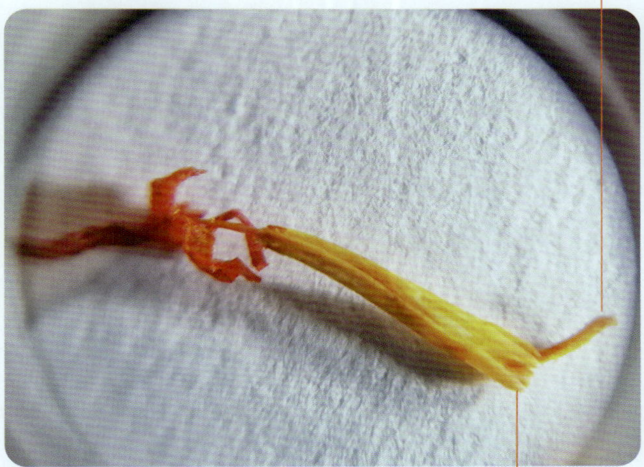

红花（1∶20）

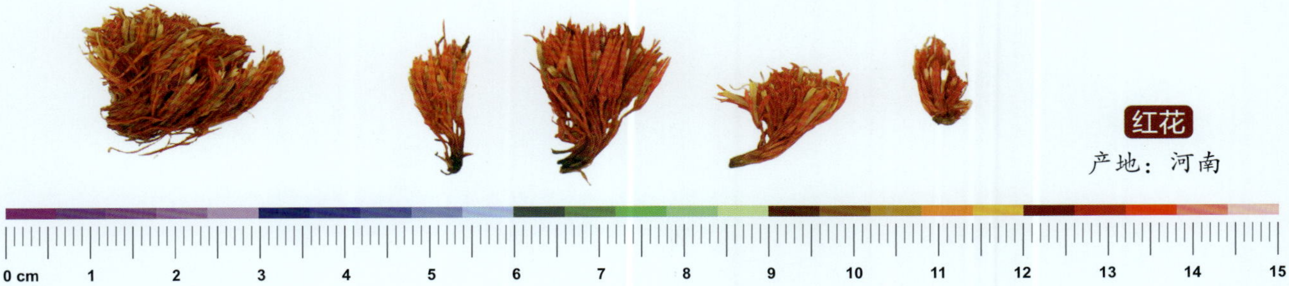

红花
产地：河南

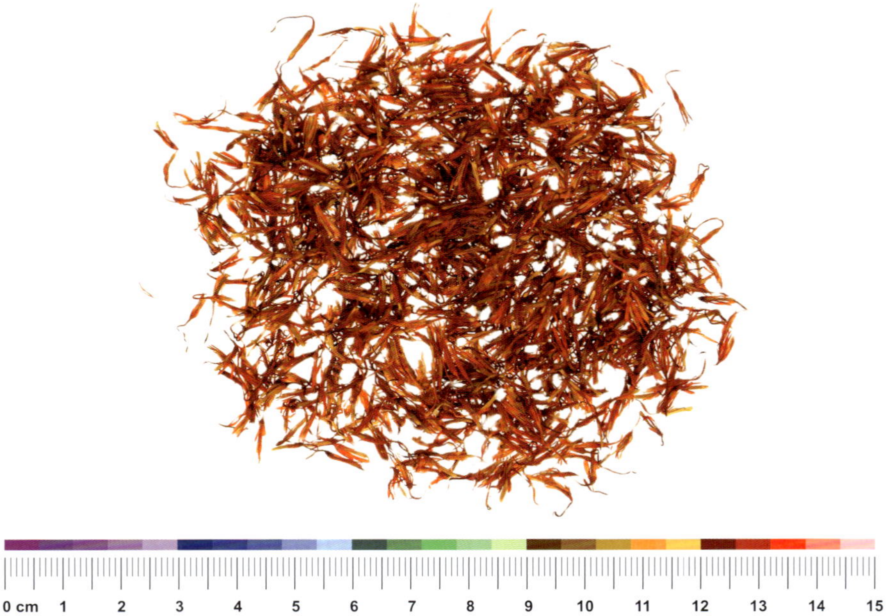

红花

产地：四川

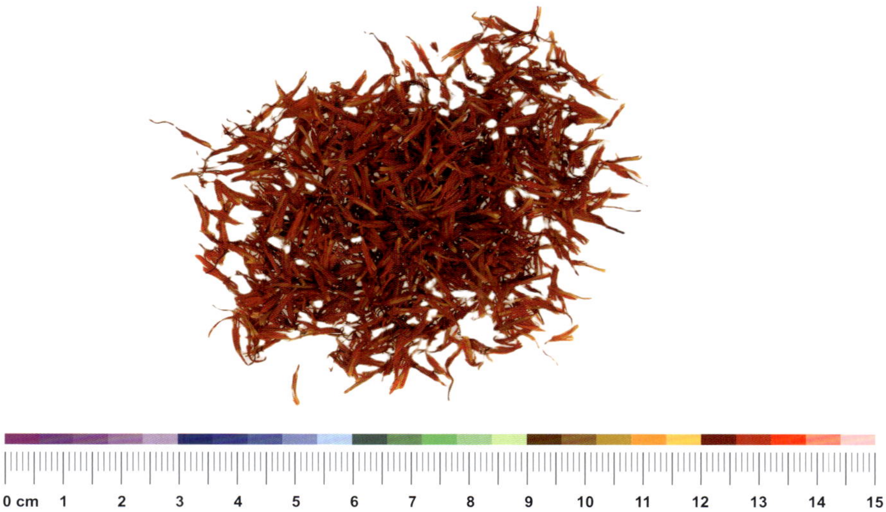

红花

产地：新疆

谷精草

【基　原】谷精草科植物谷精草 *Eriocaulon buergerianum* Koern. 的干燥带花茎的头状花序。

【采收加工】秋季采收，将花序连同花茎拔出，晒干。

【主要产地】主产于江苏、安徽、浙江、江西、福建、湖北等地。

【炮制方法】除去杂质，切段。

【饮片性状】本品头状花序呈半球形，直径4～5mm，底部有苞片层层紧密排列，苞片淡黄绿色，有光泽，上部边缘密生白色短毛；花序顶部灰白色。揉碎花序，可见多数黑色花药和细小黄绿色未成熟的果实。花茎纤细，长短不一，直径不及 1mm，淡黄绿色，有数条扭曲的棱线。质柔软。气微，味淡。

【功能主治】疏散风热，明目退翳。用于风热目赤，肿痛羞明，眼生翳膜，风热头痛。

【用法用量】5～10g。

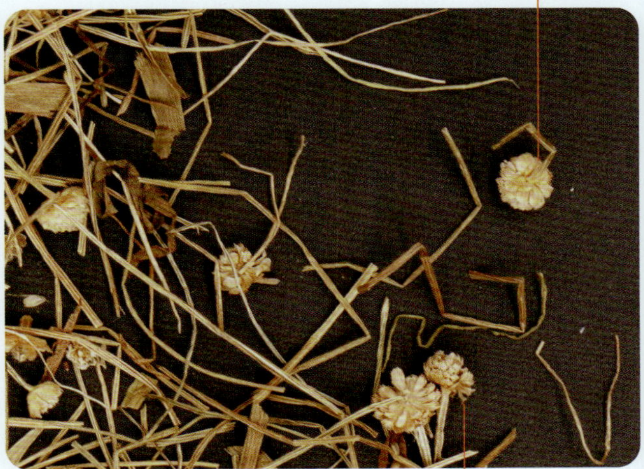

谷精草

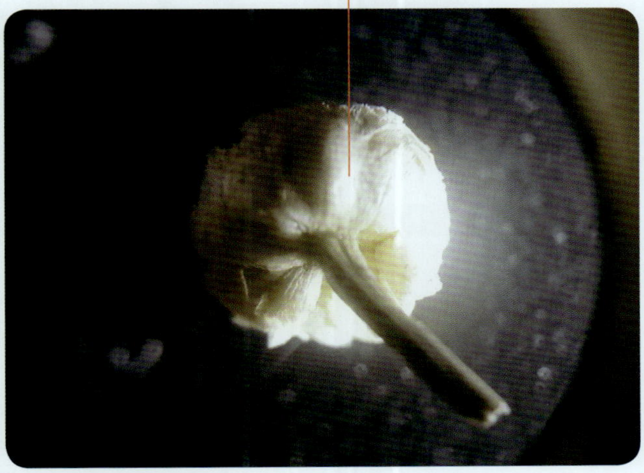

谷精草（1：20）

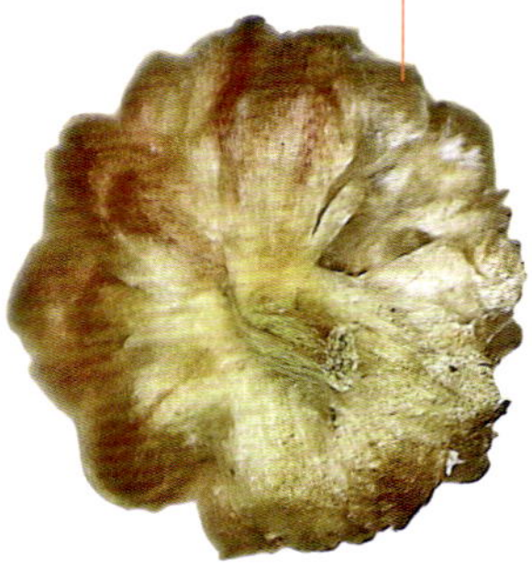
苞片淡黄绿色，有光泽

谷精草（苞片，1∶20）

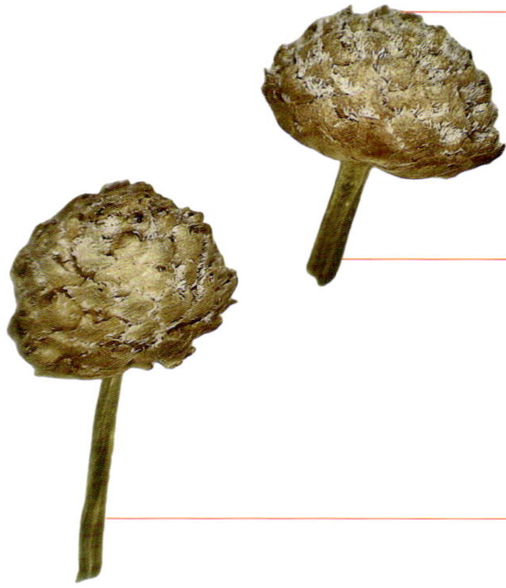
花序上部边缘密生白色短毛
花茎纤细，长短不一
花茎有数条扭曲的棱线

谷精草（花茎，1∶20）

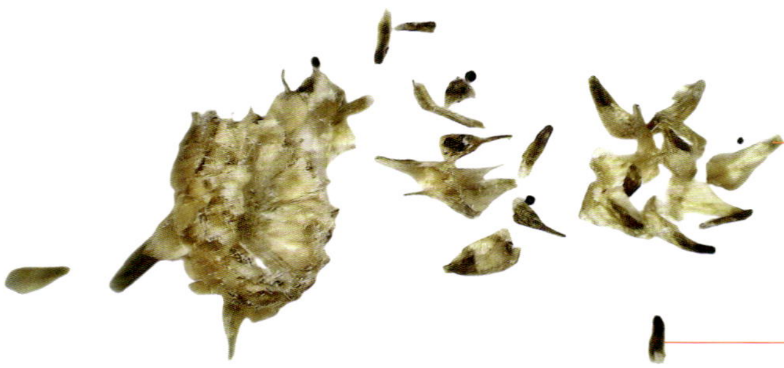
揉碎花序，可见多数黑色花药
细小黄绿色未成熟的果实

谷精草（果实，1∶20）

辛夷

【基　　原】 木兰科植物望春花 *Magnolia biondii* Pamp.、玉兰 *Magnolia denudata* Desr. 或武当玉兰 *Magnolia sprengeri* Pamp. 的干燥花蕾。

【采收加工】 冬末春初花未开放时采收，除去枝梗，阴干。

【主要产地】 望春花主产于陕西、甘肃、河南、湖北、四川等地；玉兰主产于安徽、浙江、江西、湖南、广东等地；武当玉兰主产于陕西、甘肃、河南、湖北、四川等地。

【炮制方法】 除去杂质，切段。

【饮片性状】 **望春花｜** 呈长卵形似毛笔头，长 1.2～2.5cm，直径 0.8～1.5cm。基部常具短梗，长约 0.5cm，梗上有类白色点状皮孔。苞片 2～3 层，每层 2 片，两层苞片间有小鳞芽，苞片外表面密被灰白色或灰绿色茸毛，内表面类棕色，无毛。花被片 9，棕色，外轮花被片 3，条形，约为内两轮长的 1/4，呈萼片状，内两轮花被片 6，每轮 3，轮状排列。雄蕊和雌蕊多数，螺旋状排列。体轻，质脆。气芳香，味辛凉而稍苦。

玉兰｜ 长 1.5～3cm，直径 1～1.5cm。基部枝梗较粗壮，皮孔浅棕色。苞片外表面密被灰白色或灰绿色茸毛。花被片 9，内、外轮同型。

武当玉兰｜ 长 2～4cm，直径 1～2cm。基部枝梗粗壮，皮孔红棕色。苞片外表面密被淡黄色或淡黄绿色茸毛，有的最外层苞片茸毛已脱落而呈黑褐色。花被片 10～12（15），内、外轮无显著差异。

【功能主治】 散风寒，通鼻窍。用于风寒头痛，鼻塞流涕，鼻鼽，鼻渊。

【用法用量】 3～10g，包煎。外用适量。

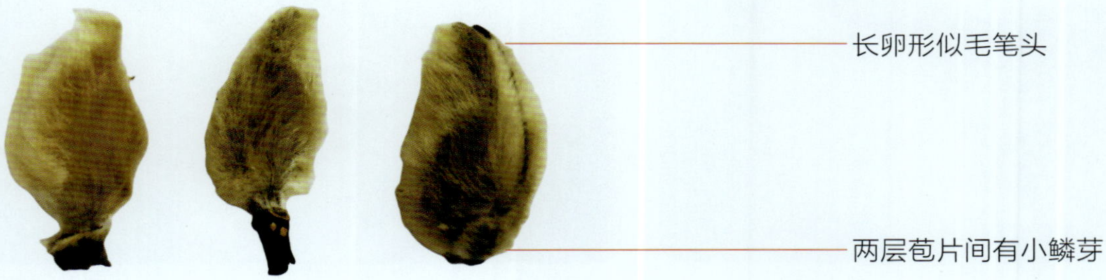

辛夷

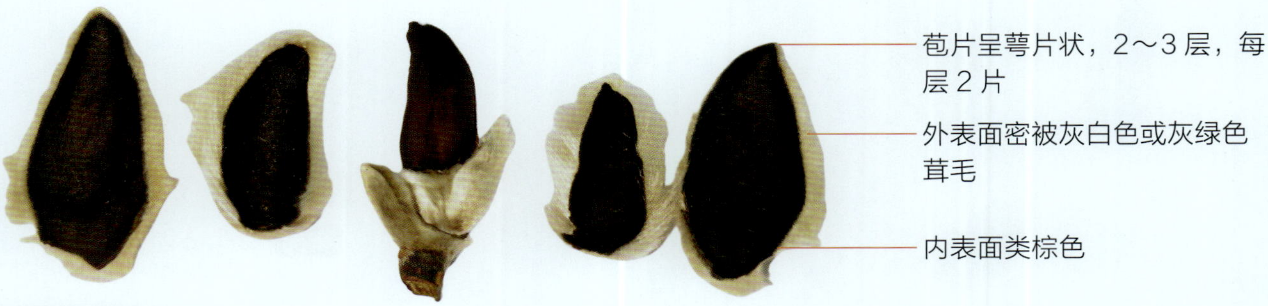

辛夷（苞片）

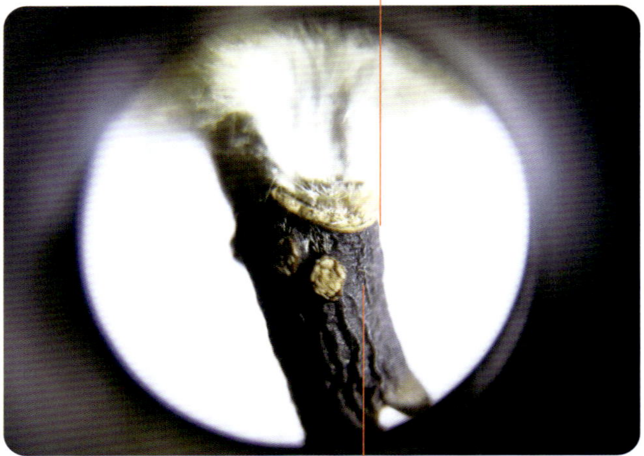

辛夷（花梗，1∶20）

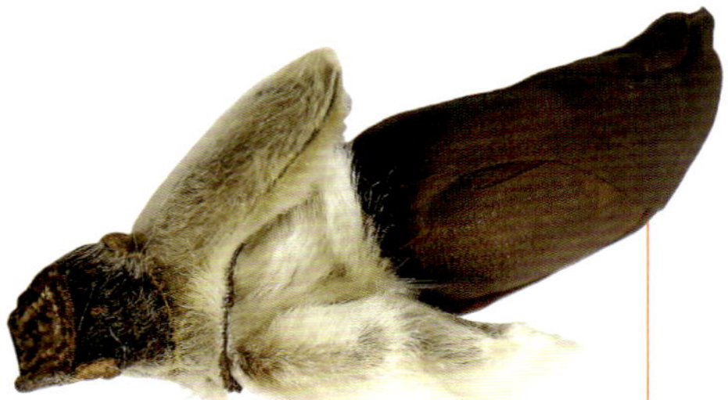

辛夷（花被）

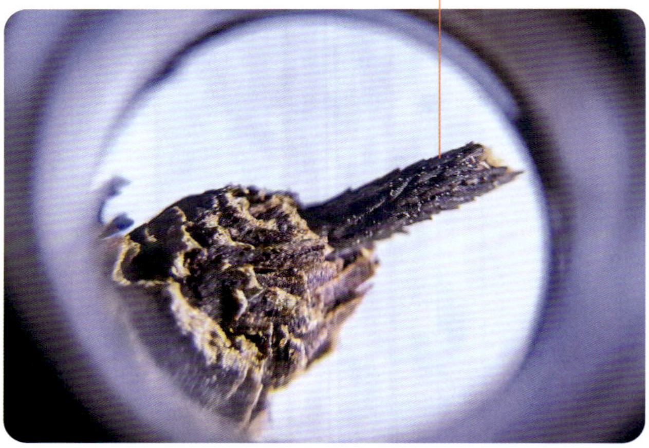

辛夷（花蕊，1∶20）

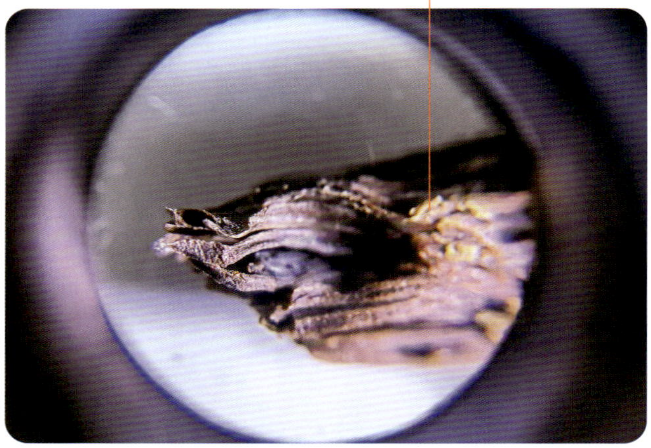

辛夷（花蕊，1∶20）

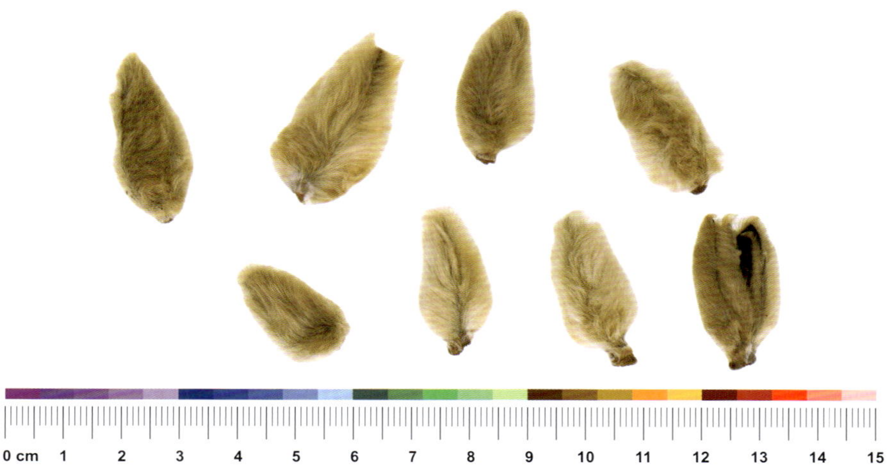

辛夷
产地：河南

鸡冠花

【基　　原】苋科植物鸡冠花 *Celosia cristata* L. 的干燥花序。

【采收加工】秋季花盛开时采收，晒干。

【主要产地】全国大部分地区均产。

【炮制方法】鸡冠花除去杂质和残茎，切段。

【饮片性状】本品为不规则块段状的穗状花序，扁平而肥厚，有的呈鸡冠状。上缘宽，具皱褶，密生线状鳞片，下端渐窄，常残留扁平的茎。表面红色、紫红色或黄白色。中部以下密生多数小花，每花宿存的苞片和花被片均呈膜质。果实盖裂，种子扁圆肾形，黑色，有光泽。体轻，质柔韧。气微，味淡。

【功能主治】收敛止血，止带，止痢。用于吐血，崩漏，便血，痔血，赤白带下，久痢不止。

【用法用量】6～12g。

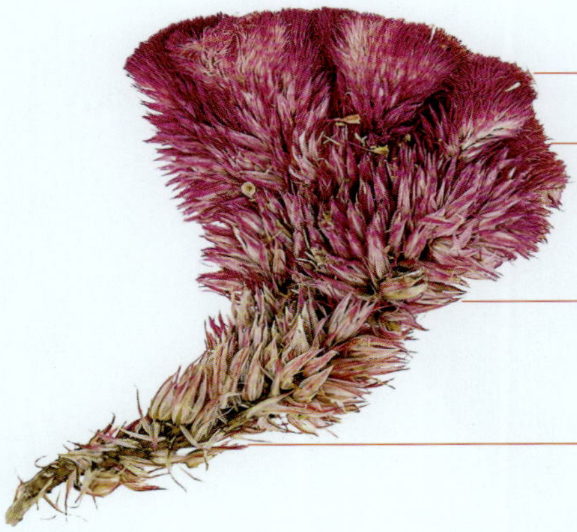

鸡冠花

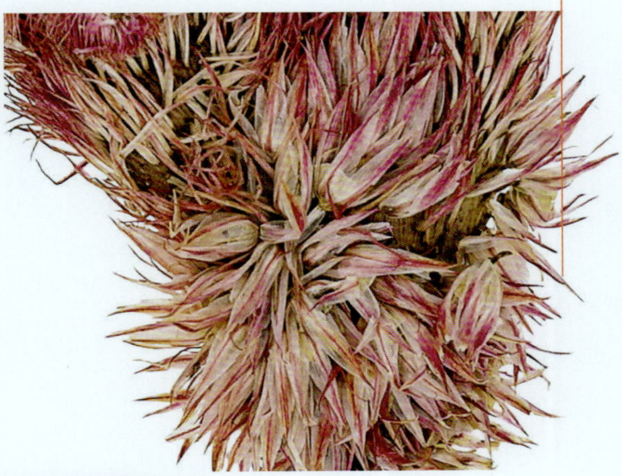

鸡冠花（小花）

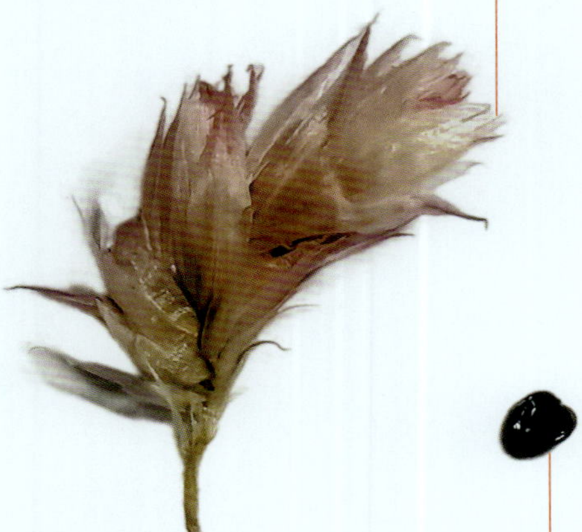

鸡冠花（果实、种子）

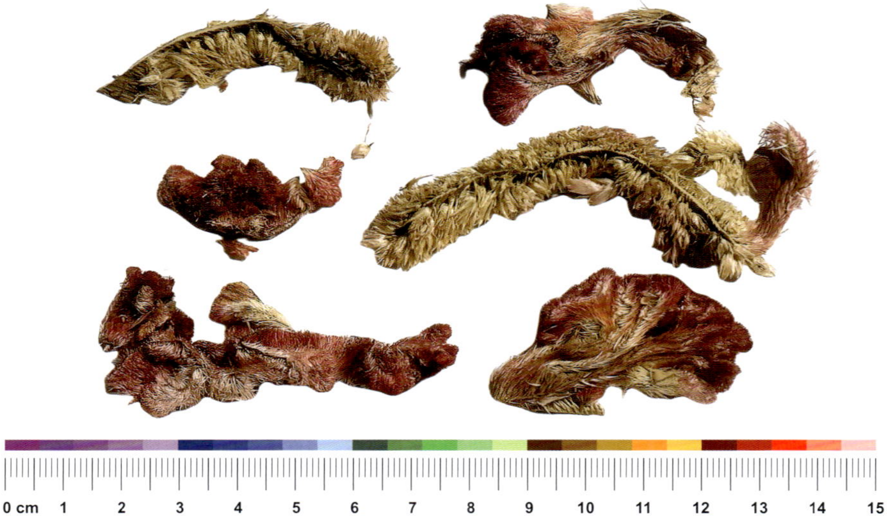

鸡冠花

产地：河北

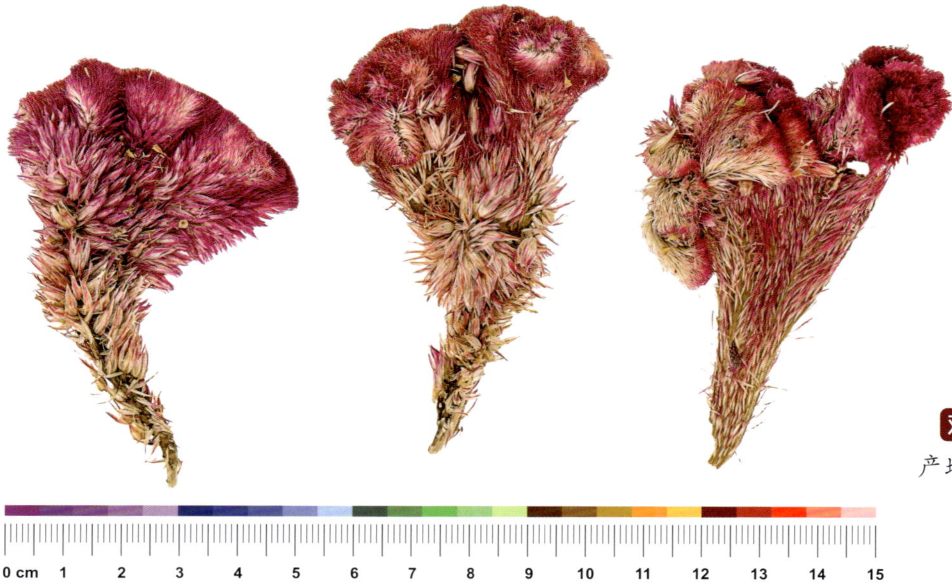

鸡冠花

产地：安徽

玫瑰花

【基　　原】蔷薇科植物玫瑰 *Rosa rugosa* Thunb. 的干燥花蕾。

【采收加工】春末夏初花将开放时分批采摘，及时低温干燥。

【主要产地】主产于山东、辽宁、江苏、浙江、广东、北京、河南、河北等地。

【炮制方法】除去杂质。

【饮片性状】本品略呈半球形或不规则团状，直径0.7～1.5cm。残留花梗上被细柔毛，花托半球形，与花萼基部合生；萼片5，披针形，黄绿色或棕绿色，被有细柔毛；花瓣多皱缩，展平后宽卵形，呈覆瓦状排列，紫红色，有的黄棕色；雄蕊多数，黄褐色；花柱多数，柱头在花托口集成头状，略突出，短于雄蕊。体轻，质脆。气芳香浓郁，味微苦涩。

【功能主治】行气解郁，和血，止痛。用于肝胃气痛，食少呕恶，月经不调，跌扑伤痛。

【用法用量】3～6g。

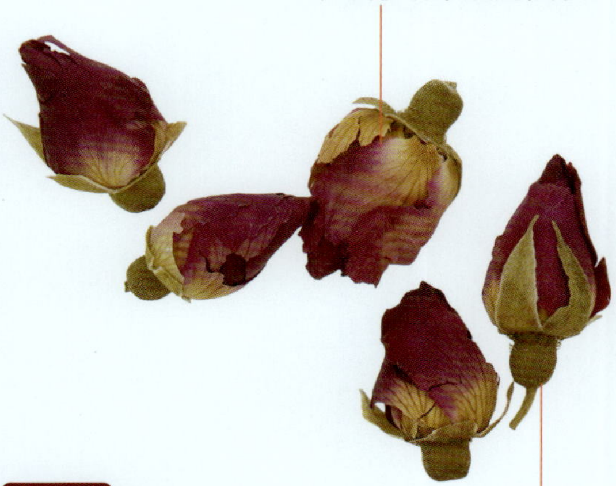

玫瑰花

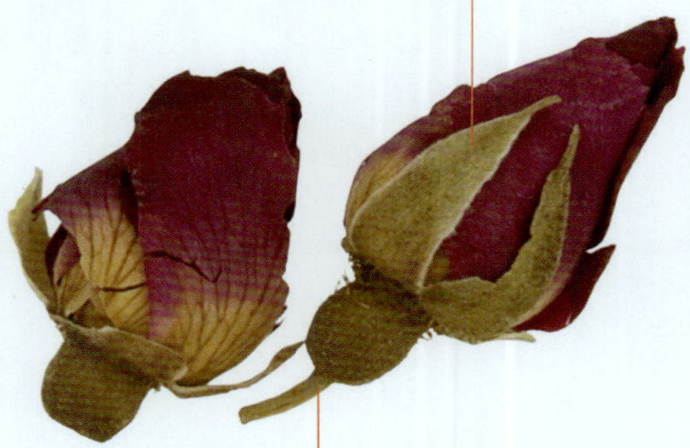

玫瑰花（萼片）

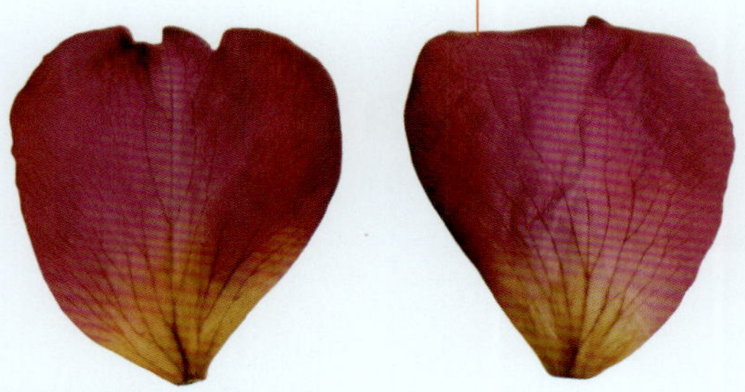

玫瑰花（花瓣）

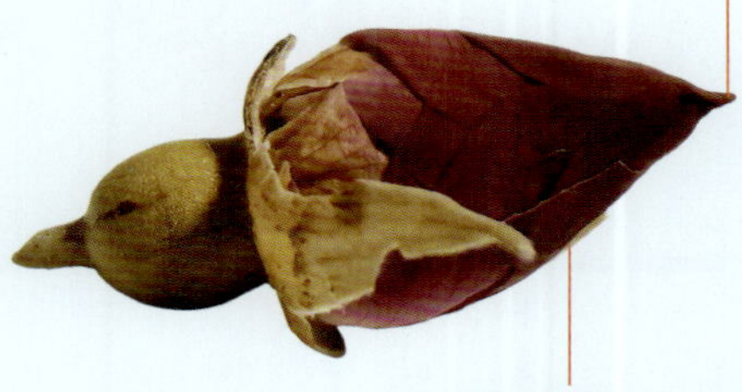

玫瑰花（花冠）

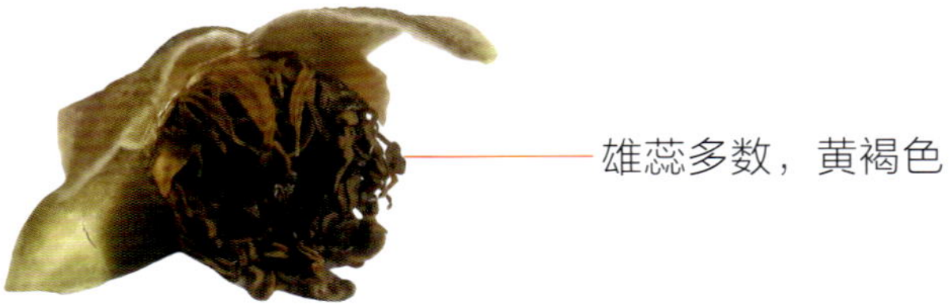

玫瑰花（雄蕊）

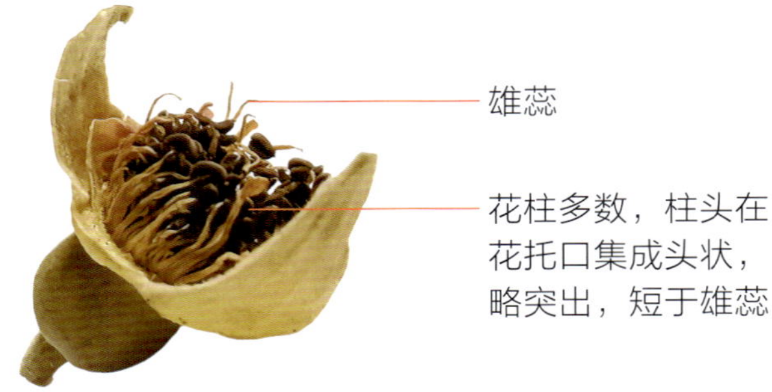

玫瑰花（花柱）

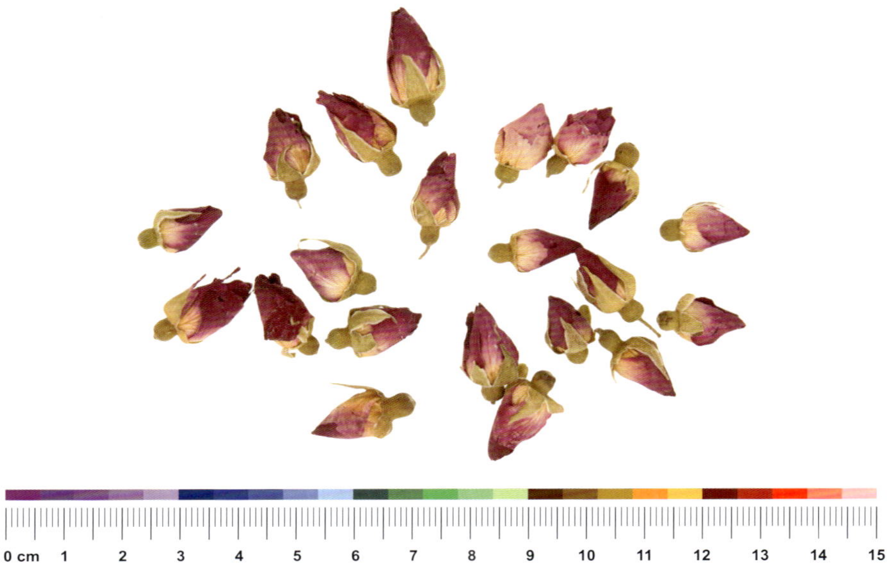

玫瑰花

产地：河北

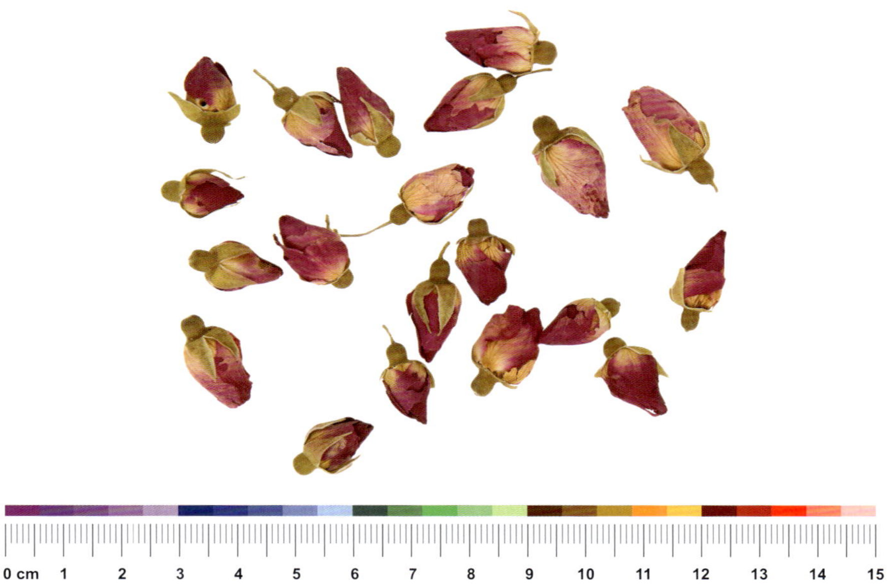

玫瑰花

产地：山东

松花粉

【基　　原】松科植物马尾松 *Pinus massoniana* Lamb.、油松 *Pinus tabulieformis* Carr. 或同属数种植物的干燥花粉。

【采收加工】春季花刚开时，采摘花穗，晒干，收集花粉，除去杂质。

【主要产地】主产于陕西、江苏、安徽、浙江、江西、福建、台湾、河南、湖北、湖南、广东、广西、四川、贵州、云南等地。

【炮制方法】除去杂质。

【饮片性状】本品为淡黄色的细粉。体轻，易飞扬，手捻有滑润感。气微，味淡。

【功能主治】收敛止血，燥湿敛疮。用于外伤出血，湿疹，黄水疮，皮肤糜烂，脓水淋漓。

【用法用量】外用适量，撒敷患处。

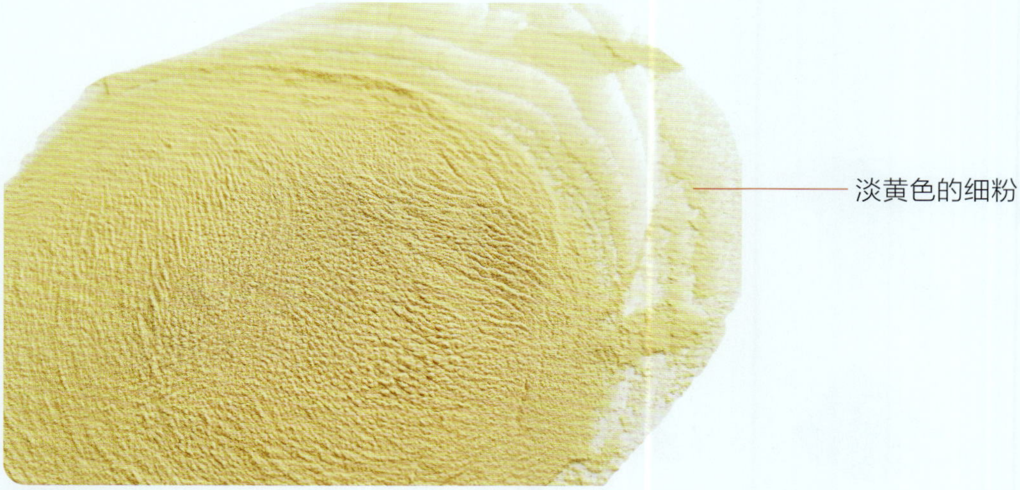

松花粉

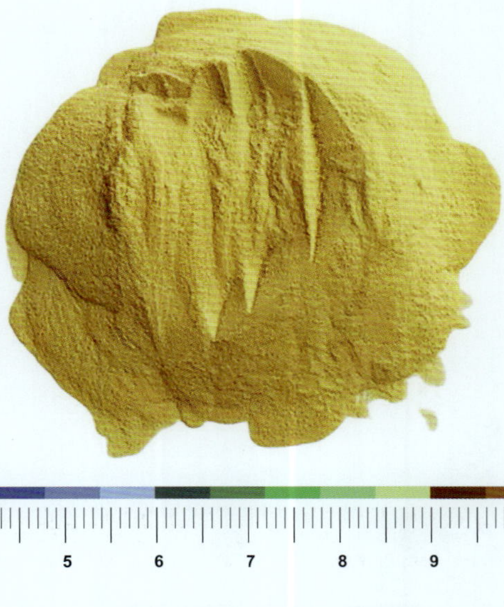

松花粉

产地：陕西

金莲花

【基　　原】毛茛科植物金莲花 *Trollius chinensis* Bge. 的干燥花。

【采收加工】夏季花盛开时采摘，除去杂质，阴干。

【主要产地】主产于山西、河南、河北、内蒙古、西藏、辽宁、吉林等地。

【炮制方法】取原药材，除去杂质。

【饮片性状】本品呈不规则团状，金黄色或橙黄色。花萼花瓣状，通常 10～13 片，卵圆形或倒卵形，长 1.8～3cm，宽 0.9～2cm。花瓣多数，多皱缩成线形。雄蕊淡黄色，多数；雌蕊棕黑色，具短喙。体轻，疏松。气芳香，味苦。

【功能主治】清热散风，解毒消肿，平肝明目。用于口疮喉肿，浮热牙宣，耳疼目痛，山岚瘴气，疔疮火毒。

【用法用量】3～6g，入汤药或煎水含漱。

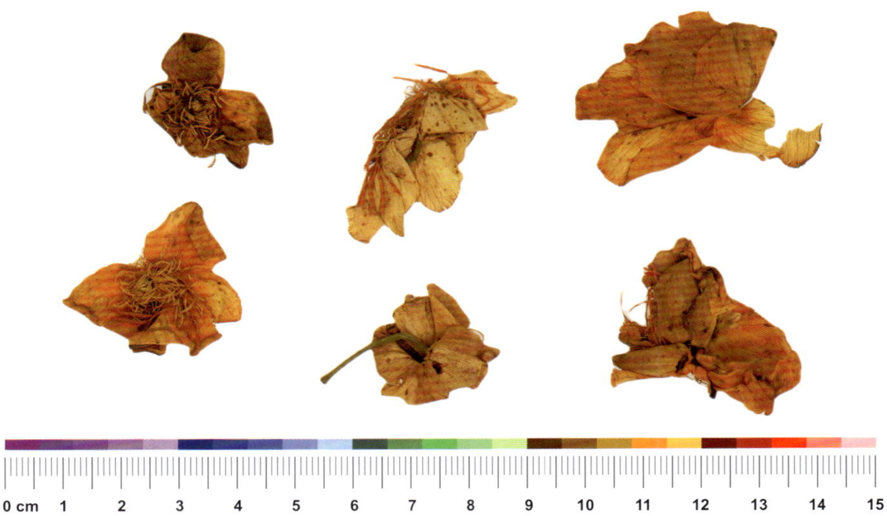

金莲花
产地：河北

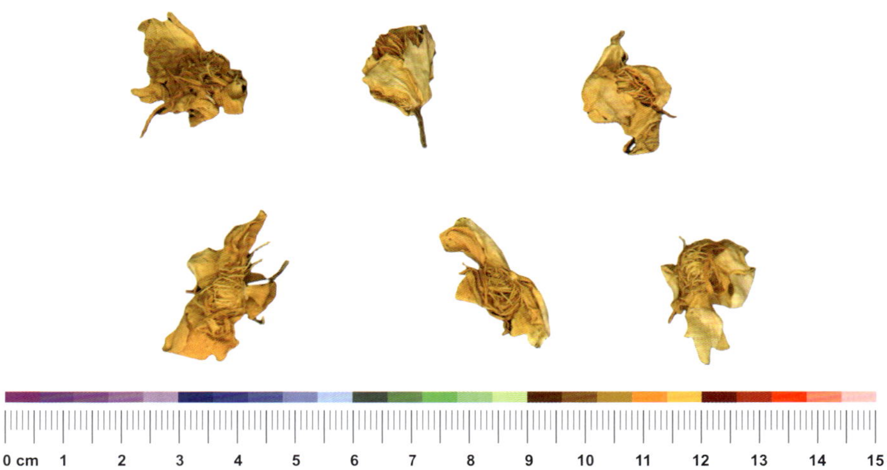

金莲花
产地：西藏

【炮制依据】《北京市中药饮片炮制规范（2008 年版）》

雌蕊棕黑色，具短喙

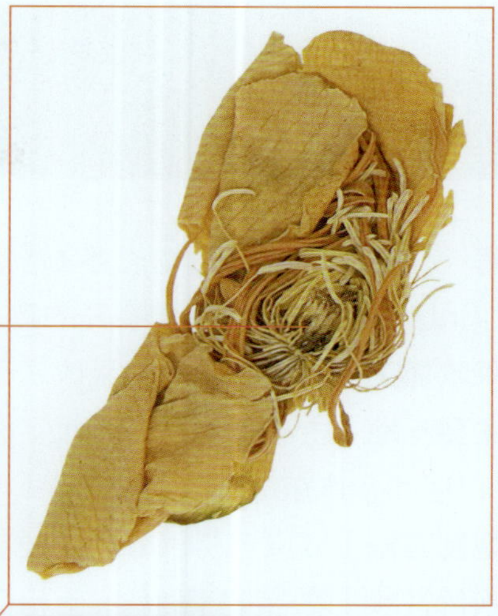

金莲花（雌蕊）

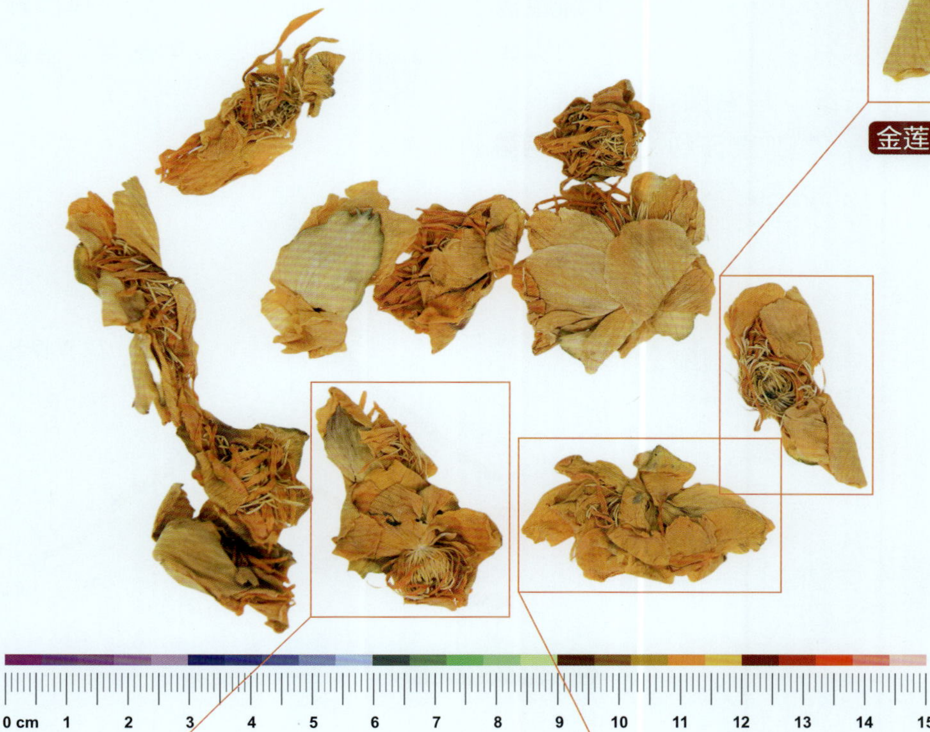

金莲花

产地：内蒙古

花瓣多皱缩成线形

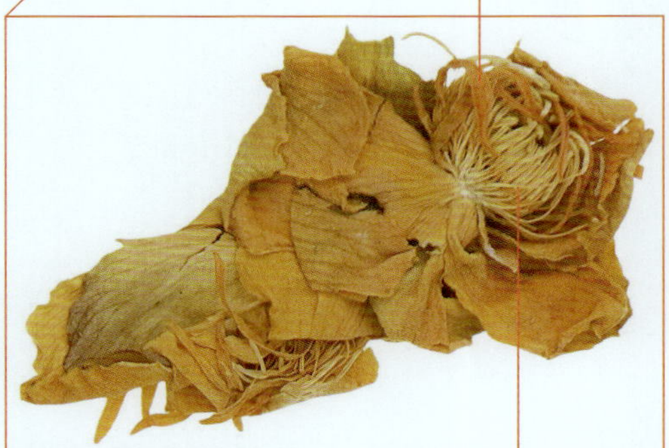

金莲花（花瓣）

雄蕊淡黄色，多数

金黄色或橙黄色

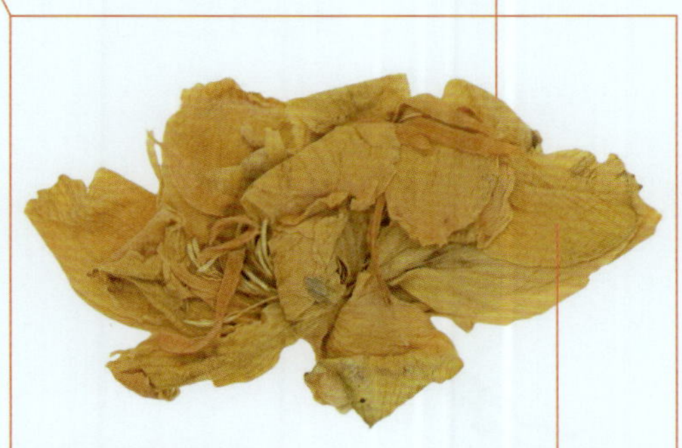

金莲花（花萼）

花萼花瓣状，通常10～13片，卵圆形或倒卵形

金银花

【基　　原】 忍冬科植物忍冬 *Lonicera japonica* Thunb. 的干燥花蕾或带初开的花。

【采收加工】 夏初花开放前采收，干燥。

【主要产地】 主产于山东、陕西、河南、河北、湖北、江西、广东等地。

【炮制方法】 取原药材，除去杂质。

【饮片性状】 本品呈棒状，上粗下细，略弯曲，长 2～3cm，上部直径约 0.3cm，下部直径约 0.15cm。表面黄白色或绿白色（贮久色渐深），密被短柔毛。偶见叶状苞片。花萼绿色，先端 5 裂，裂片有毛，长约 0.2cm。开放者花冠筒状，先端二唇形；雄蕊 5，附于筒壁，黄色；雌蕊 1，子房无毛。气清香，味淡、微苦。

【功能主治】 清热解毒，疏散风热。用于痈肿疔疮，喉痹，丹毒，热毒血痢，风热感冒，温病发热。

【用法用量】 6～15g。

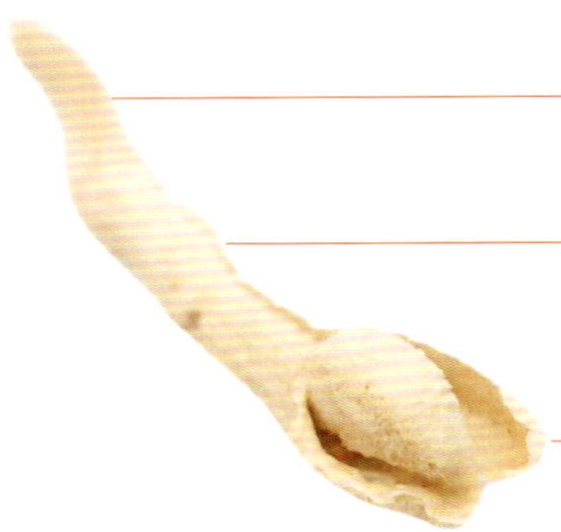

金银花

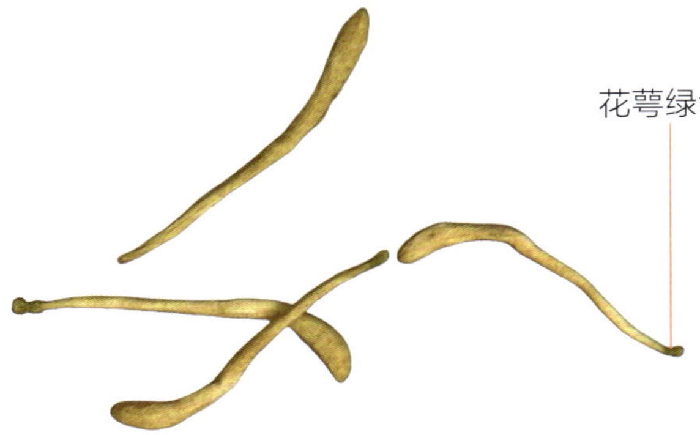

金银花（花萼）

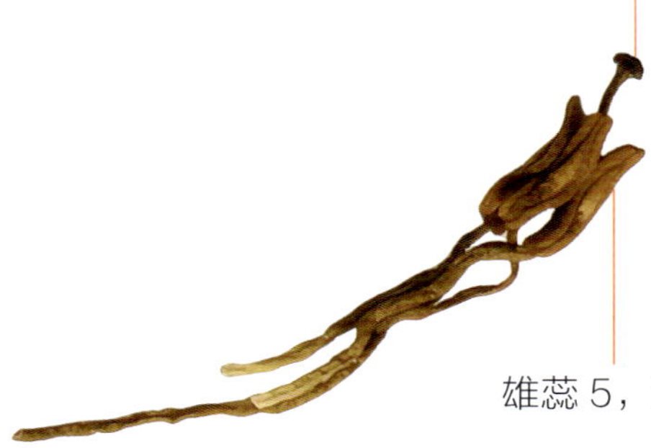

金银花（花蕊）

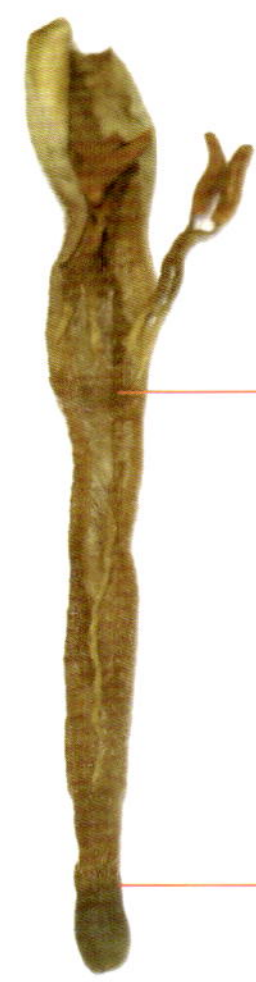

金银花（花蕊，润湿展开）

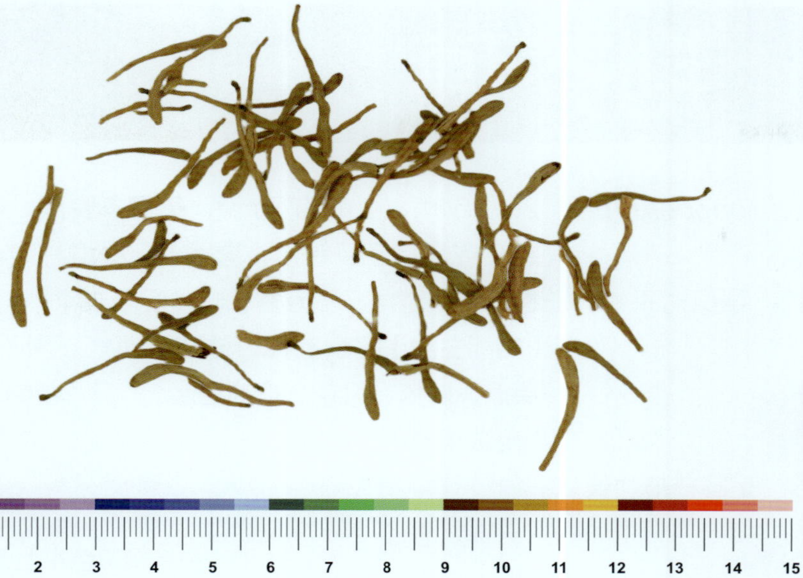

金银花

产地：河南

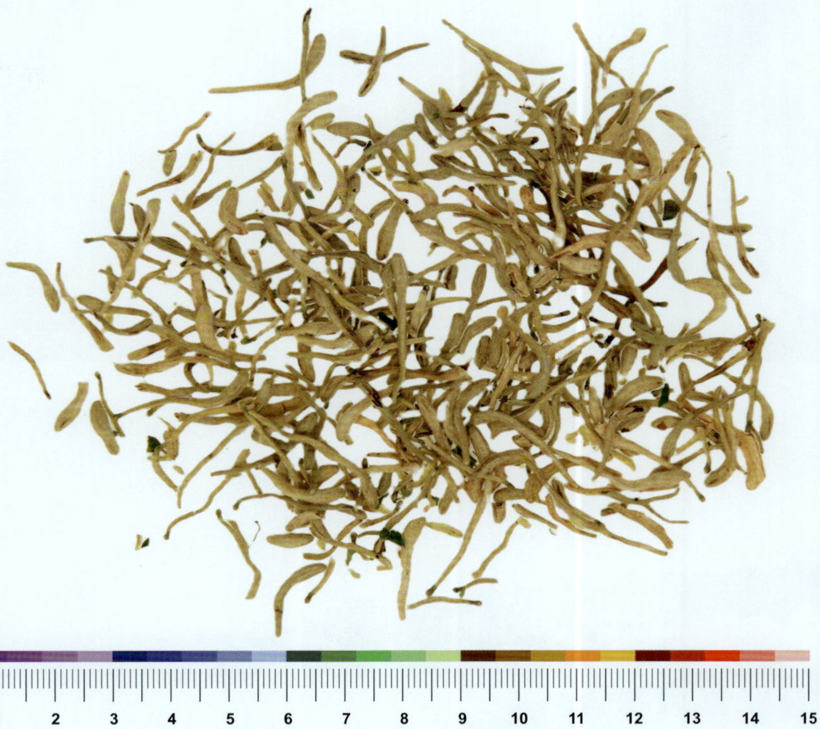

金银花

产地：山东

荆芥穗

【基　　原】 唇形科植物荆芥 *Schizonepeta tenuisfolia* Briq. 的干燥花穗。

【采收加工】 夏、秋二季花开到顶、穗绿时采摘，除去杂质，晒干。

【主要产地】 全国大部分地区均产。

【炮制方法】 除去杂质及残梗。

【饮片性状】 本品为穗状轮伞花序，呈圆柱形，长2～15cm，直径约7mm。花冠多脱落，宿萼黄绿色或淡棕色，钟形，萼齿5，质脆易碎，内有棕黑色小坚果。气芳香，味微涩而辛凉。

【功能主治】 解表散风，透疹，消疮。用于感冒，头痛，麻疹，风疹，疮疡初起。

【用法用量】 5～10g。

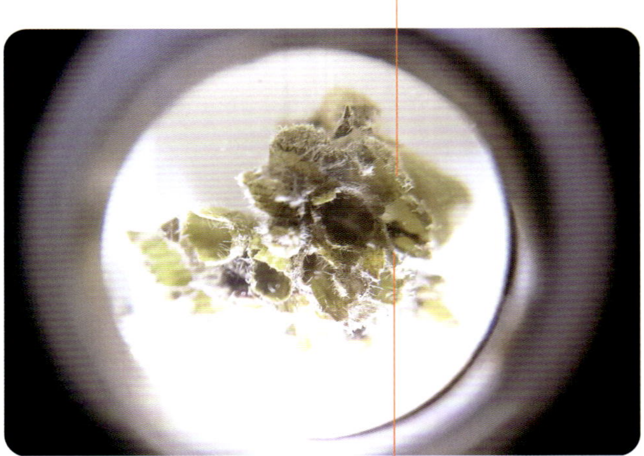

荆芥穗（宿萼，1：20）

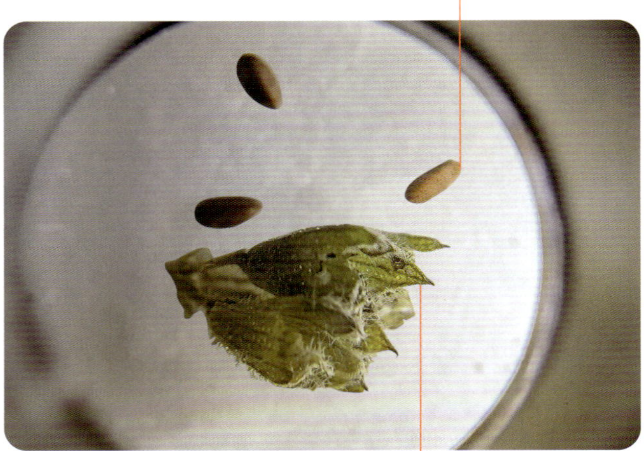

荆芥穗（小坚果，1：20）

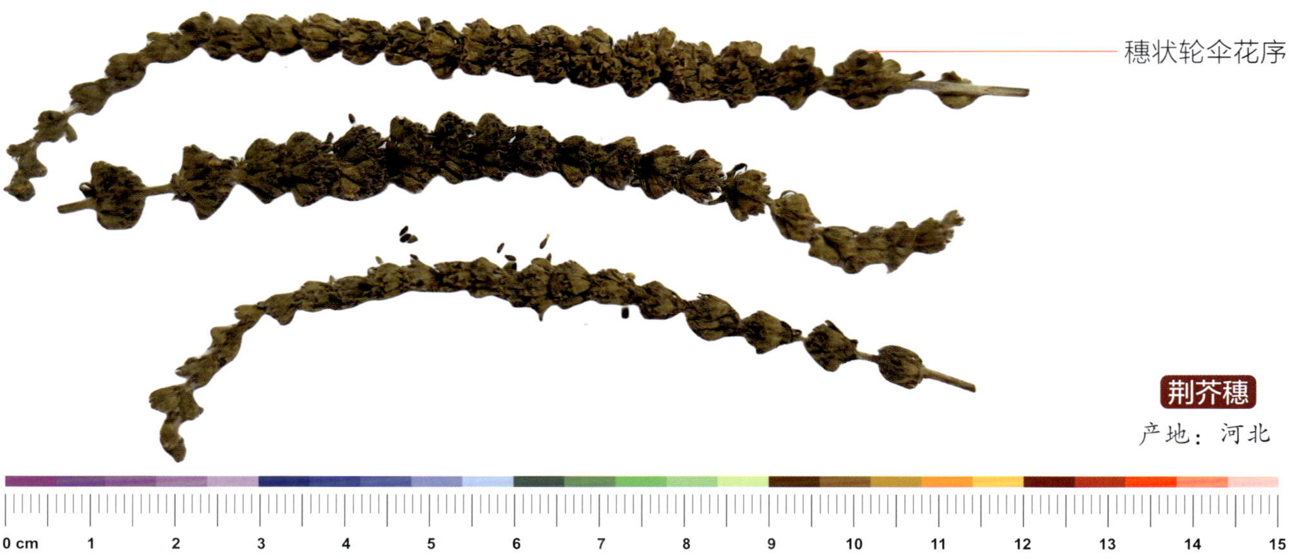

荆芥穗

产地：河北

荆芥穗炭

【基　　原】唇形科植物荆芥 *Schizonepeta tenuisfolia* Briq. 干燥花穗的炮制品。

【炮制方法】取净荆芥穗，置热锅内，用武火炒至表面黑褐色、内部焦黄色，喷淋清水少许，熄灭火星，取出，晾干。

【饮片性状】本品为不规则的小段，表面黑褐色，穗状轮伞花序呈圆柱形，长 2～15cm，直径约 0.7cm。花冠多脱落，宿萼钟形，萼齿 5，多脱落，质脆易碎，具焦香气，味苦而辛。

【功能主治】收涩止血。用于便血，崩漏，产后血晕。

【用法用量】5～10g。

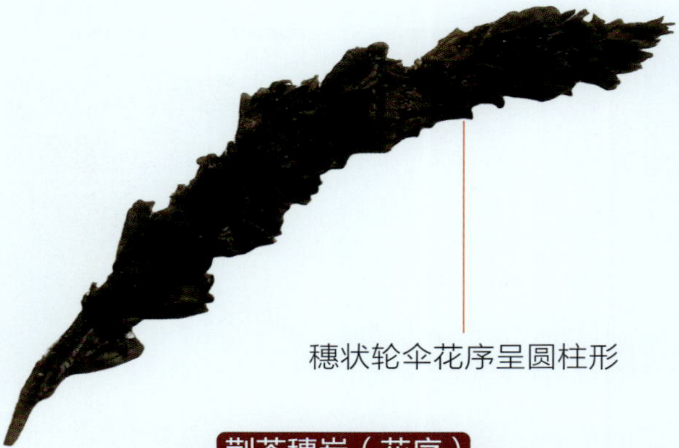

荆芥穗炭（花序）

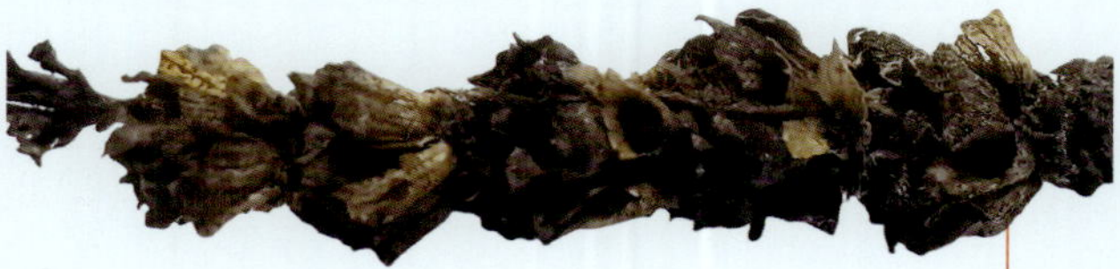

荆芥穗炭（花）

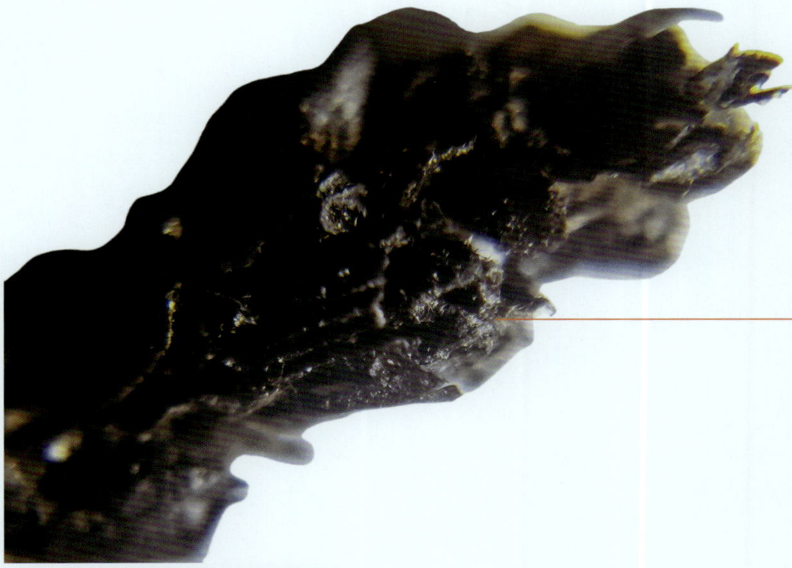

荆芥穗炭（宿萼，1：20）

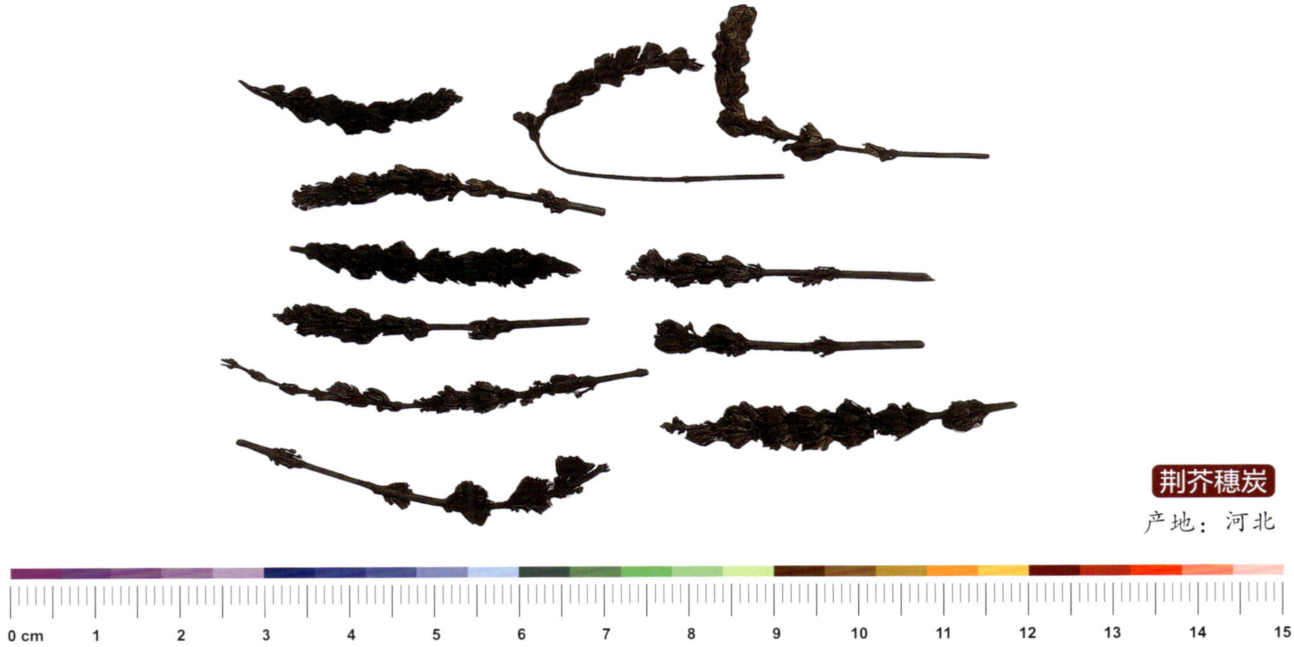

荆芥穗炭

产地：河北

厚朴花

【基　　原】木兰科植物厚朴 *Magnolia officinalis* Rehd.et Wils. 或凹叶厚朴 *Magnolia officinalis* Rehd.et Wils.var.*biloba* Rehd.et Wils. 的干燥花蕾。

【采收加工】春季花未开放时采摘，稍蒸后，晒干或低温干燥。

【主要产地】主产于陕西、甘肃、浙江、江西、湖北、湖南、四川、贵州等地。

【炮制方法】取原药材，除去杂质。

【饮片性状】本品呈长圆锥形，长 4～7cm，基部直径 1.5～2.5cm。花被红棕色至棕褐色，多为 12 片，肉质，外层花被呈长方倒卵形，内层花被呈匙形。雄蕊多数，花药条形，淡黄棕色，花丝宽而短。心皮多数，分离，螺旋状排列于圆锥形的花托上。花梗长 0.5～2cm，密被灰黄色绒毛，偶无毛。质脆，易破碎。气香，味淡。

【功能主治】芳香化湿，理气宽中。用于脾胃湿阻气滞，胸脘痞闷胀满，纳谷不香。

【用法用量】3～9g。

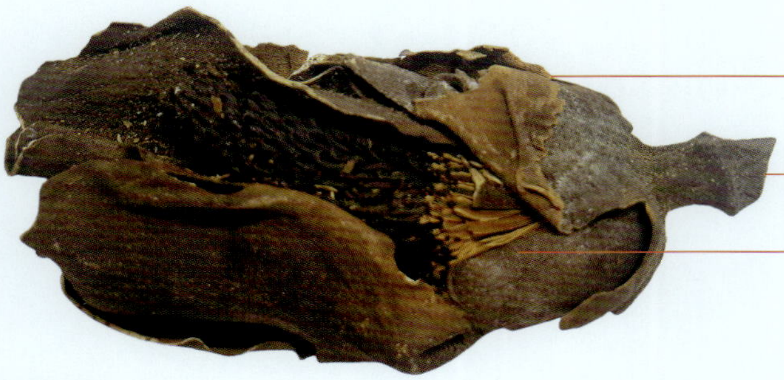

厚朴花

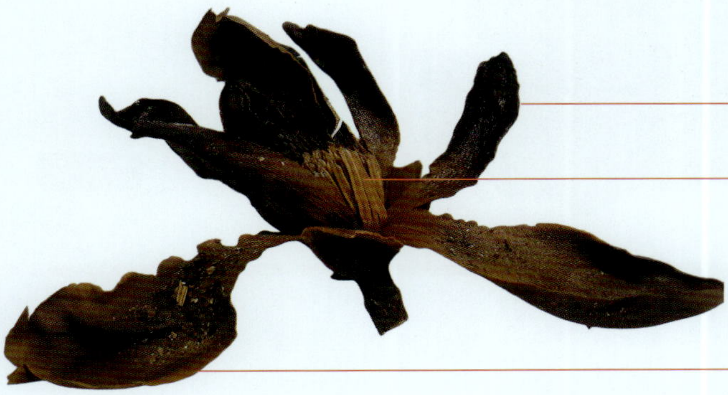

厚朴花（水润展开）

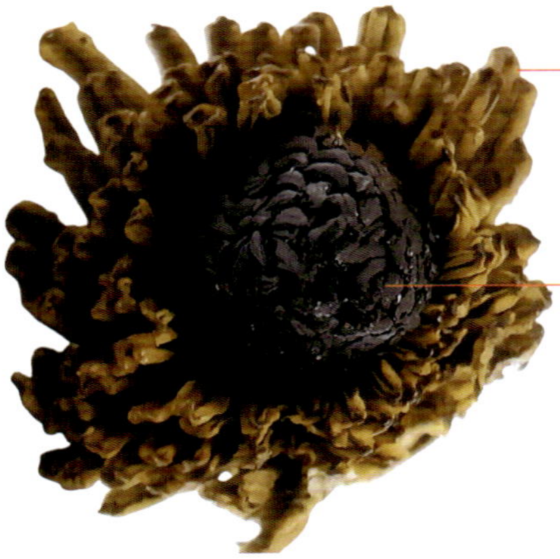

厚朴花（花蕊，水润展开）

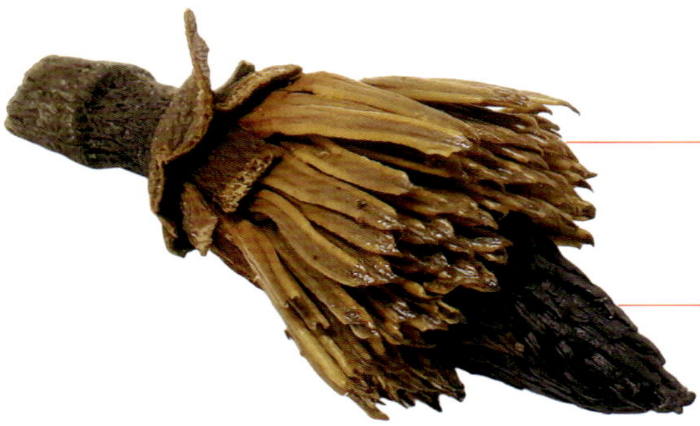

厚朴花（花蕊，水润展开）

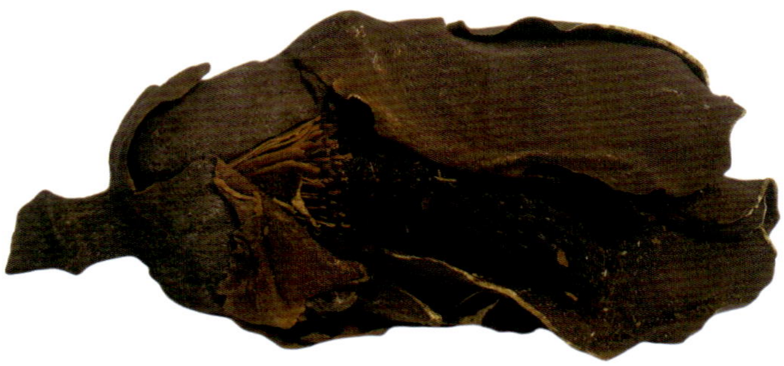

厚朴花

产地：甘肃

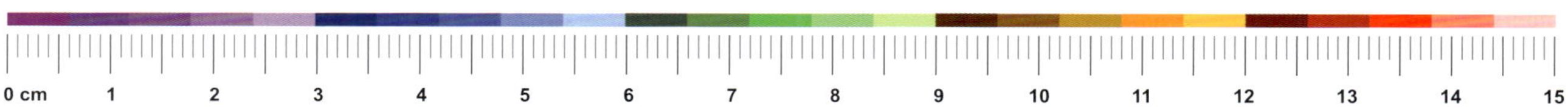

扁豆花

【基　　原】豆科植物扁豆 *Dolichos lablab* L. 的干燥花。

【采收加工】夏、秋二季采摘未完全开放的花，除去杂质，晒干。

【主要产地】全国各地均产。

【炮制方法】取原药材，除去杂质及枝梗，筛去灰屑。

【饮片性状】本品多皱缩，展开后呈不规则扁三角形，长 1～1.5cm。花萼宽钟状，稍二唇形，黄色至黄棕色，外被白色短毛，上唇 2 齿全部合生，较大，其余 3 齿较小，近等大。花冠蝶形，黄白色至黄棕色，龙骨瓣抱合成舟状。雄蕊 10，其中 1 个单生，另 9 个花丝基部合生成管状。雌蕊 1，黄色或微带绿色，上弯，柱头顶生，下方有短须毛。体轻。气微，味微甘。

【功能主治】健脾和胃，清暑化湿。用于痢疾，泄泻，赤白带下。

【用法用量】3～9g。

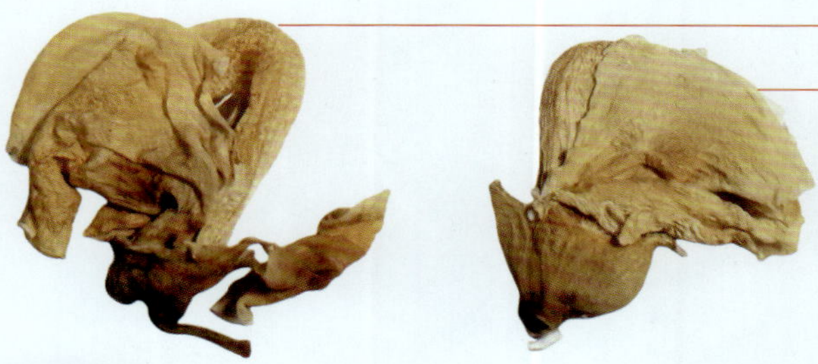

扁豆花

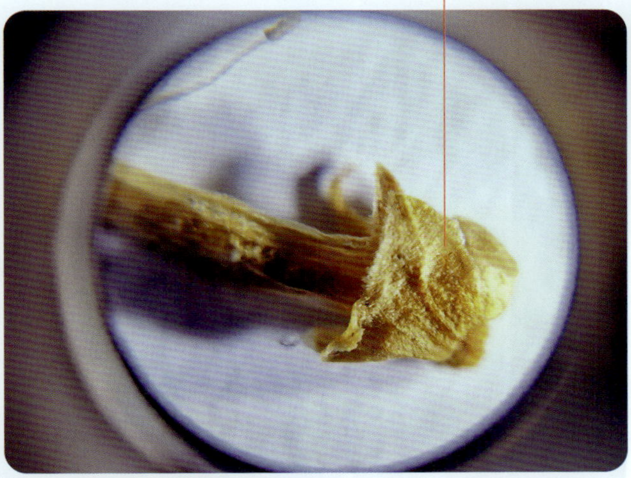

扁豆花（花萼，1：20）

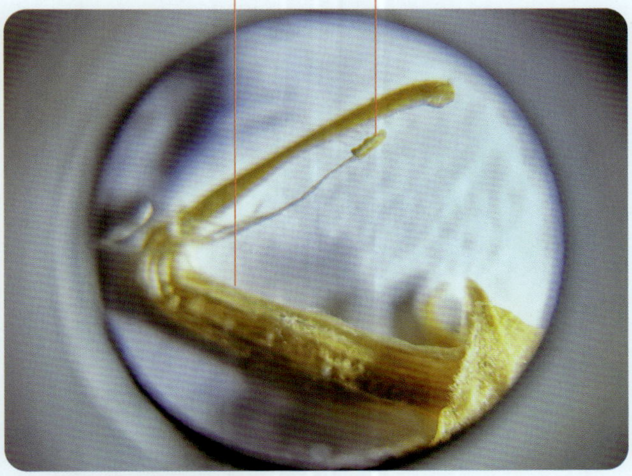

扁豆花（雄蕊，1：20）

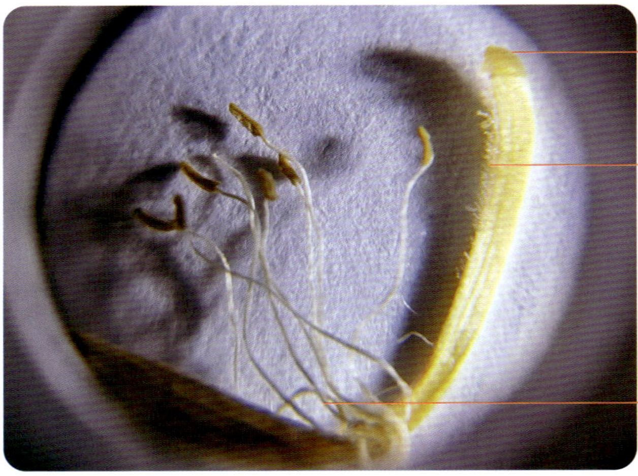

雌蕊 1，黄色或微带绿色，上弯，柱头顶生

下方有短须毛

雄蕊 10，其中 1 个单生，另 9 个花丝基部合生成管状

扁豆花（雌蕊，1：20）

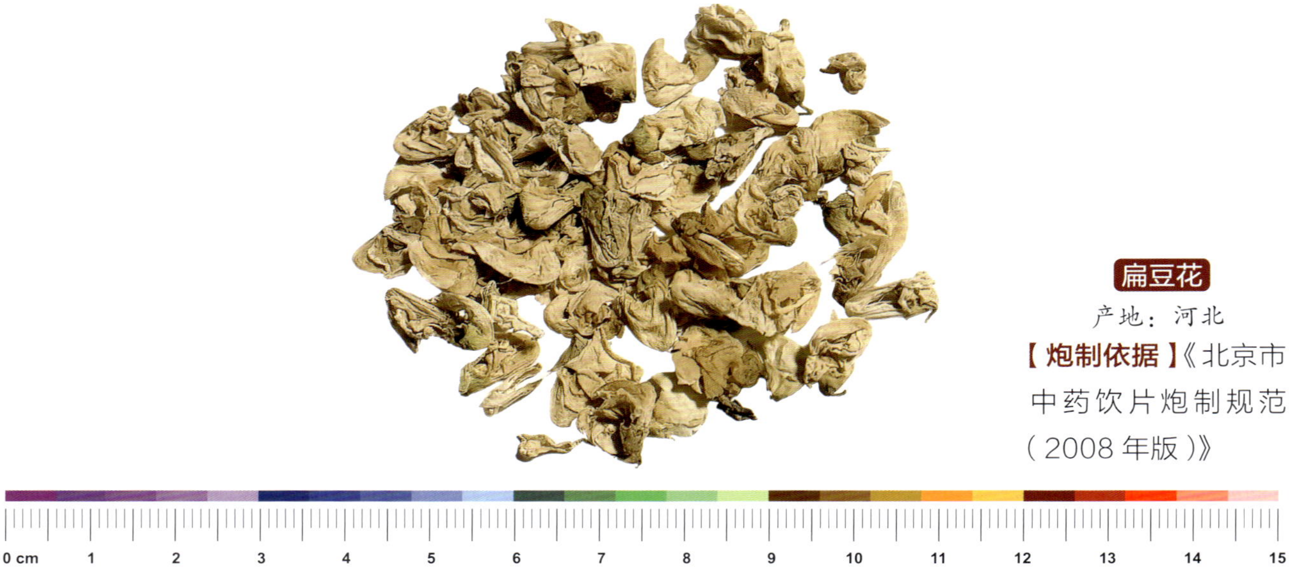

扁豆花

产地：河北

【炮制依据】《北京市中药饮片炮制规范（2008 年版）》

桂花

【基　　原】木犀科植物木犀 *Osmanthus fragrans* (Thunb.) Lour. 的干燥花。

【采收加工】9～10 月花盛开时采收，阴干。

【主要产地】主产于四川、云南、湖南、湖北、浙江、上海、江苏、广东、广西等地。

【炮制方法】取原药材，除去杂质。

【饮片性状】本品为不规则形的花。花小，具细柄。花冠淡黄色至黄棕色，4 裂，裂片矩圆形，多皱缩，长 0.3～0.4cm。花萼细小，浅 4 裂。气芳香，味淡。

【功能主治】温肺化饮，散寒止痛。用于痰饮咳喘，脘腹冷痛，肠风痢疾，闭经，痛经，寒疝腹痛，牙痛，口臭。

【用法用量】3～9g；煎服或沸水泡服。外用适量，煎汤含漱，蒸热外敷。

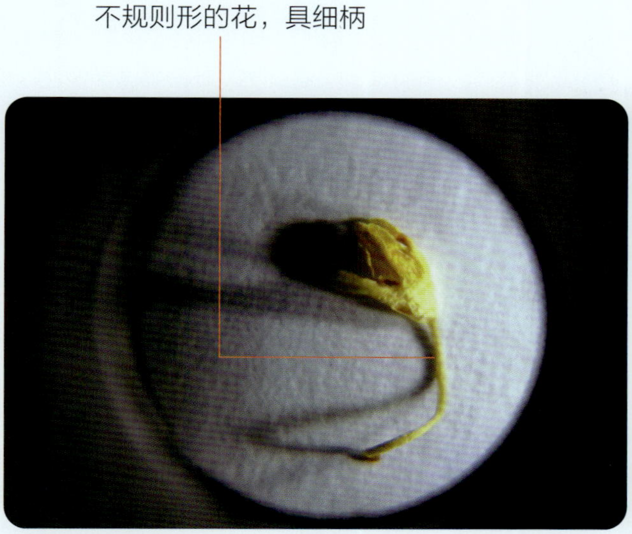

桂花（1∶20）

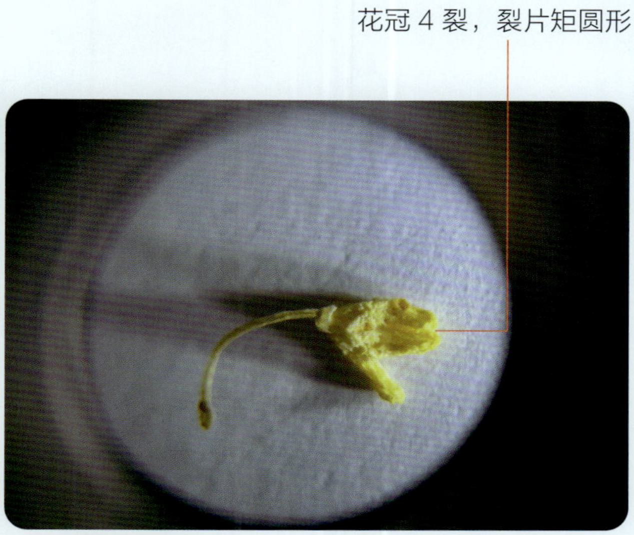

桂花（1∶20）

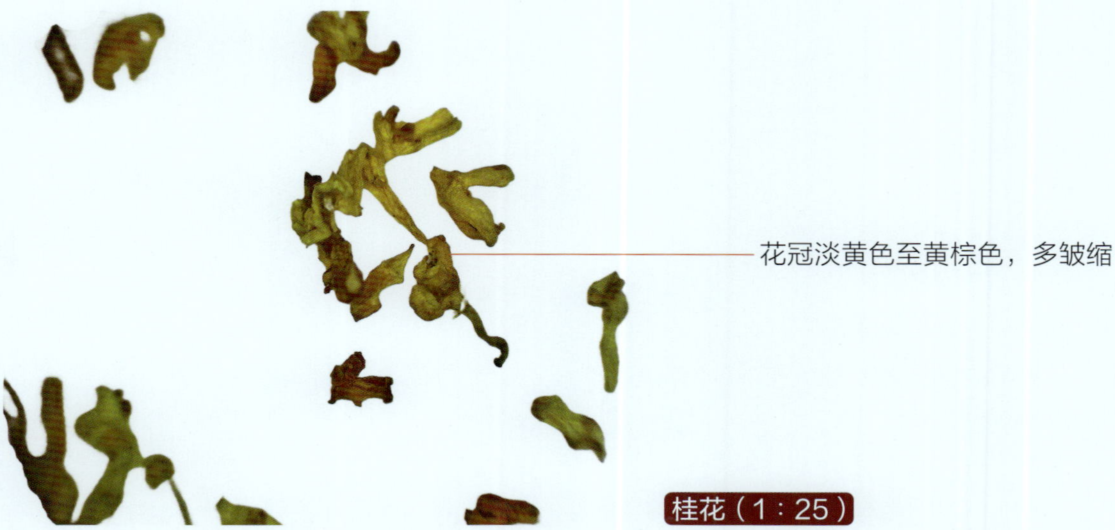

桂花（1∶25）

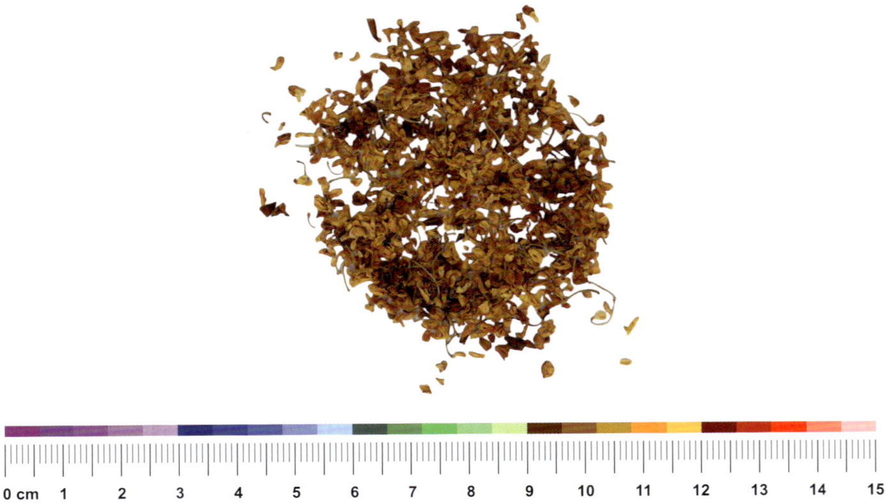

桂花

产地：云南

【炮制依据】《山东省中药材标准（2012年版）》

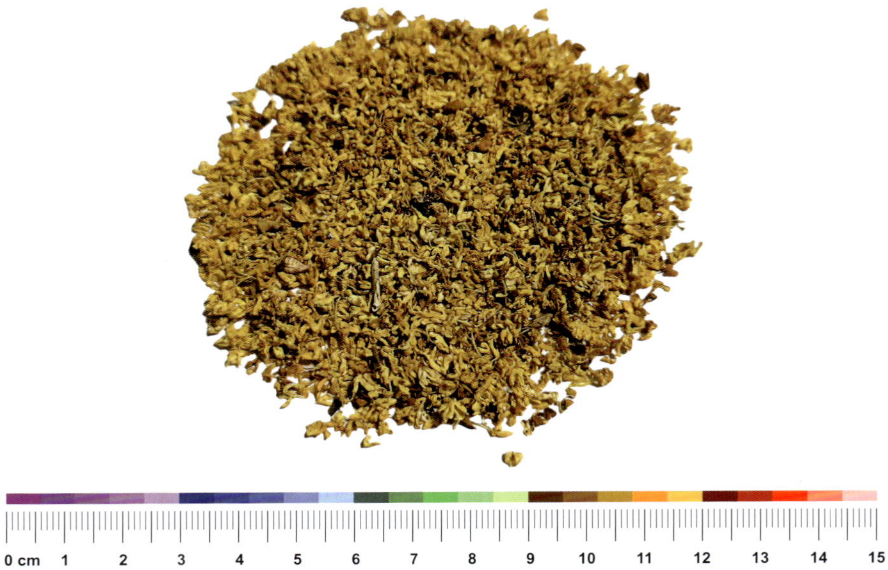

桂花

产地：浙江

【炮制依据】《山东省中药材标准（2012年版）》

莲须

【基　　原】睡莲科植物莲 *Nelumbo nucifera* Gaertn. 的干燥雄蕊。

【采收加工】夏季花开时选晴天采收，盖纸晒干或阴干。

【主要产地】主产于湖南、湖北、河北、河南、江西、浙江、福建、云南等地。

【炮制方法】取原药材，除去杂质。

【饮片性状】本品呈线形。花药扭转，纵裂，长1.2～1.5cm，直径约0.1cm，淡黄色或棕黄色。花丝纤细，稍弯曲，长1.5～1.8cm，淡紫色。气微香，味涩。

【功能主治】固肾涩精。用于遗精滑精，带下，尿频。

【用法用量】3～5g。

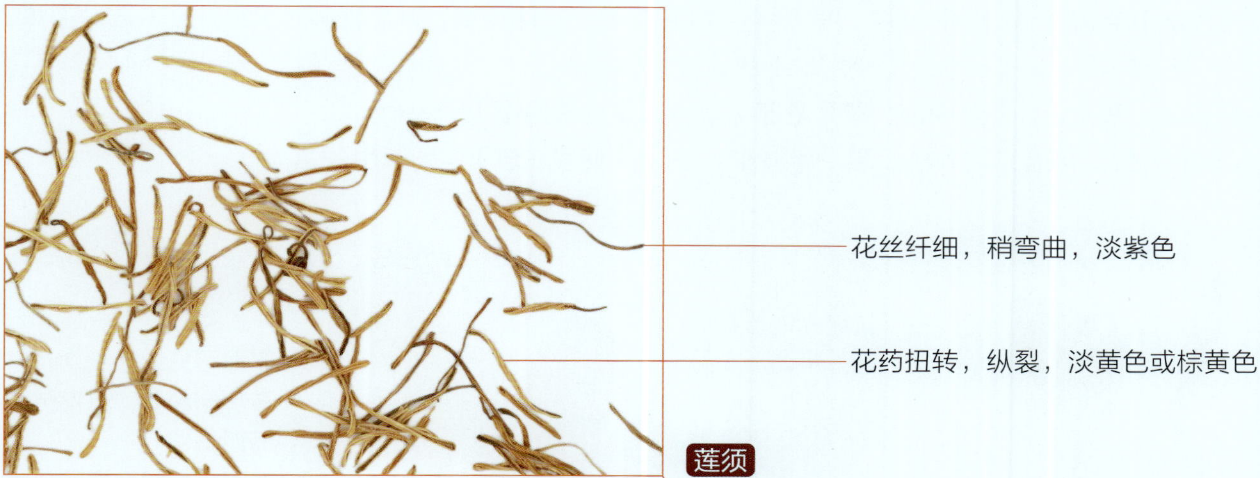

莲须

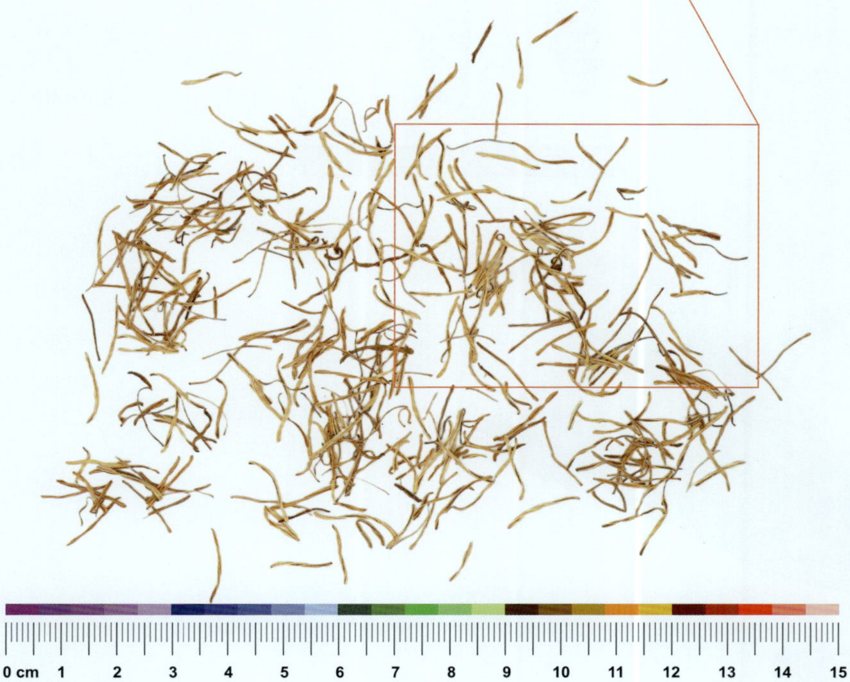

莲须

产地：湖北

凌霄花

【基　　原】紫葳科植物凌霄 *Campsis grandiflora*（Thunb.）K.Schum. 或美洲凌霄 *Campsis radicans*（L.）Seem. 的干燥花。

【采收加工】夏、秋二季花盛开时采摘，干燥。

【主要产地】凌霄主产于山东、江苏、安徽、江西、浙江、福建、河北、四川、贵州等地；美洲凌霄主产于江苏、上海、湖南、湖北等地。

【炮制方法】取原药材，除去杂质。

【饮片性状】**凌霄**｜多皱缩卷曲，黄褐色或棕褐色，完整花朵长 4～5cm。萼筒钟状，长 2～2.5cm，裂片 5，裂至中部，萼筒基部至萼齿尖有 5 条纵棱。花冠先端 5 裂，裂片半圆形，下部联合呈漏斗状，表面可见细脉纹，内表面较明显。雄蕊 4，着生在花冠上，2 长 2 短，花药个字形，花柱 1，柱头扁平。气清香，味微苦、酸。

美洲凌霄｜完整花朵长 6～7cm。萼筒裂片短，硬革质，先端 5 齿裂三角状，长约为萼筒的 1/3，萼筒外无明显的纵棱；花冠内表面具明显的深棕色脉纹。

【功能主治】活血通经，凉血祛风。用于月经不调，经闭癥瘕，产后乳肿，风疹发红，皮肤瘙痒，痤疮。

【用法用量】5～9g。

【使用注意】孕妇慎用。

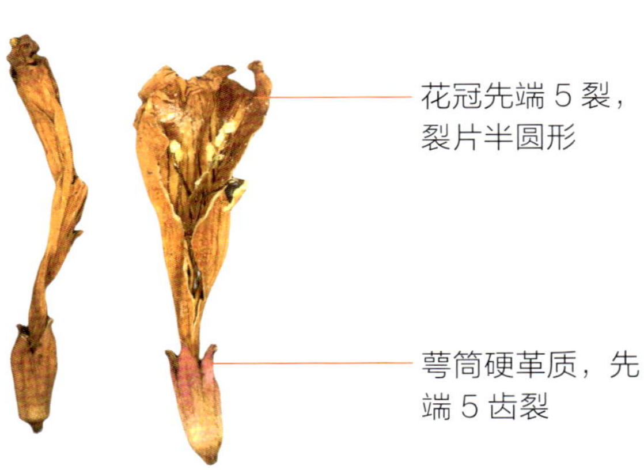

凌霄花（美洲凌霄，花冠）

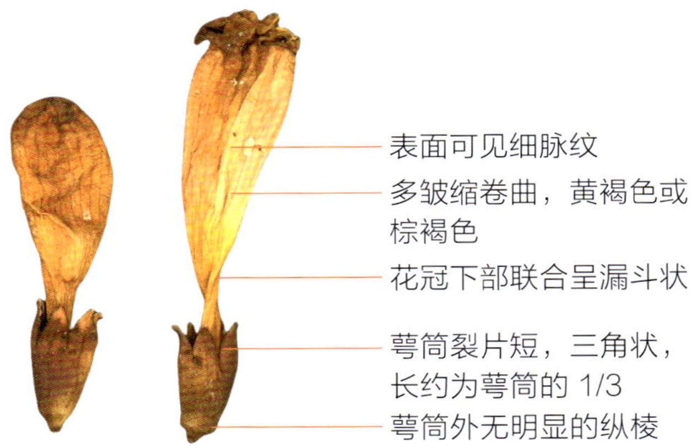

凌霄花（美洲凌霄，萼筒）

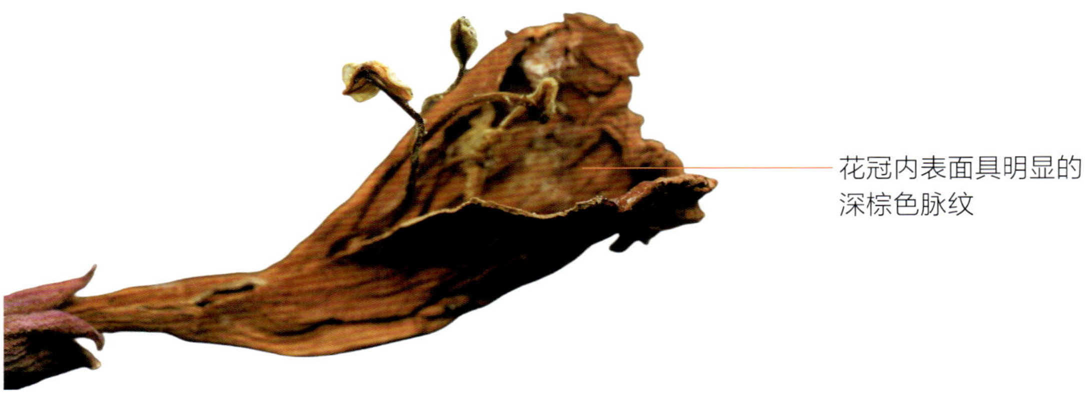

凌霄花（美洲凌霄，花冠内表面）

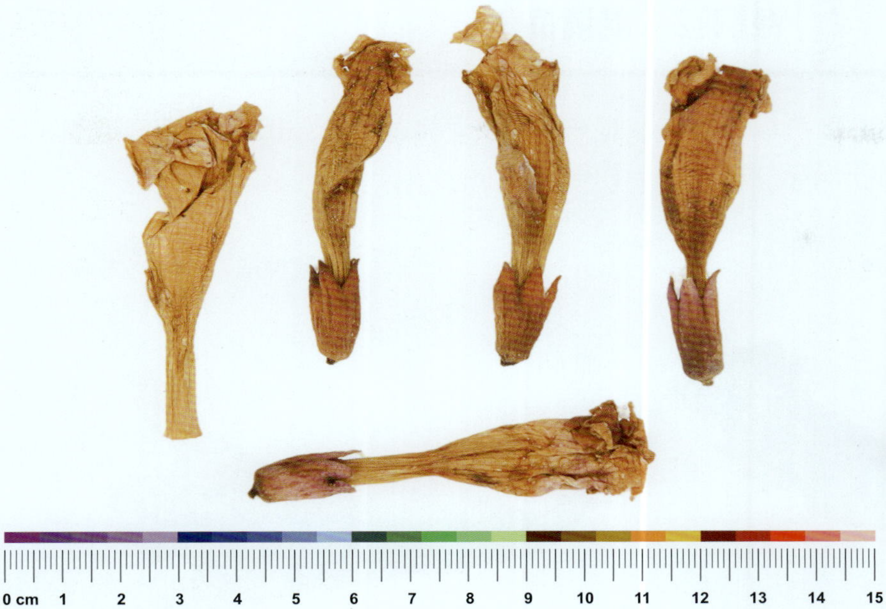

凌霄花（美洲凌霄）

产地：湖南

凌霄花（虫蛀）

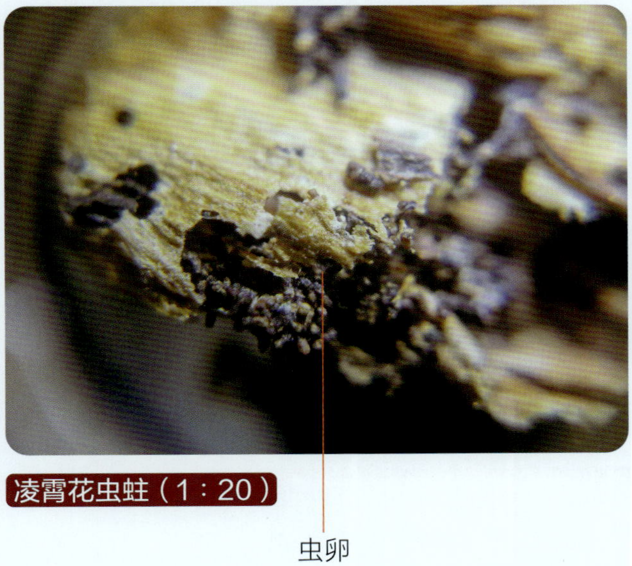

凌霄花虫蛀（1：20）

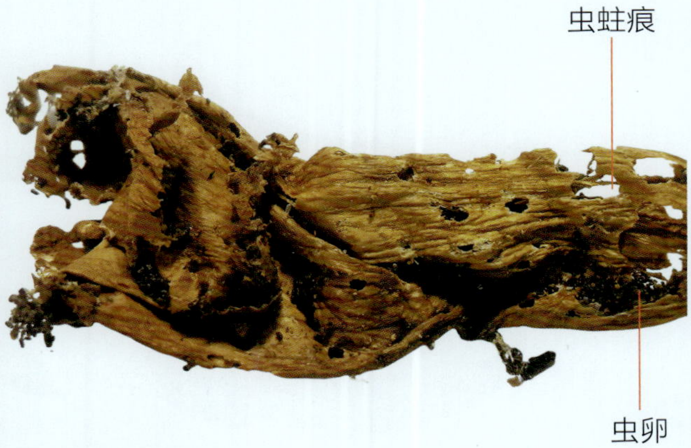

凌霄花虫蛀

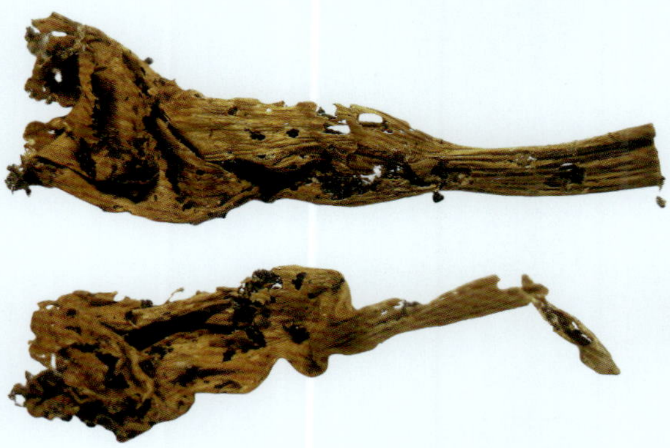

凌霄花（虫蛀）

产地：山东

泡桐花（混淆品）

【基　　原】 玄参科植物毛泡桐 *Paulownia tomentosa*（Thunb）Steud 的干燥花，分布于辽东半岛及河北、河南、山东、江苏、安徽、江西等省。

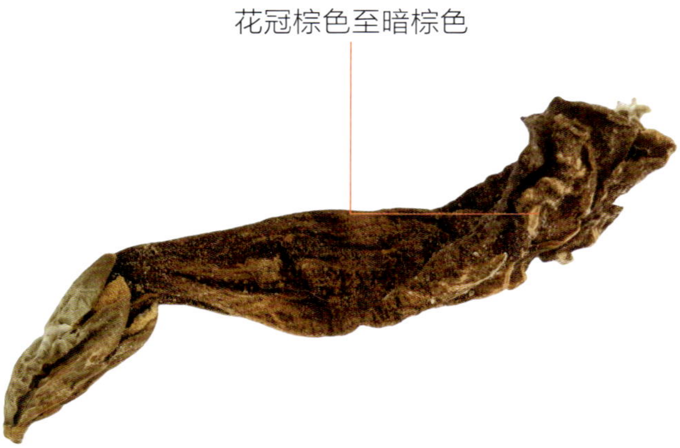

泡桐花

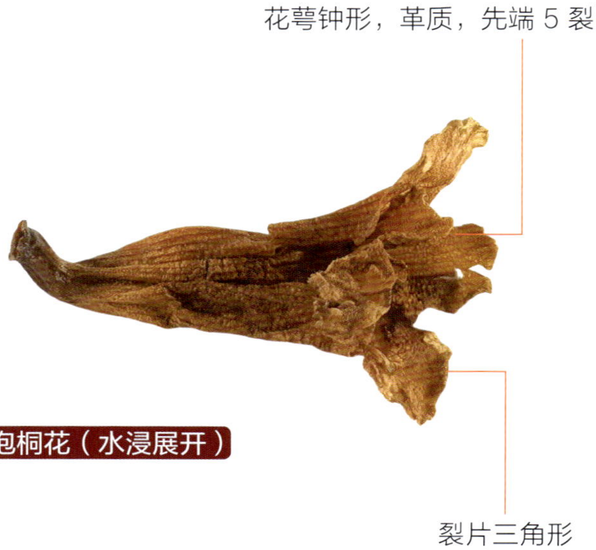

泡桐花（水浸展开）

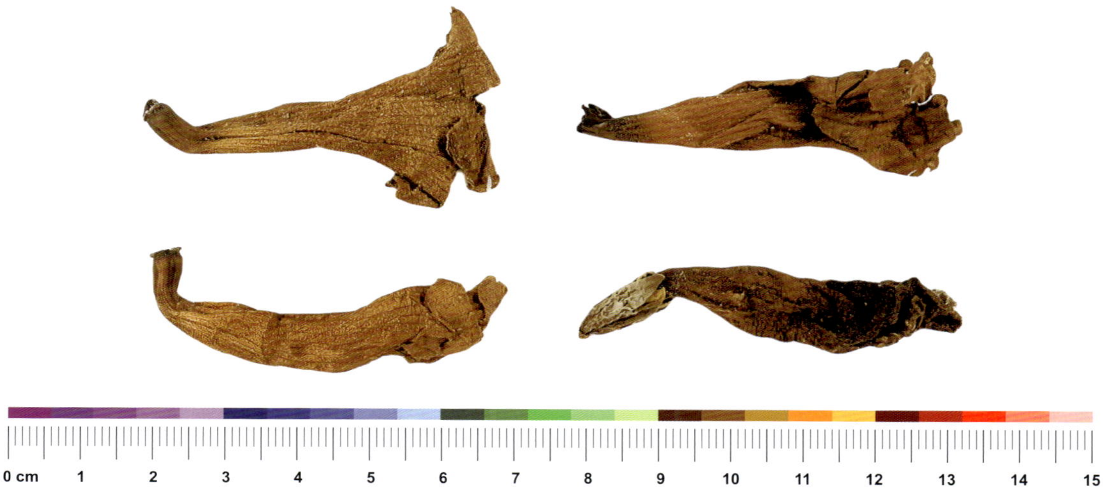

泡桐花

产地：河南

菊花

【基　　原】菊科植物菊 *Chrysanthemum morifolium* Ramat. 的干燥头状花序。

【采收加工】9～11 月花盛开时分批采收，阴干或焙干，或熏、蒸后晒干。药材按产地和加工方法不同，分为“亳菊”“滁菊”“贡菊”“杭菊”“怀菊”。

【主要产地】全国大部分地区均有种植，其中“亳菊”“滁菊”“贡菊”主产于安徽；“杭菊”主产于浙江；“怀菊”主产于河南等地。

【炮制方法】取原药材，除去杂质。

【饮片性状】**亳菊**丨呈倒圆锥形或圆筒形，有时稍压扁呈扇形，直径 1.5～3cm，离散。总苞碟状；总苞片 3～4 层，卵形或椭圆形，草质，黄绿色或褐绿色，外面被柔毛，边缘膜质。花托半球形，无托片或托毛。舌状花数层，雌性，位于外围，类白色，劲直，上举，纵向折缩，散生金黄色腺点；管状花多数，两性，位于中央，为舌状花所隐藏，黄色，顶端 5 齿裂。瘦果不发育，无冠毛。体轻，质柔润，干时松脆。气清香，味甘、微苦。

贡菊丨呈扁球形或不规则球形，直径 1.5～2.5cm。舌状花白色或类白色，斜升，上部反折，边缘稍内卷而皱缩，通常无腺点；管状花少，外露。

杭菊丨呈碟形或扁球形，直径 2.5～4cm，常数个相连成片。舌状花类白色或黄色，平展或微折叠，彼此粘连，通常无腺点；管状花多数，外露。

怀菊丨呈不规则球形或扁球形，直径 1.5～2.5cm。多数为舌状花，舌状花类白色或黄色，不规则扭曲，内卷，边缘皱缩，有时可见腺点；管状花大多隐藏。

滁菊丨呈不规则球形或扁球形，直径 1.5～2.5cm。舌状花类白色，不规则扭曲，内卷，边缘皱缩，有时可见淡褐色腺点；管状花大多隐藏。

【功能主治】散风清热，平肝明目，清热解毒。用于风热感冒，头痛眩晕，目赤肿痛，眼目昏花，疮痈肿毒。

【用法用量】5～10g。

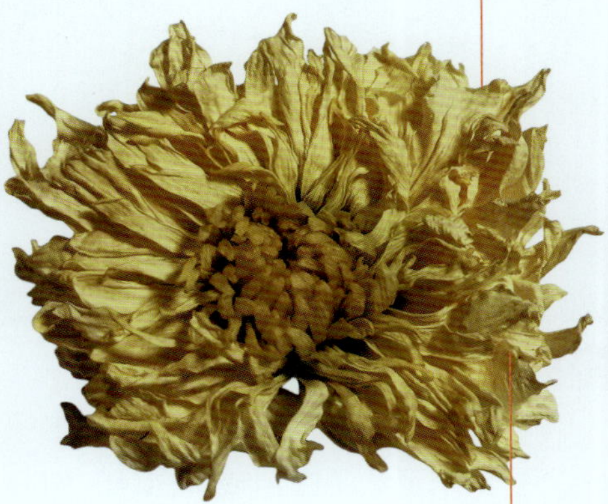

菊花（亳菊）

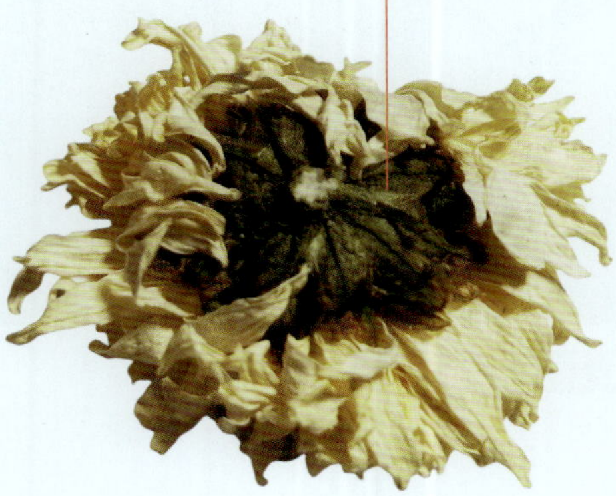

菊花（亳菊，花萼）

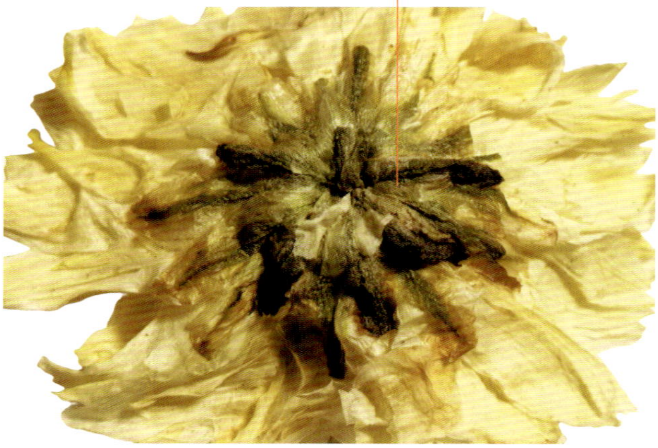

菊花（亳菊，花萼）

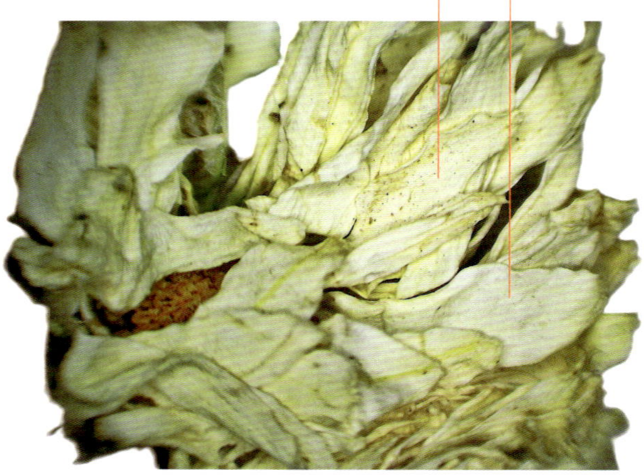
舌状花数层，雌性，位于外围，类白色
舌状花散生金黄色腺点
菊花（亳菊，花萼，1：25）

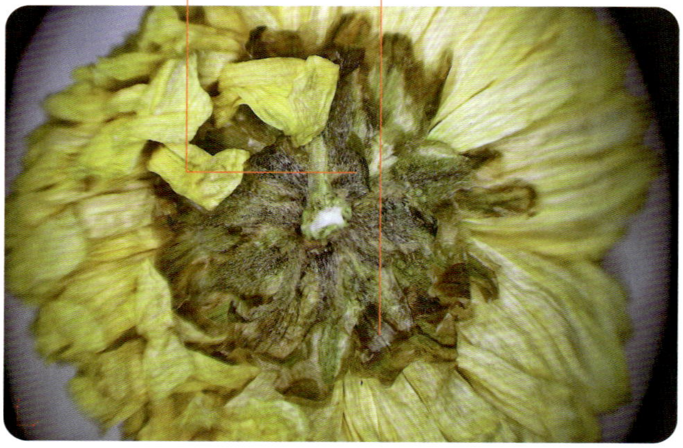
边缘膜质
苞片黄绿色或褐绿色，外面被柔毛
菊花（亳菊，花萼，1：25）

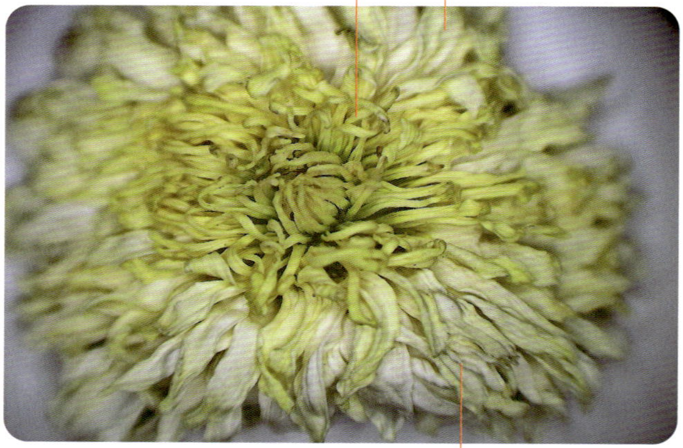
管状花少，外露
舌状花通常无腺点
舌状花白色或类白色，斜升，上部反折，边缘稍内卷而皱缩
菊花（贡菊）

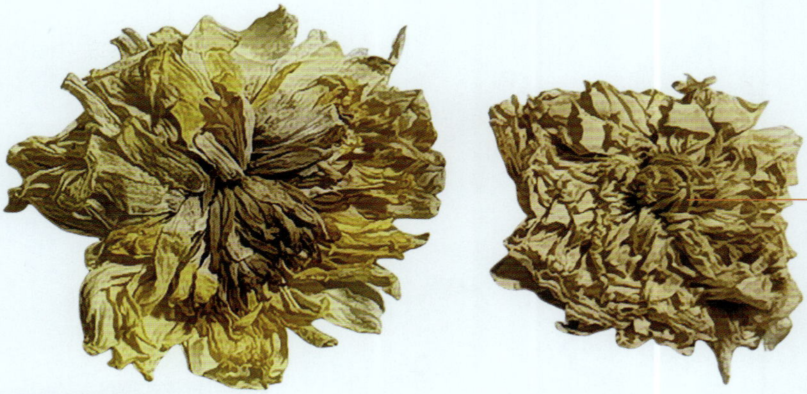

菊花（亳菊）

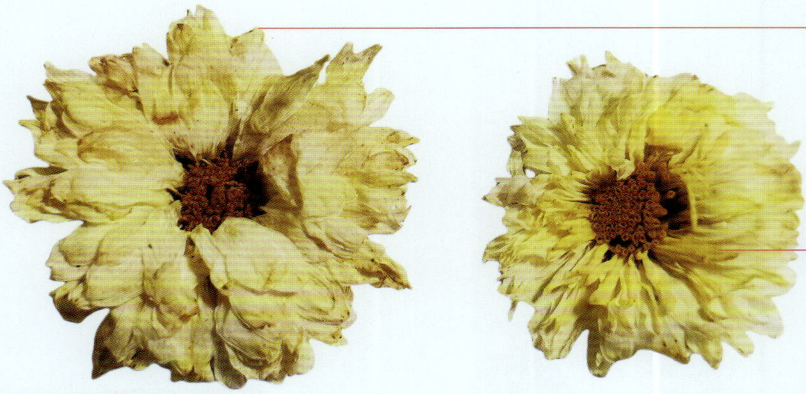
舌状花类白色或黄色，平展或微折叠，彼此粘连，通常无腺点
管状花多数，外露

菊花（杭菊）

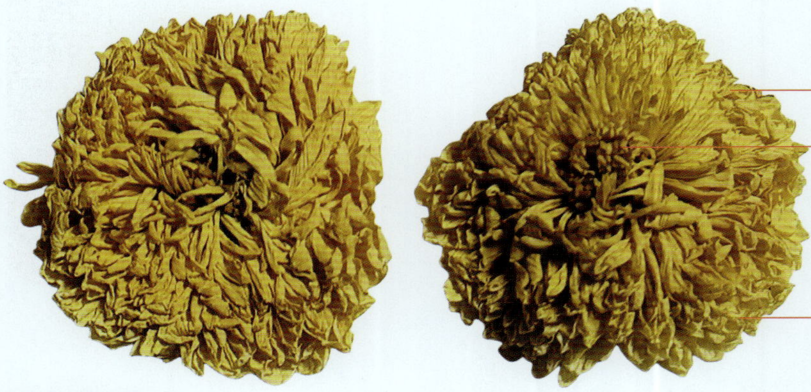
舌状花多数，类白色或黄色
管状花大多隐藏
舌状花不规则扭曲，内卷，边缘皱缩

菊花（怀菊）

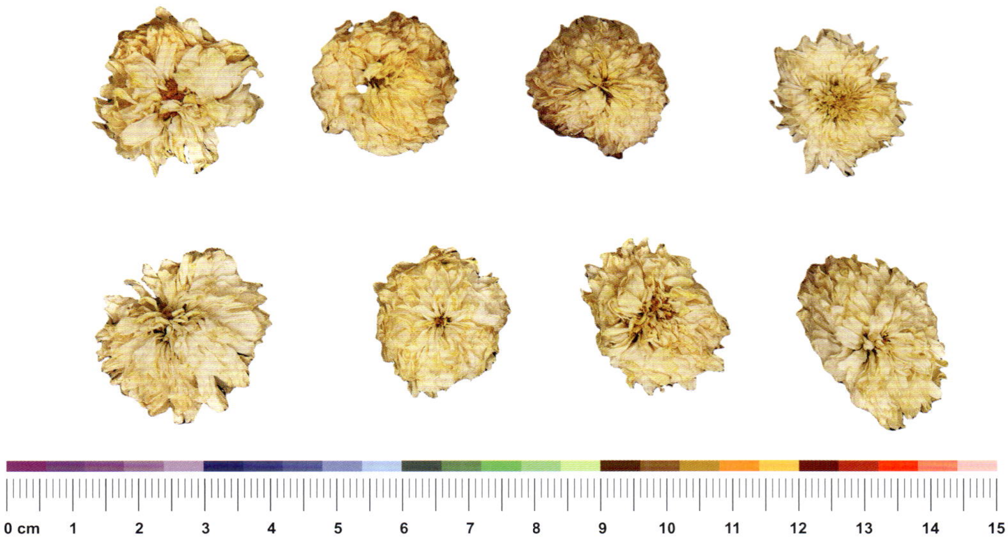

菊花（贡菊）
产地：安徽

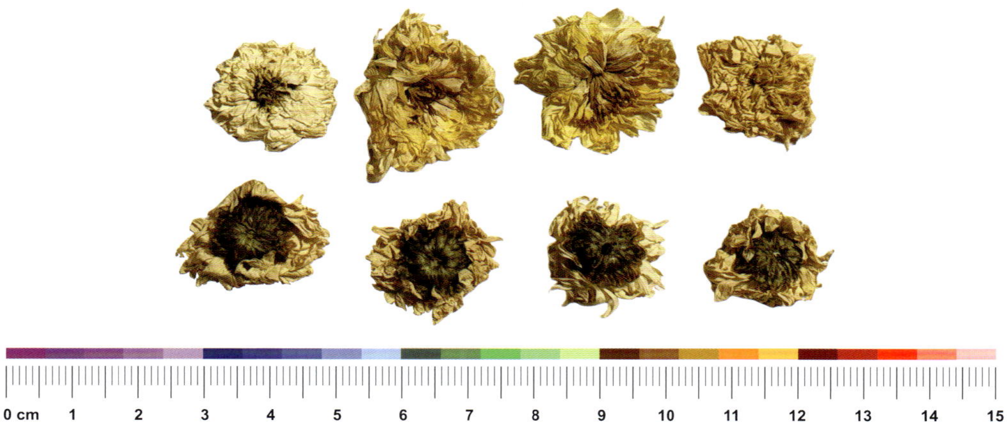

菊花（亳菊）
产地：安徽

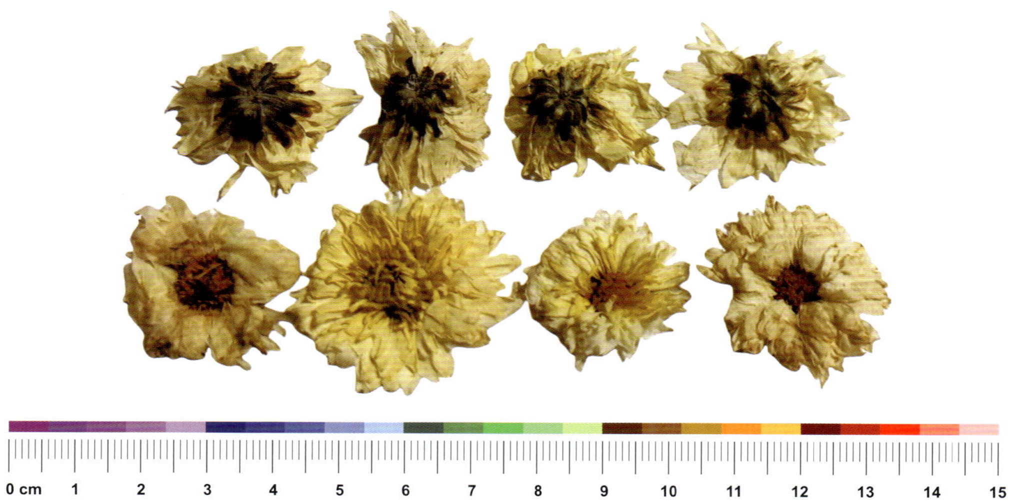

菊花（杭菊）
产地：江苏

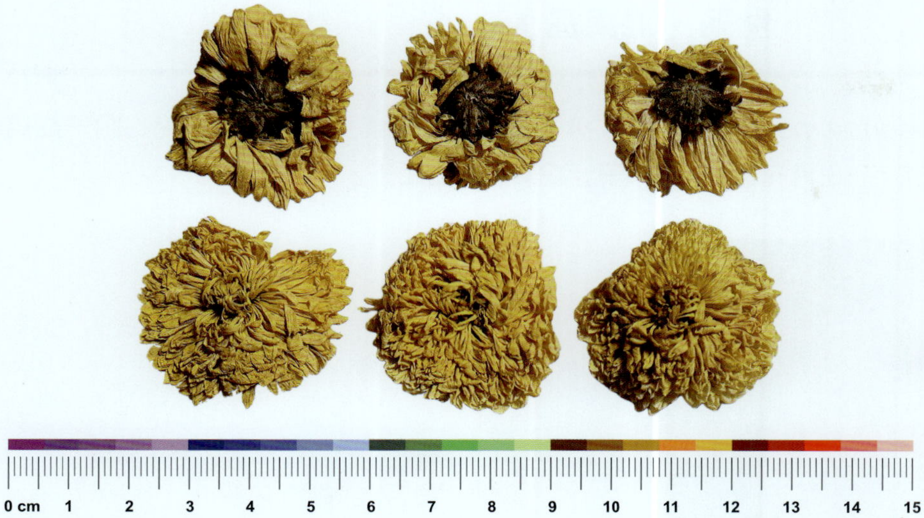

菊花（怀菊）

产地：河南

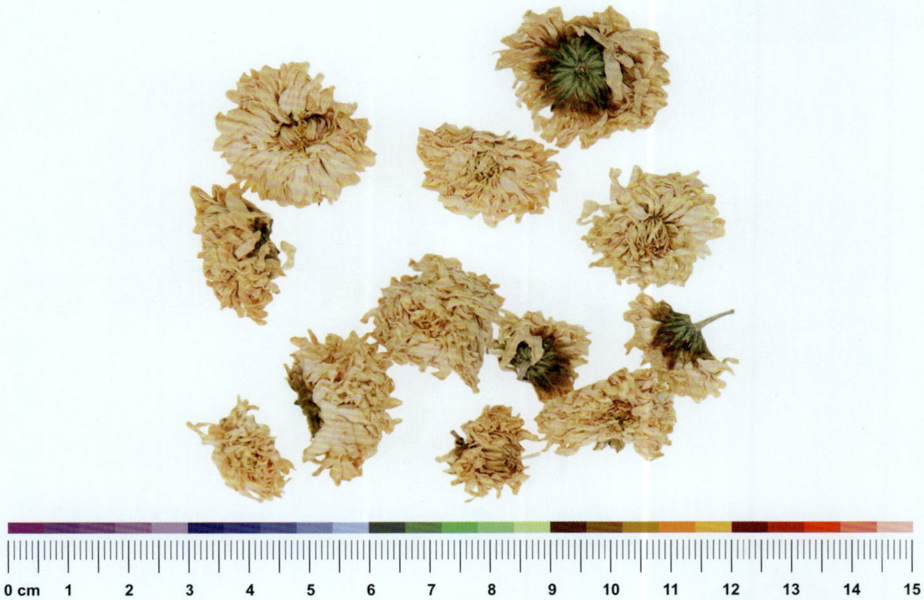

菊花

产地：河北

胎菊（混淆品）

【基　　原】菊科植物菊 *Chrysanthemum morifolium* Ramat. 的干燥花蕾。8～10 月花开放前或初开时采收花蕾或初开的头状花序，阴干或焙干，或熏、蒸后晒干。

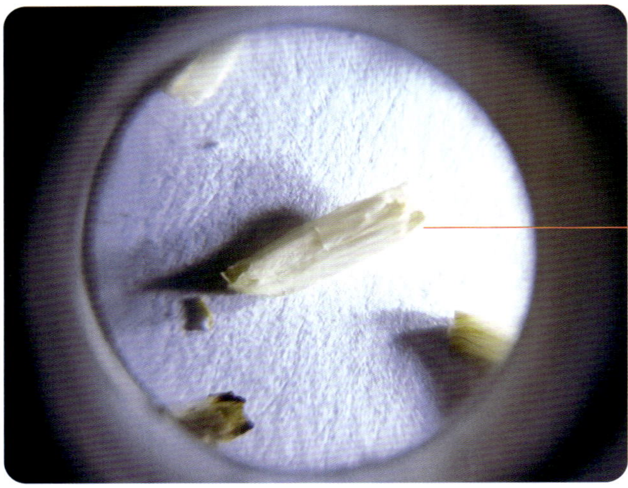

胎菊管状花

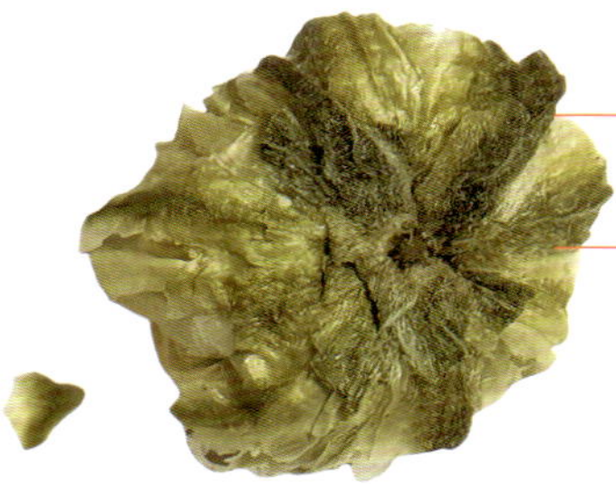
总苞片外面被柔毛，边缘膜质
总苞碟状，总苞片卵形或椭圆形，草质，黄绿色或褐绿色

胎菊

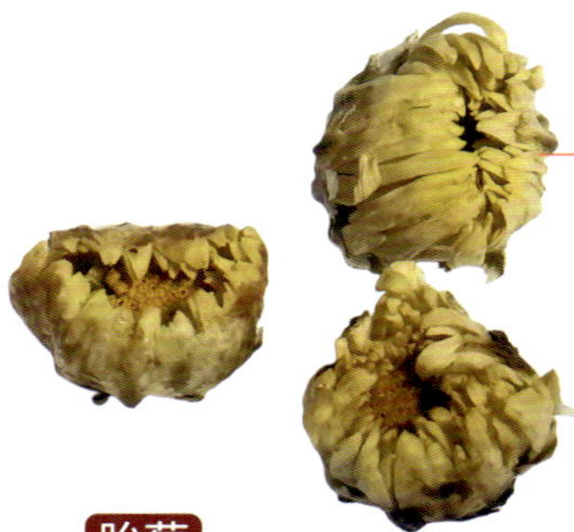

胎菊

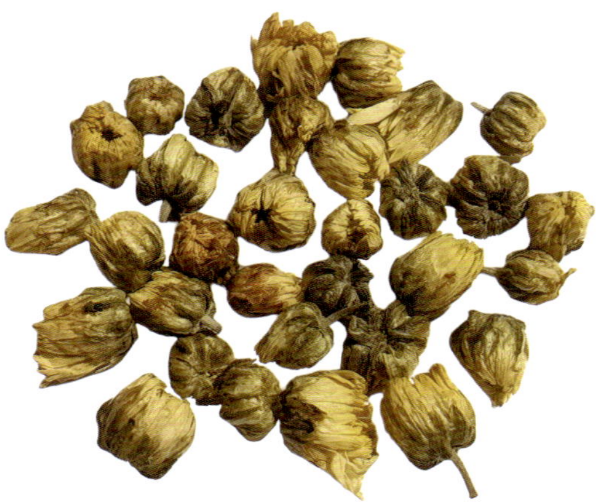

胎菊

产地：江苏

【炮制依据】《湖北省中药材质量标准（2018 年版）》

梅花

【基　　原】蔷薇科植物梅 *Prunus mume*（Sieb.）Sieb.et Zucc. 的干燥花蕾。

【采收加工】初春花未开放时采摘，及时低温干燥。

【主要产地】主产于四川、贵州、云南、江苏、安徽、浙江、湖北、广西、江西、广东等地。

【炮制方法】取原药材，除去杂质。

【饮片性状】本品呈类球形，直径 0.3～0.6cm，有短梗。苞片数层，鳞片状，棕褐色。花萼 5，灰绿色或棕红色。花瓣 5 或多数，黄白色或淡粉红色。雄蕊多数；雌蕊 1，子房密被细柔毛。质轻。气清香，味微苦、涩。

【功能主治】疏肝和中，化痰散结。用于肝胃气痛，郁闷心烦，梅核气，瘰疬，疮毒。

【用法用量】3～5g。

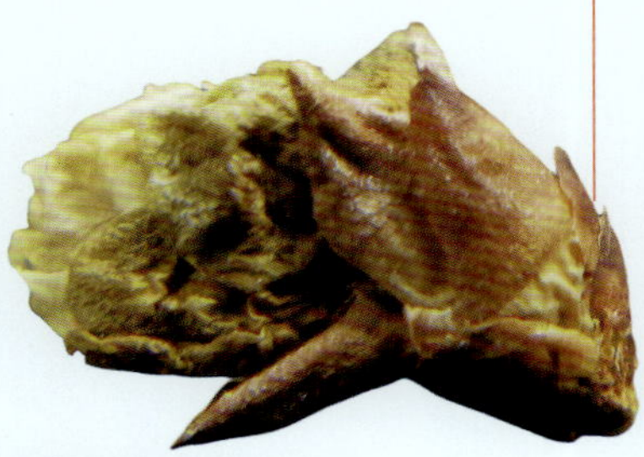

梅花（苞片）

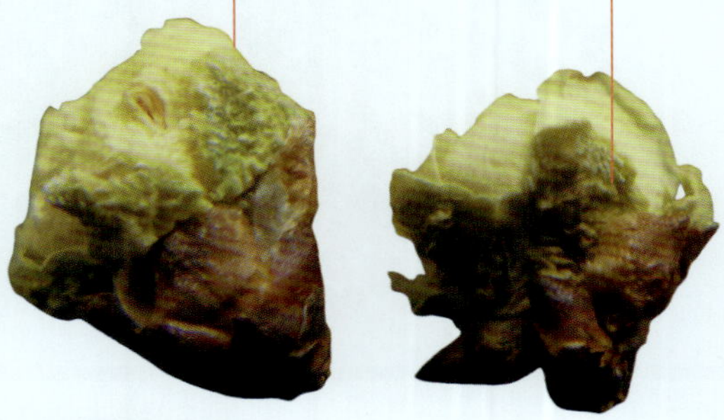

梅花（花萼）

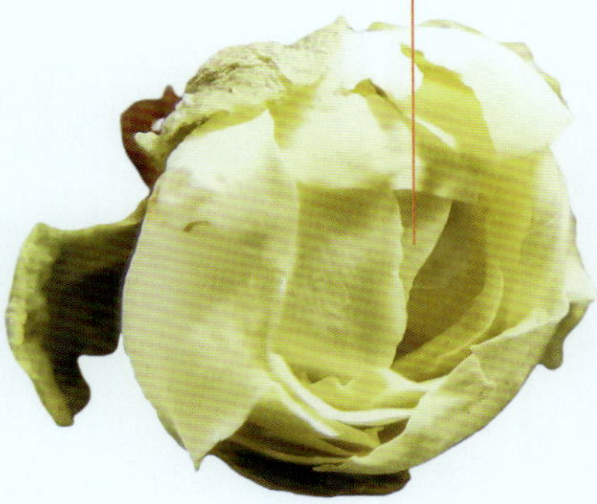

梅花（花瓣）

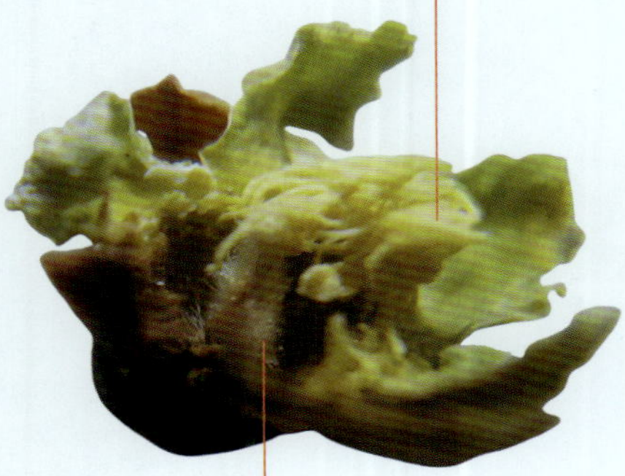

梅花（子房，1：20）

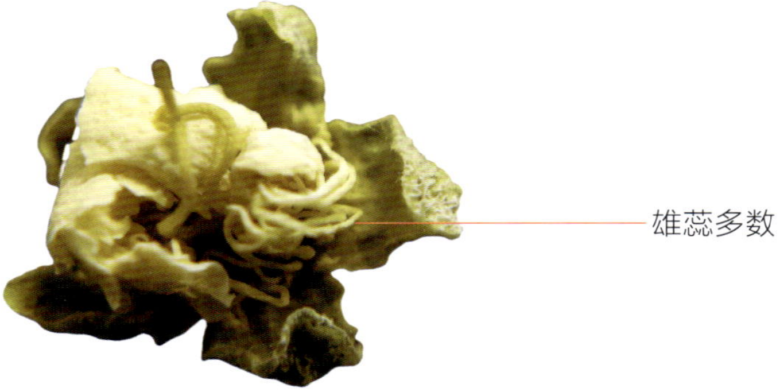

梅花（雄蕊，1：20）

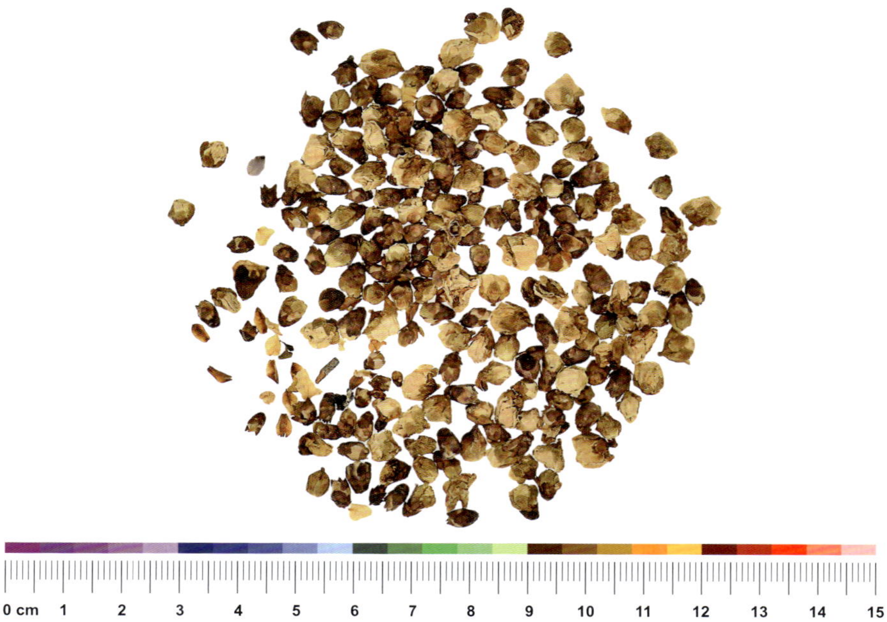

梅花

产地：江苏

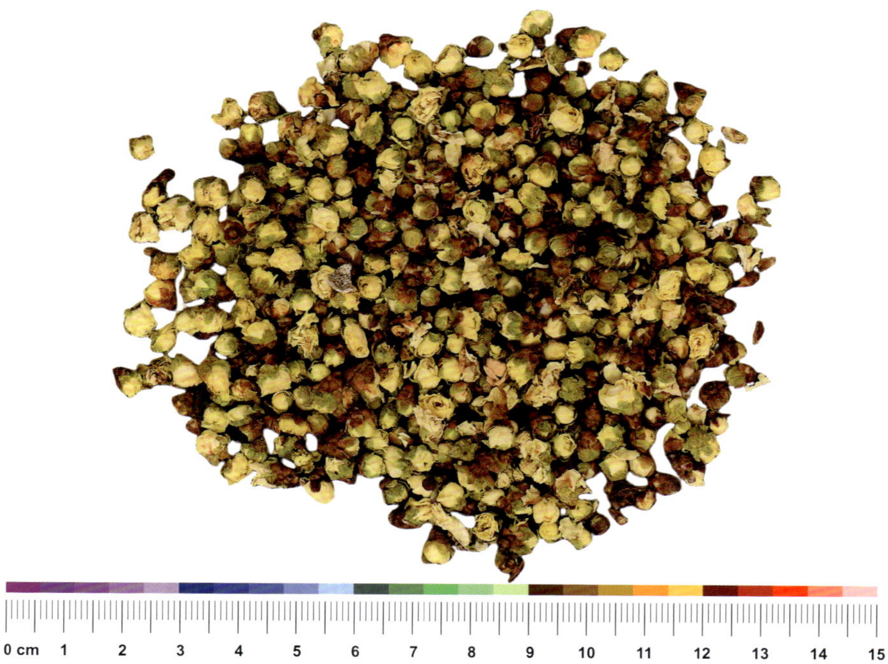

梅花

产地：浙江

野菊花

【基　　原】菊科植物野菊 *Chrysanthemum indicum* L. 的干燥头状花序。

【采收加工】秋、冬二季花初开放时采摘，晒干，或蒸后晒干。

【主要产地】主产于湖南、河北、四川、湖北等地。

【炮制方法】取原药材，除去杂质。

【饮片性状】本品呈类球形，直径 0.3～1cm。总苞由 4～5 层苞片组成，外层苞片卵形或条形，外表面中部灰绿色或浅棕色，通常被白毛，边缘膜质；内层苞片长椭圆形，膜质，外表面无毛。总苞基部有的残留总花梗。舌状花 1 轮，黄色至棕黄色，皱缩卷曲；管状花多数，深黄色。体轻。气芳香，味苦。

【功能主治】清热解毒，泻火平肝。用于疔疮痈肿，目赤肿痛，头痛眩晕。

【用法用量】9～15g。外用适量，煎汤外洗或制膏外涂。

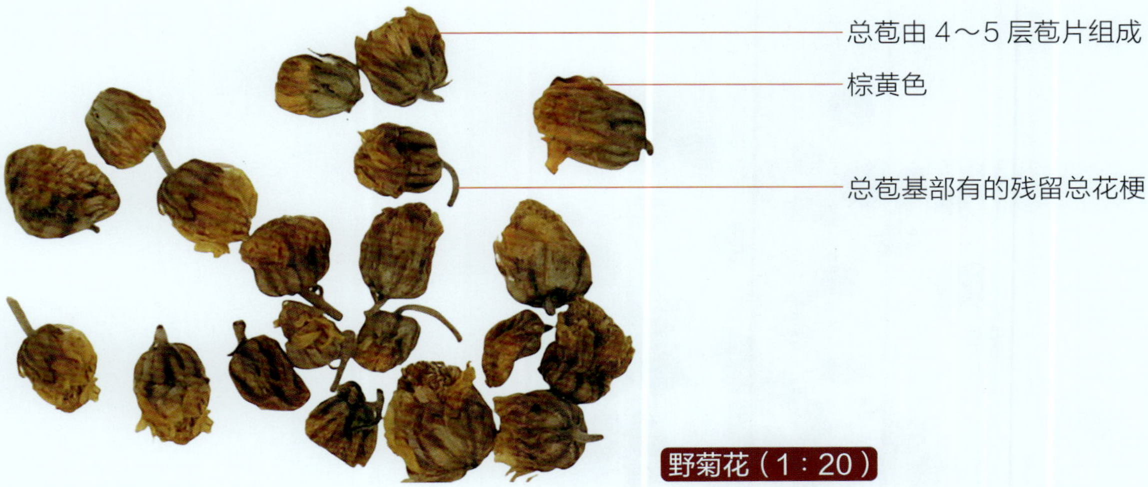

野菊花（1：20）

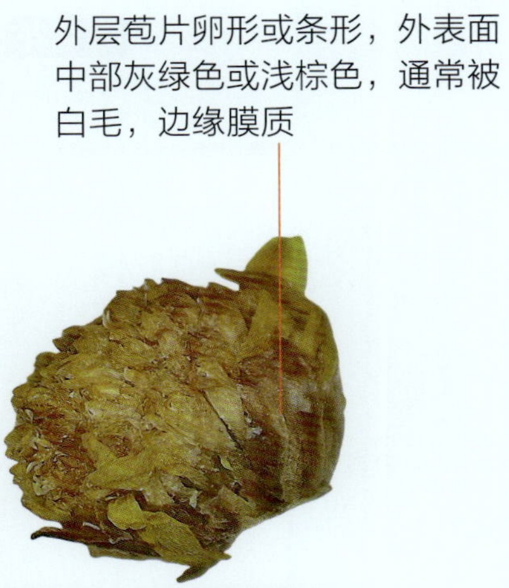

野菊花（苞片，1：20）

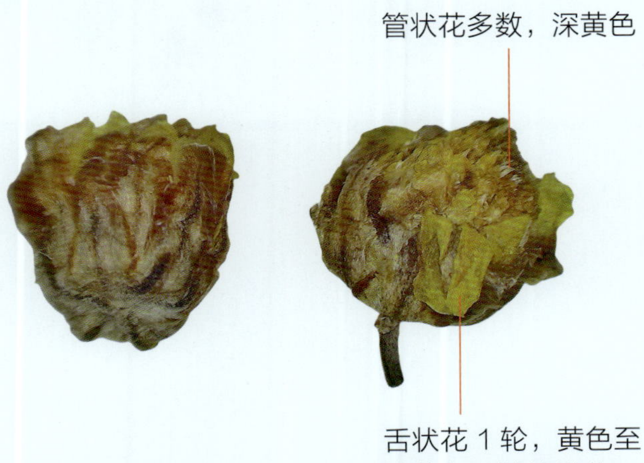

野菊花（花，1：20）

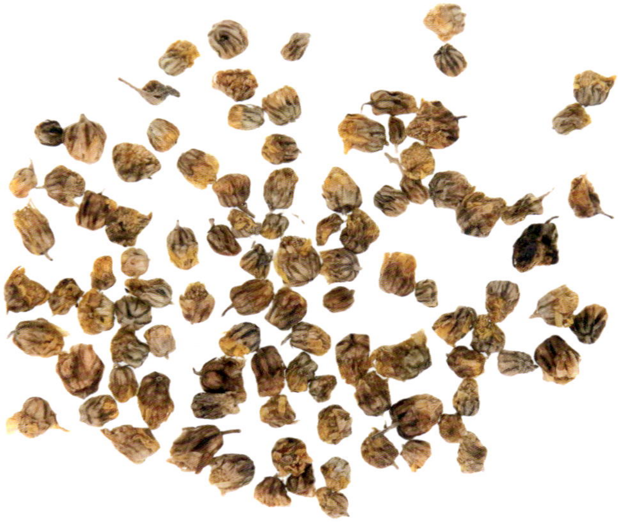

野菊花

产地：河北

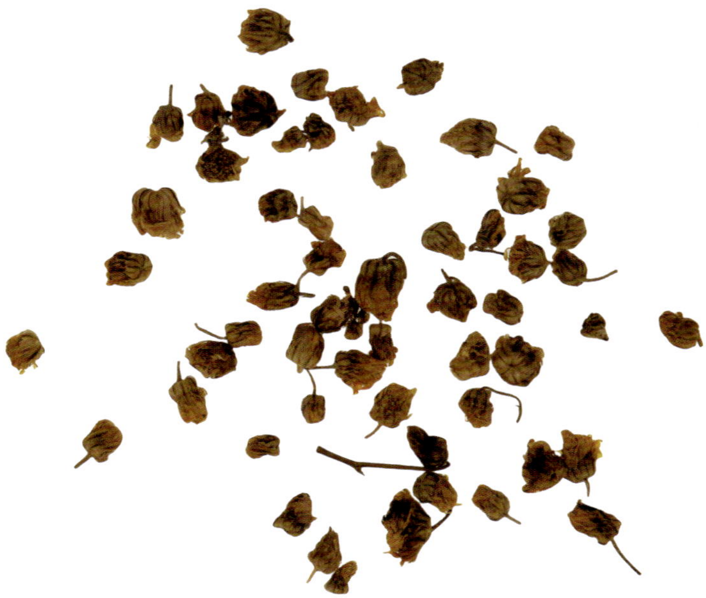

野菊花

产地：湖南

旋覆花

【基　　原】菊科植物旋覆花 *Inula japonica* Thunb. 或欧亚旋覆花 *Inula britannica* L. 的干燥头状花序。

【采收加工】夏、秋二季花开放时采收，除去杂质，阴干或晒干。

【主要产地】全国各地均产。

【炮制方法】取原药材，除去杂质。

【饮片性状】本品呈扁球形或类球形，直径 1～2cm。总苞由多数苞片组成，呈覆瓦状排列，苞片披针形或条形，灰黄色，长 0.4～1.1cm；总苞基部有时残留花梗，苞片及花梗表面被白色茸毛；舌状花 1 列，黄色，长约 1cm，多卷曲，常脱落，先端 3 齿裂；管状花多数，棕黄色，长约 0.5cm，先端 5 齿裂；子房顶端有多数白色冠毛，长 0.5～0.6cm；有的可见椭圆形小瘦果。体轻，易散碎。气微，味微苦。

【功能主治】降气，消痰，行水，止呕。用于风寒咳嗽，痰饮蓄结，胸膈痞闷，喘咳痰多，呕吐噫气，心下痞硬。

【用法用量】3～9g，包煎。

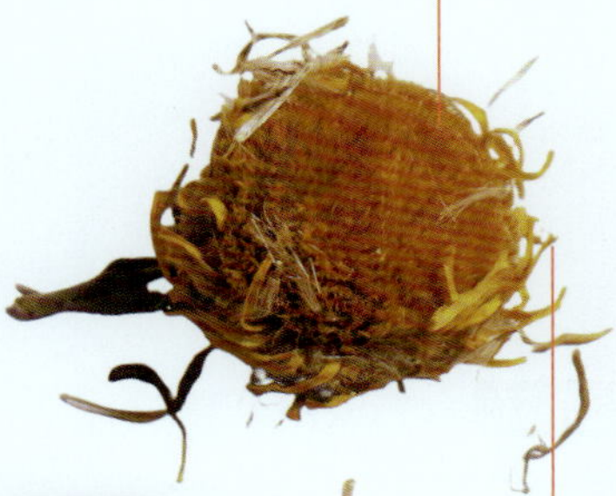

旋覆花

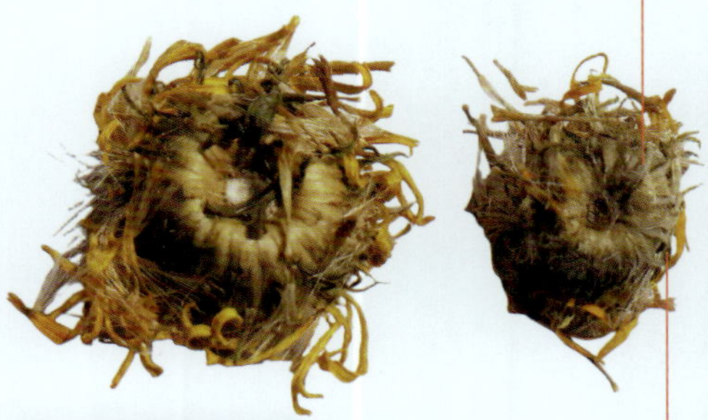

旋覆花（总苞片）

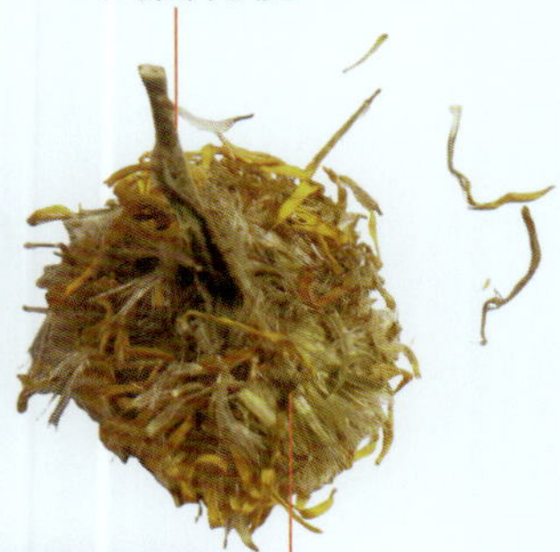

旋覆花（花梗）

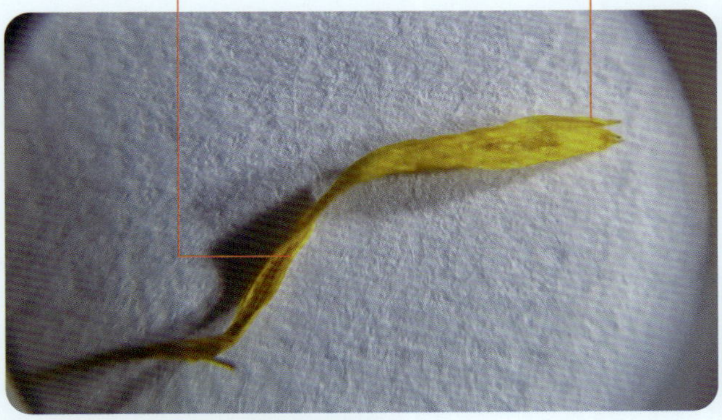

旋覆花（舌状花，1∶25）

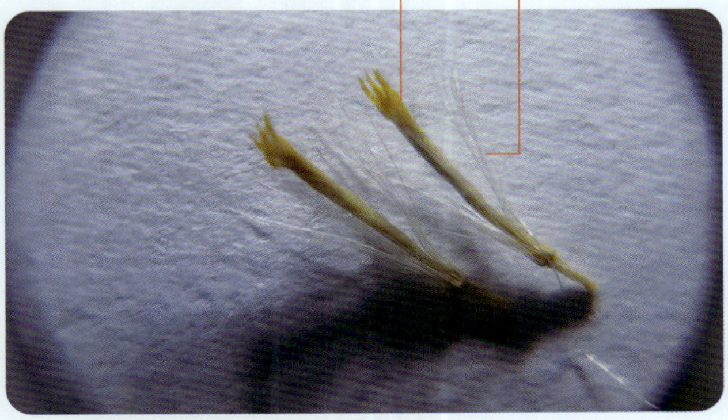

旋覆花（管状花，1∶25）

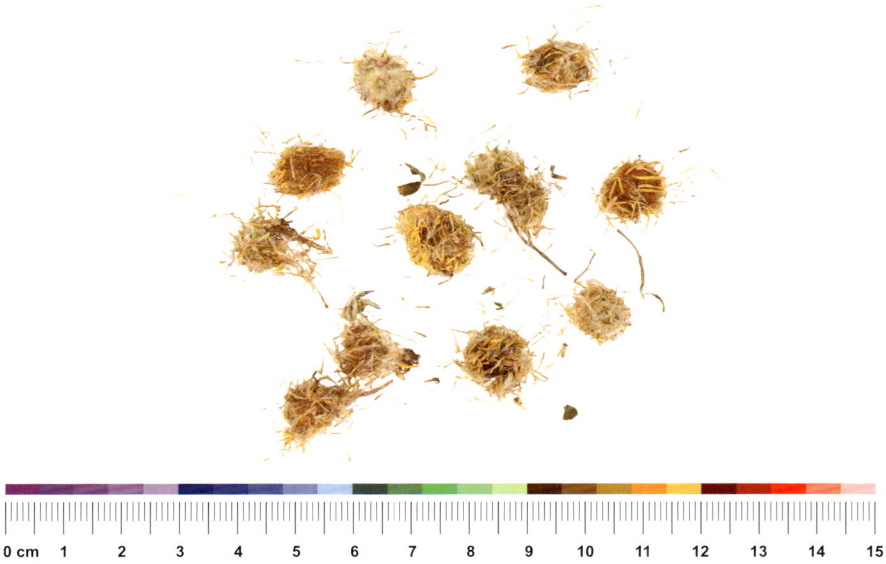

旋覆花
产地：河北

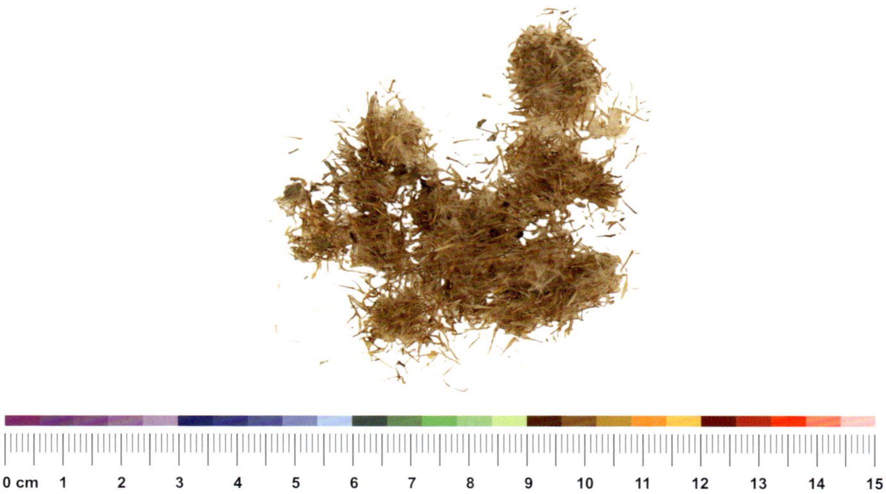

旋覆花
产地：河南

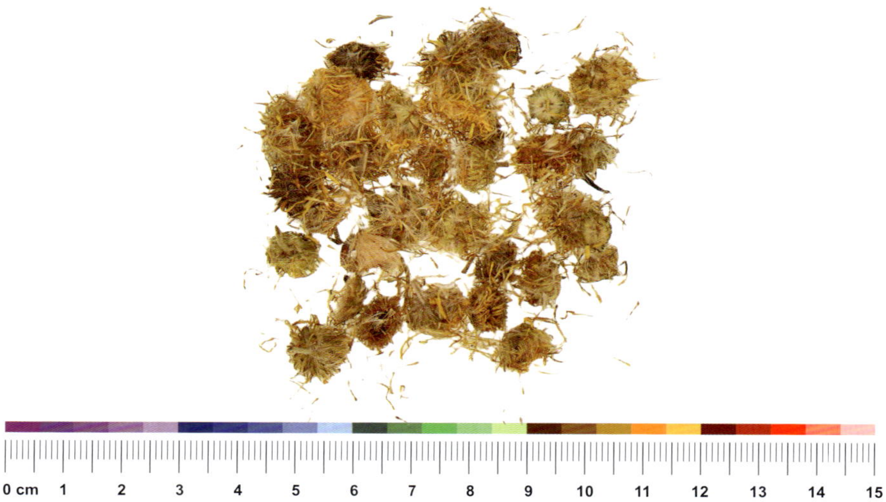

旋覆花
产地：江苏

密蒙花

【基　　原】马钱科植物密蒙花 *Buddleja officinalis* Maxim. 的干燥花蕾和花序。

【采收加工】春季花未开放时采收，除去杂质，干燥。

【主要产地】主产于山西、陕西、甘肃、江苏、安徽、福建、河南、湖北、湖南、广东、广西、四川、贵州、云南及西藏等地。

【炮制方法】取原药材，除去杂质。

【饮片性状】本品多为花蕾密聚的花序小分枝，呈不规则圆锥状，长 1.5～3cm。表面灰黄色或棕黄色，密被茸毛。花蕾呈短棒状，上端略大，长 0.3～1cm，直径 0.1～0.2cm；花萼钟状，先端 4 齿裂；花冠筒状，与萼等长或稍长，先端 4 裂，裂片卵形；雄蕊 4，着生在花冠管中部。质柔软。气微香，味微苦、辛。

【功能主治】清热泻火，养肝明目，退翳。用于目赤肿痛，多泪羞明，目生翳膜，肝虚目暗，视物昏花。

【用法用量】3～9g。

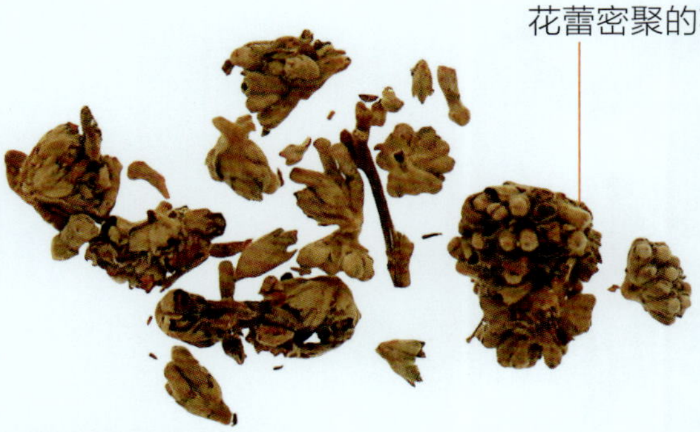

密蒙花（花蕾）

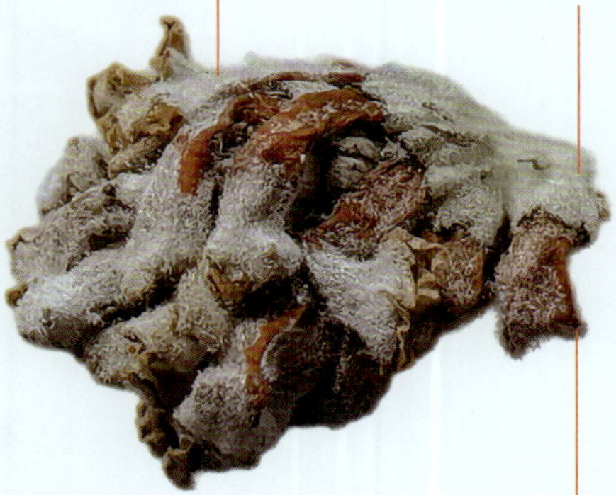

密蒙花（花萼）

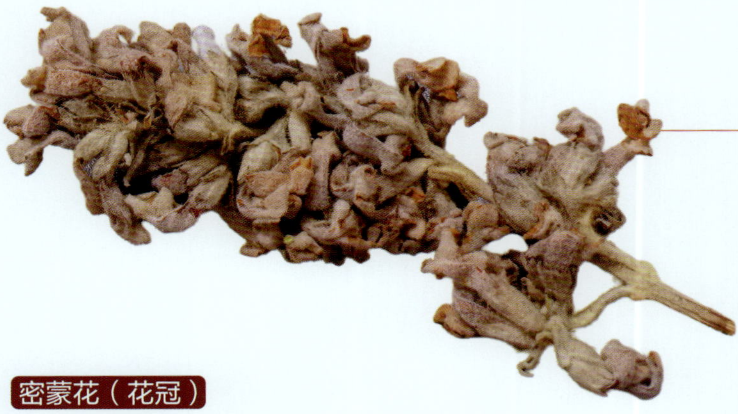

密蒙花（花冠）

花萼钟状，先端 4 齿裂

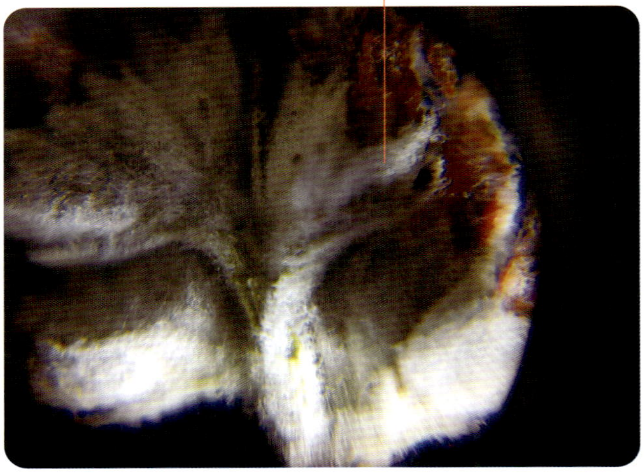

密蒙花（花萼，1：20）

花冠筒状，与萼等长或稍长

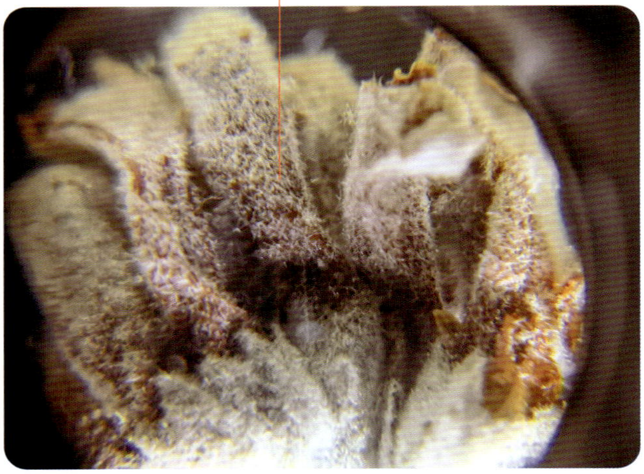

密蒙花（花冠，1：20）

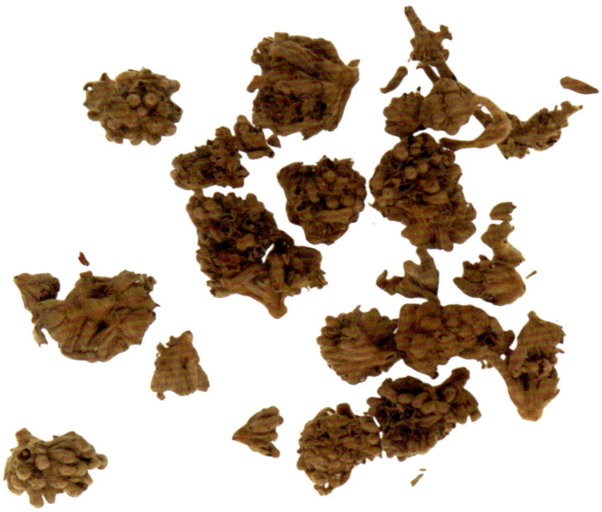

密蒙花

产地：湖北

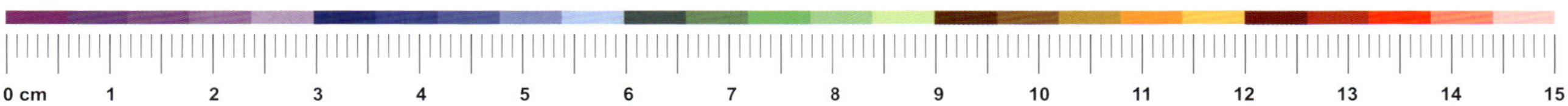

款冬花

【基　　原】 菊科植物款冬 *Tussilago farfara* L. 的干燥花蕾。

【采收加工】 12 月或地冻前当花尚未出土时采挖，除去花梗和泥沙，阴干。

【主要产地】 全国大部分地区均产。

【炮制方法】 除去杂质及残梗。

【饮片性状】 本品呈长圆棒状，单生或 2～3 个基部连生，习称“连三朵”。长 1～2.5cm，直径 0.5～1cm。上端较粗，下端渐细或带有短梗，外表面被有多数鱼鳞状苞片。苞片撕开后可见白色茸毛。总苞片 1～2 层，苞片 20～30 片，呈椭圆形，体轻质薄，外表面紫红色或淡红色，内表面密被白色絮状茸毛。舌状花在周围一轮，鲜黄色，单性；筒状花两性，多数。气香，味微苦而辛。

【功能主治】 润肺下气，止咳化痰。用于新久咳嗽，喘咳痰多，劳嗽咳血。

【用法用量】 5～10g。

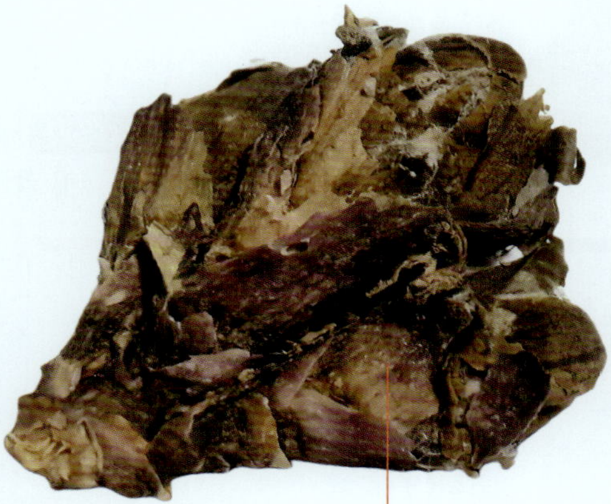

款冬花“连三朵”

单生或 2～3 个基部连生，习称“连三朵”

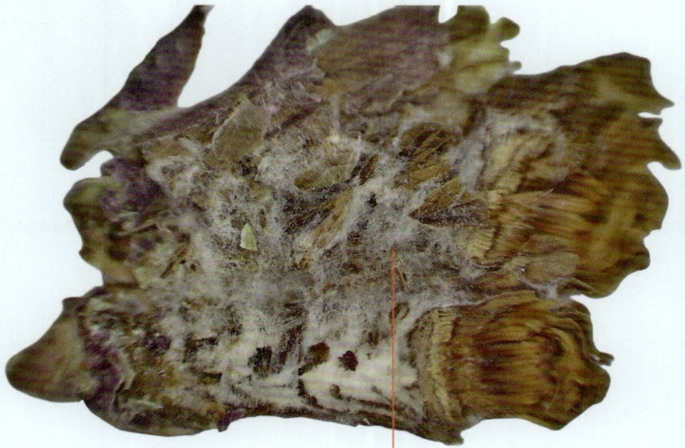

款冬花（1∶25）

苞片撕开后可见白色茸毛

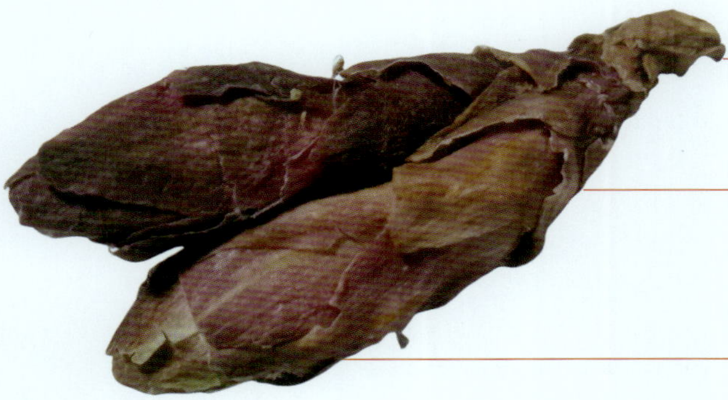

下端渐细或带有短梗

外表面紫红色或淡红色，被有多数鱼鳞状苞片

上端较粗

款冬花（花蕾）

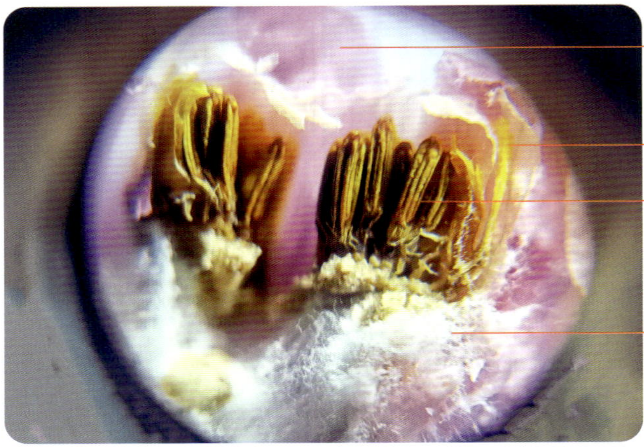

款冬花（内表面，1∶20）

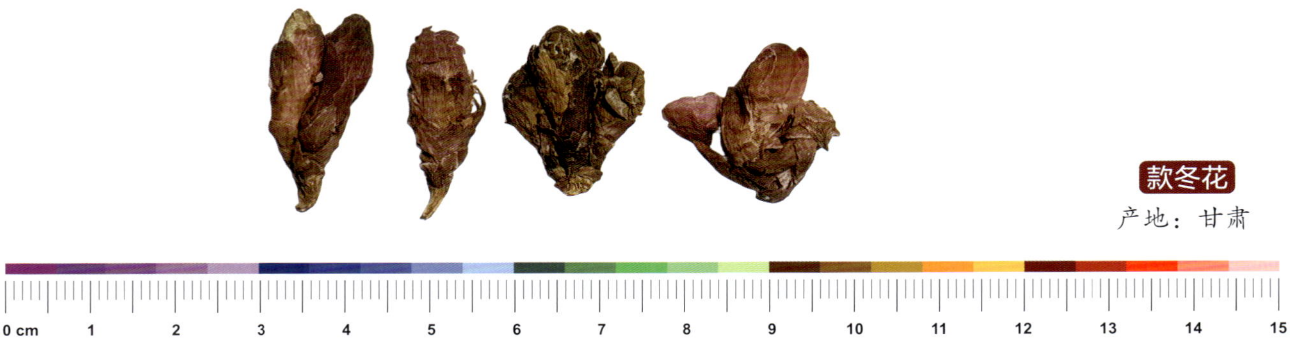

款冬花

产地：甘肃

蜜款冬花

【基　　原】 菊科植物款冬 *Tussilago farfara* L. 干燥花蕾的炮制品。

【炮制方法】 取炼蜜，加适量沸水稀释后，淋入款冬花中，拌匀，闷润 2～4 小时，至蜜水吸尽，置热锅内，用文火炒至不粘手为度，取出，晾凉。每 100kg 净款冬花，用炼蜜 25kg。

【饮片性状】 本品呈长圆棒状。表面棕黄色，被有多数鱼鳞状苞片，略具光泽，稍带黏性。味微甜。

【功能主治】 润肺止咳，下气化痰。用于肺虚久咳，阴虚咳嗽。

【用法用量】 5～10g。

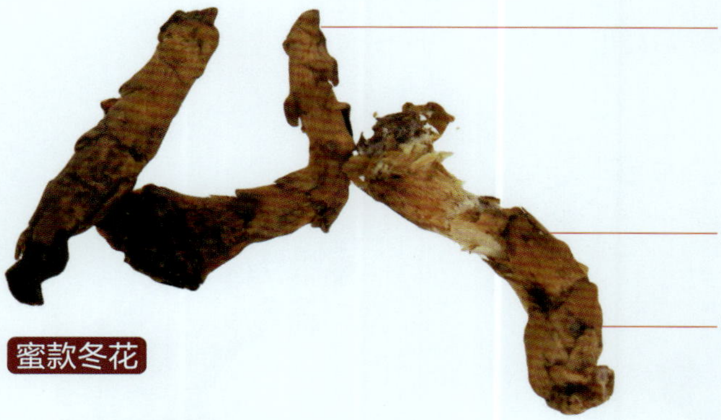

蜜款冬花

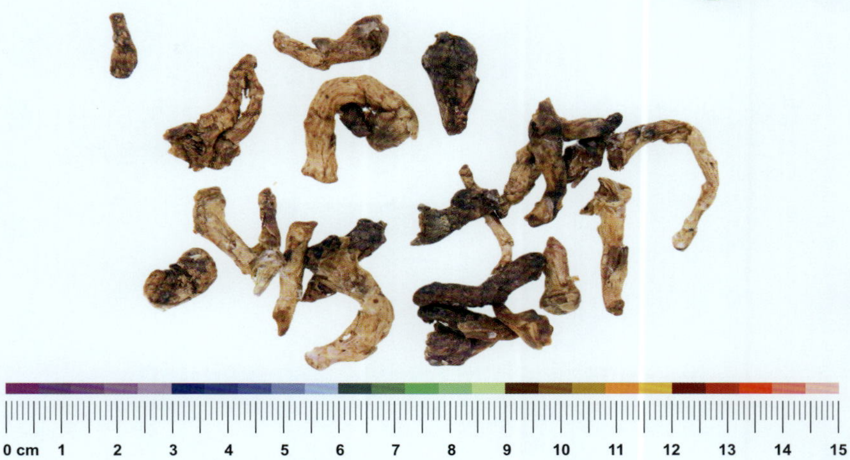

蜜款冬花

产地：甘肃

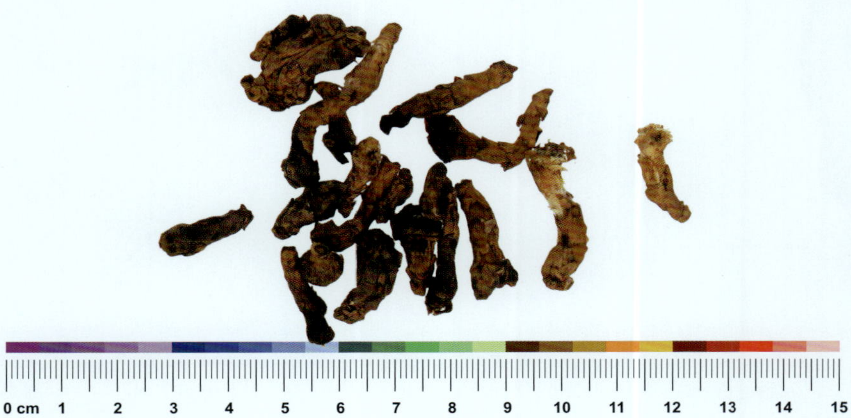

蜜款冬花

产地：安徽

葛花

【基　　原】豆科植物野葛 *Pueraria lobata*（Willd.）Ohwi. 或甘葛藤 *Pueraria thomsonii* Benth. 的干燥花。

【采收加工】秋季花未完全开放时采摘，阴干。

【主要产地】全国大部分地区均产。

【炮制方法】取原药材，除去杂质及花柄，筛去灰屑。

【饮片性状】本品呈不规则的扁长形或扁肾形，长0.5～1.5cm，宽0.2～0.6cm。花萼钟状，灰绿色，萼齿5，其中2齿合生，被白色或黄色茸毛。花瓣5片，淡蓝紫色或淡棕色。雄蕊10枚，其中9枚连合，雌蕊细长，微弯曲。气微，味淡。

【功能主治】解酒毒，清湿热。用于酒毒烦渴，湿热便血。

【用法用量】3～5g。

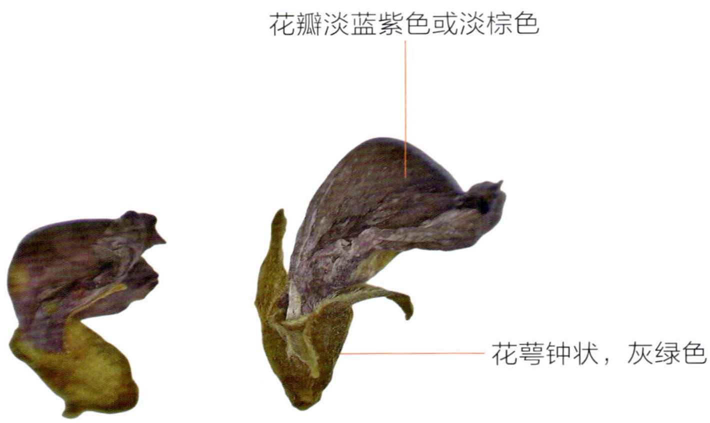

葛花（1∶25）

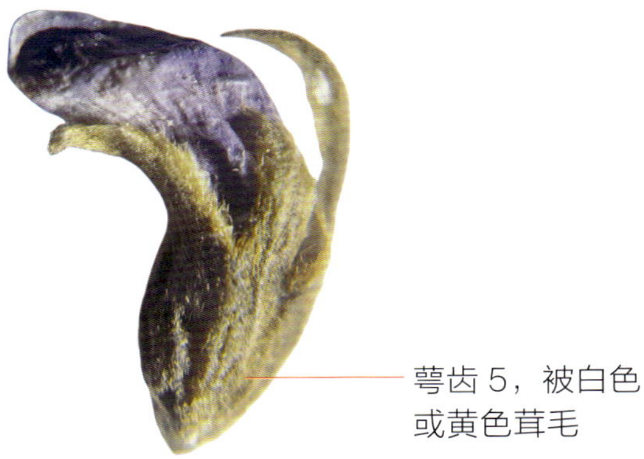

葛花（1∶20）

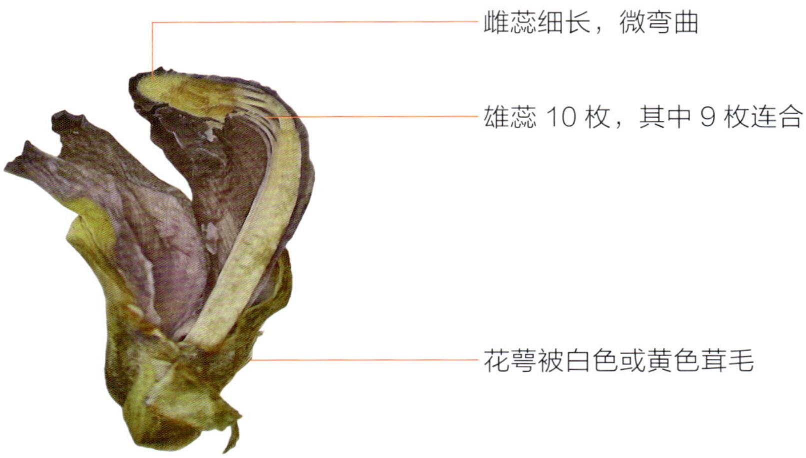

葛花（1∶25）

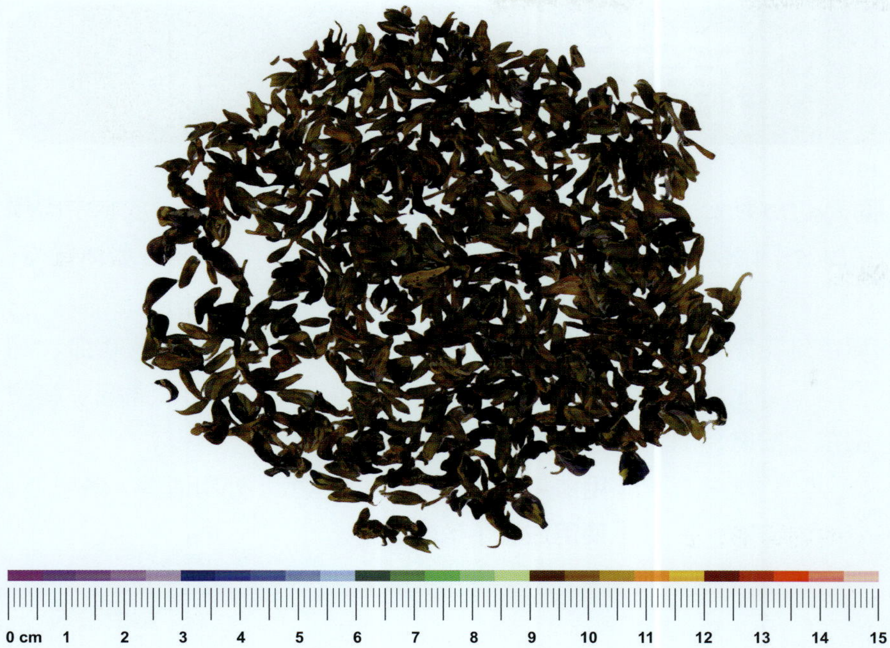

葛花

产地：湖南

【炮制依据】《北京市中药饮片炮制规范（2008年版）》

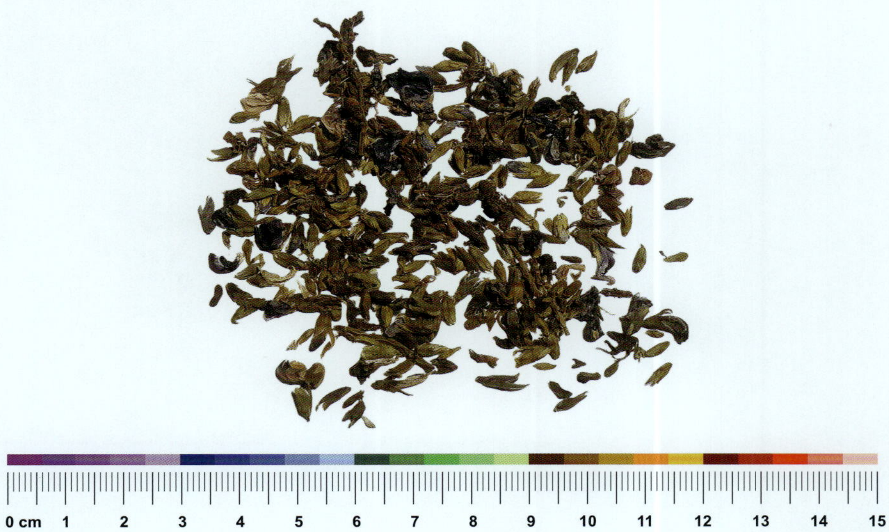

葛花

产地：河北

【炮制依据】《北京市中药饮片炮制规范（2008年版）》

蒲黄

【基　　原】 香蒲科植物水烛香蒲 *Typha angustifolia* L.、东方香蒲 *Typha orientalis* Presl 或同属植物的干燥花粉。

【采收加工】 夏季采收蒲棒上部的黄色雄花序，晒干后碾轧，筛取花粉。

【主要产地】 主产于浙江、江苏、山东、安徽、湖北等地。

【炮制方法】 揉碎结块，过筛。

【饮片性状】 本品为黄色粉末。体轻，放水中则飘浮水面。手捻有滑腻感，易附着手指上。气微，味淡。

【功能主治】 止血，化瘀，通淋。用于吐血、衄血、咯血、崩漏、外伤出血、经闭、痛经、胸腹刺痛、跌扑肿痛、血淋涩痛。

【用法用量】 5～10g，包煎。外用适量，敷患处。

【使用注意】 孕妇慎用。

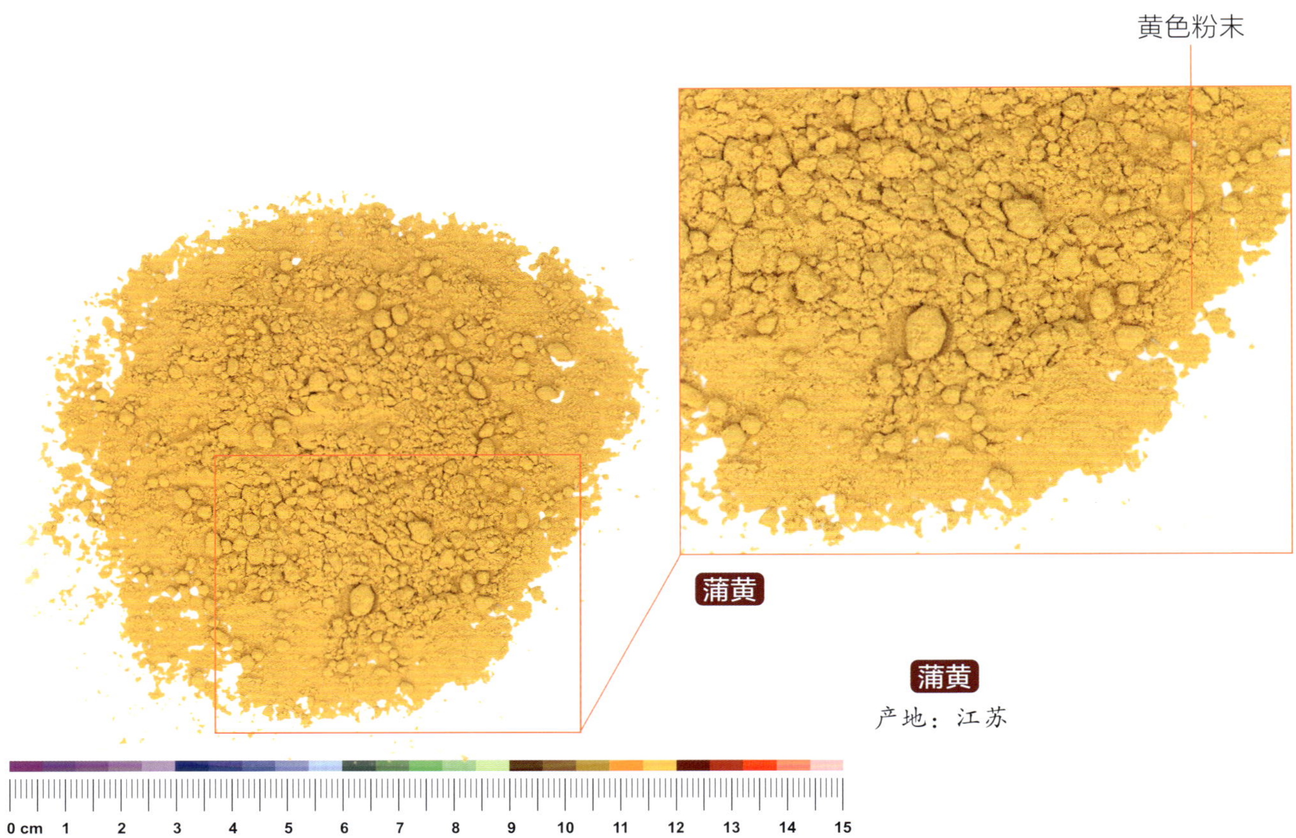

蒲黄
产地：江苏

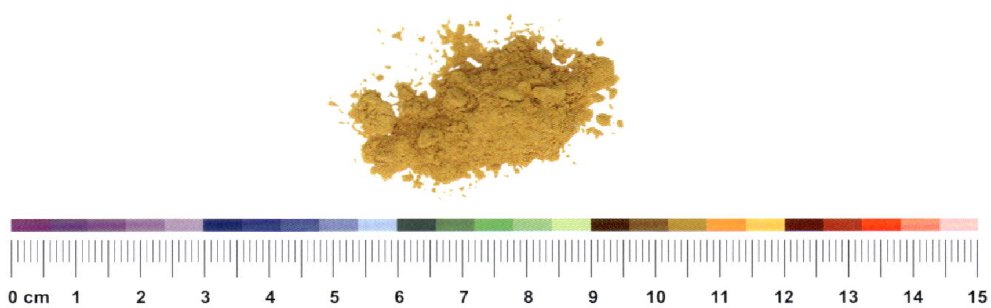

蒲黄
产地：河北

炒蒲黄

【基　　原】香蒲科植物水烛香蒲 *Typha angustifolia* L.、东方香蒲 *Typha orientalis* Presl 或同属植物干燥花粉的炮制品。

【炮制方法】取净蒲黄，置热锅内，用文火炒至深黄色，取出，晾凉。

【饮片性状】本品为深黄色粉末。体轻，放水中则飘浮水面。手捻有滑腻感，易附着手指上。气微，味淡、微涩。

【功能主治】补血止血。用于吐血、衄血、咯血、崩漏、外伤出血。

【用法用量】5～9g，包煎。

【使用注意】孕妇慎用。

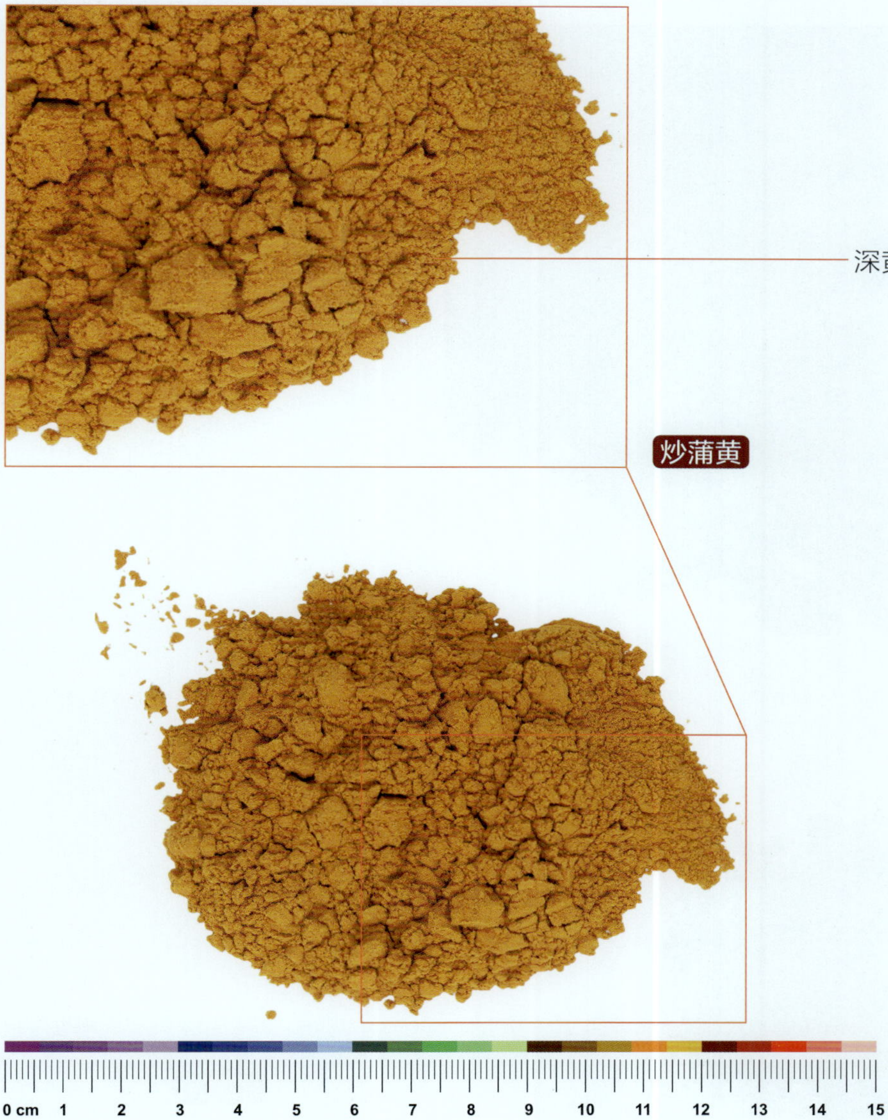

炒蒲黄

产地：河北

【炮制依据】《北京市中药饮片炮制规范（2008年版）》

蒲黄炭

【基　　原】香蒲科植物水烛香蒲 *Typha angustifolia* L.、东方香蒲 *Typha orientalis* Presl 或同属植物干燥花粉的炮制品。

【炮制方法】取净蒲黄，置热锅内，用中火炒至黑褐色，取出，晾凉。

【饮片性状】本品为黑褐色粉末。体轻，气微，味淡。

【功能主治】止血。用于吐血、衄血、咯血、崩漏。

【用法用量】5～9g，包煎。

【使用注意】孕妇慎用。

蒲黄炭

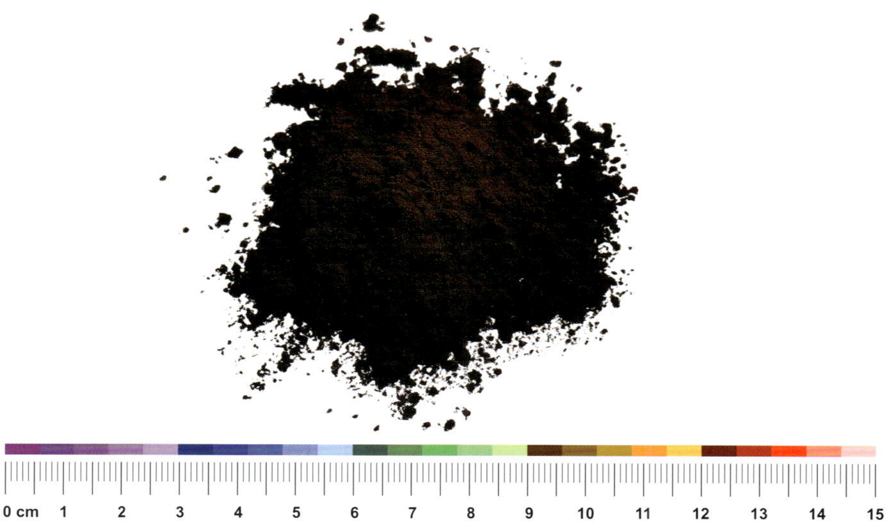

蒲黄炭

产地：河北

【炮制依据】《北京市中药饮片炮制规范（2008 年版）》

槐花

【基　　原】豆科植物槐 *Sophora japonica* L. 的干燥花及花蕾。

【采收加工】夏季花开放或花蕾形成时采收，及时干燥，除去枝、梗及杂质。前者习称“槐花”，后者习称“槐米”。

【主要产地】主产于山东、河北、天津、河南、陕西等地。

【炮制方法】除去杂质及灰屑。

【饮片性状】**槐花**丨皱缩而卷曲，花瓣多散落。完整者花萼钟状，黄绿色，先端 5 浅裂；花瓣 5，黄色或黄白色，1 片较大，近圆形，先端微凹，其余 4 片长圆形。雄蕊 10，其中 9 个基部连合，花丝细长。雌蕊圆柱形，弯曲。体轻。气微，味微苦。

槐米丨呈卵形或椭圆形，长 0.2～0.6cm，直径约 0.2cm。花萼下部有数条纵纹。萼的上方为黄白色未开放的花瓣。花梗细小。体轻，手捻即碎。气微，味微苦涩。

【功能主治】凉血止血，清肝泻火。用于便血、痔血、血痢、崩漏、吐血、衄血、肝热目赤、头痛、眩晕。

【用法用量】5～10g。

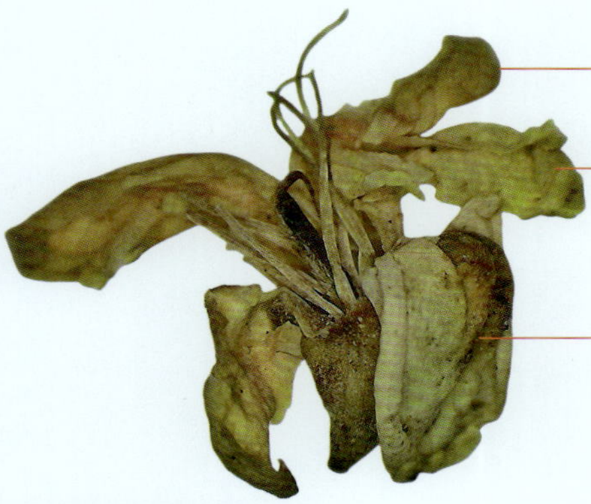

槐花（1：20）

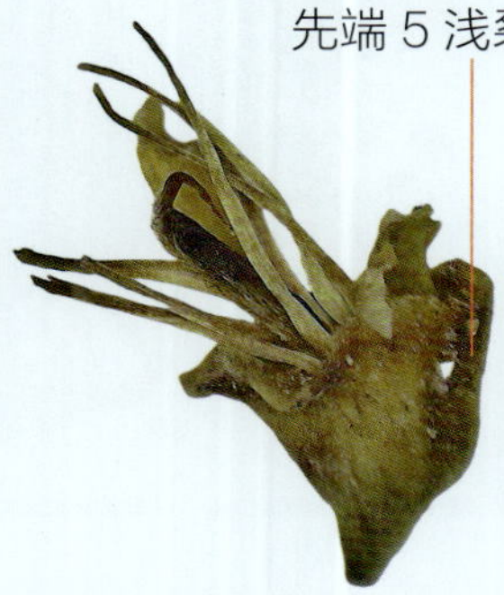

槐花（花萼，1：20）

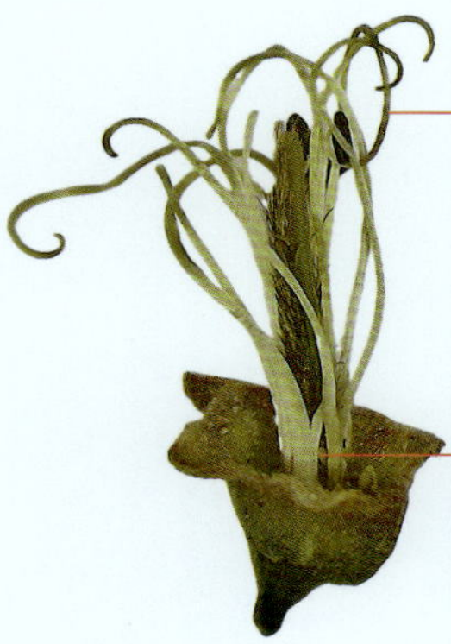

槐花（雄蕊，1：25）

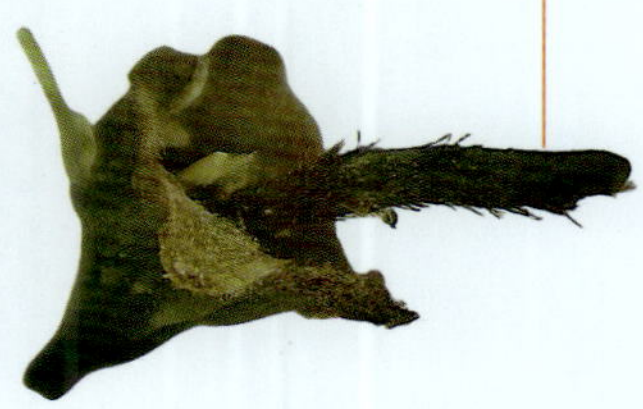

槐花（雌蕊，1：25）

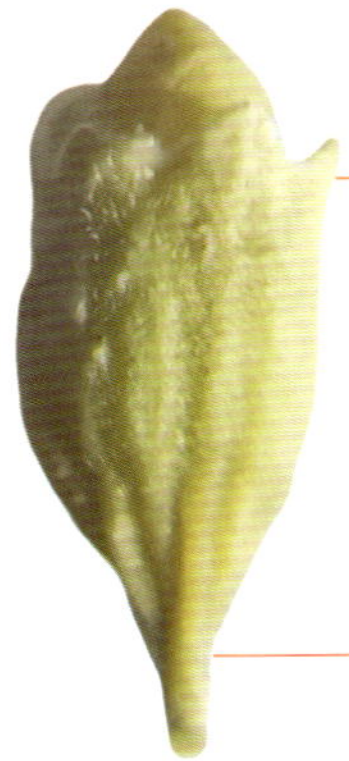
卵形或椭圆形
花梗细小

槐米（1∶20）

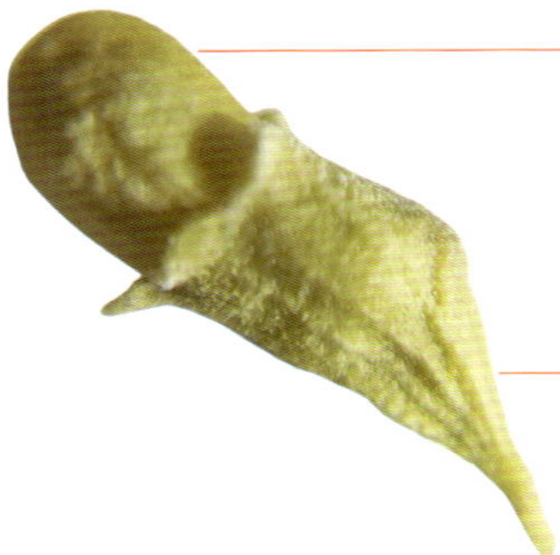
萼的上方为黄白色未开放的花瓣
花萼下部有数条纵纹

槐米（1∶25）

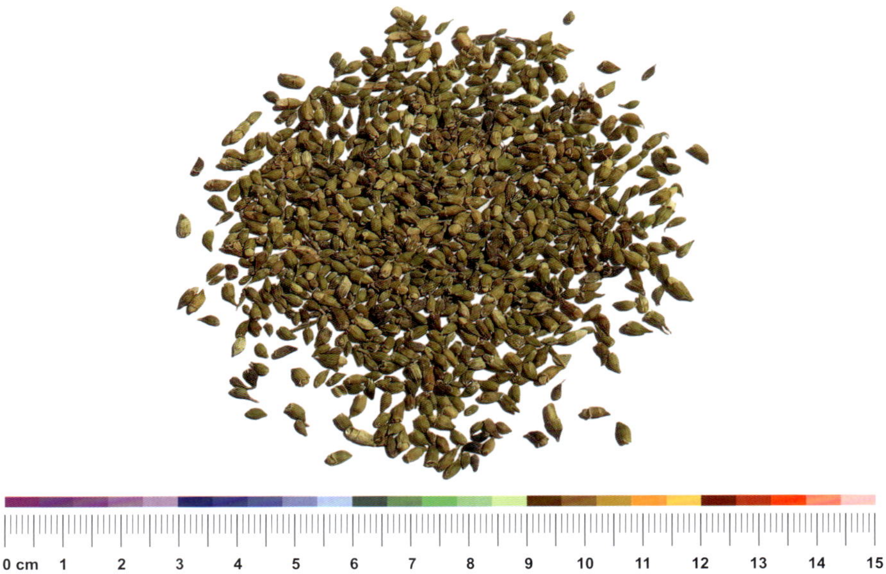

槐米

产地：河北

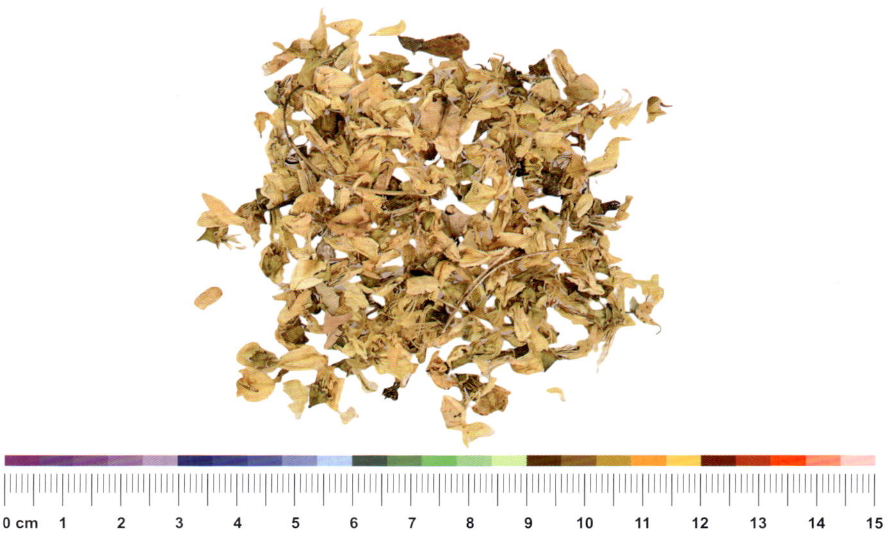

槐花

产地：河北

炒槐花

【基　　原】豆科植物槐 *Sophora japonica* L. 干燥花的炮制品。

【炮制方法】取净槐花，置热锅内，用文火炒至深黄色，取出，晾凉。

【饮片性状】本品皱缩而卷曲，花瓣多脱落。表面深黄色。花瓣 5，1 片较大，近圆形，先端微凹，其余 4 片长圆形。雄蕊 10，其中 9 个基部连合，花丝细长。雌蕊圆柱形，弯曲。气微香。

【功能主治】凉血止血，清肝泻火。用于脾胃虚弱所致的出血患者。

【用法用量】5～9g。

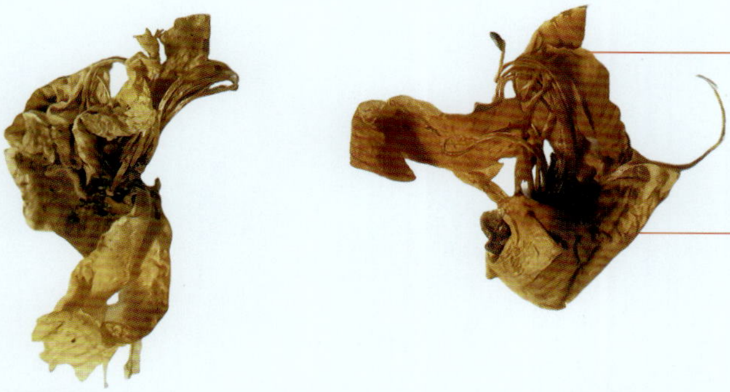

炒槐花

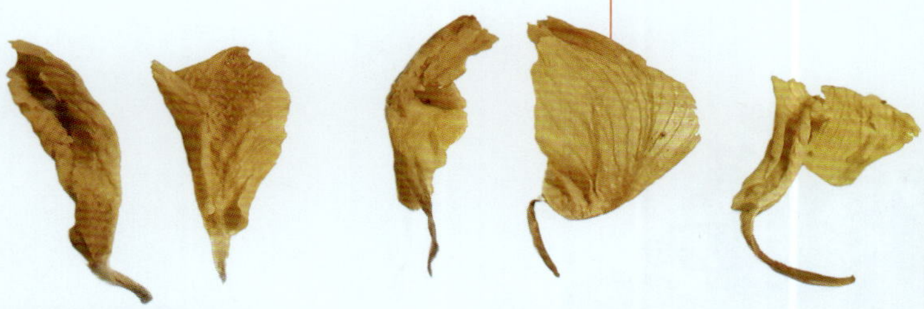

炒槐花（花瓣）

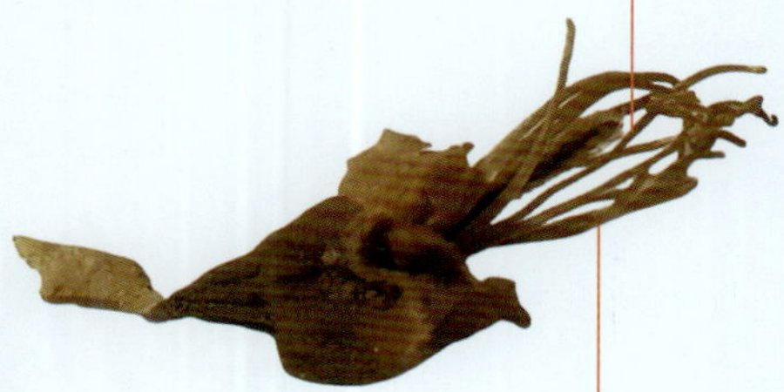

炒槐花（花蕊）

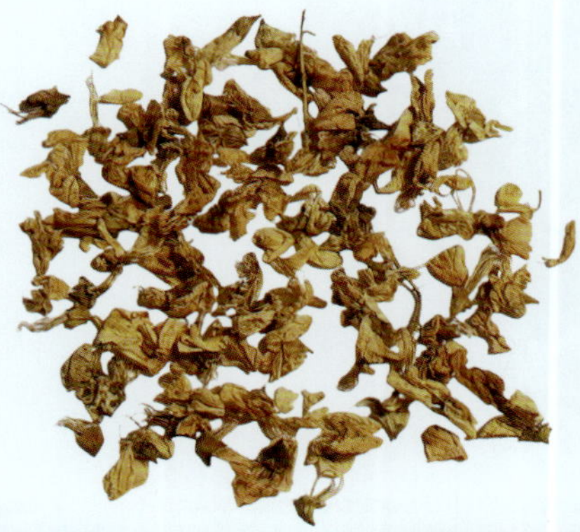

炒槐花

产地：河北

槐花炭

【基　　原】豆科植物槐 *Sophora japonica* L. 干燥花的炮制品。

【炮制方法】取净槐花，置热锅内，用文火炒至焦褐色，喷淋少许清水，熄灭火星，取出，晾干。

【饮片性状】本品为不规则碎片，表面焦褐色。花萼钟状，花瓣多脱落。略有焦香气。

【功能主治】止血。用于咯血、衄血、便血、痔血、崩漏下血。

【用法用量】5～9g。

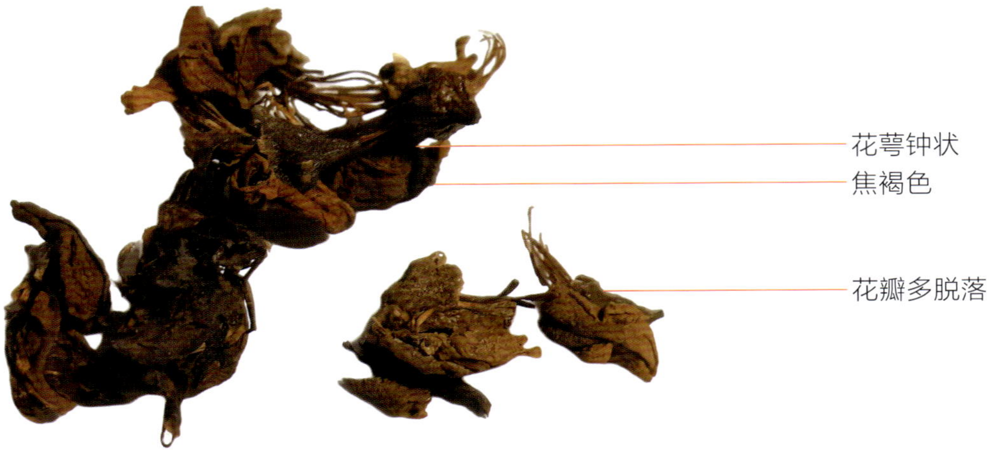

槐花炭

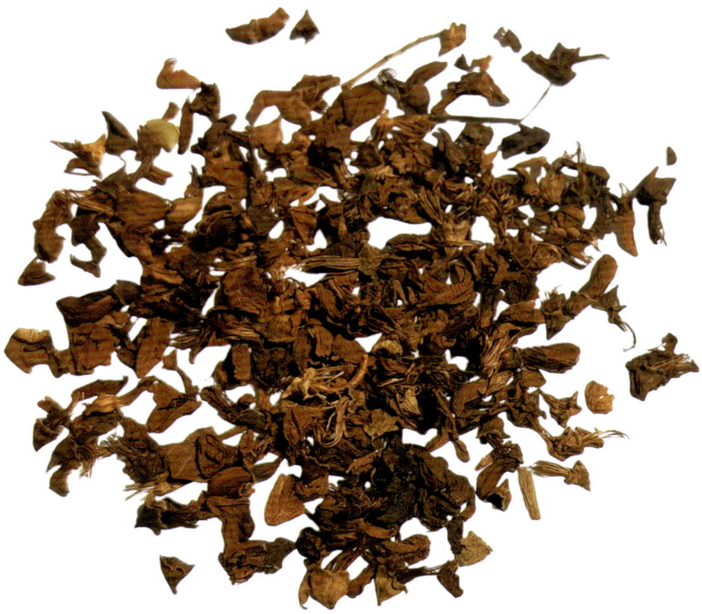

槐花炭

产地：河北

土荆皮

【基　　原】 松科植物金钱松 *Pseudolarix amabilis* (Nelson) Rehd. 的干燥根皮或近根树皮。

【采收加工】 夏季剥取，晒干。

【主要产地】 主产于江苏、安徽、浙江、江西、福建、湖北、湖南等地。

【炮制方法】 洗净，略润，切丝，干燥。

【饮片性状】 **根皮｜** 呈不规则的长条状，扭曲而稍卷，大小不一，厚 2～5mm。外表面灰黄色，粗糙，有皱纹，有时可见灰白色横向皮孔样突起，粗皮常呈鳞片状剥落，剥落处红棕色；内表面黄棕色至红棕色，平坦，有细致的纵向纹理。质韧，折断面呈裂片状，可层层剥离。气微，味苦而涩。

树皮｜ 呈板片状，厚约 8mm，粗皮较厚。外表面龟裂状，内表面较粗糙。

【功能主治】 杀虫，疗癣，止痒。用于疥癣瘙痒。

【用法用量】 外用适量，醋或酒浸涂擦，或研末调涂患处。

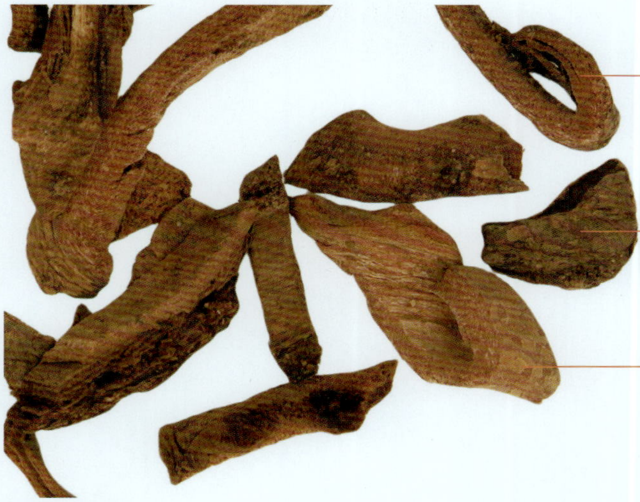

土荆皮

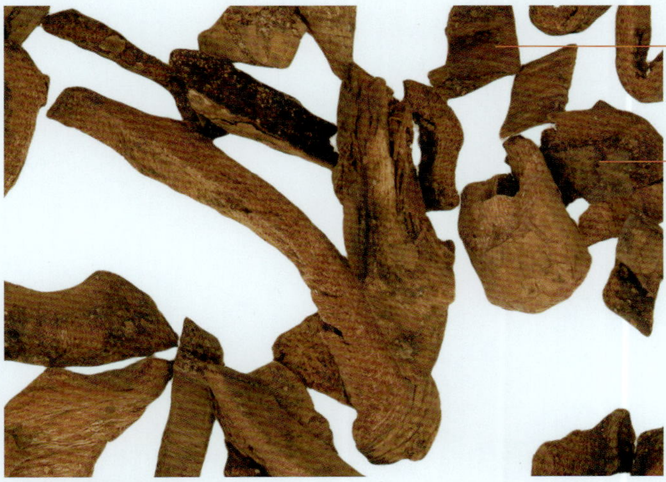

土荆皮（表面）

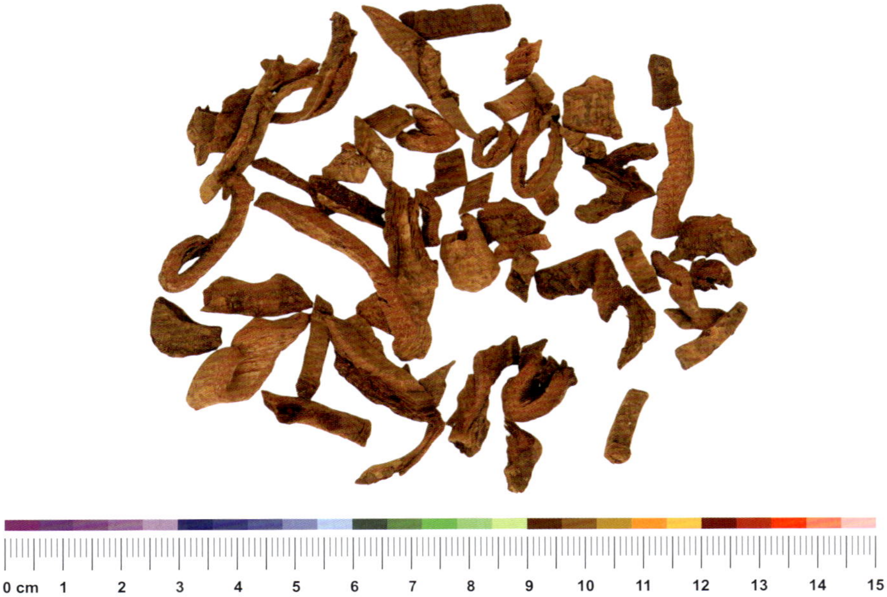

土荆皮

产地：浙江

木槿皮

【基　　原】锦葵科植物木槿 *Hibiscus syriacus* L. 的干燥茎皮或根皮。

【采收加工】春、秋二季剥取，晒干。

【主要产地】全国各地均产。

【炮制方法】取原药材，除去杂质，厚薄分开，洗净，浸泡 1～2 小时，取出，闷润 4～8 小时，至内外湿度一致，切宽丝，干燥，筛去碎屑。

【饮片性状】本品呈不规则的宽丝。外表面淡灰黄色或灰褐色，有弯曲的纵皱纹及点状小突起；内表面淡黄白色，光滑，有细纵纹；切面强纤维性，白色。质韧。气微，味淡。

【功能主治】清热，利湿，解毒，止痒。用于肠风下血、痢疾、脱肛、白带、疥癣、痔等。

【用法用量】3～9g。外用适量。

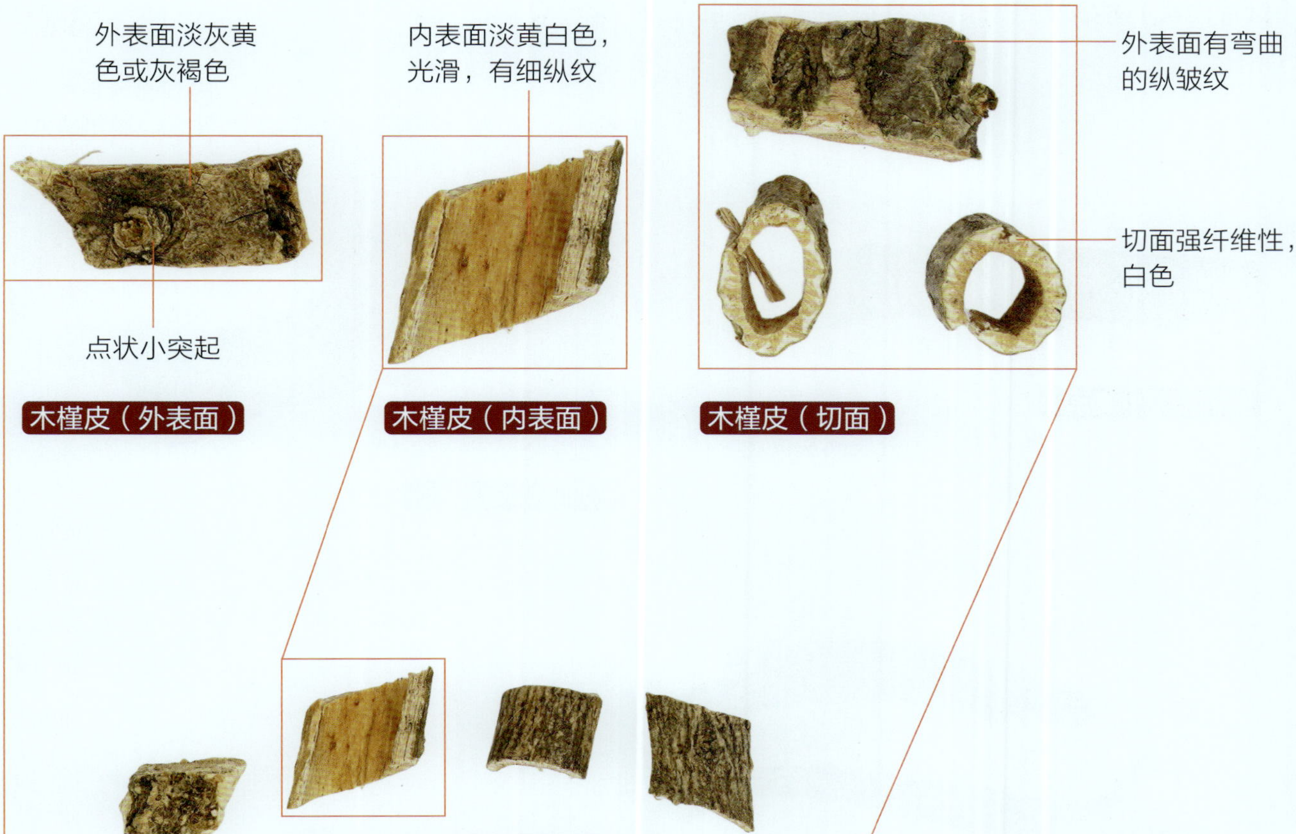

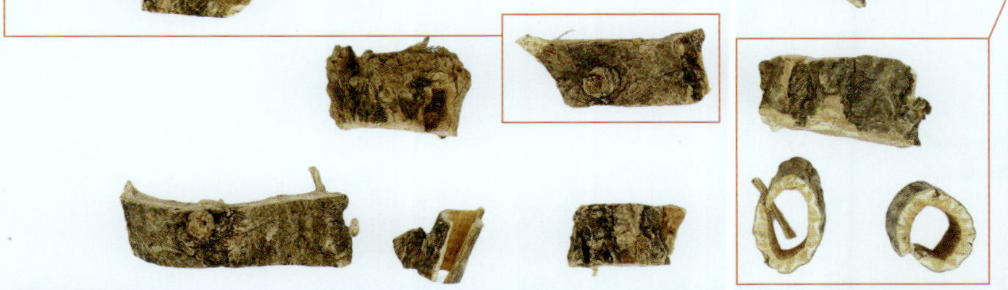

木槿皮

产地：河北

【炮制依据】《北京市中药饮片炮制规范（2008 年版）》

五加皮

【基　　原】 五加科植物细柱五加 *Acanthopanax gracilistylus* W. W. Smith 的干燥根皮。

【采收加工】 夏、秋二季采挖根部，洗净，剥取根皮，晒干。

【主要产地】 主产于江苏、安徽、浙江、江西、福建、湖北、湖南等地。

【炮制方法】 除去杂质，洗净，润透，切厚片，干燥。

【饮片性状】 本品呈不规则卷筒状或厚片，直径 0.4～1.4cm，厚约 0.2cm。外表面灰褐色，有稍扭曲的纵皱纹和横长皮孔样斑痕；内表面淡黄色或灰黄色，有细纵纹。体轻，质脆，易折断，断面不整齐，灰白色。气微香，味微辣而苦。

【功能主治】 祛风除湿，补益肝肾，强筋壮骨，利水消肿。用于风湿痹痛，筋骨痿软，小儿行迟，体虚乏力，水肿，脚气。

【用法用量】 5～10g。

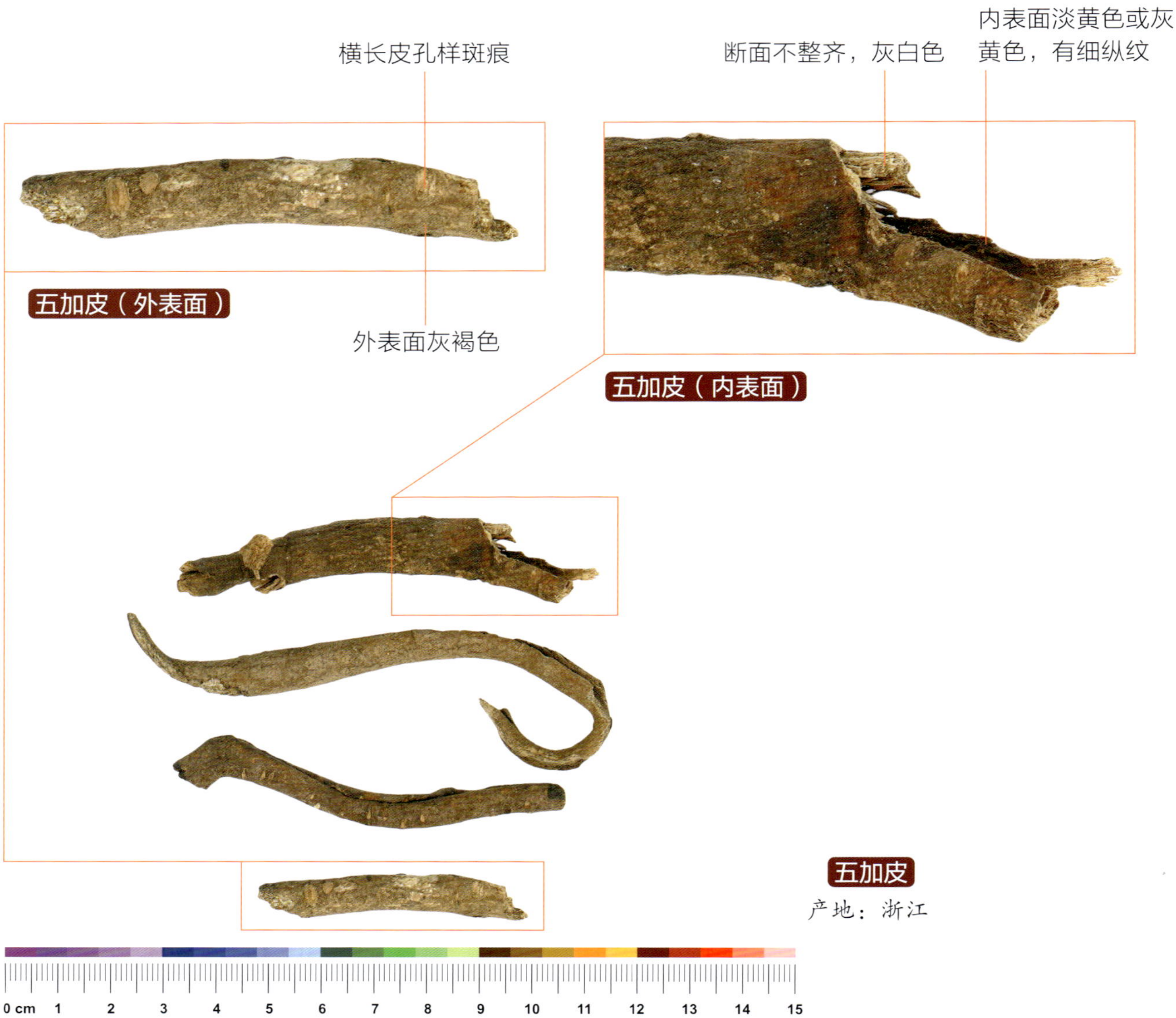

五加皮（外表面）

五加皮（内表面）

五加皮

产地：浙江

白鲜皮

【基　　原】芸香科植物白鲜 *Dictamnus dasycarpus* Turcz. 的干燥根皮。

【采收加工】春、秋二季采挖根部，除去泥沙和粗皮，剥取根皮，干燥。

【主要产地】主产于四川、辽宁、河北、江苏等地。

【炮制方法】除去杂质，洗净，稍润，切厚片，干燥。

【饮片性状】本品呈不规则的厚片，直径1～2cm，厚0.2～0.5cm。外表皮灰白色或淡灰黄色，具细纵皱纹及细根痕，常有突起的颗粒状小点；内表面类白色，有细纵纹。质脆，折断时有粉尘飞扬，切面类白色，略呈层片状。有羊膻气，味微苦。

【功能主治】清热燥湿，祛风解毒。用于湿热疮毒，黄水淋漓，湿疹，风疹，疥癣疮癞，风湿热痹，黄疸尿赤。

【用法用量】5～10g。外用适量，煎汤洗或研粉敷。

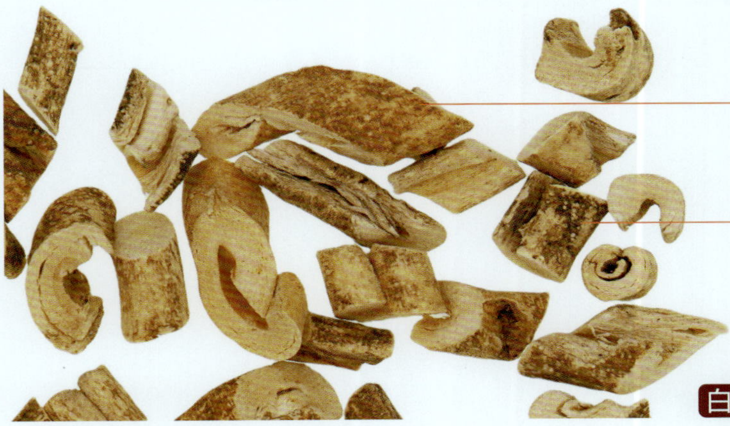

白鲜皮（外表面）

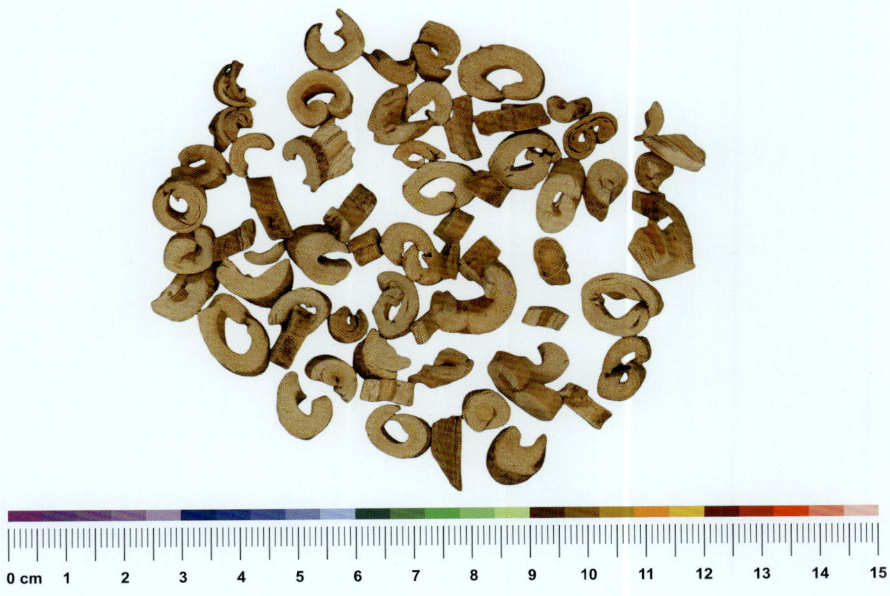

白鲜皮

产地：辽宁

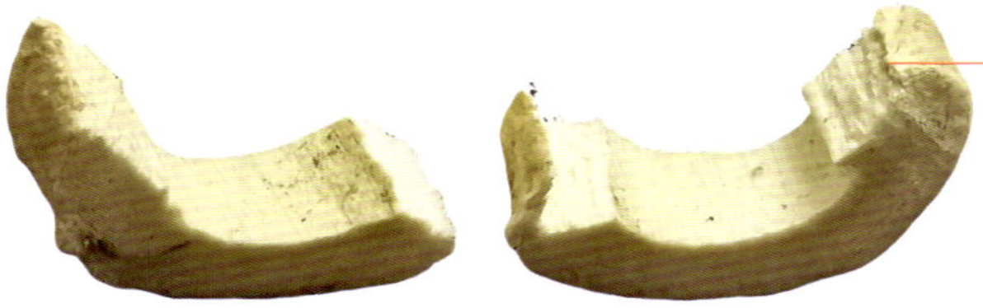

切面类白色，略呈层片状

白鲜皮（断面）

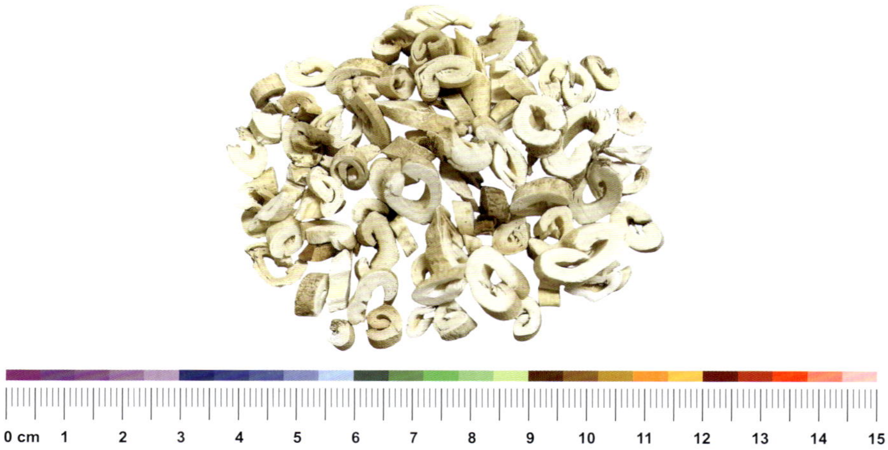

白鲜皮

产地：河北

地枫皮

【基　　原】木兰科植物地枫皮 *Illicium difengpi* K.I.B.et K.I.M. 的干燥树皮。

【采收加工】春、秋二季剥取，晒干或低温干燥。

【主要产地】主产于广西等地。

【炮制方法】除去杂质，洗净，打碎，干燥。

【饮片性状】本品呈不规则颗粒状或块片状。外表面灰棕色至深棕色，有的可见灰白色地衣斑，粗皮易剥离或脱落，脱落处棕红色。内表面棕色或棕红色，具明显的细纵皱纹。质松脆，易折断，横断面颗粒状，纵断面纤维状。气微香，味微涩。

【功能主治】祛风除湿，行气止痛。用于风湿痹痛，劳伤腰痛。

【用法用量】6～9g。

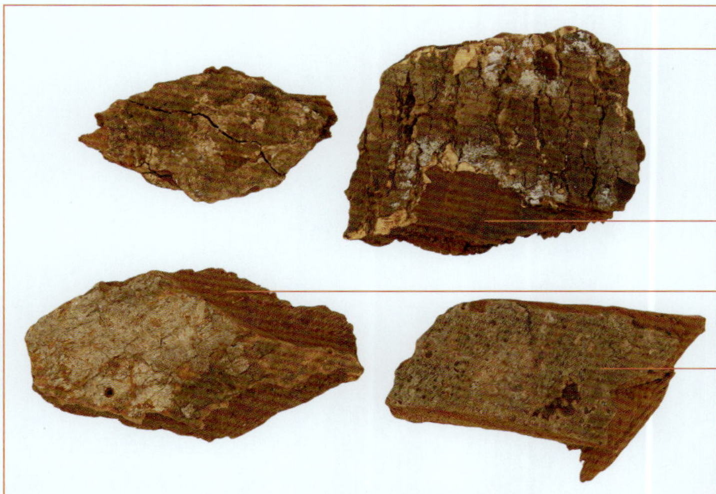

地枫皮（上表面）

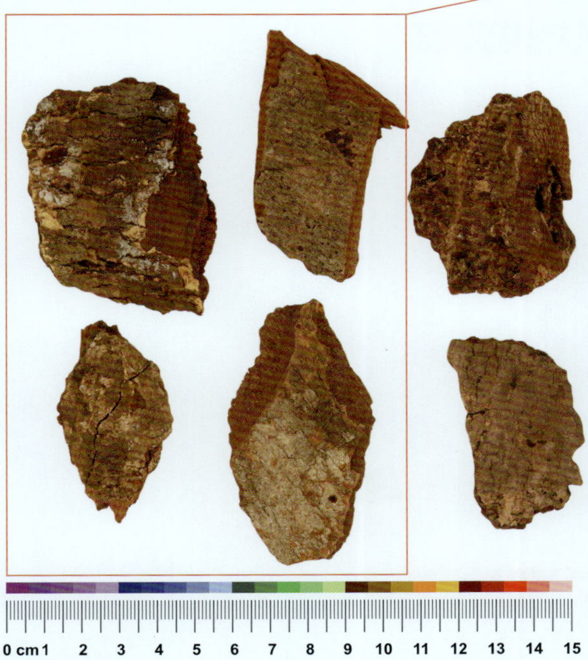

地枫皮

产地：广西

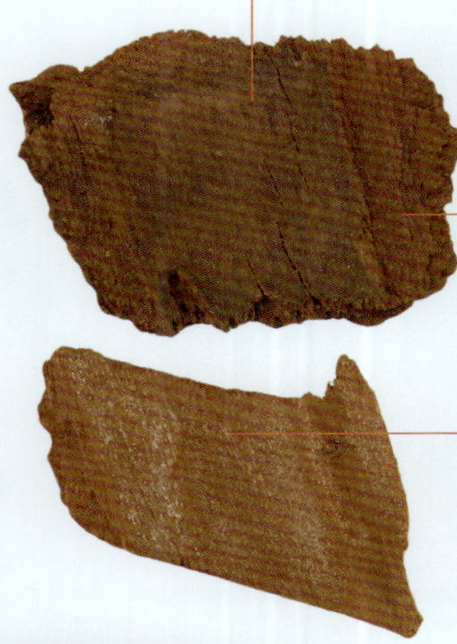

地枫皮（下表面）

地骨皮

【基　　原】 茄科植物枸杞 *Lycium chinense* Mill. 或宁夏枸杞 *Lycium barbarum* L. 的干燥根皮。

【采收加工】 春初或秋后采挖根部，洗净，剥取根皮，晒干。

【主要产地】 主产于宁夏、新疆、甘肃、山西、陕西、河北、河南、山东、安徽等地。

【炮制方法】 除去杂质及残余木心，洗净，晒干或低温干燥。

【饮片性状】 本品呈筒状或槽状，长短不一，宽 0.5～1.5cm，厚 0.1～0.3cm。外表面灰黄色至棕黄色，粗糙，有不规则纵裂纹，易成鳞片状剥落。内表面黄白色至灰黄色，较平坦，有细纵纹。体轻，质脆，易折断，断面不平坦，外层黄棕色，内层灰白色。气微，味微甘而后苦。

【功能主治】 凉血除蒸，清肺降火。用于阴虚潮热，骨蒸盗汗，肺热咳嗽，咯血，衄血，内热消渴。

【用法用量】 9～15g。

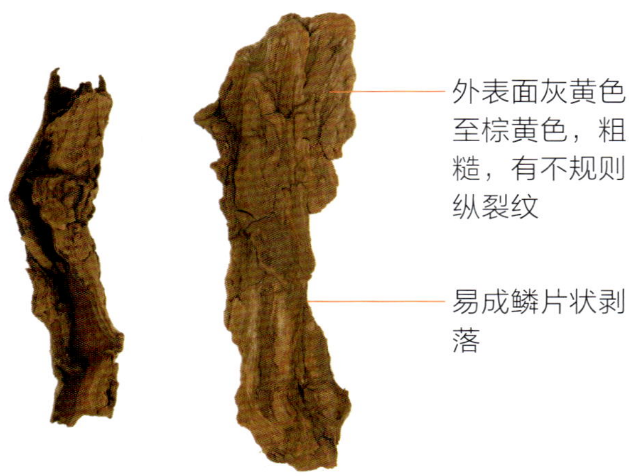

地骨皮（上表面）

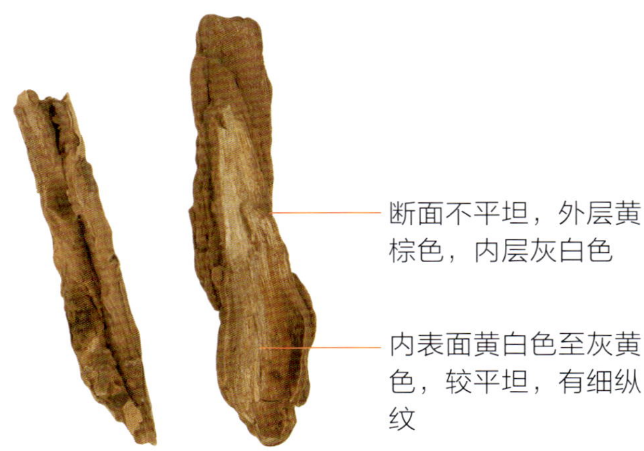

地骨皮（下表面）

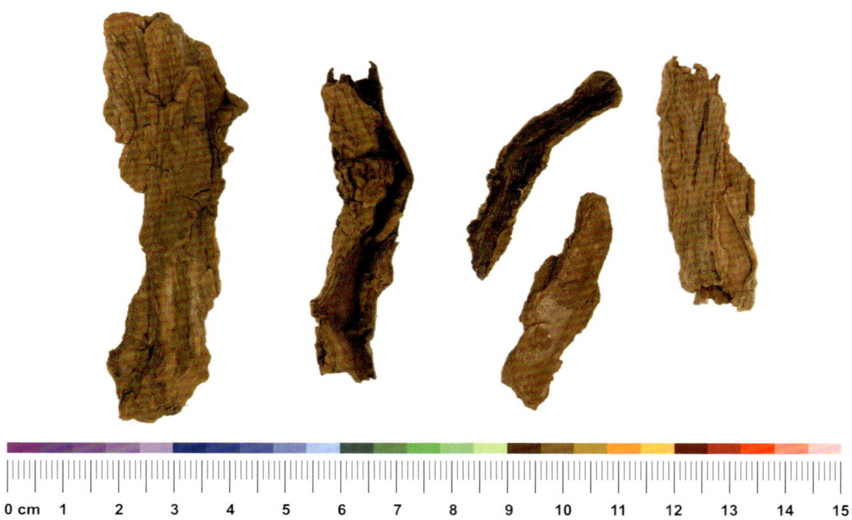

地骨皮

产地：安徽

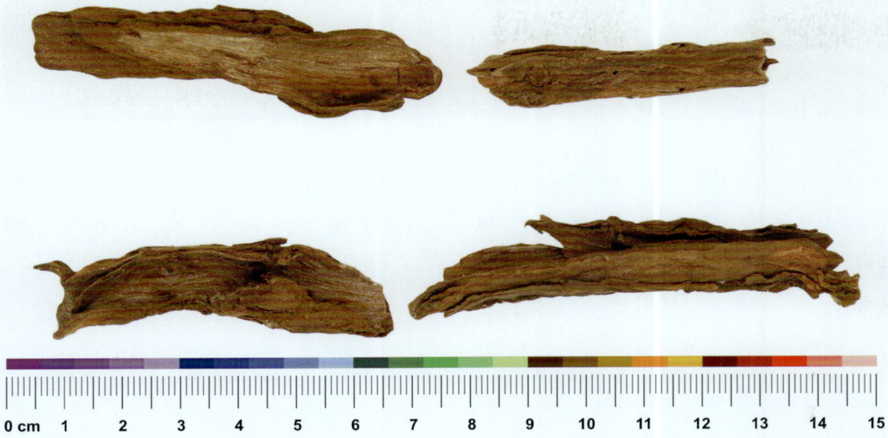

地骨皮
产地：河南

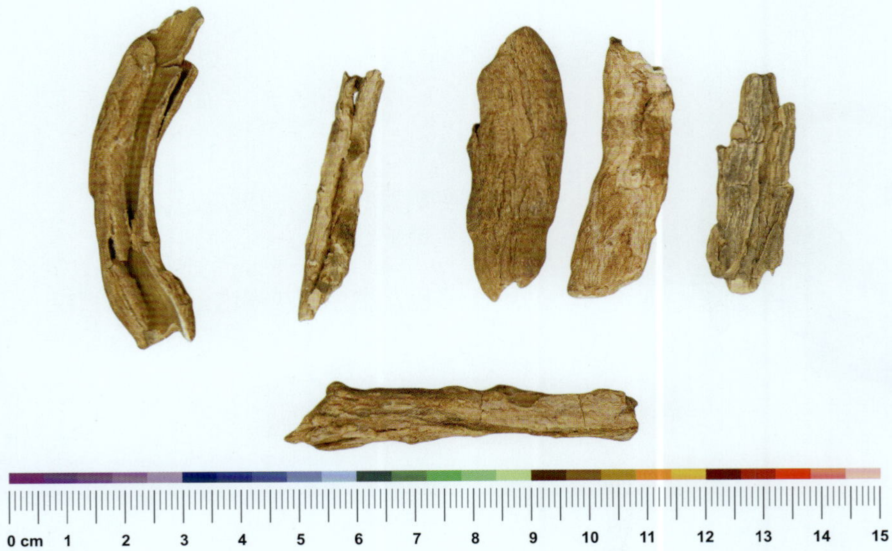

地骨皮
产地：甘肃

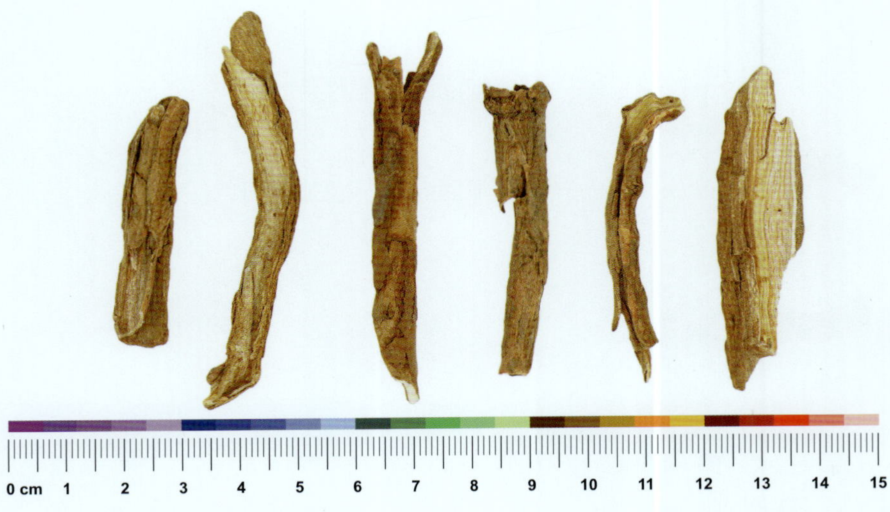

地骨皮
产地：宁夏

合欢皮

【基　　原】豆科植物合欢 *Albizia julibrissin* Durazz. 的干燥树皮。

【采收加工】夏、秋二季剥取，晒干。

【主要产地】全国大部分地区均产。

【炮制方法】除去杂质及残余木心，洗净，晒干或低温干燥。

【饮片性状】本品呈弯曲的丝或块片状。外表面灰棕色至灰褐色，稍有纵皱纹，密生明显的椭圆形横向皮孔，棕色或棕红色。内表面淡黄棕色或黄白色，平滑，具细密纵纹。切面呈纤维性片状，淡黄棕色或黄白色。气微香，味淡、微涩、稍刺舌，而后喉头有不适感。

【功能主治】解郁安神，活血消肿。用于心神不安，忧郁失眠，肺痈，疮肿，跌扑伤痛。

【用法用量】6～12g。外用适量，研末调敷。

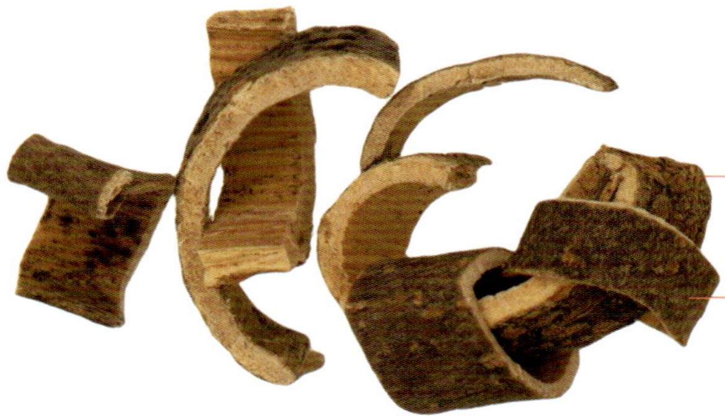

合欢皮（外表面）

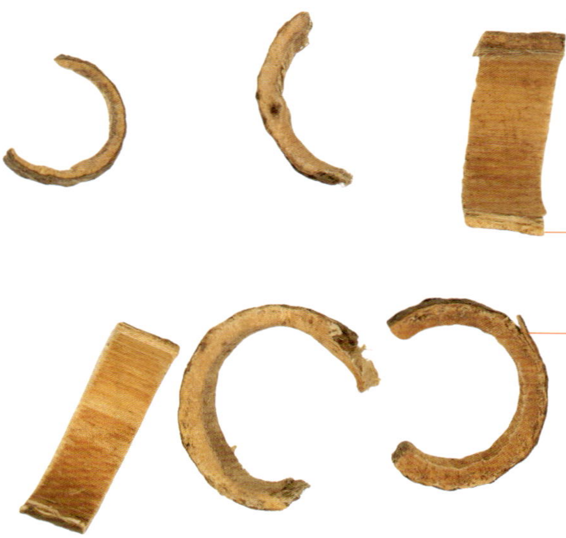

合欢皮（切面）

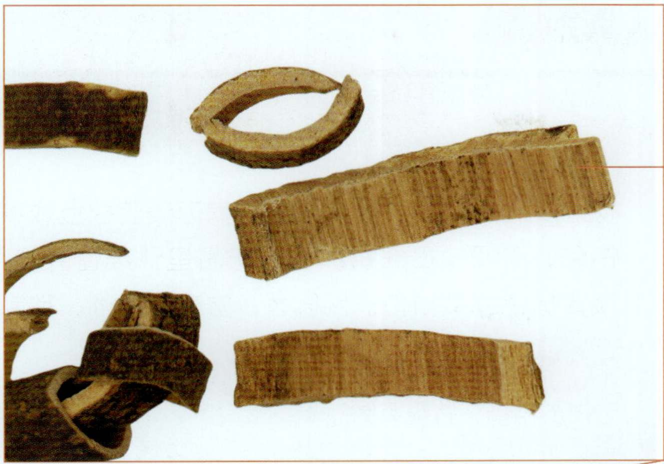

合欢皮（内表面）

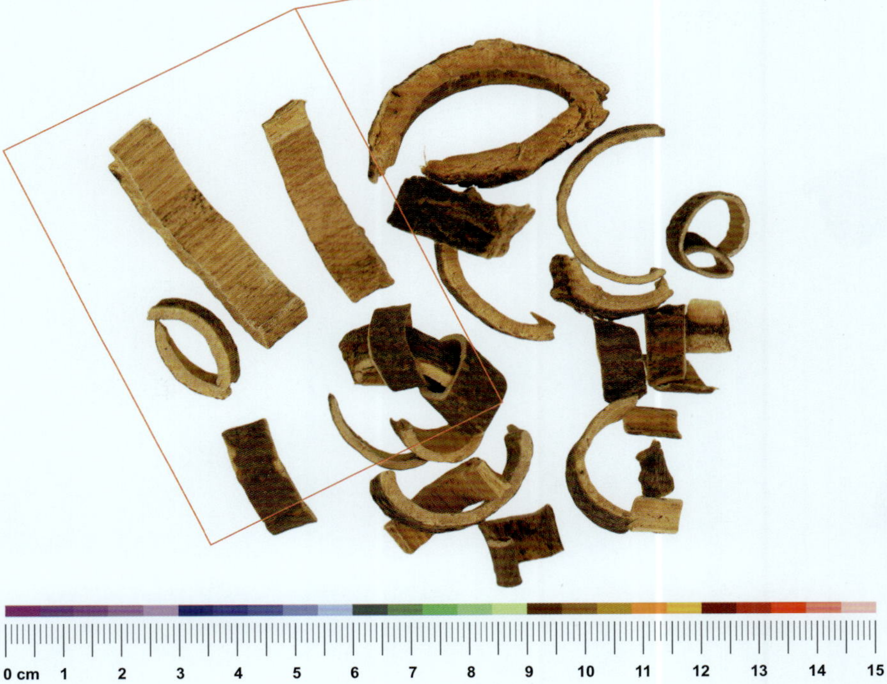

合欢皮

产地：浙江

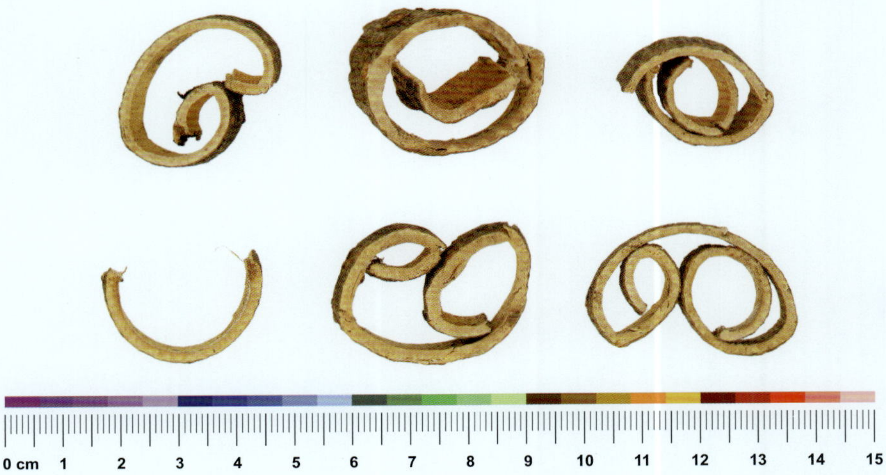

合欢皮

产地：安徽

山合欢皮（混淆品）

【基　　原】豆科植物山合欢 Albizia Klror 的干燥树皮。

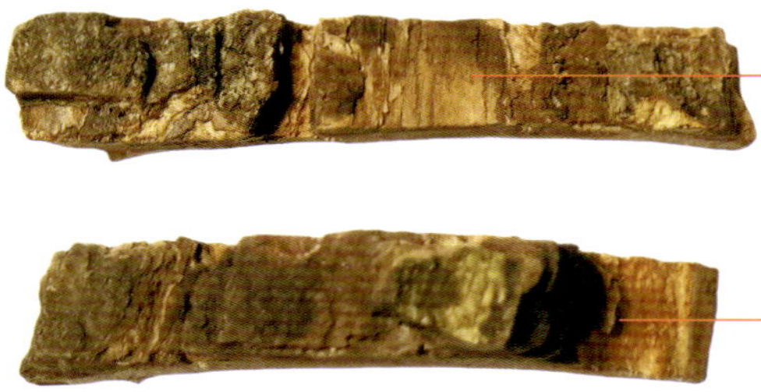
外表面灰褐色、棕褐色、灰黑色相间
老树皮粗糙，有纵裂隙，易剥落

山合欢皮（外表面）

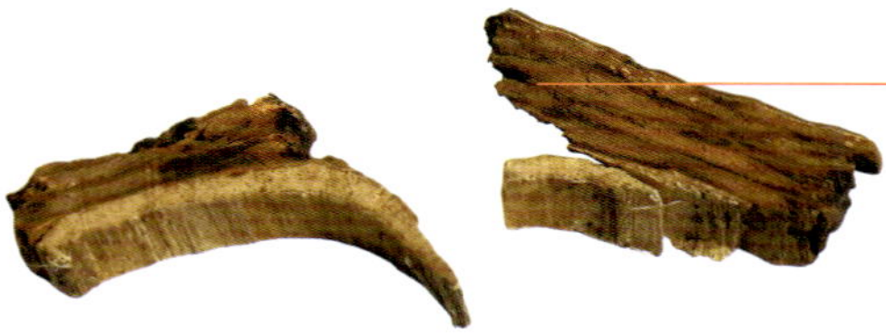
木栓层较厚

山合欢皮（木栓层）

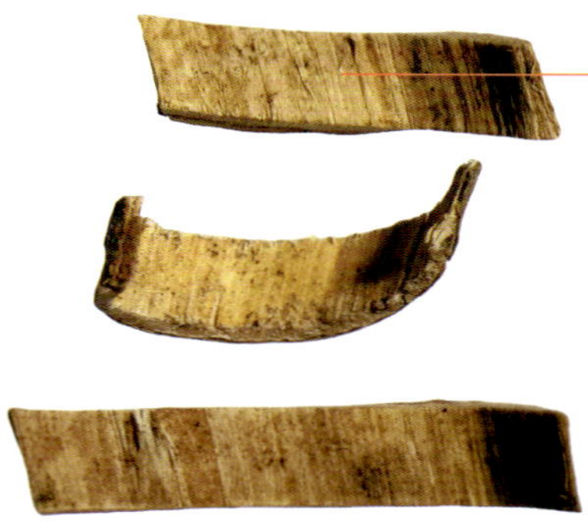
内表面淡黄白色，具细纵纹

山合欢皮（内表面）

肉桂

【基　　原】樟科植物肉桂 *Cinnamomum cassia* Presl 的干燥树皮。

【采收加工】夏、秋二季剥取，晒干。

【主要产地】主产于广东、广西、福建、台湾、云南等地。

【炮制方法】除去杂质及粗皮，用时捣碎。

【饮片性状】本品呈弯曲的丝或块片状。外表面棕色或棕红色，稍有纵皱纹，密生明显的椭圆形横向皮孔。内表面淡黄棕色或黄白色，平滑，具细密纵纹。切面呈纤维性片状，淡黄棕色或黄白色。气微香，味淡、微涩、稍刺舌，而后喉头有不适感。

【功能主治】补火助阳，引火归原，散寒止痛，温通经脉。用于阳痿宫冷，腰膝冷痛，肾虚作喘，虚阳上浮，眩晕目赤，心腹冷痛，虚寒吐泻，寒疝腹痛，痛经经闭。

【用法用量】1～5g。

【使用注意】有出血倾向者及孕妇慎用；不宜与赤石脂同用。

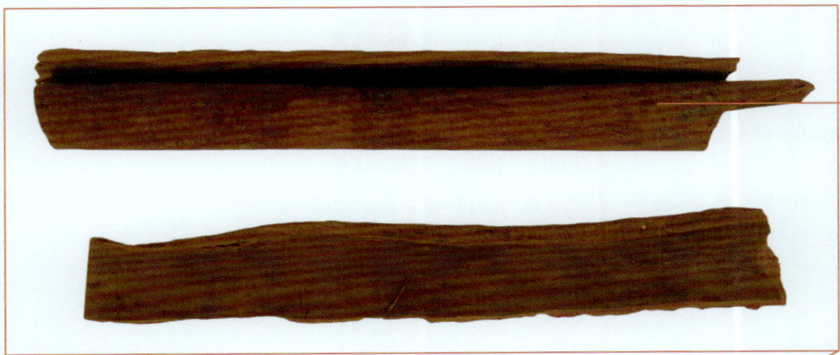

外表面棕色或棕红色，密生明显的椭圆形横向皮孔

肉桂（外表面）

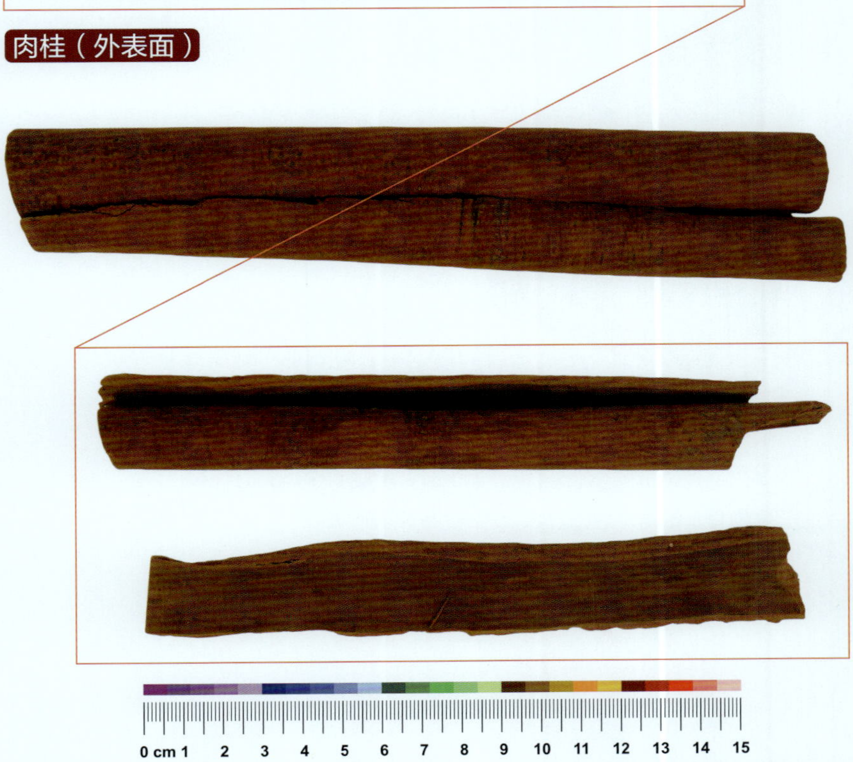

肉桂
产地：云南

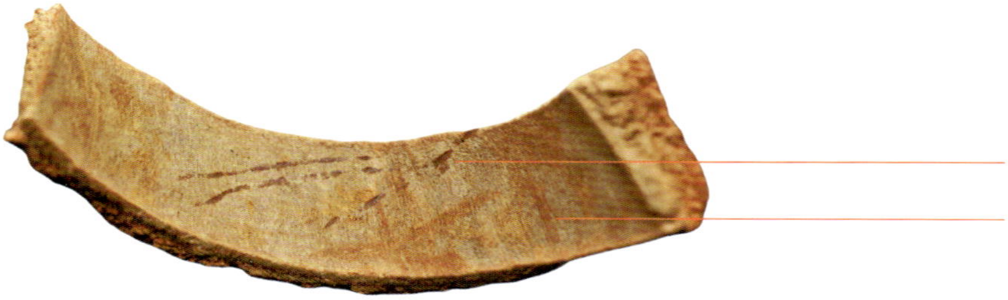

肉桂（内表面）

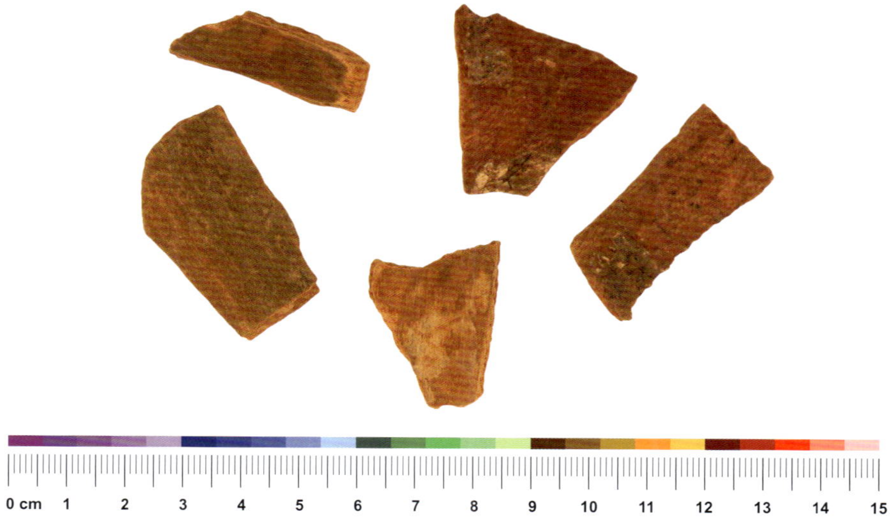

肉桂

产地：广东

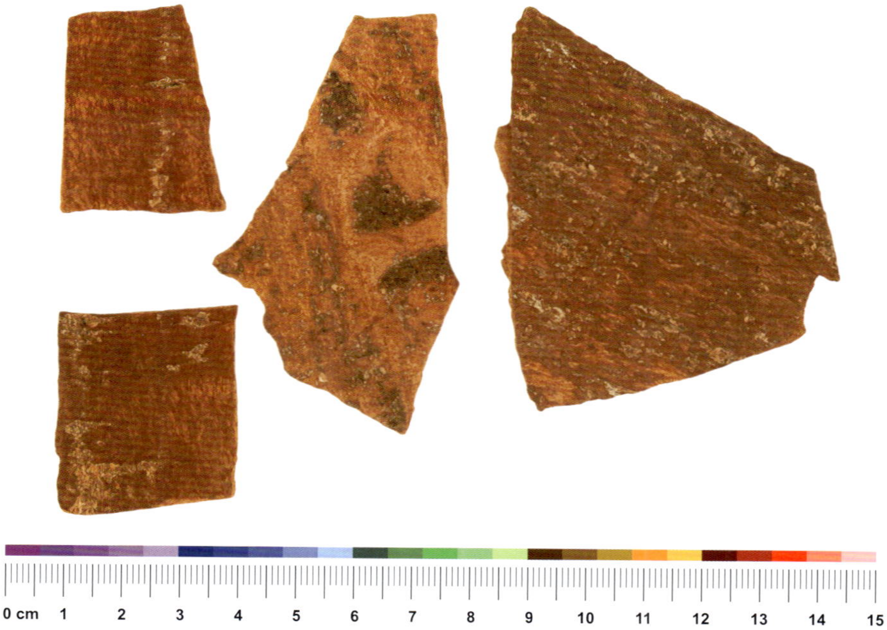

肉桂

产地：广西

关黄柏

【基　　原】芸香科植物黄檗 *Phellodendron amurense* Rupr. 的干燥树皮。

【采收加工】剥取树皮，除去粗皮，晒干。

【主要产地】主产于辽宁、吉林、河北等地。

【炮制方法】除去杂质，喷淋清水，润透，切丝，干燥。

【饮片性状】本品呈丝状。外表面黄绿色或淡棕黄色，较平坦，有不规则的纵裂纹，皮孔痕小而少见，偶有灰白色的粗皮残留。内表面黄色或黄棕色。切面鲜黄色或黄绿色，有的呈片状分层。气微，味极苦。

【功能主治】清热燥湿，泻火除蒸，解毒疗疮。用于湿热泻痢，黄疸尿赤，带下阴痒，热淋涩痛，脚气痿躄，骨蒸劳热，盗汗，遗精，疮疡肿毒，湿疹湿疮。

【用法用量】3～12g。外用适量。

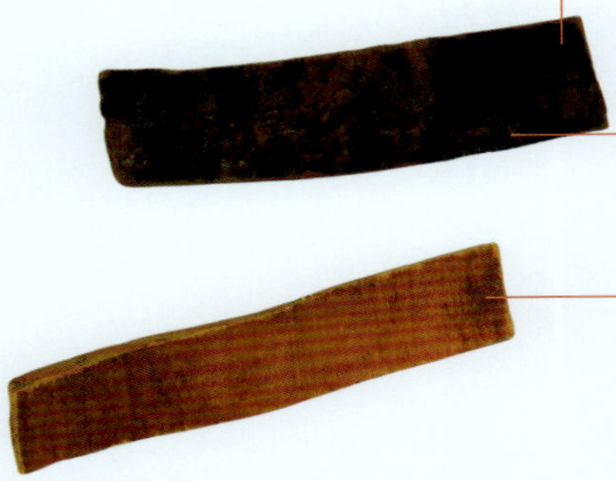

关黄柏

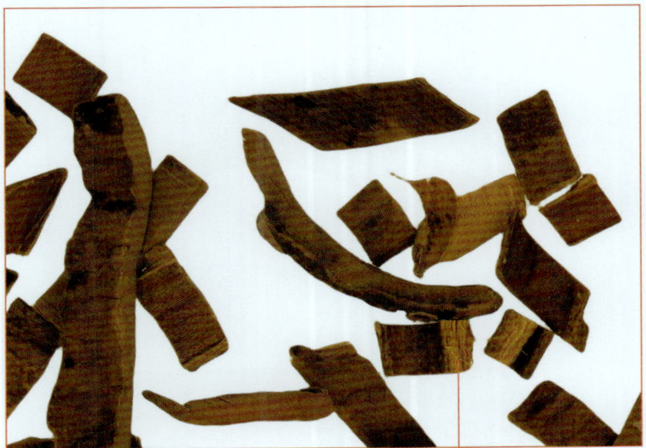

关黄柏（切面）

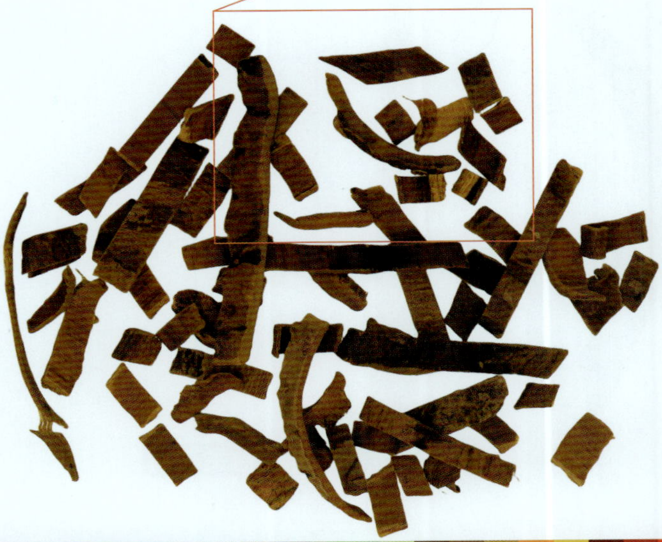

关黄柏

产地：吉林

盐关黄柏

【基　　原】芸香科植物黄檗 *Phellodendron amurense* Rupr. 干燥树皮的炮制品。

【炮制方法】取关黄柏丝，喷淋适量盐水，拌匀，闷润至盐水吸尽，置热锅内，用文火炒至表面色变深，取出，晾凉。每 100kg 关黄柏丝，用食盐 2kg。

【饮片性状】本品呈微卷曲的丝。外表面深黄色，偶见焦斑，具不规则纵裂纹，偶见稍具弹性的栓皮。体轻，质较硬。气微，味苦，略有咸味。

【功能主治】滋阴降火。用于阴虚火旺，盗汗骨蒸。

【用法用量】3～12g。外用适量。

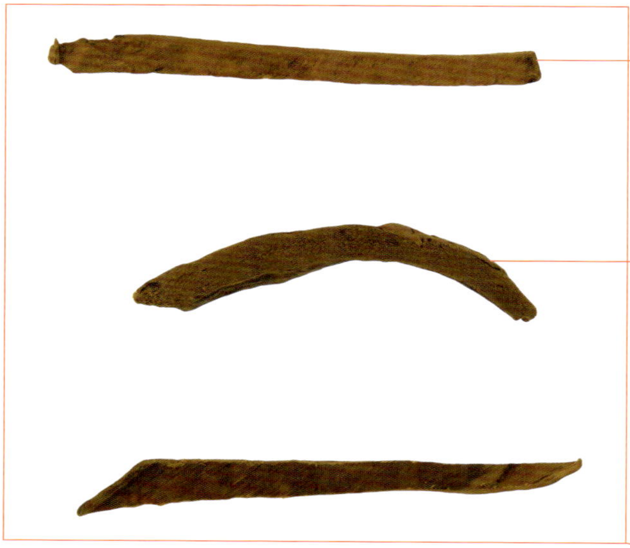

盐关黄柏

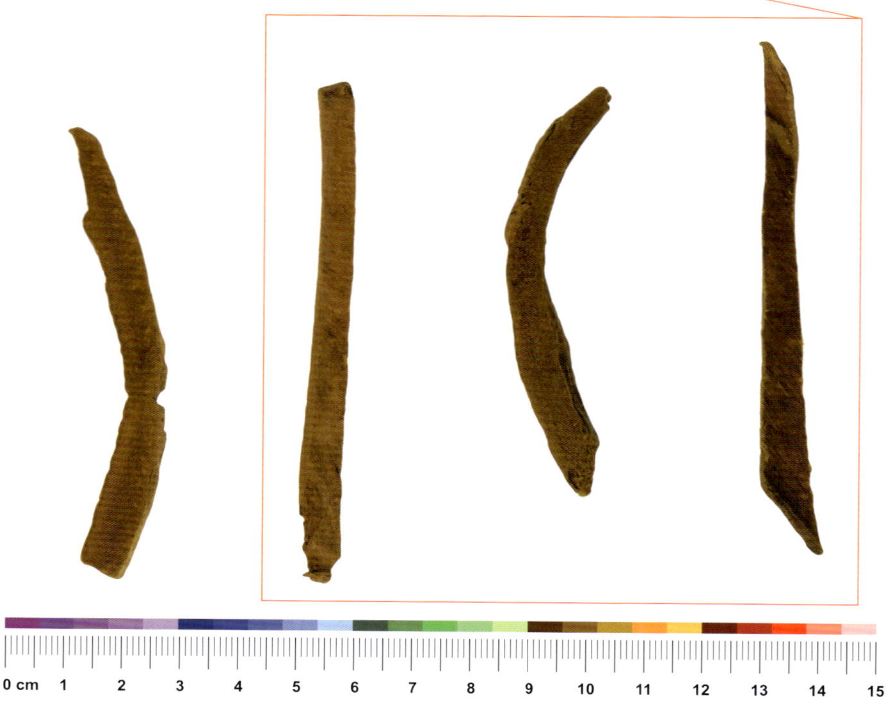

盐关黄柏

产地：吉林

杜仲

【基　　原】杜仲科植物杜仲 *Eucommia ulmoides* Oliv. 的干燥树皮。

【采收加工】4～6 月剥取，刮去粗皮，堆置“发汗”至内皮呈紫褐色，晒干。

【主要产地】主产于陕西、甘肃、湖南、安徽、云南、四川、贵州、浙江等地。

【炮制方法】刮去残留粗皮，洗净，切块或丝，干燥。

【饮片性状】本品呈小方块或丝状，厚 0.3～0.7cm。外表面淡棕色或灰褐色，有明显的皱纹。有的树皮较薄，未去粗皮，可见明显的皮孔。内表面暗紫色，光滑。断面有细密、银白色、富弹性的橡胶丝相连。气微，味稍苦。

【功能主治】补肝肾，强筋骨，安胎。用于肝肾不足，腰膝酸痛，筋骨无力，头晕目眩，妊娠漏血，胎动不安。

【用法用量】6～10g。

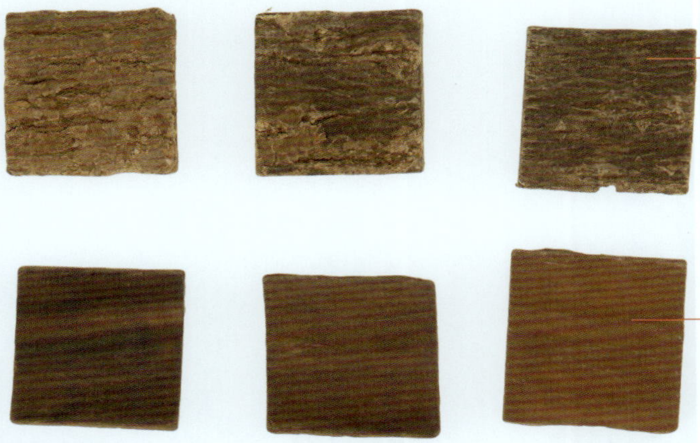

杜仲

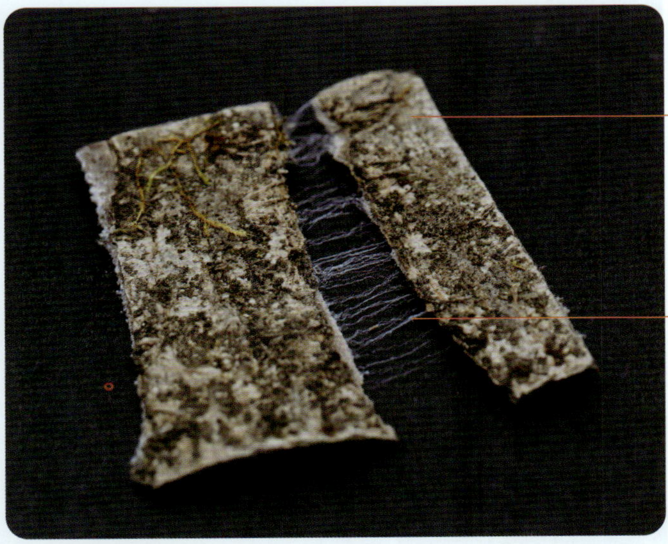

杜仲（断面）

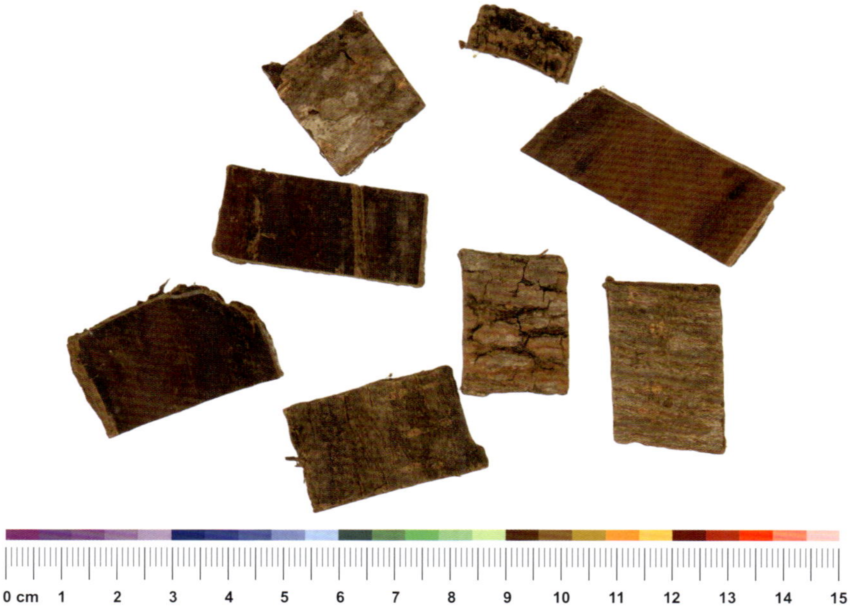

杜仲（块）

产地：四川

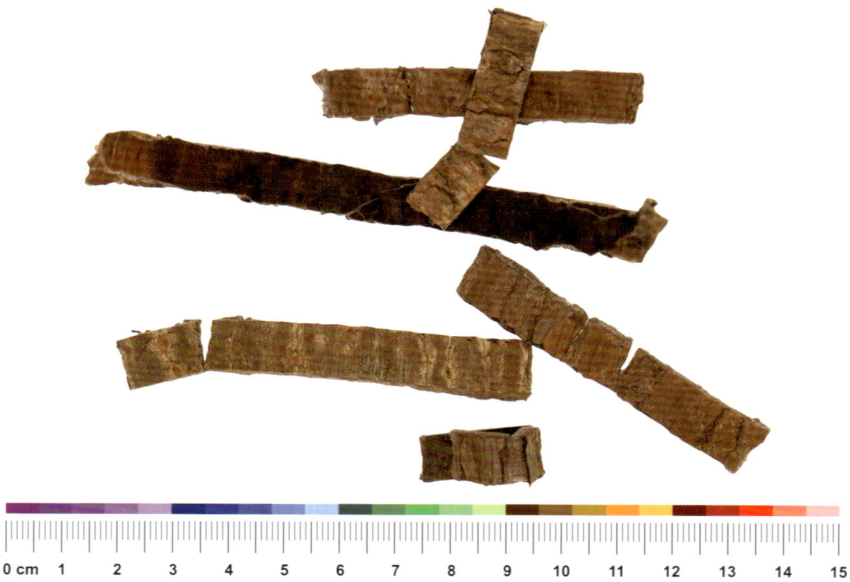

杜仲（丝）

产地：四川

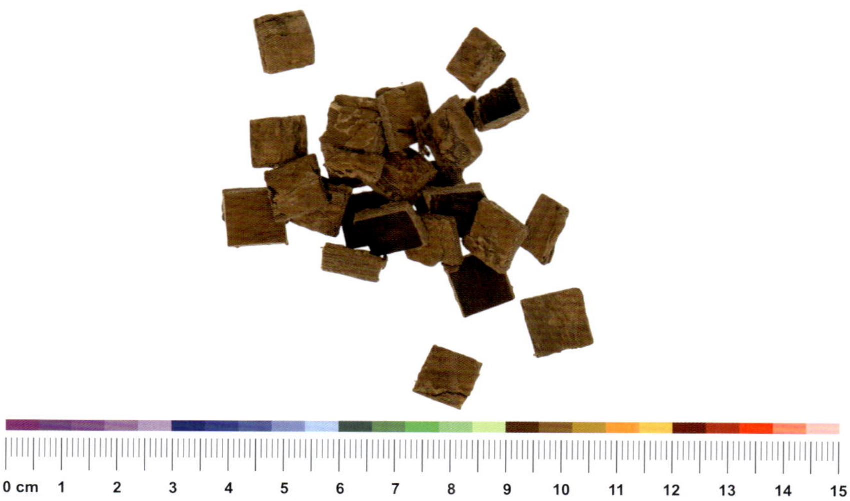

杜仲

产地：贵州

盐杜仲

【基　　原】 杜仲科植物杜仲 *Eucommia ulmoides* Oliv. 干燥树皮的炮制品。

【炮制方法】 取杜仲丝或块，用盐水拌匀，闷润 4～6 小时，至盐水吸尽，置热锅内，用中火炒至表面黑褐色、内部棕褐色、丝易断时，取出，晾凉。每 100kg 杜仲丝，用食盐 3kg。

【饮片性状】 本品呈小方块或丝状，厚 0.3～0.7cm。外表面黑褐色，有明显的皱纹。内表面褐色，折断时胶丝弹性较差。味微咸。

【功能主治】 补肝肾，强筋骨，安胎。用于肝肾不足，腰膝酸痛，筋骨无力，头晕目眩，妊娠漏血，胎动不安。

【用法用量】 6～10g。

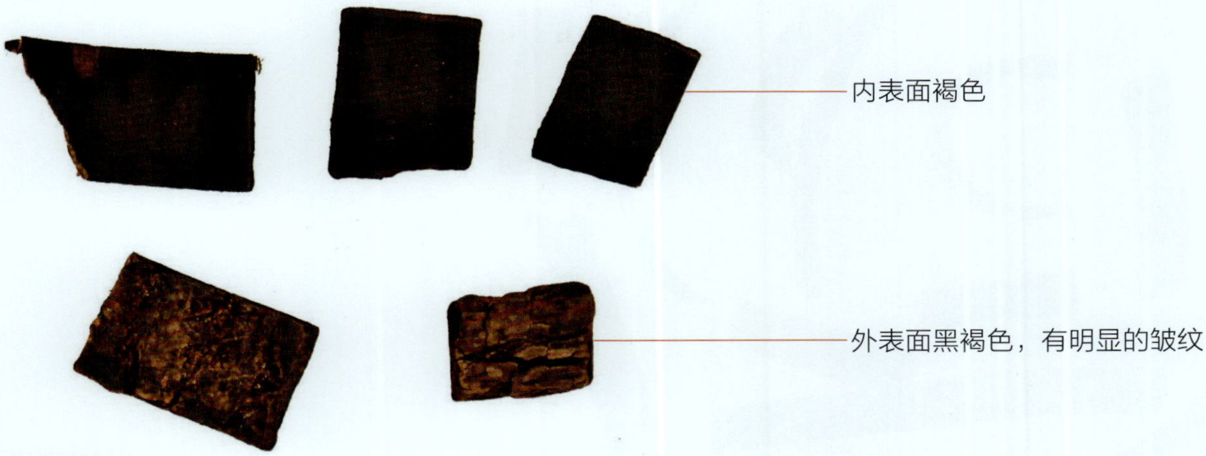

盐杜仲

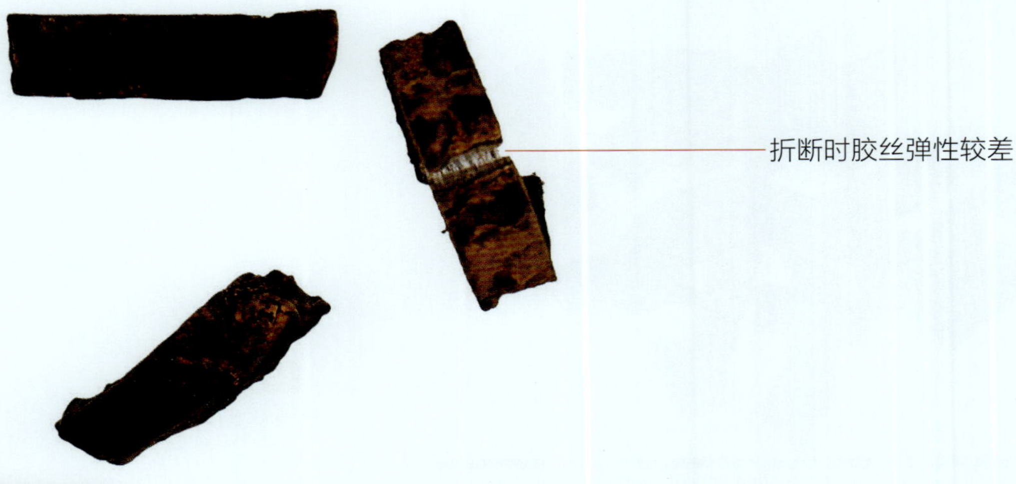

盐杜仲（断面）

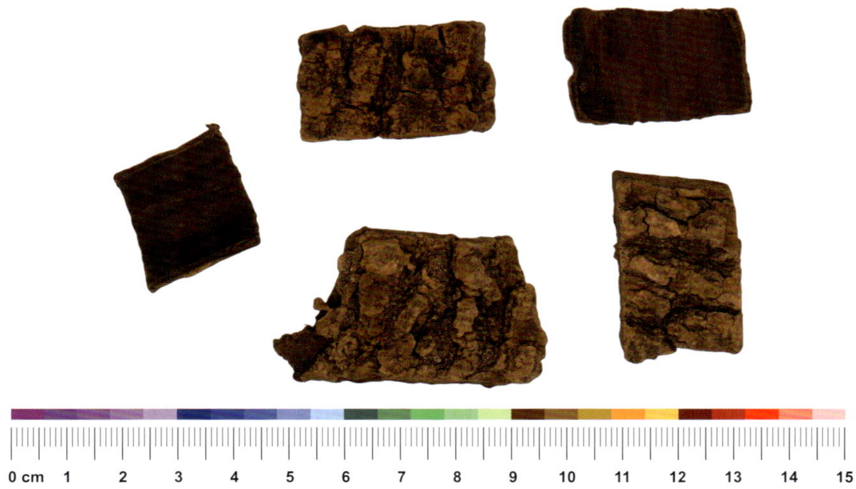

盐杜仲（块）

产地：四川

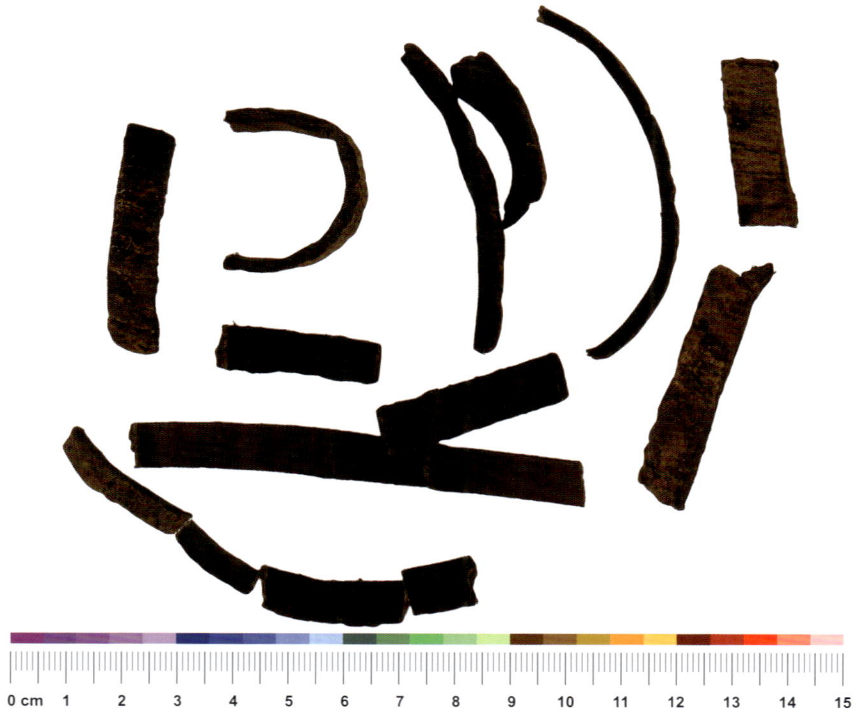

盐杜仲（丝）

产地：四川

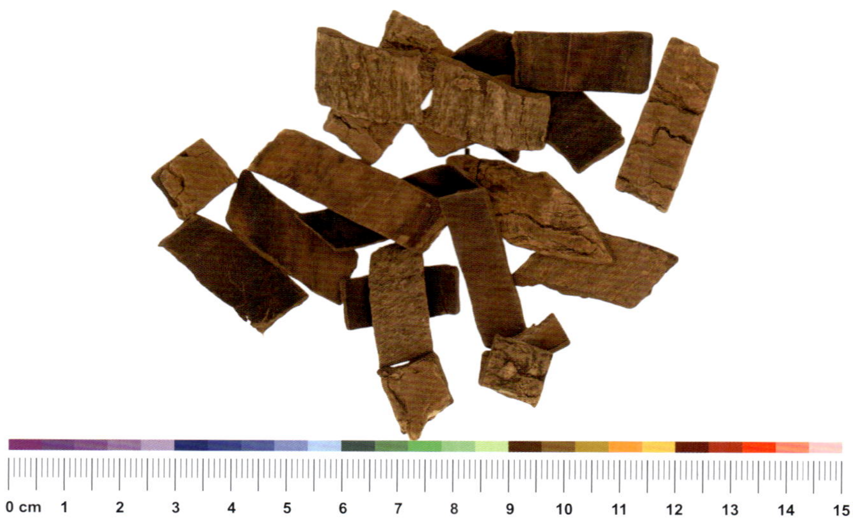

盐杜仲

产地：湖南

杜仲炭

【基　　原】杜仲科植物杜仲 *Eucommia ulmoides* Oliv. 干燥树皮的炮制品。

【炮制方法】取杜仲丝或块，置热锅内武火炒至焦黑色，取出，晾干。

【饮片性状】本品呈块或丝状。外表面焦黑色，有明显的皱纹或纵裂槽纹；内表面焦黑色，光滑，易折断，有胶丝相连。断面焦黑色。气微，味微苦、涩。

【功能主治】补肝肾，强筋骨，安胎。用于肝肾亏损之胎漏下血，遗精、带下滑脱。

【用法用量】6～9g。

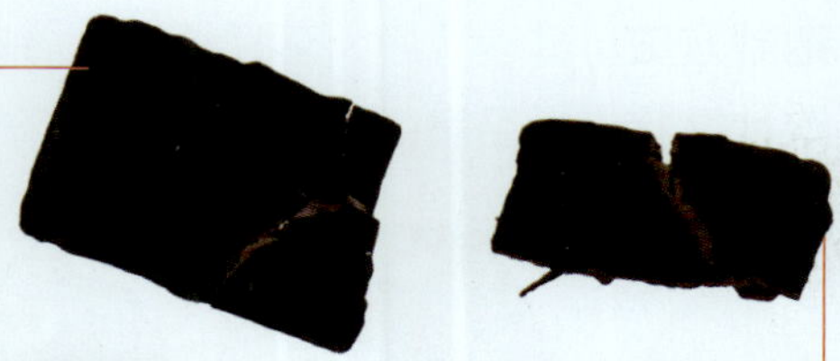

杜仲炭

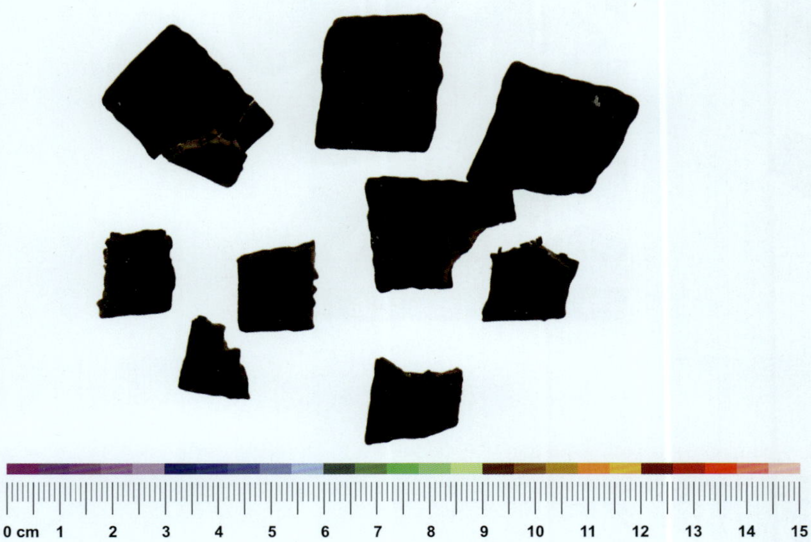

杜仲炭

产地：四川

【炮制依据】《宁夏中药饮片炮制规范（2017 年版）》；《北京市中药饮片切制规范（1974 年版）》（上）

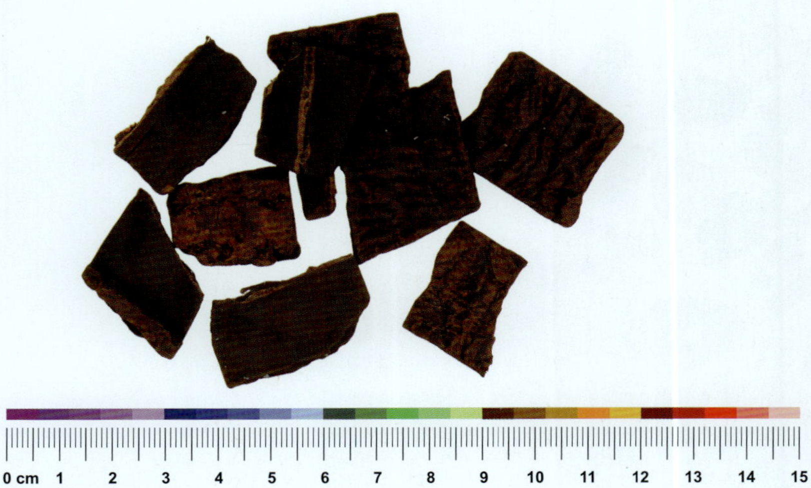

杜仲炭

产地：湖南

【炮制依据】《宁夏中药饮片炮制规范（2017 年版）》；《北京市中药饮片切制规范（1974 年版）》（上）

牡丹皮

【基　　原】 毛茛科植物牡丹 *Paeonia suffruticosa* Andr. 的干燥根皮。

【采收加工】 秋季采挖根部，除去细根和泥沙，剥取根皮，晒干；或刮去粗皮，除去木心，晒干。前者习称“连丹皮”，后者习称“刮丹皮”。

【主要产地】 主产于安徽、河北、河南、山东、四川、陕西、甘肃等地。

【炮制方法】 迅速洗净，润后切薄片，晒干。

【饮片性状】 本品呈圆形或卷曲形的薄片。连丹皮外表面灰褐色或黄褐色，栓皮脱落处粉红色。刮丹皮外表面红棕色或淡灰黄色；内表面有时可见发亮的结晶；切面淡粉红色，粉性。气芳香，味微苦而涩。

【功能主治】 清热凉血，活血化瘀。用于热入营血，温毒发斑，吐血衄血，夜热早凉，无汗骨蒸，经闭痛经，跌扑伤痛，痈肿疮毒。

【用法用量】 6～12g。

【使用注意】 孕妇慎用。

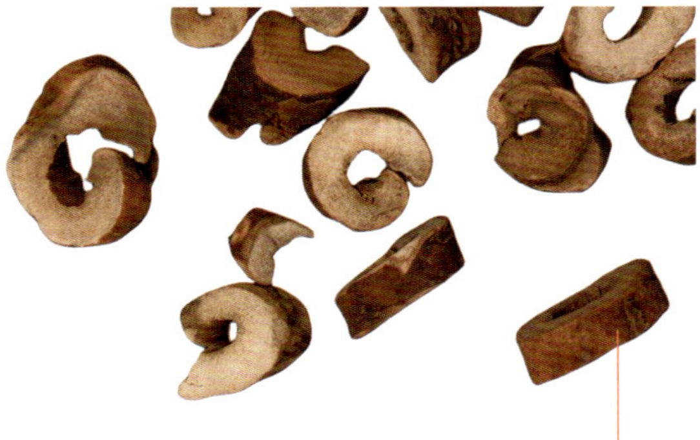

牡丹皮（刮丹皮，外表面）

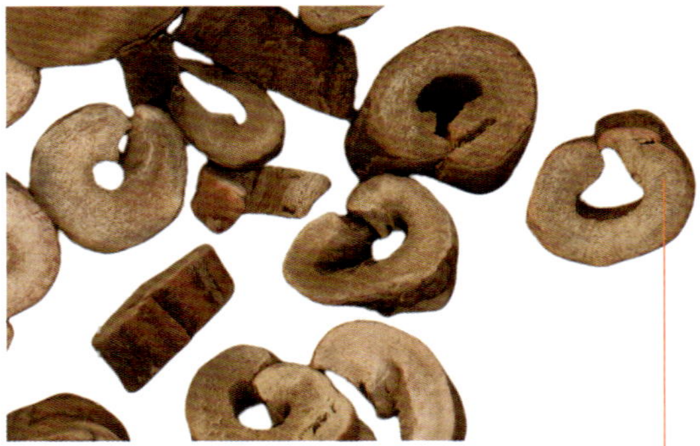

牡丹皮（刮丹皮，切面）

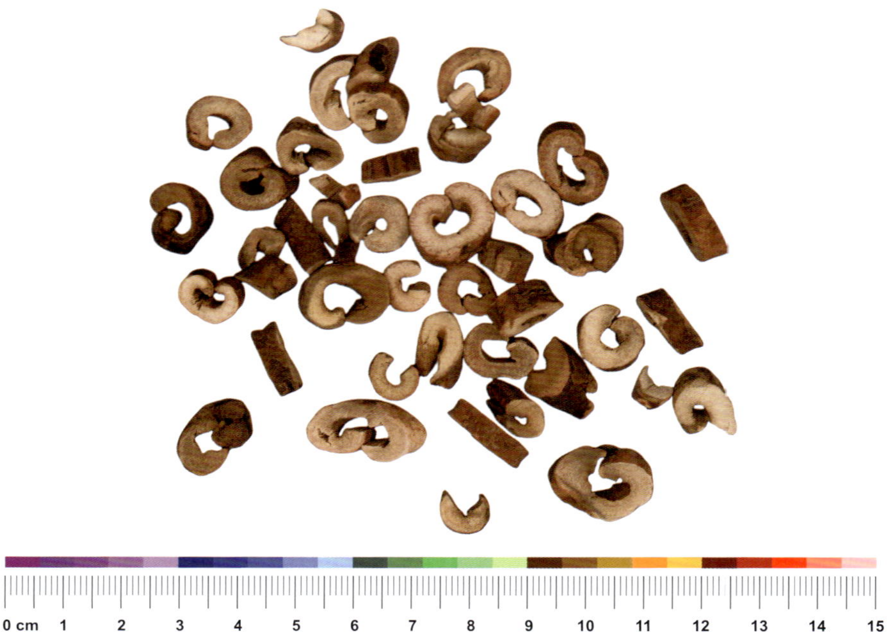

牡丹皮

产地：安徽

姜厚朴

【基　　原】木兰科植物厚朴 *Magnolia officinalis* Rehd.et Wils. 或凹叶厚朴 *Magnolia officinalis* Rehd.et Wils.var.biloba Rehd.et Wils. 的干燥干皮、根皮及枝皮。

【采收加工】4～6 月剥取，根皮和枝皮直接阴干；干皮置沸水中微煮后，堆置阴湿处，“发汗”至内表面变紫褐色或棕褐色时，蒸软，取出，卷成筒状，干燥。

【主要产地】主产于陕西、甘肃、浙江、江西、湖北、湖南、四川、贵州等地。

【炮制方法】取原药材，刮去粗皮，洗净，闷润4～6 小时，至内外湿度一致，切约 3mm 的丝，晒干。取鲜姜煎液与厚朴丝同置锅内，煮至煎液被吸尽，取出，干燥。每 100kg 厚朴丝，用鲜姜 10kg。

【饮片性状】本品呈卷曲丝条状，外表面灰褐色，有时可见椭圆形皮孔或纵皱纹。内表面紫棕色或深紫褐色，较平滑，具细密纵纹，划之显油痕。断面纤维性，切面颗粒性，呈紫褐色，有油性，有的可见多数小亮星。气香，味辛辣、微苦。

【功能主治】燥湿消痰，下气除满。用于湿滞伤中，脘痞吐泻，食积气滞，腹胀便秘，痰饮喘咳。

【用法用量】3～10g。

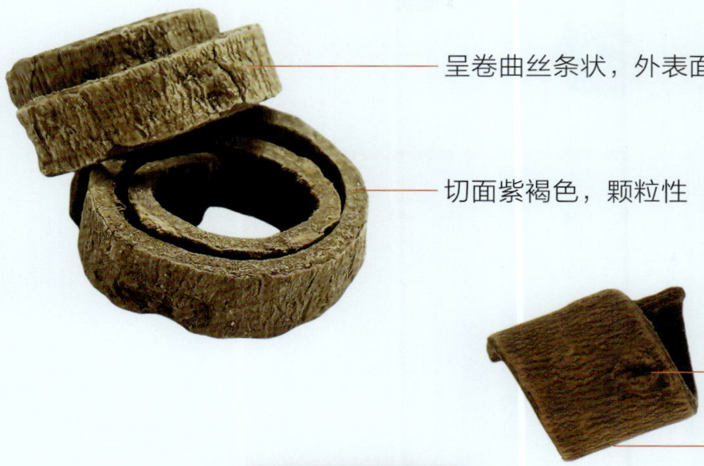

姜厚朴（外表面）

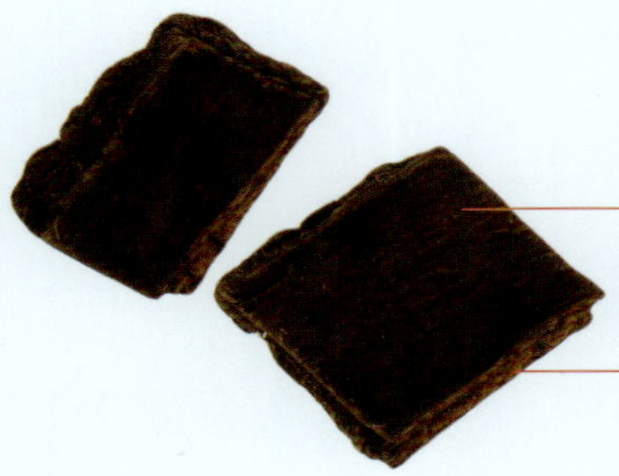

姜厚朴（内表面）

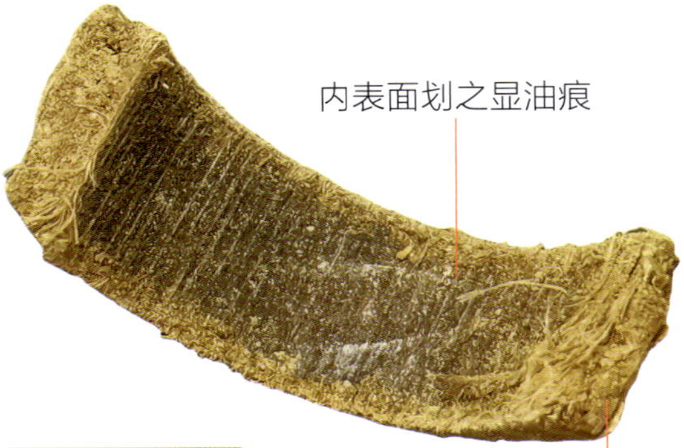

姜厚朴（油痕）

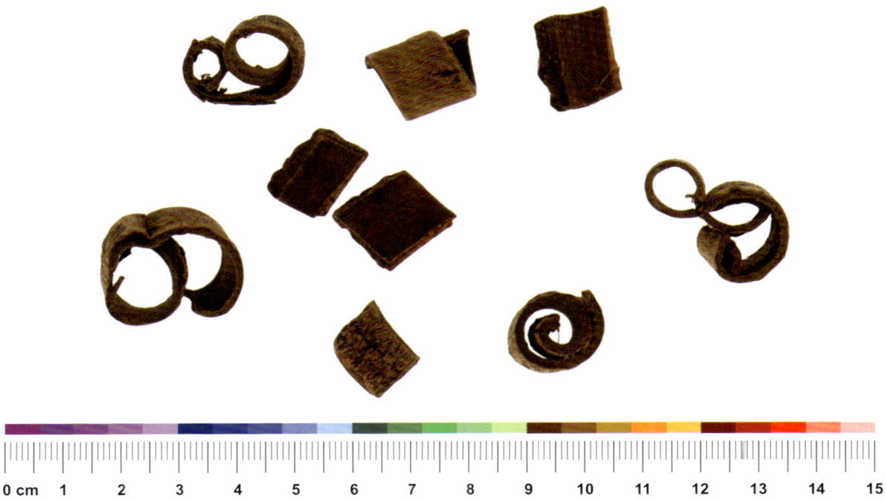

姜厚朴

产地：四川

香加皮

【基　　原】萝藦科植物杠柳 *Periploca sepium* Bge. 的干燥根皮。

【采收加工】春、秋二季采挖，剥取根皮，晒干。

【主要产地】主产于黑龙江、吉林、辽宁、内蒙古、河北、河南、山东等地。

【炮制方法】除去杂质，洗净，润透，切厚片，干燥。

【饮片性状】本品呈不规则的厚片，少数呈不规则的块片状，厚 0.2～0.4cm。外表面灰棕色或黄棕色，栓皮松软，常呈鳞片状，易剥落。内表面淡黄色或淡黄棕色，较平滑，有细纵纹。体轻，质脆，易折断，断面不整齐，黄白色。有特异香气，味苦。

【功能主治】利水消肿，祛风湿，强筋骨。用于下肢浮肿，心悸气短，风寒湿痹，腰膝酸软。

【用法用量】3～6g。

【使用注意】不宜过量服用。

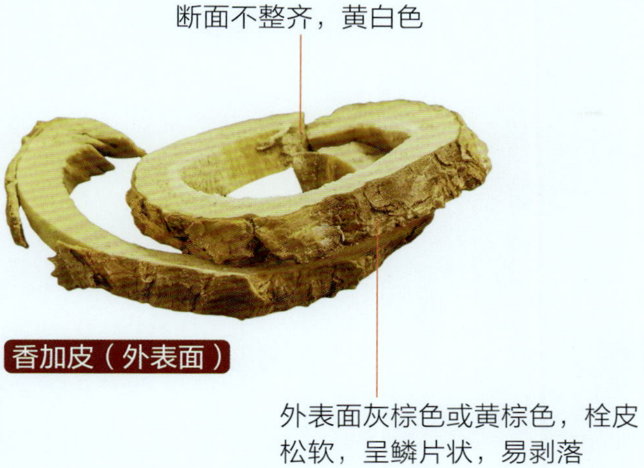

香加皮（外表面）

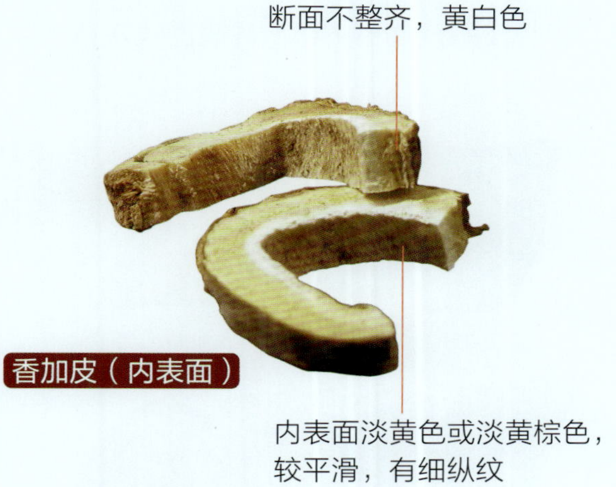

香加皮（内表面）

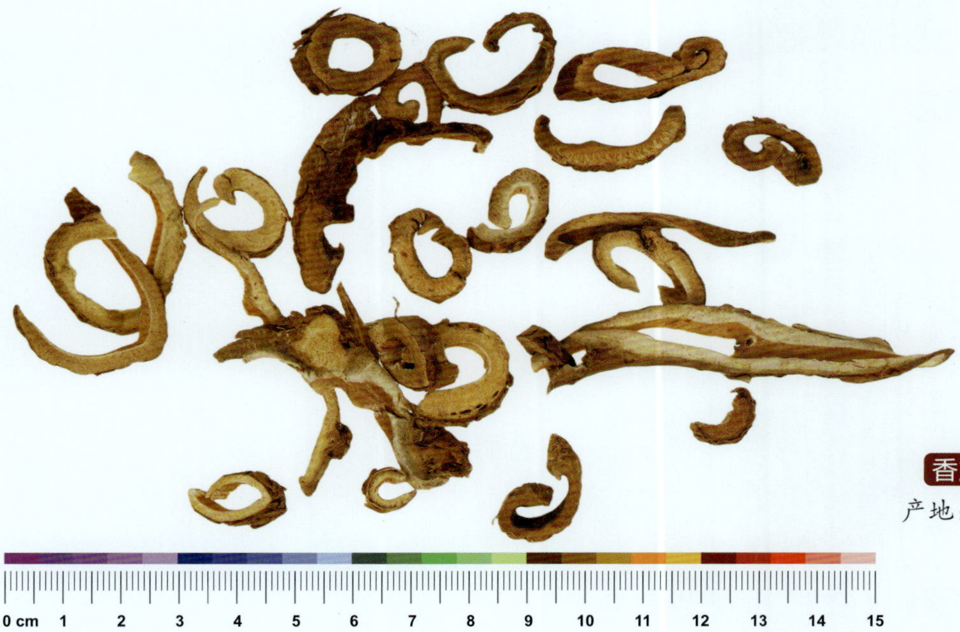

香加皮

产地：吉林

祖师麻

【基　　原】 瑞香科植物黄瑞香 *Daphne giraldii* Nitsche 或陕甘瑞香 *Daphne tangutica* Maxim. 等的干燥茎皮和根皮。

【采收加工】 春、秋二季剥取，干燥。

【主要产地】 主产于陕西、甘肃、青海、四川、云南、西藏等地。

【炮制方法】 取原药材，除去杂质，洗净，稍润，切丝，干燥，筛去碎屑。

【饮片性状】 **根皮 |** 本品呈内卷的丝条状，皮厚 0.1～0.3cm，外表面褐黄色或灰褐色，根皮较粗糙，可见皮孔及残留须根；内表面浅灰黄色或灰白色，较光滑，有细纵纹。质硬韧，不易折断，断面纤维性。气微，味微苦，具持久的麻舌感。

茎皮 | 厚 0.5～1.5mm，光滑，外表面灰褐色、灰黄色至灰棕色，表面脱落处显黄绿色，光滑或微粗糙，具叶或小枝脱落的疤痕；内表面浅灰黄色至浅灰绿色。

【功能主治】 祛风除湿，活血止痛。用于风湿痹痛，现代多用于类风湿关节炎及其他关节炎。

【用法用量】 3～6g。

【使用注意】 孕妇忌用。

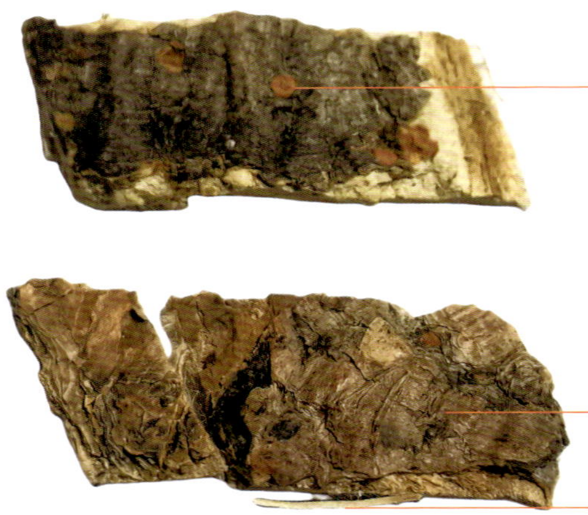
皮孔
根皮外表面褐黄色或灰褐色，较粗糙
残留须根

祖师麻（外表面，根皮）

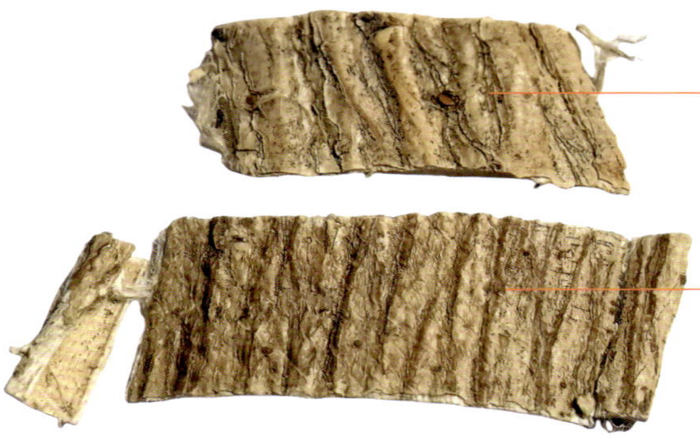
茎皮外表面灰褐色、灰黄色至灰棕色
光滑或微粗糙

祖师麻（外表面，茎皮）

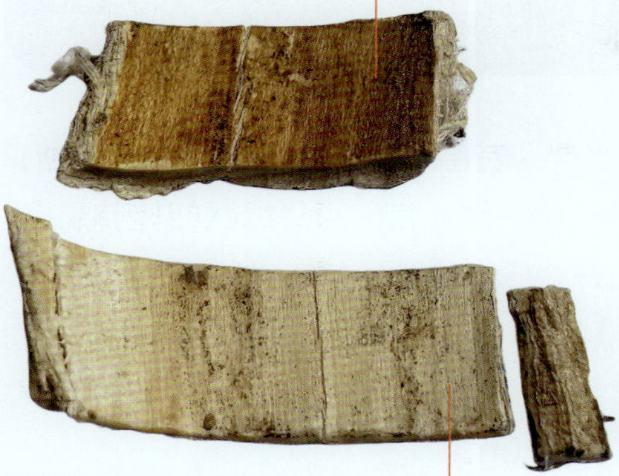

祖师麻（内表面，茎皮）

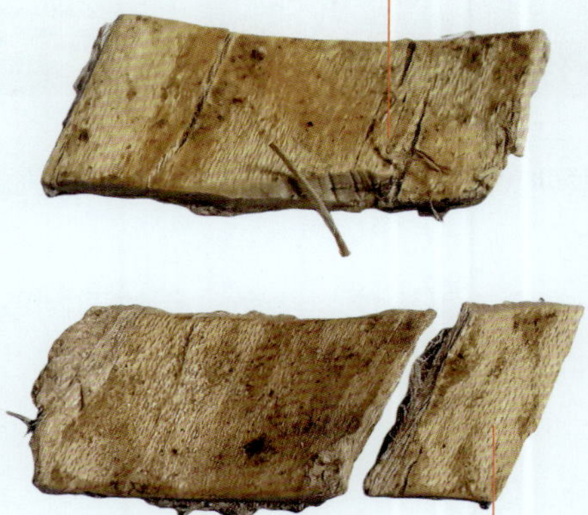

祖师麻（内表面，根皮）

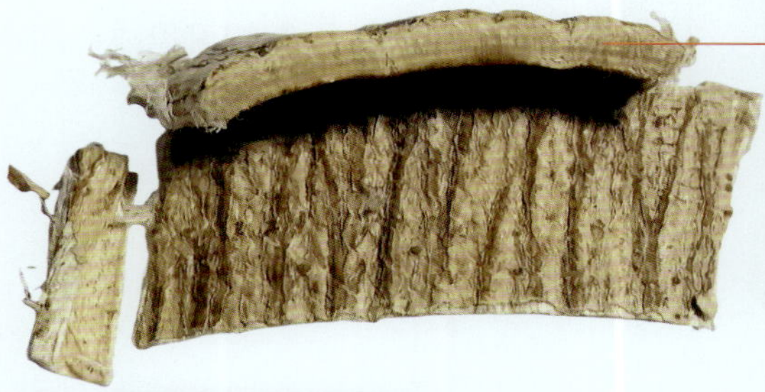

祖师麻（切面，根皮）

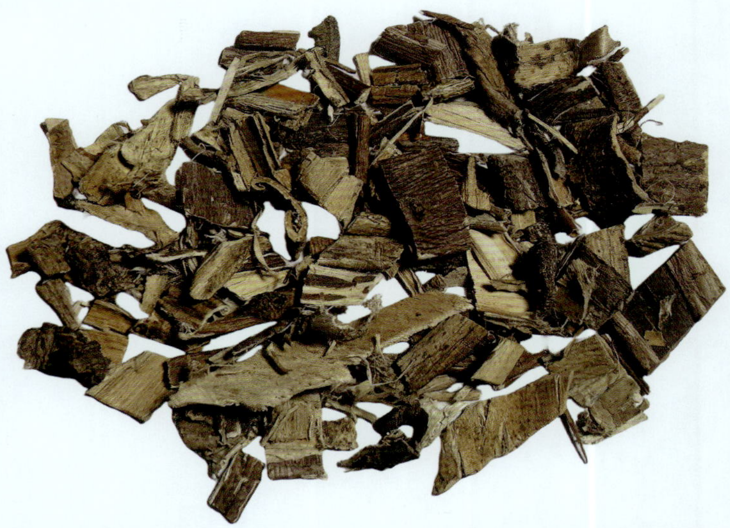

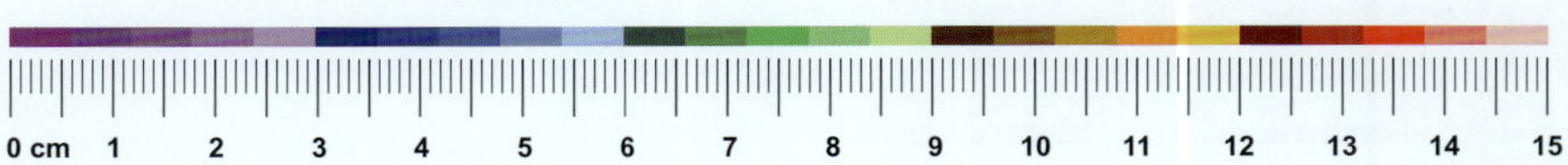

祖师麻

产地：陕西

【炮制依据】《安徽省中药饮片炮制规范（2019年版）》

姜皮

【基　　原】姜科植物姜 *Zingiber officinale* Rosc. 干燥根茎的外皮。

【采收加工】秋、冬二季采挖，洗净，用竹刀刮取外层栓皮，晒干。

【主要产地】主产于四川、河北、河南、山东等地，全国大部分地区均产。

【炮制方法】取原药材，除去杂质。

【饮片性状】本品为卷缩不整齐的碎片。灰黄色或浅灰棕色，有细皱纹，有的可见线状的环节痕迹。质软。有特殊香气，味辣。

【功能主治】行水消肿。用于水肿胀满，小便不利。

【用法用量】2～5g。

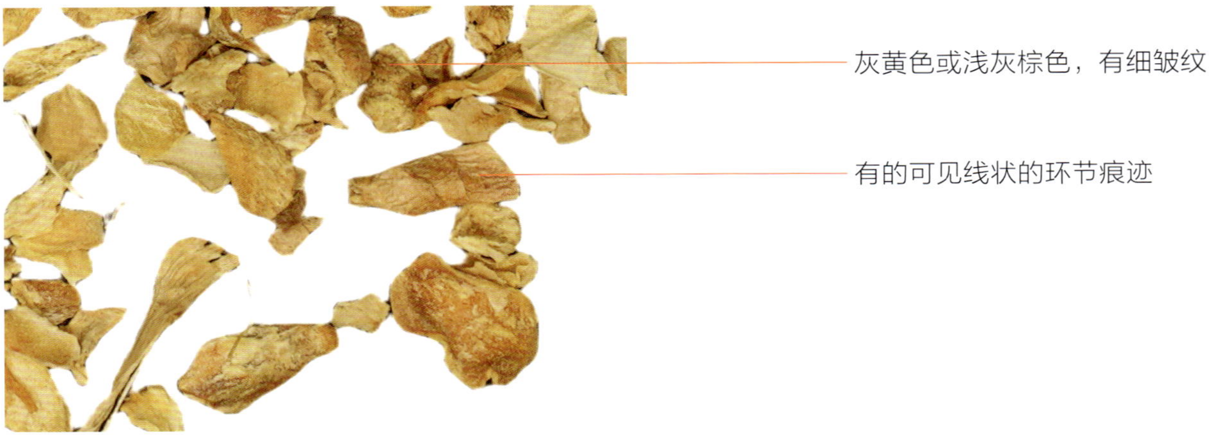

姜皮

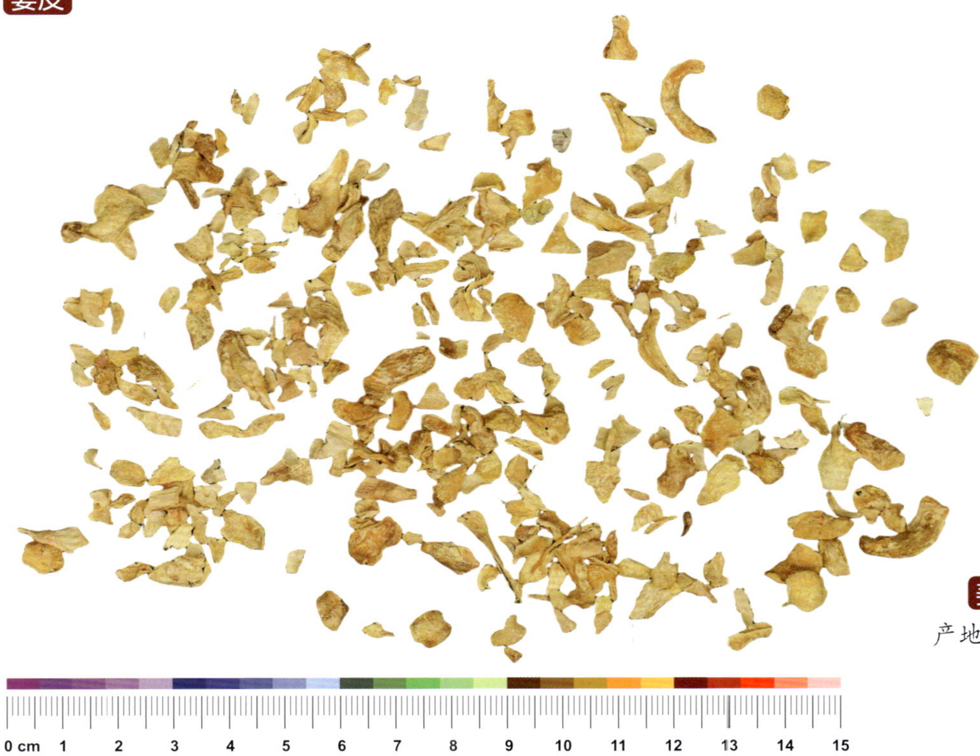

姜皮

产地：四川

秦皮

【基　　原】木犀科植物苦枥白蜡树 *Fraxinus rhynchophylla* Hance、白蜡树 *Fraxinus chinensis* Roxb.、尖叶白蜡树 *Fraxinus szaboana* Lingelsh. 或宿柱白蜡树 *Fraxinus stylosa* Lingelsh. 的干燥枝皮或干皮。

【采收加工】春、秋二季采挖，洗净，用竹刀刮取外层栓皮，晒干。

【主要产地】主产于辽宁、吉林、河北、河南、内蒙古、陕西、山西、四川等地。

【炮制方法】除去杂质，洗净，润透，切丝，干燥。

【饮片性状】**枝皮**丨呈长短不一的丝条状，厚0.15～0.3cm。外表面灰白色、灰棕色至黑棕色或相间呈斑状，平坦或稍粗糙，并有灰白色圆点状皮孔及细斜皱纹，有的具分枝痕。内表面黄白色或棕色，平滑。质硬而脆，断面纤维性，黄白色。气微，味苦。

干皮丨为长条状块片，厚0.3～0.6cm。外表面灰棕色，具龟裂状沟纹及红棕色圆形或横长的皮孔。质坚硬，断面纤维性较强。

【功能主治】清热燥湿，收涩止痢，止带，明目。用于湿热泻痢，赤白带下，目赤肿痛，目生翳膜。

【用法用量】6～12g。外用适量，煎洗患处。

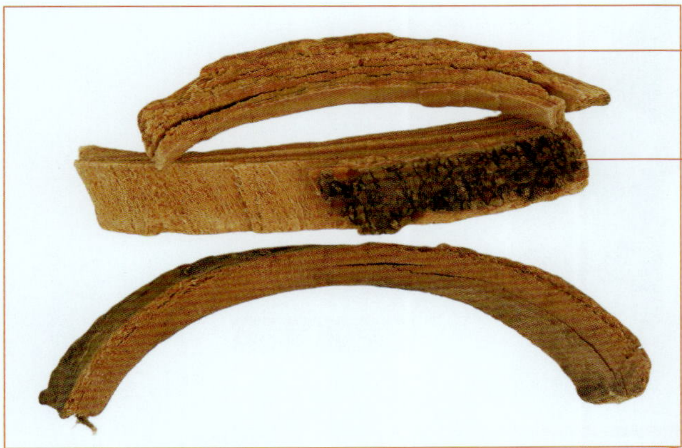

秦皮（干皮）

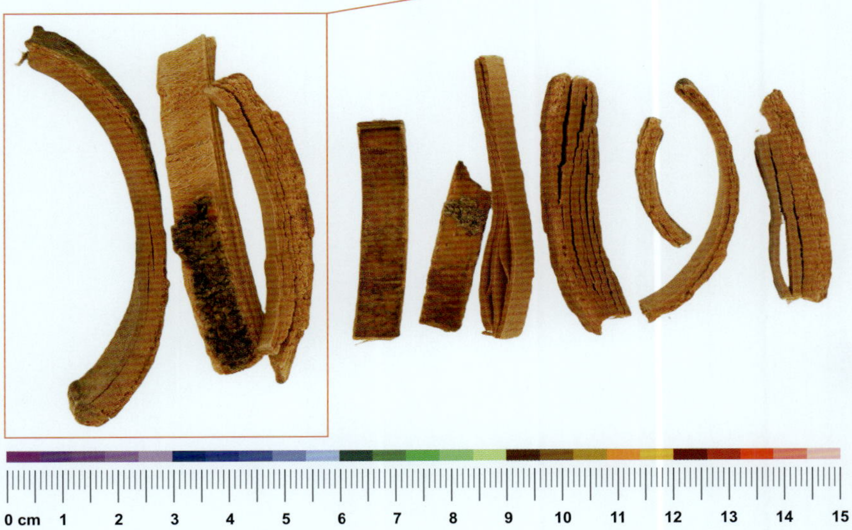

秦皮（干皮）

产地：陕西

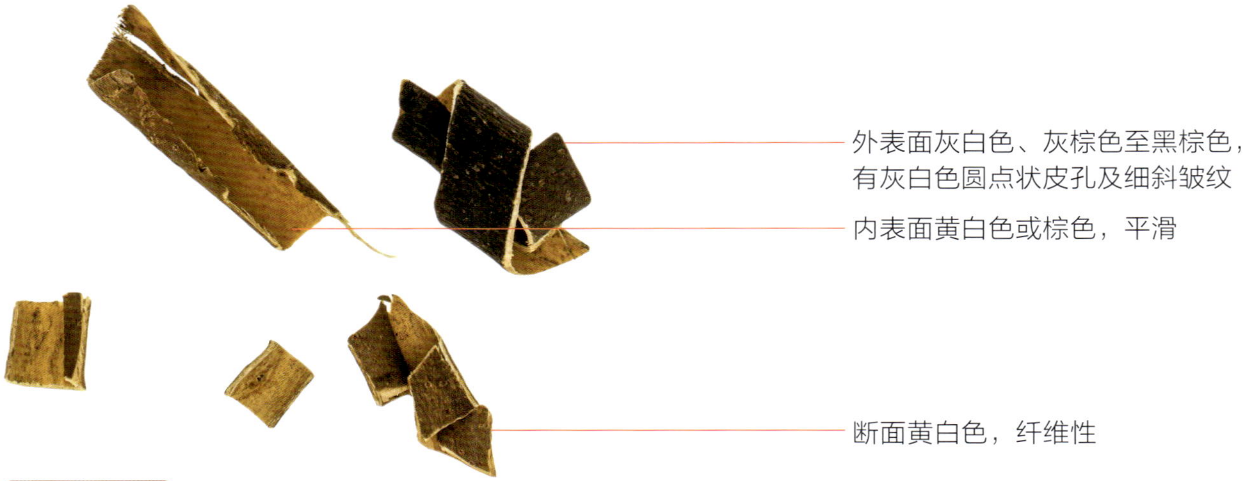

秦皮（枝皮）

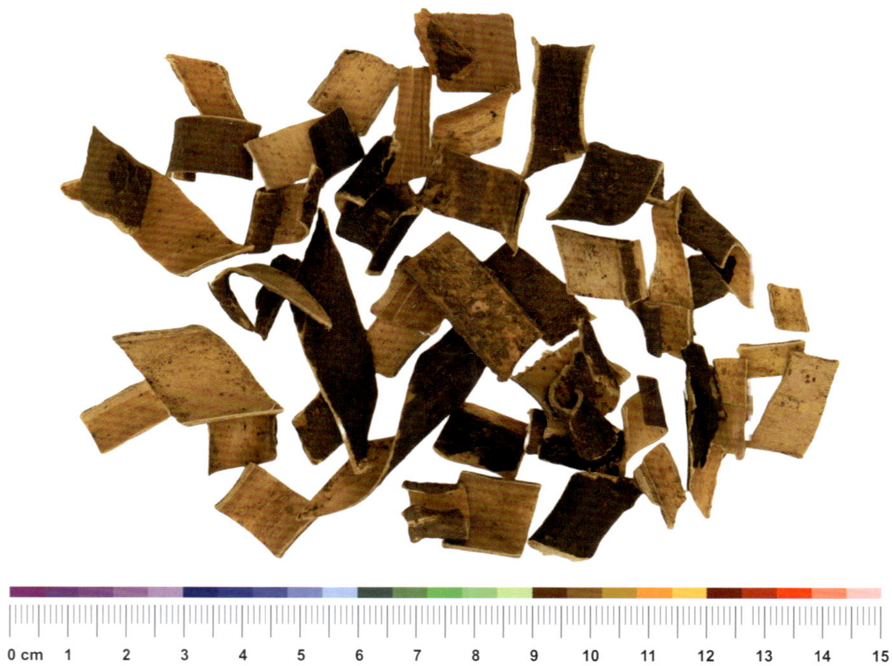

秦皮（枝皮）

产地：陕西

麸炒椿皮

【基　　原】 苦木科植物臭椿 *Ailanthus altissima*（Mill.）Swingle 的干燥根皮或干皮的炮制品。

【采收加工】 全年均可剥取，晒干，或刮去粗皮晒干。

【主要产地】 主产于浙江、河北、湖北、江苏、广东、陕西、福建、山西、四川、云南等地。

【炮制方法】 取原药材，除去杂质，洗净，闷润 2～4 小时，至内外湿度一致，切宽丝，干燥，筛去碎屑。取麸皮，撒入热锅内，待冒烟时，加入椿皮丝，迅速翻动，用中火炒至深黄色，取出，筛去麸皮，晾凉。每 100kg 椿皮丝，用麸皮 10kg。

【饮片性状】 **根皮** | 呈不规则的丝条状或段状，厚 0.3～1cm。外表面黄色或褐色，粗糙，有多数纵向皮孔样突起和不规则纵、横裂纹，除去粗皮者显黄白色；内表面淡黄色，较平坦，密布梭形小孔或小点。质硬而脆，断面外层颗粒性，内层纤维性。气微，味苦。

干皮 | 呈不规则板片状，厚 0.5～2cm，除去粗皮者显黄白色。

【功能主治】 清热燥湿，收涩止带，止泻，止血。用于赤白带下，湿热泻痢，久泻久痢，便血，崩漏。

【用法用量】 6～9g。

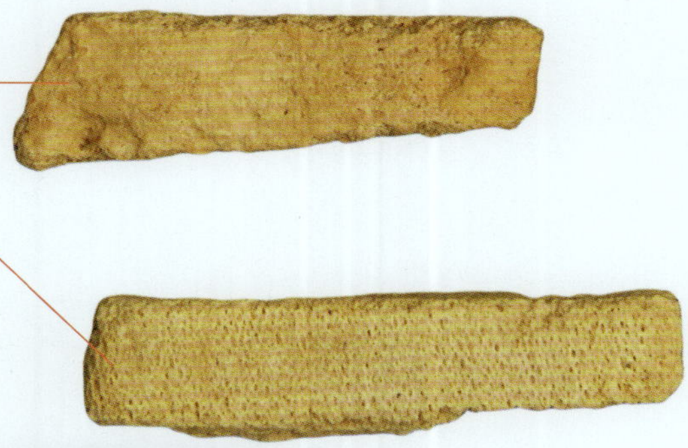

麸炒椿皮（根皮）

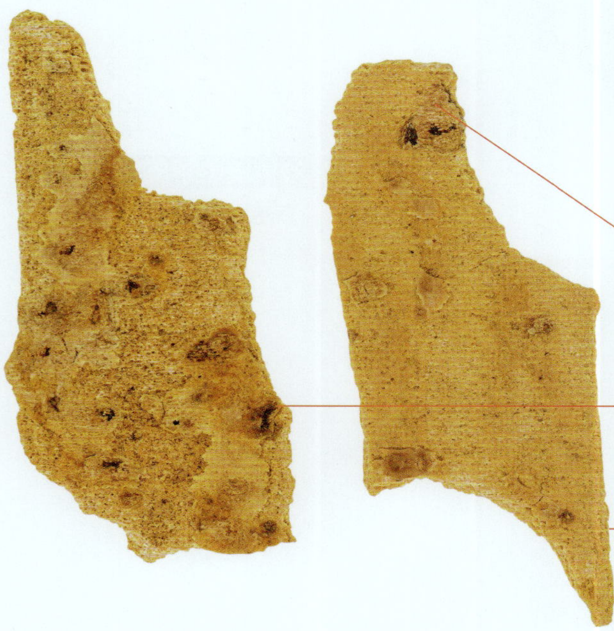

麸炒椿皮（干皮）

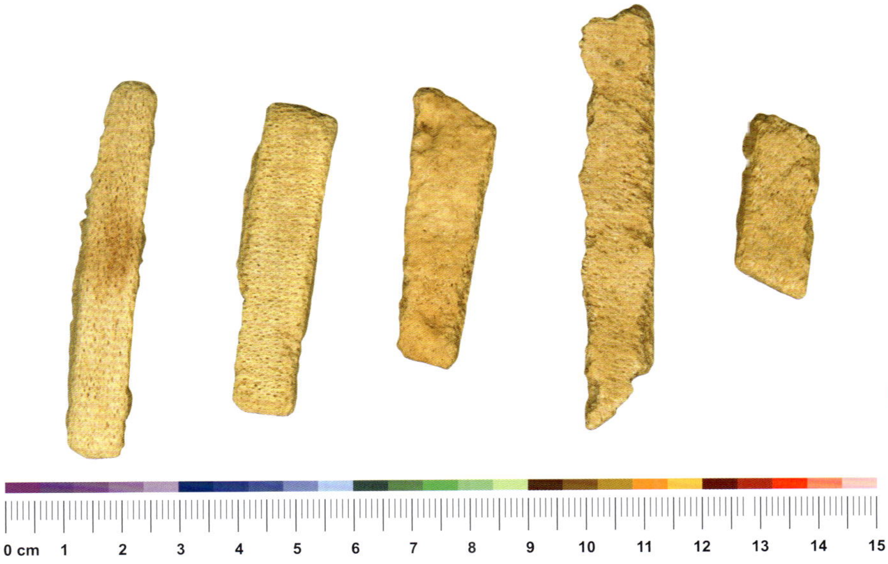

麸炒椿皮（根皮）

产地：安徽

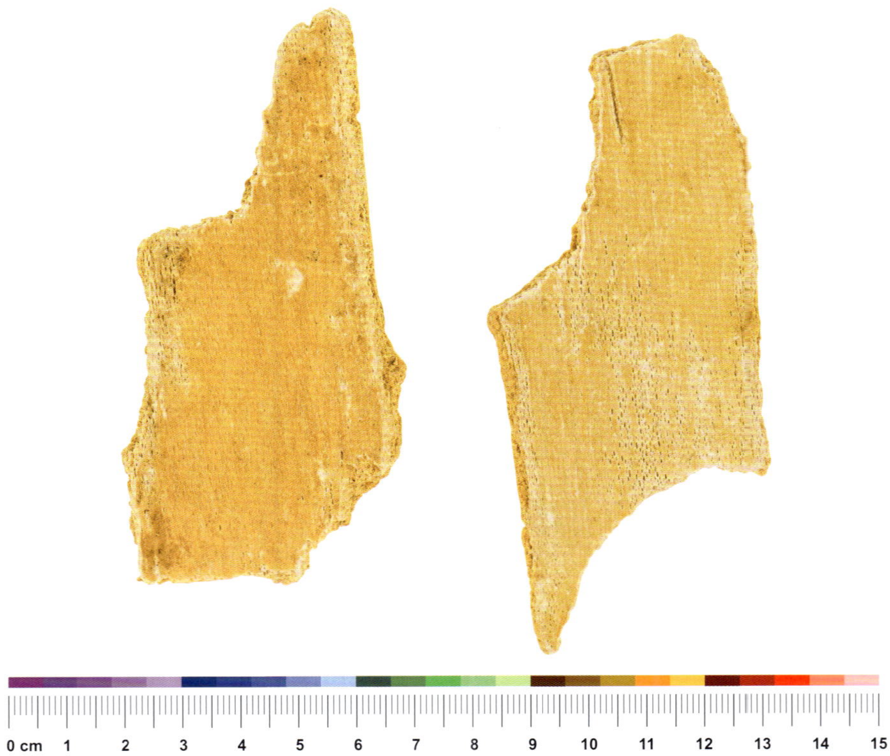

麸炒椿皮（干皮）

产地：河北

海桐皮

【基　　原】芸香科植物樗叶花椒 *Zanthexylum ailathoidos* Sied. et Zucc 或朵椒 *Zanthoxylum molle* Rehd. 的干燥树皮。

【采收加工】初夏剥取有钉刺的树皮，晒干。

【主要产地】主产于广东、广西、云南、贵州、浙江、湖南、湖北、福建、台湾等地。

【炮制方法】取原药材，除去杂质，洗净，浸泡3～6小时，至七成透，取出，闷润8～12小时，至内外湿度一致，切宽丝，干燥，筛去碎屑。

【饮片性状】本品为不规则宽丝。外表面灰褐色，具纵裂纹，并有半圆形钉刺。内表面棕黄色，具细纵皱纹。切面裂片状。质硬而韧。气微，味微苦。

【功能主治】祛风除湿，通络止痛。用于腰膝肩臂疼痛；外治湿疹。

【用法用量】10～15g。外用适量。

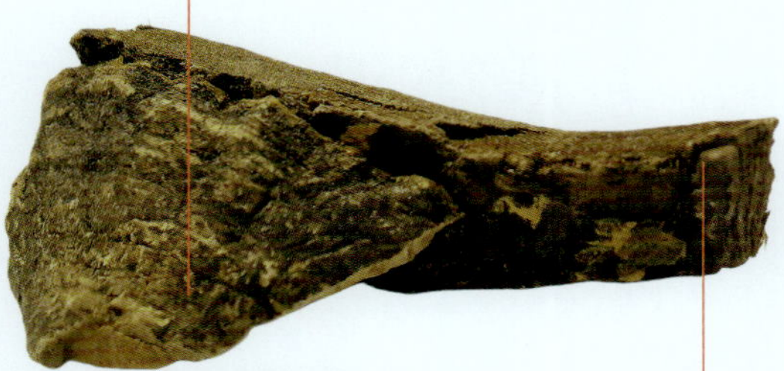

海桐皮（外表面）

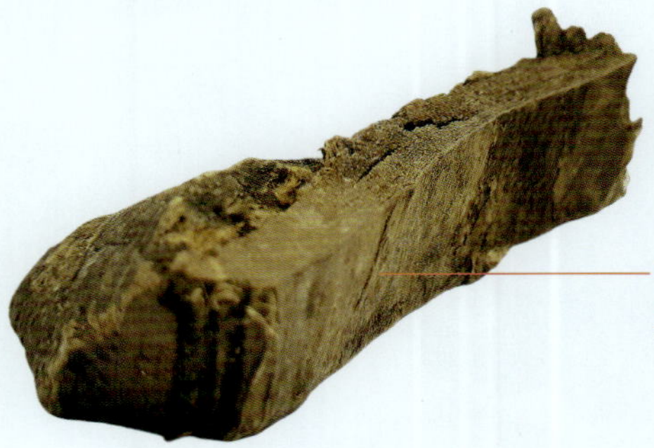

海桐皮（内表面）

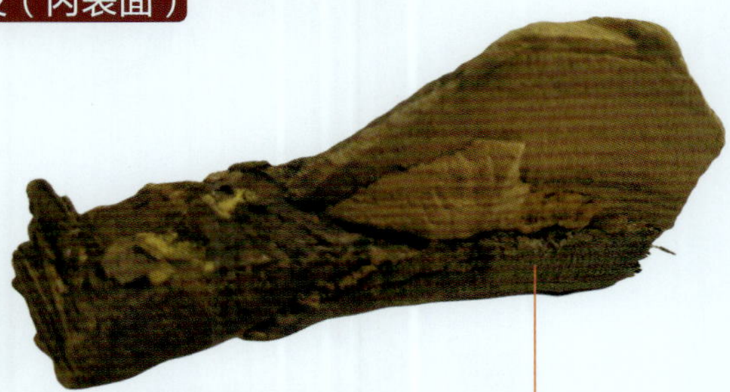

海桐皮（切面）

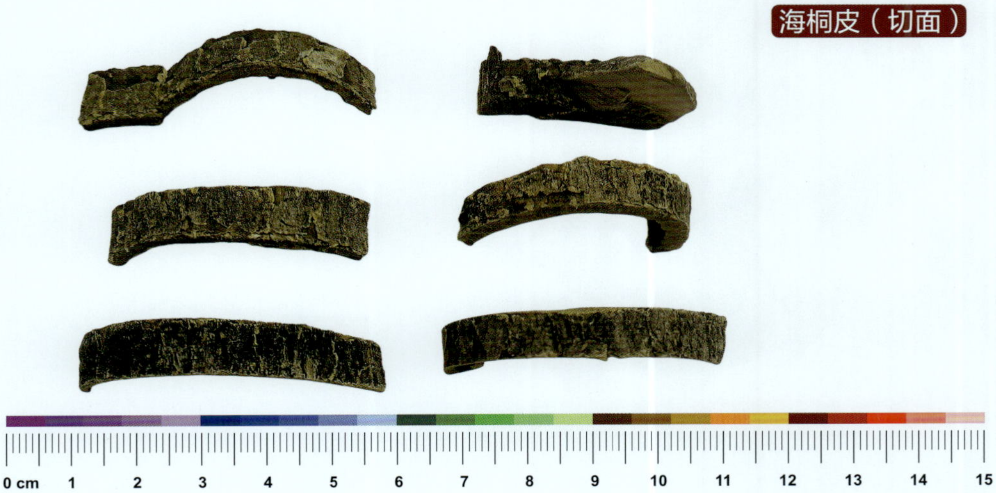

海桐皮

产地：贵州

【炮制依据】《北京市中药饮片炮制规范（2008年版）》

桑白皮

【基　　原】桑科植物桑 *Morus alba* L. 的干燥根皮。

【采收加工】秋末叶落时至次春发芽前采挖根部，刮去黄棕色粗皮，纵向剖开，剥取根皮，晒干。

【主要产地】主产于河南、安徽、浙江、江苏、四川、湖南、河北、广东、湖北、广西等地。

【炮制方法】桑白皮洗净，稍润，切丝，干燥。

【饮片性状】本品呈丝条状，外表面白色或淡黄白色，有的残留橙黄色或棕黄色鳞片状粗皮；内表面黄白色或灰黄色，有细纵纹。体轻，质韧，纤维性强。气微，味微甘。

【功能主治】泻肺平喘，利水消肿。用于肺热喘咳，水肿胀满尿少，面目肌肤浮肿。

【用法用量】6～12g。

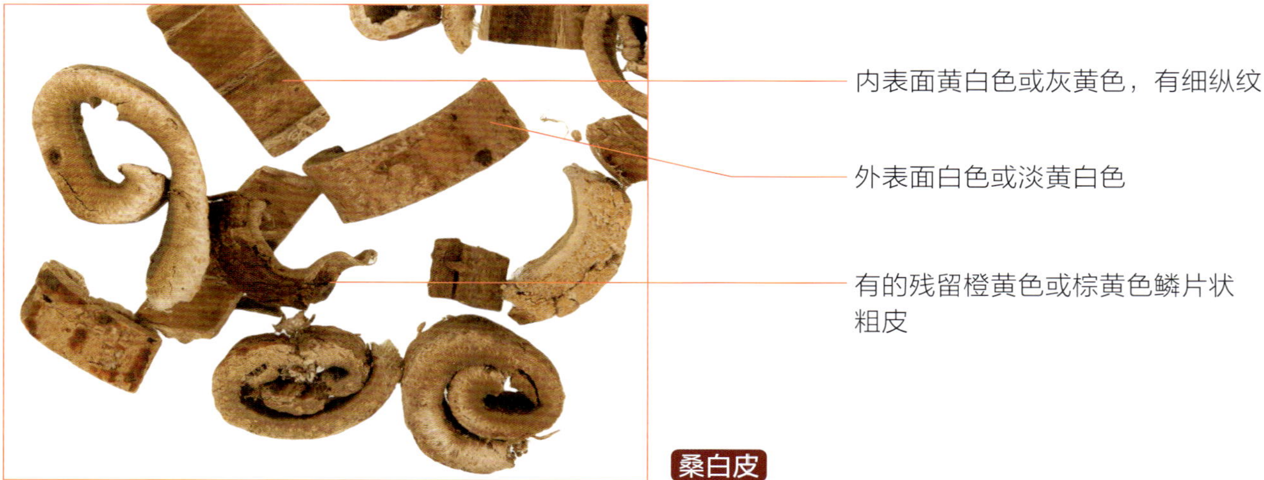

桑白皮

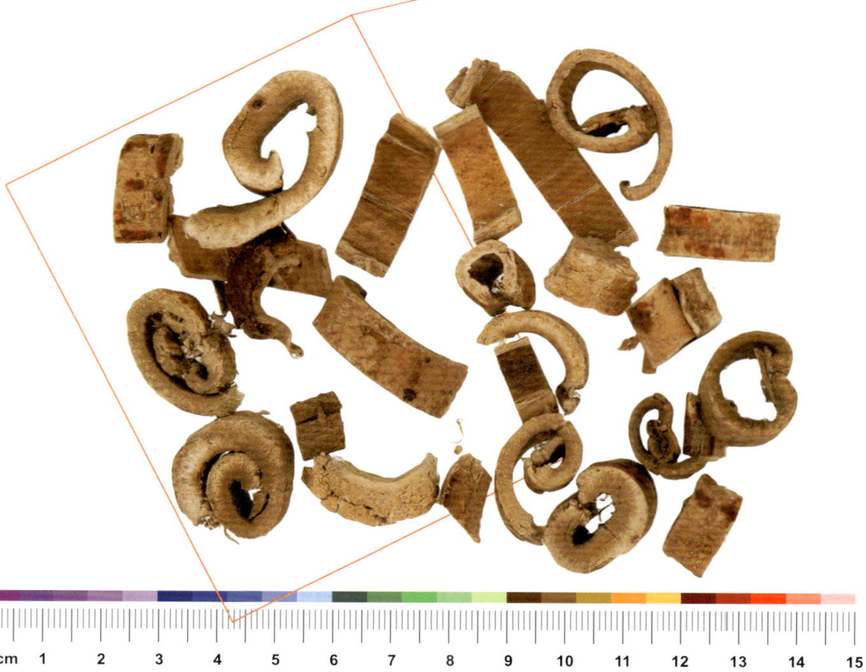

桑白皮

产地：安徽

蜜桑白皮

【基　　原】桑科植物桑 *Morus alba* L. 干燥根皮的炮制品。

【炮制方法】取炼蜜（嫩蜜），加适量沸水稀释后，淋入桑白皮丝中，拌匀，闷润 2～4 小时，置热锅内，用文火炒至表面深黄色，不粘手时，取出，晾凉。每 100kg 桑白皮，用炼蜜 30kg。

【饮片性状】本品呈丝条状，外表面深黄色，有的残留橙黄色或棕黄色鳞片状粗皮；内表面有细纵纹。体轻，质韧，纤维性强，略带黏性。气微，味甜。

【功能主治】泻肺平喘，利水消肿。用于肺热喘咳，水肿胀满尿少，面目肌肤浮肿。

【用法用量】6～12g。

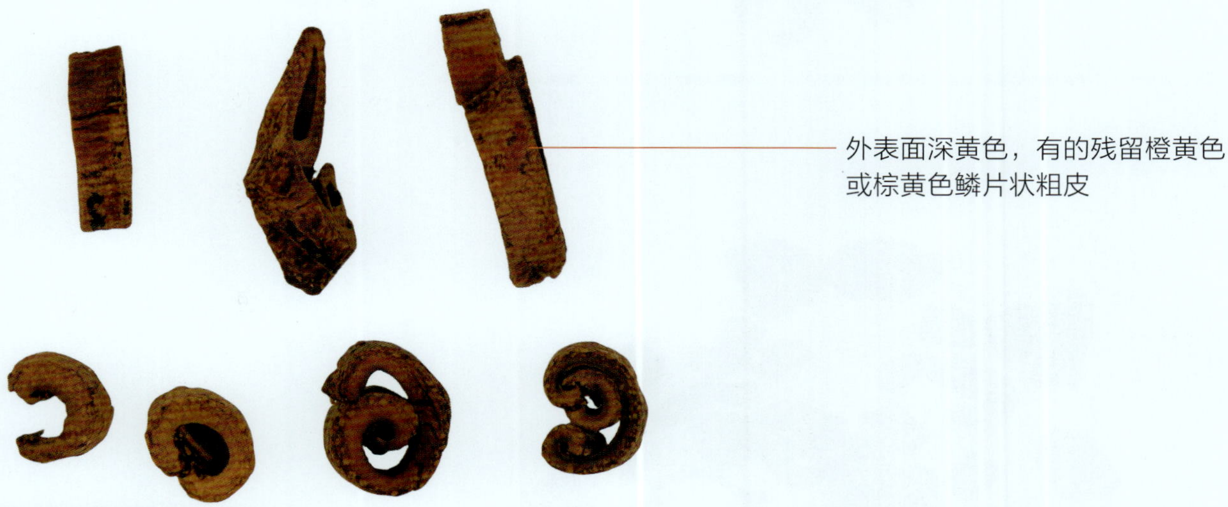

蜜桑白皮（外表面）

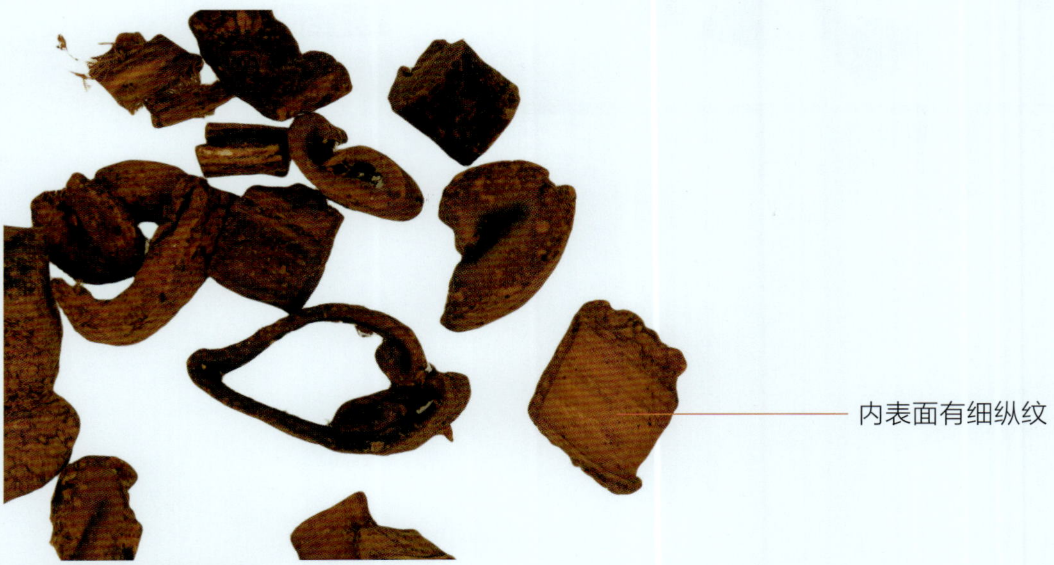

蜜桑白皮（内表面）

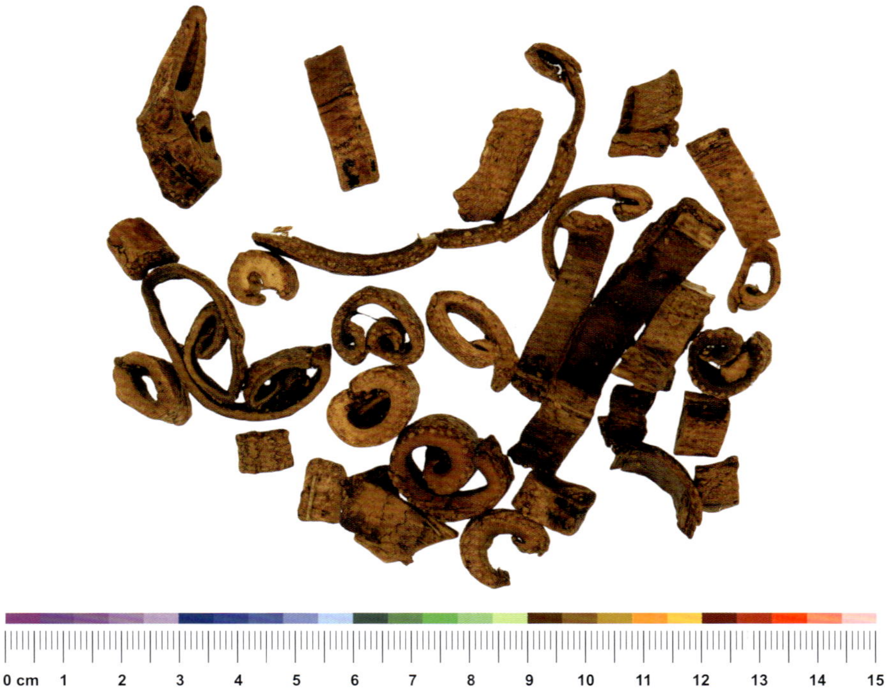

蜜桑白皮

产地：河北

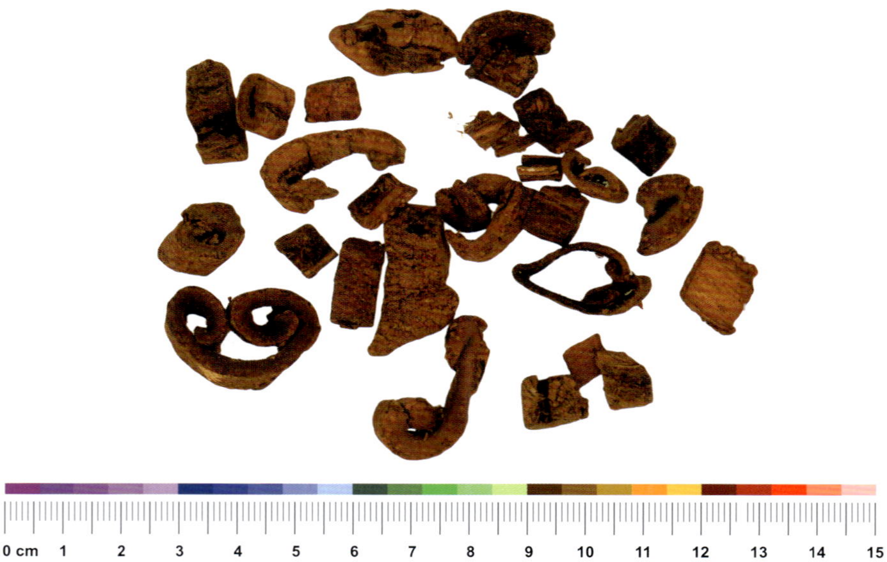

蜜桑白皮

产地：安徽

救必应

【基　　原】 冬青科植物铁冬青 *Ilex rotunda* Thunb. 的干燥树皮。

【采收加工】 夏、秋二季剥取，晒干。

【主要产地】 主产于江苏、安徽、浙江、江西、福建、台湾、湖南、广东、广西、云南等地。

【炮制方法】 除去杂质，洗净，润透，切片，干燥。

【饮片性状】 本品为卷筒状、半卷筒状或略卷曲的板状横切片，切片宽 0.5～1.5cm。外表面灰白色至浅褐色，较粗糙，有细纵裂纹及横向纹理，有的可见白色斑点状皮孔。内表面黄绿色、黄棕色或黑褐色，有细纵纹。质硬而脆，切面略平坦。气微香，味苦、微涩。

【功能主治】 清热解毒，利湿止痛。用于暑湿发热，咽喉肿痛，湿热泻痢，脘腹胀痛，风湿痹痛，湿疹，疮疖，跌打损伤。

【用法用量】 9～30g。外用适量，煎浓汤涂敷患处。

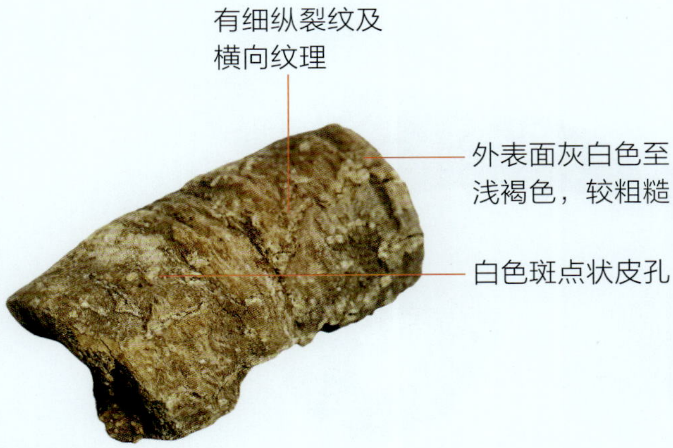

救必应（外表面）

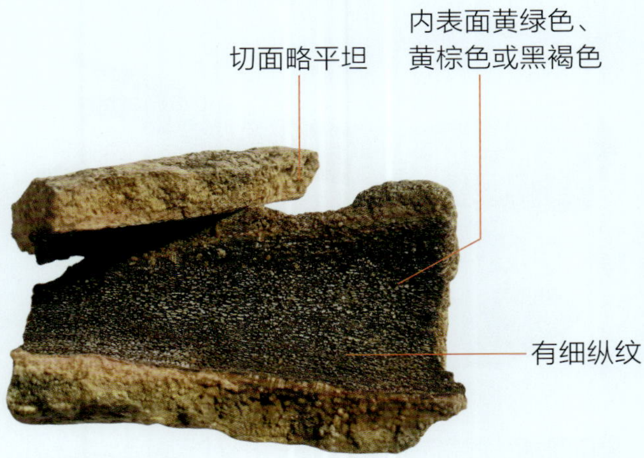

救必应（内表面）

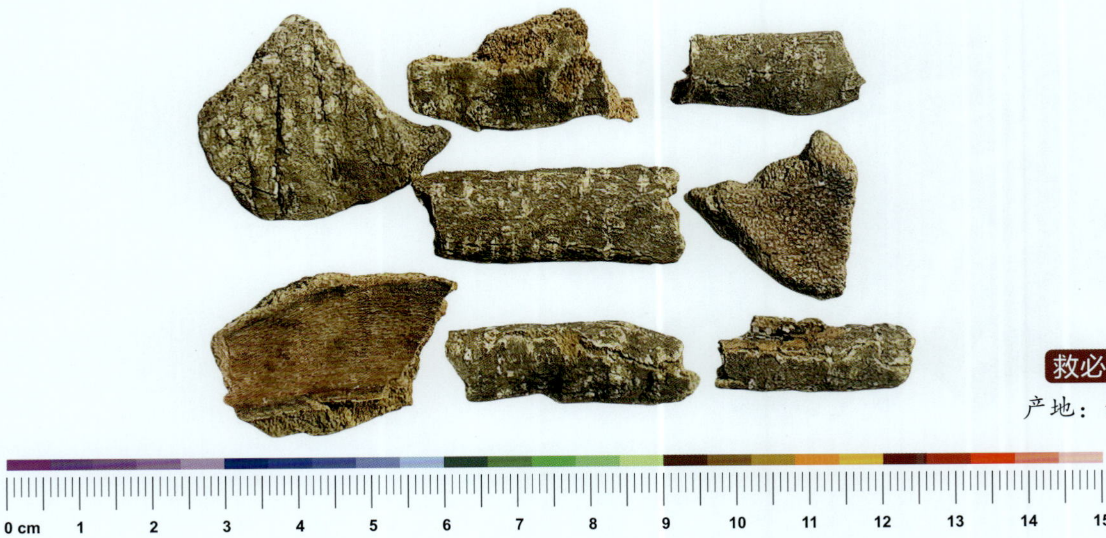

救必应

产地：云南

紫荆皮

【基　　原】大戟科植物余甘子 *Phyllanthus emblica* L. 的干燥树皮。

【采收加工】全年均可采收，剥取树皮，晒干。

【主要产地】主产于江苏、安徽、浙江、江西、福建、台湾、湖南、广东、广西、云南、甘肃等地。

【炮制方法】取原药材，除去杂质，洗净，闷润 3～5 小时，至内外湿度一致，切宽丝，干燥，筛去碎屑。

【饮片性状】本品为不规则宽丝。外表面灰褐色至紫褐色，常有灰白色斑块，具纵皱纹。内表面紫棕色，有细纵纹。切面略呈颗粒状，紫棕色。质坚硬，不易折断，断面纤维性。气微，味淡而涩。

【功能主治】解毒消肿，收敛止血。用于痈肿，疔疮毒，阴囊湿疹，外伤出血，跌打损伤，蛇虫咬伤。

【用法用量】5～10g。外用适量，煎汤洗或研末敷患处。

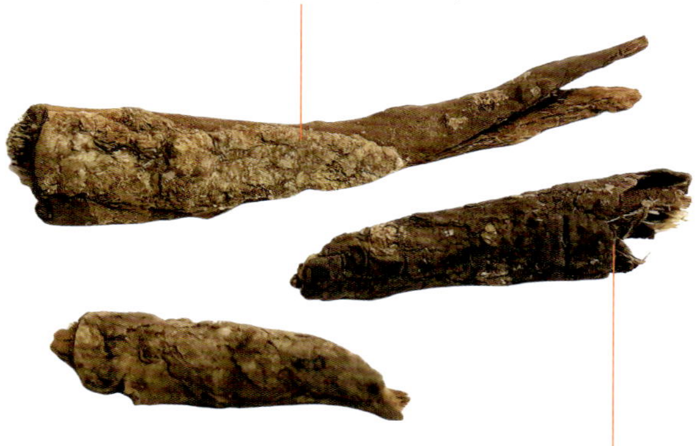

紫荆皮（外表面）

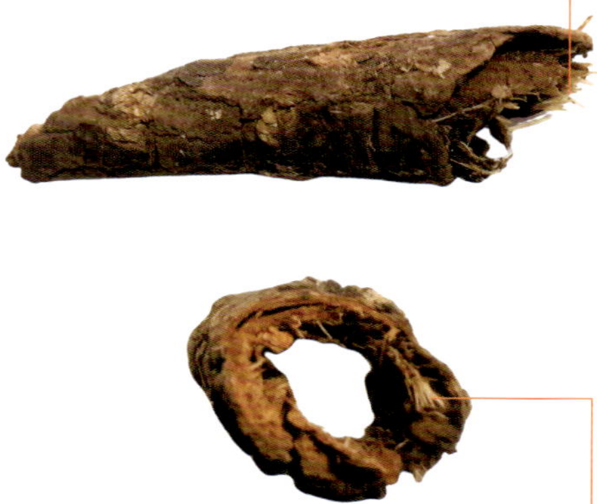

紫荆皮（断面）

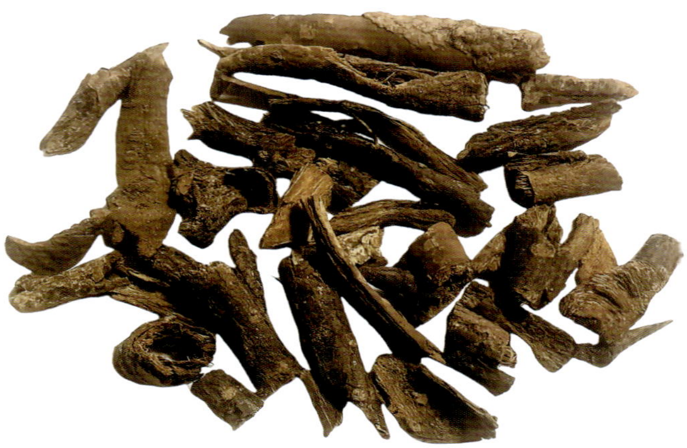

紫荆皮

产地：甘肃

【炮制依据】《北京市中药饮片炮制规范（2008 年版）》

大血藤

【基　　原】木通科植物大血藤 *Sargentodoxa cuneata*（*Oliv.*）Rehd. et Wils. 的干燥藤茎。

【采收加工】秋、冬二季采收，除去侧枝，截段，干燥。

【主要产地】主产于湖北、四川、江西、河南、江苏、安徽、浙江、河北、陕西等地。

【炮制方法】除去杂质，洗净，润透，切厚片，干燥。

【饮片性状】本品为类椭圆形的厚片，直径 1～3cm。表面灰棕色，粗糙，外皮常呈鳞片状剥落，剥落处显暗红棕色。质硬，切面皮部红棕色，有数处向内嵌入木部，木部黄白色，有多数细孔状导管，射线呈放射状排列。气微，味微涩。

【功能主治】清热解毒，活血，祛风止痛。用于肠痈腹痛，热毒疮疡，经闭，痛经，跌扑肿痛，风湿痹痛。

【用法用量】9～15g。

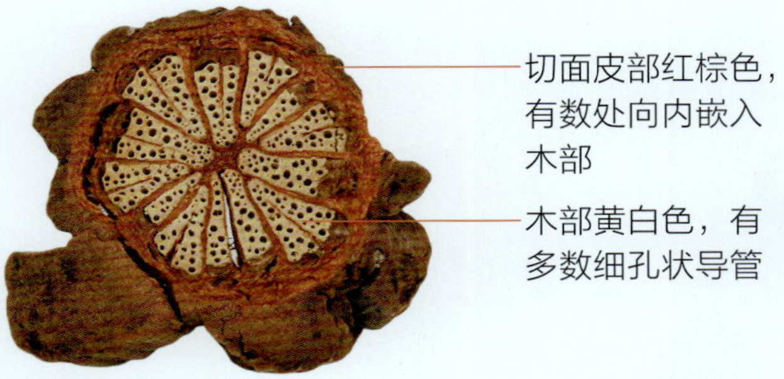

大血藤

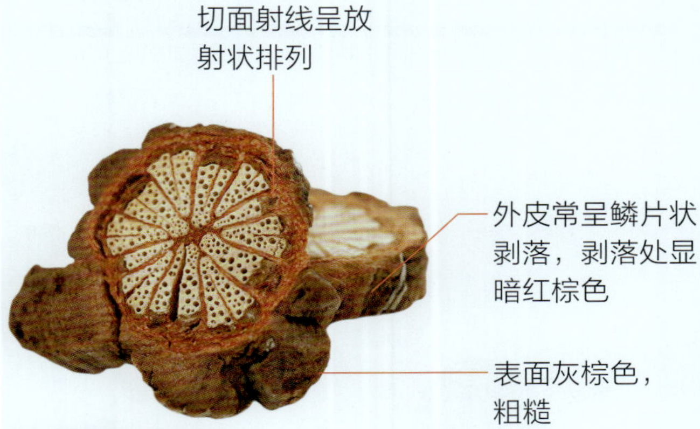

大血藤（切面）

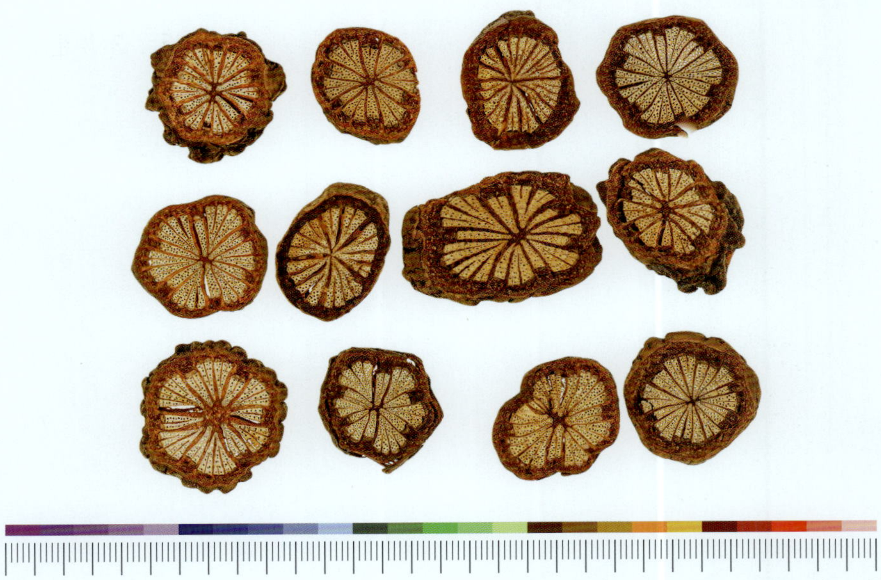

大血藤

产地：湖北

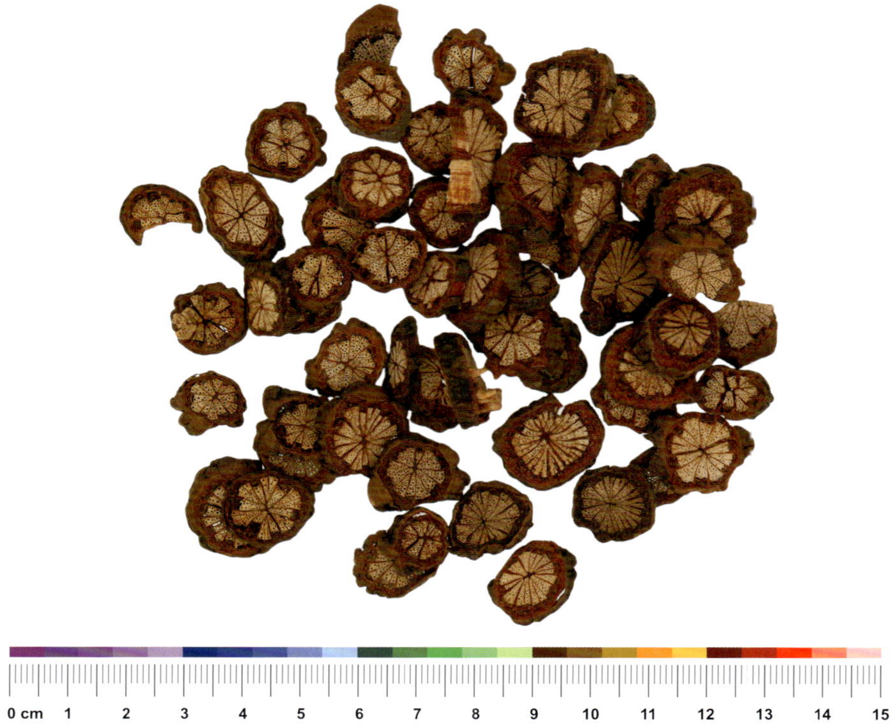

大血藤
产地：河北

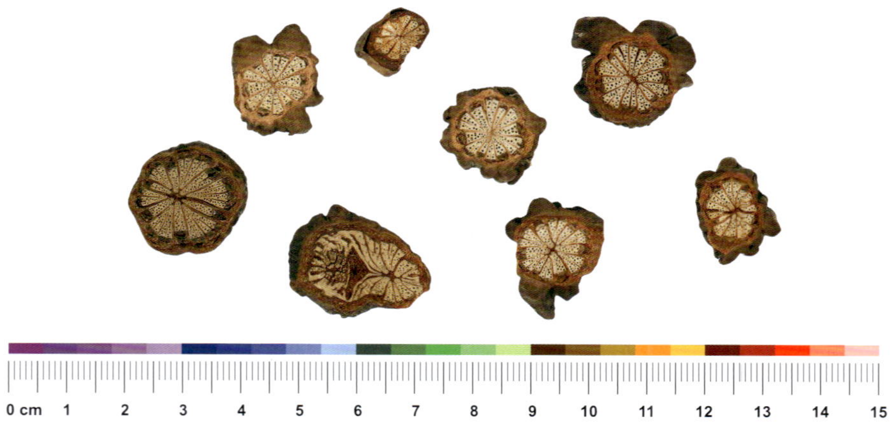

大血藤
产地：陕西

小通草

【基　　原】旌节花科植物喜马山旌节花 *Stachyurus himalaicus* Hook. f.et Thoms.、中国旌节花 *Stachyurus chinensis* Franch. 或山茱萸科植物青荚叶 *Helwingia japonica*（Thunb.）Dietr. 的干燥茎髓。

【采收加工】秋季割取茎，截成段，趁鲜取出髓部，理直，晒干。

【主要产地】主产于广西、四川、贵州、云南等地。

【炮制方法】除去杂质，切段。

【饮片性状】旌节花丨本品呈 0.9～1.5cm 的段，直径 0.5～1cm。表面白色或淡黄色，无纹理。体轻，质松软，捏之能变形，有弹性，易折断，断面平坦，无空心，显银白色光泽。水浸后有黏滑感。气微，味淡。

青荚叶丨表面有浅纵条纹。质较硬，捏之不易变形。水浸后无黏滑感。

【功能主治】清热，利尿，下乳。用于小便不利，淋证，乳汁不下。

【用法用量】3～6g。

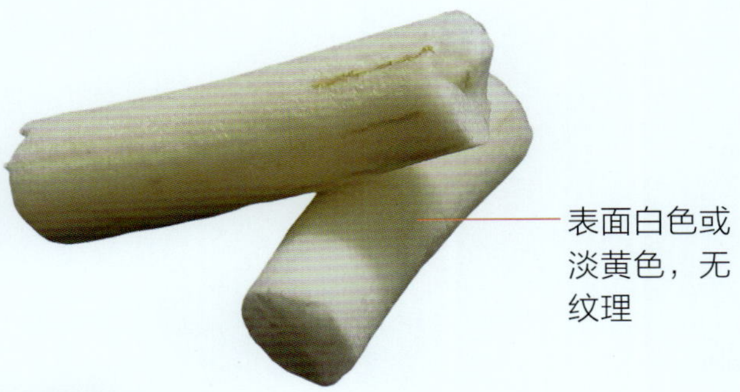

小通草

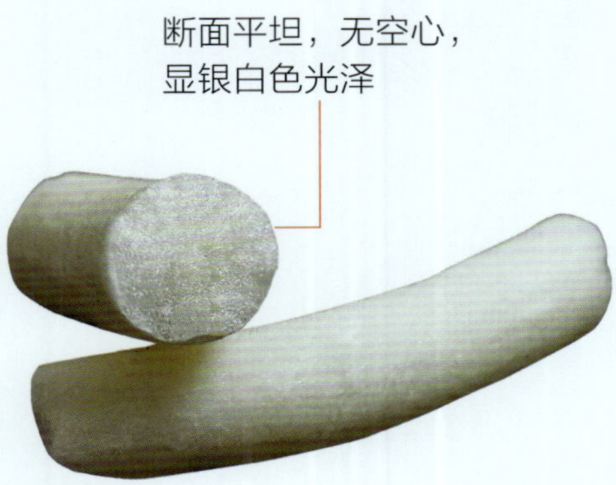

小通草

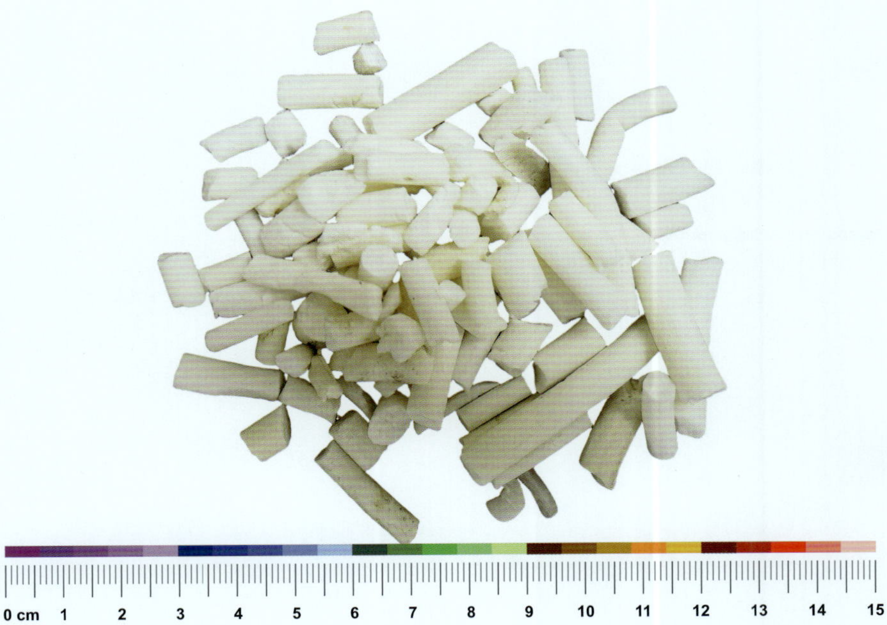

小通草
产地：贵州

通草（混淆品）

五加科植物通脱木 *Tetrapanax papyrifer*（Hook.）KKoch 的干燥茎髓。秋季割取茎，截成段，趁鲜取出髓部，理直，晒干。（详见“通草”项）

小通草（增重）

增重小通草，体重质硬，表面附有大量白色粉末，水浸无黏滑感，粉末口尝味涩。

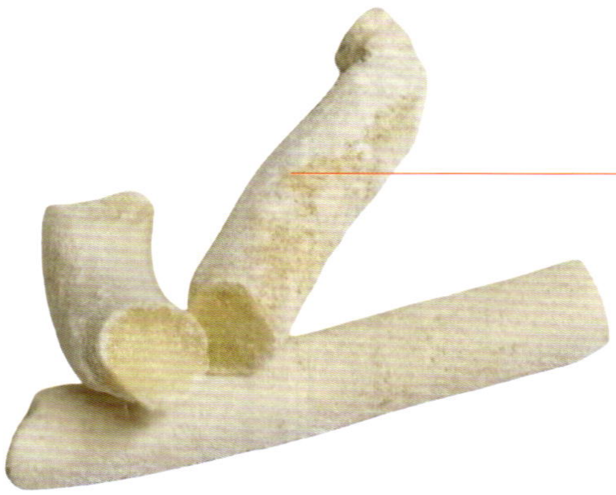

增重小通草

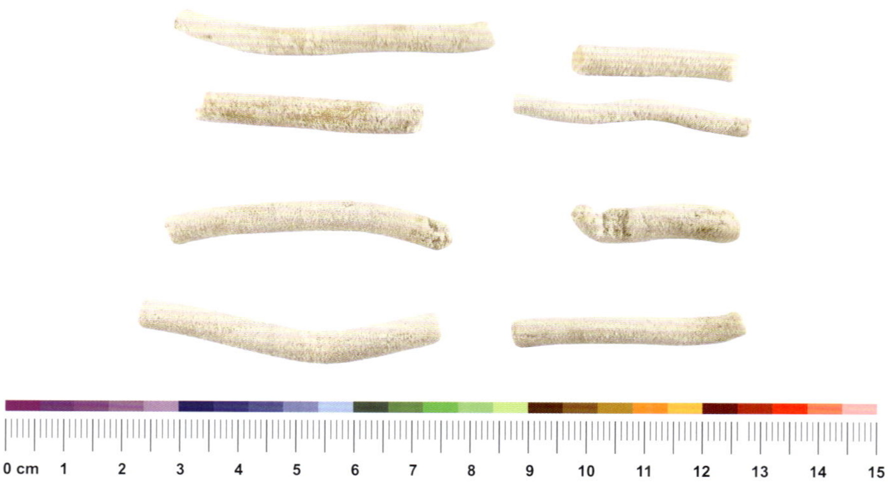

增重小通草

川木通

【饮片基原】毛茛科植物小木通 *Clematis armandii* Franch. 或绣球藤 *Clematis montana* Buch.-Ham. 的干燥藤茎。

【采收加工】春、秋二季采收，除去粗皮，晒干；或趁鲜切厚片，晒干。

【主要产地】主产于四川、贵州、湖南等地。

【炮制方法】未切片者，略泡，润透，切厚片，干燥。

【饮片性状】本品呈类圆形厚片，直径 2～3.5cm。切面边缘不整齐，残存皮部黄棕色，可见纵向凹沟及棱线，木部浅黄棕色或浅黄色，有黄白色放射状纹理及裂隙，其间密布细孔状导管，髓部较小，类白色或黄棕色，偶有空腔。气微，味淡。

【功能主治】利尿通淋，清心除烦，通经下乳。用于淋证，水肿，心烦尿赤，口舌生疮，经闭乳少，湿热痹痛。

【用法用量】3～6g。

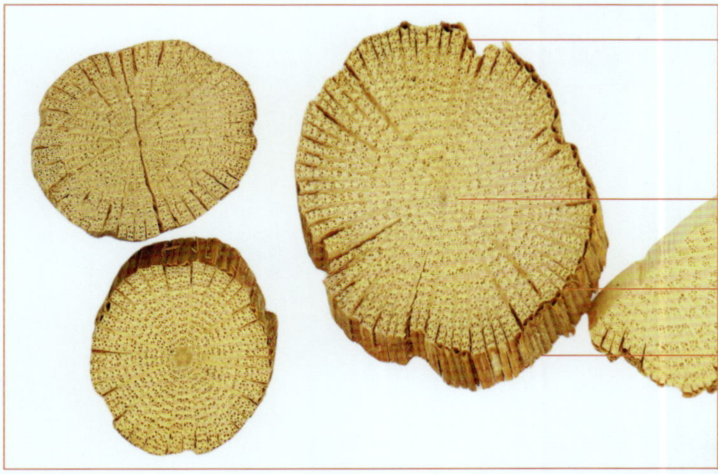

川木通

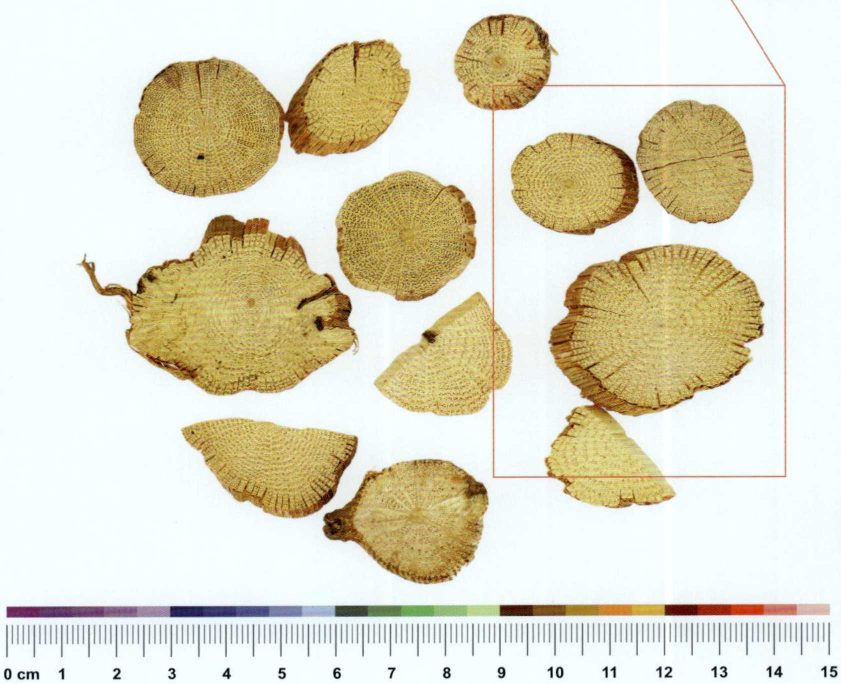

川木通

产地：四川

川木通（黑斑）

川木通采收后趁鲜切片时，易沾染分泌物，形成黑色斑块；或切片后干燥不及时，切面都有可能产生深色斑块。

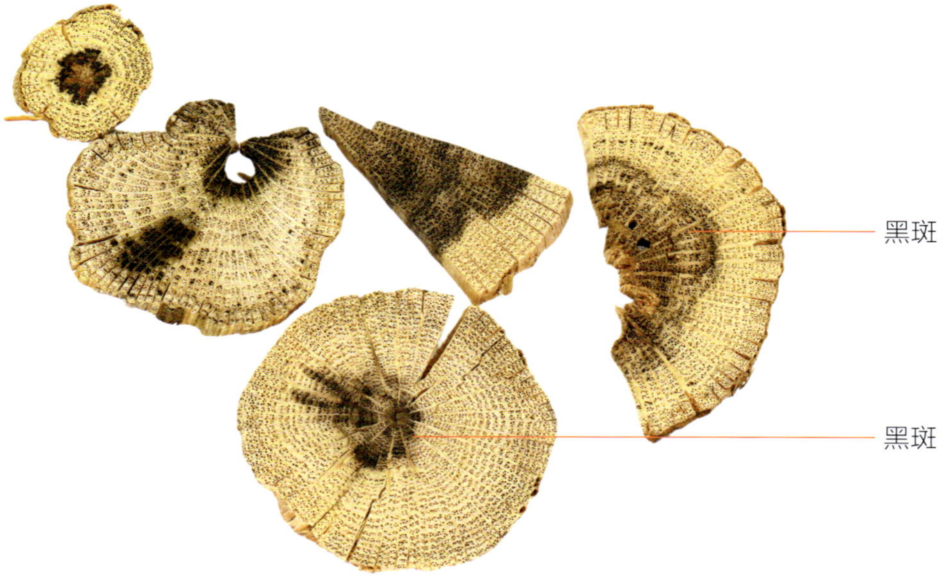

石斛

【基　　原】兰科植物金钗石斛 *Dendrobium nobile* Lindl.、霍山石斛 *Dendrobium huoshanense* C.Z.Tang et S.J.Cheng、鼓槌石斛 *Dendrobium chrysotoxum* Lindl. 或流苏石斛 *Dendrobium fimbriatum* Hook. 的栽培品及其同属植物近似种的干燥茎。

【采收加工】全年均可采收，鲜用者除去根和泥沙；干用者采收后，除去杂质，用开水略烫或烘软，再边搓边烘晒，至叶鞘搓净，干燥。霍山石斛 11 月至翌年 3 月采收，除去叶、根须及泥沙等杂质，洗净，鲜用，或加热除去叶鞘制成干条；或边加热边扭成螺旋状或弹簧状，干燥，称霍山石斛枫斗。

【主要产地】主产于安徽、湖北、海南、四川、贵州、广西、台湾等地。霍山石斛主产于安徽。

【炮制方法】干石斛，除去残根，洗净，切段，干燥。霍山石斛，除去杂质。

【饮片性状】**金钗石斛**｜呈扁圆柱形的段，直径 0.4～0.6cm，节间长 2.5～3cm。表面金黄色或黄中带绿色，可见金属样光泽，有深纵沟。质硬而脆，断面较平坦而疏松，有多数散在的筋脉点。气微，味苦。

霍山石斛｜枫斗呈螺旋形或弹簧状，通常为 2～5 个旋纹，茎拉直后呈扁圆柱形或圆柱形的段，直条或不规则弯曲，直径 0.1～0.4cm。表面淡黄绿色至黄绿色，偶有黄褐色斑块，有细纵纹，节明显，节上有的可见残留的灰白色膜质叶鞘；一端可见茎基部残留的短须根或须根痕，另一端为茎尖，较细。质硬而脆，易折断，断面平坦，灰黄色至灰绿色，略呈角质状，有多数散在的筋脉点。

鼓槌石斛｜呈扁圆柱形或圆柱形的段，中部直径 1～3cm，表面光滑，金黄色，有明显凸起的棱。质轻而松脆，断面海绵状。气微，味淡，嚼之有黏性。

流苏石斛｜呈扁圆柱形或圆柱形的段，直径 0.4～1.2cm，表面黄色至暗黄色，有深纵槽。质疏松，断面平坦或呈纤维性，有多数散在的筋脉点。味淡或微苦，嚼之有黏性。

【功能主治】益胃生津，滋阴清热。用于热病津伤，口干烦渴，胃阴不足，食少干呕，病后虚热不退，阴虚火旺，骨蒸劳热，目暗不明，筋骨痿软。

【用法用量】干品 6～12g；鲜品 15～30g。

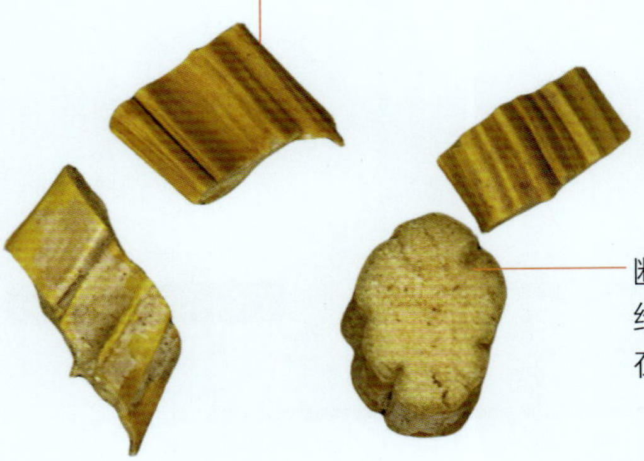

石斛（流苏石斛）

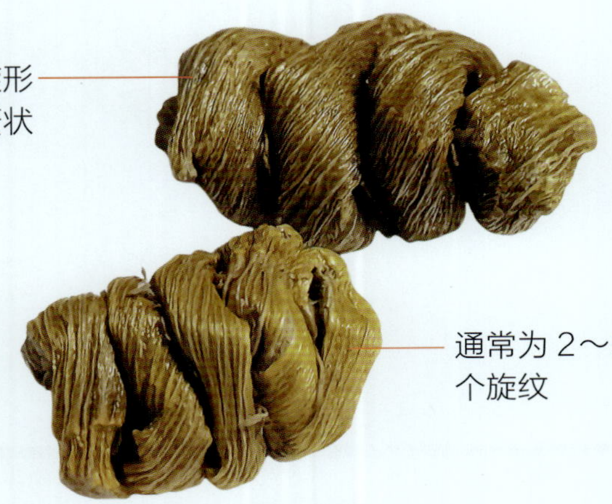

石斛（霍山石斛枫斗）

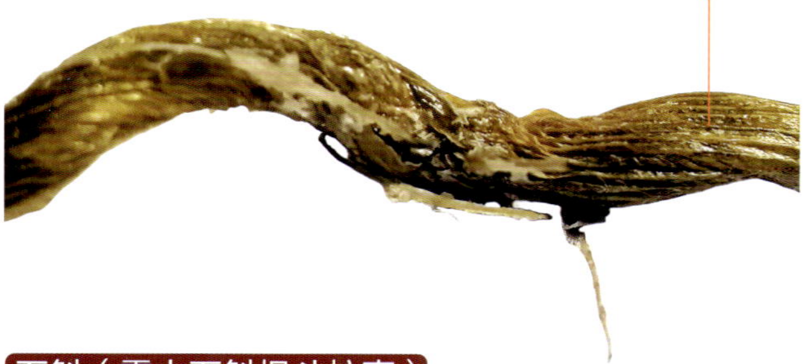

石斛（霍山石斛枫斗拉直）

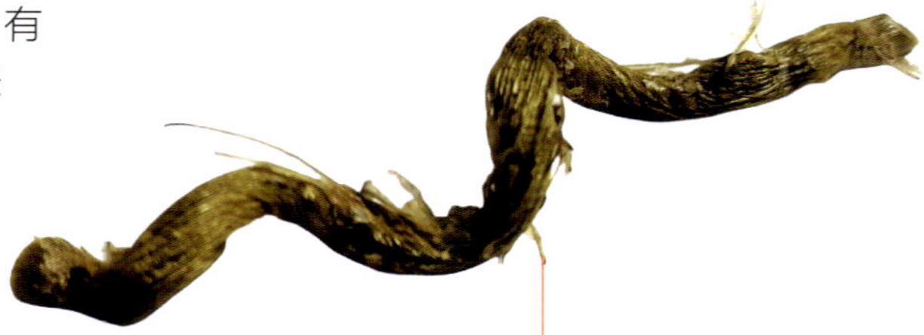

石斛（霍山石斛枫斗拉直）

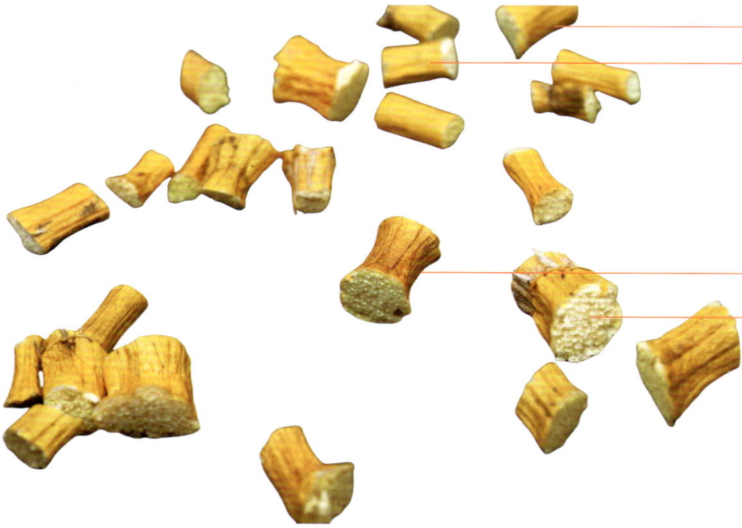

石斛（金钗石斛）

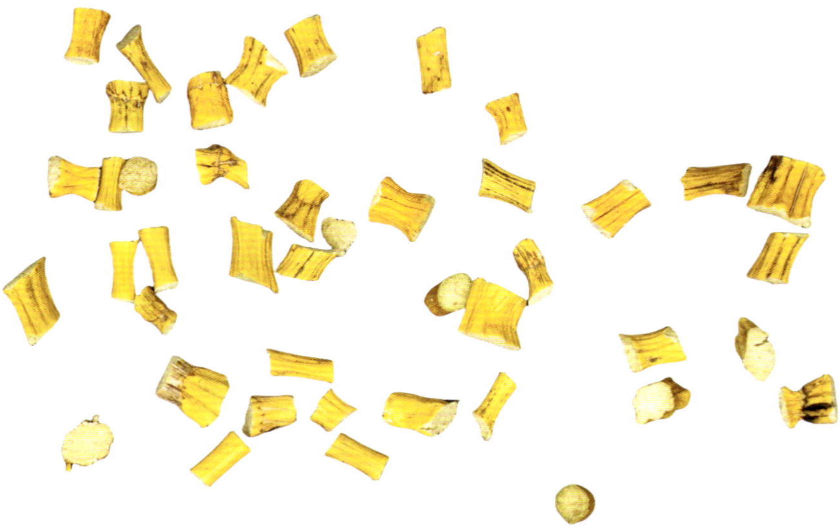

石斛（金钗石斛）

产地：越南

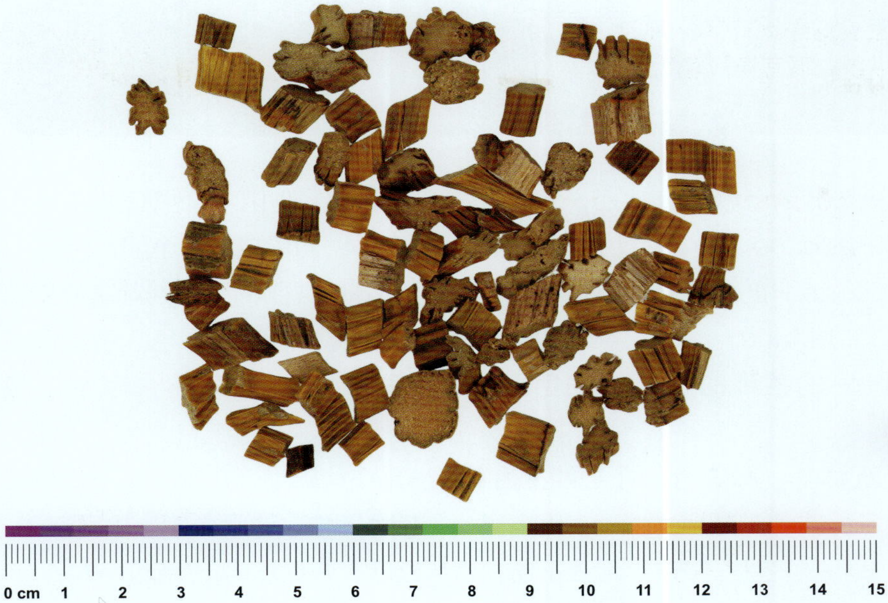

石斛（流苏石斛）
产地：广西

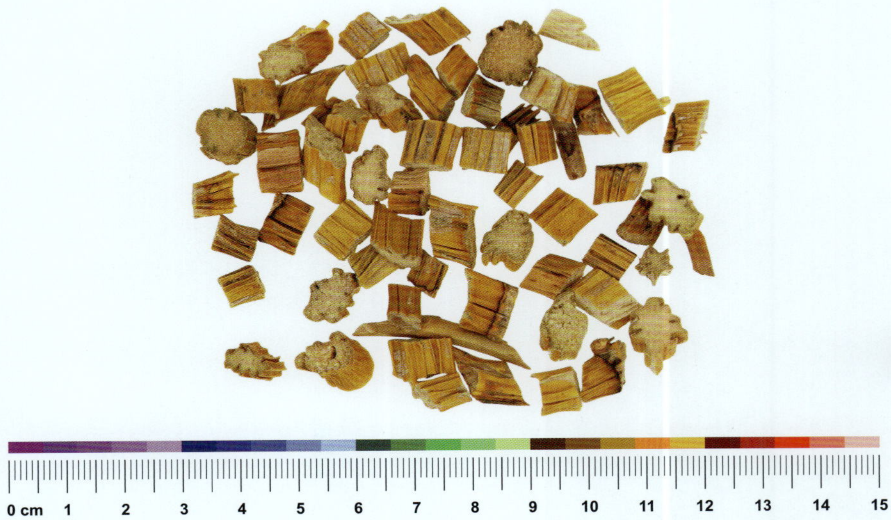

石斛（流苏石斛）
产地：云南

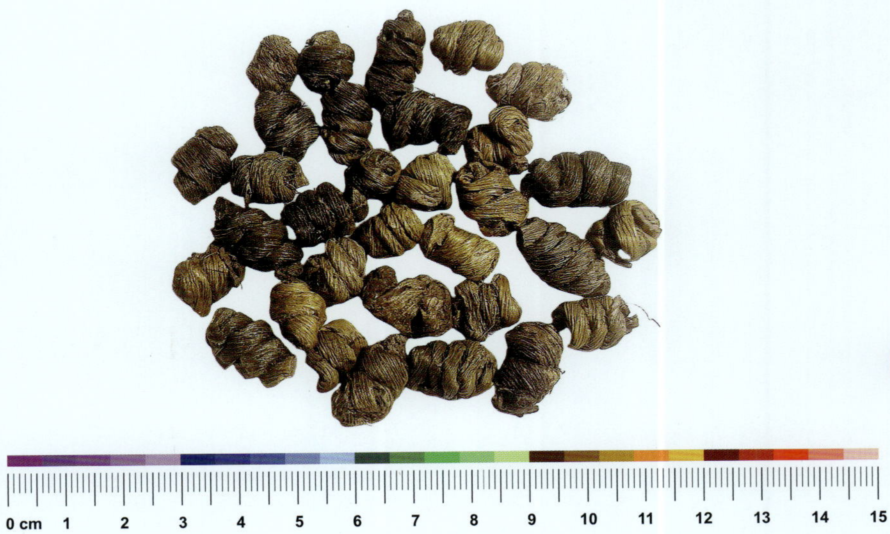

石斛（霍山石斛）
产地：安徽

竹茹

【基　　原】禾本科植物青秆竹 *Bambusa tuldoides* Munro、大头典竹 *Sinocalamus beecheyanus*（Munro）McClure var. pubescens P.F.Li 或淡竹 *Phyllostachys nigra*（Lodd.）Munro var. henonis（Mitf.）Stapf ex Rendle 的茎秆的干燥中间层。

【采收加工】全年均可采制，取新鲜茎，除去外皮，将稍带绿色的中间层刮成丝条，或削成薄片，捆扎成束，阴干。前者称“散竹茹”，后者称“齐竹茹”。

【主要产地】主产于山东、江苏、安徽、浙江、江西、河南、湖南、湖北、四川、陕西等地。

【炮制方法】除去杂质，切段或揉成小团。

【饮片性状】本品为卷曲成团的不规则丝条或呈长条形薄片状。宽窄厚薄不等，浅绿色、黄绿色或黄白色。纤维性，体轻松，质柔韧，有弹性。气微，味淡。

【功能主治】清热化痰，除烦，止呕。用于痰热咳嗽，胆火夹痰，惊悸不宁，心烦失眠，中风痰迷，舌强不语，胃热呕吐，妊娠恶阻，胎动不安。

【用法用量】5～10g。

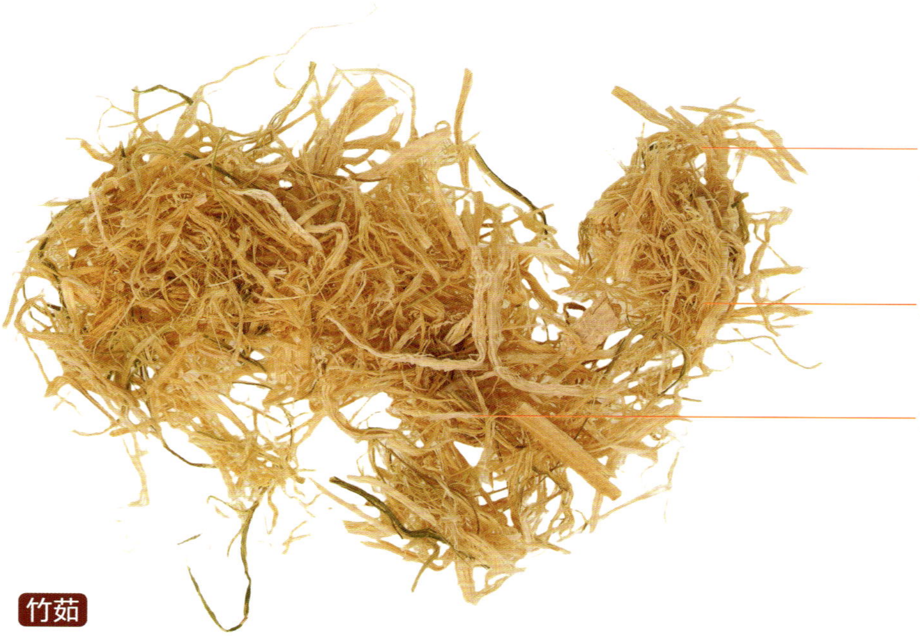

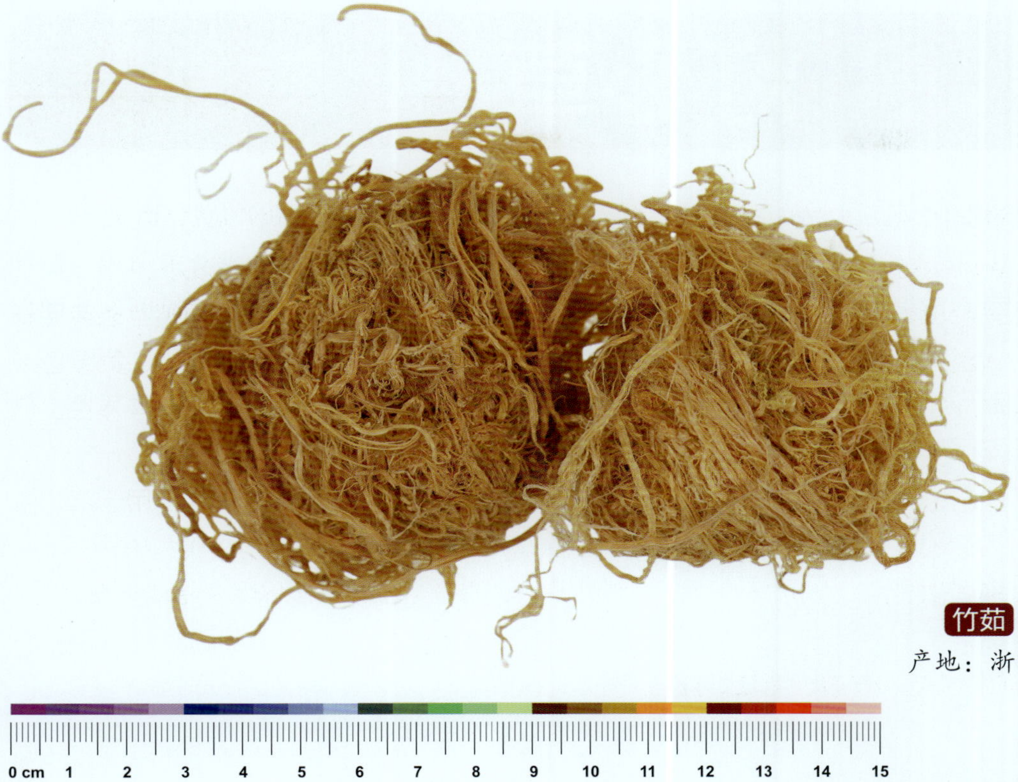

竹茹

产地：浙江

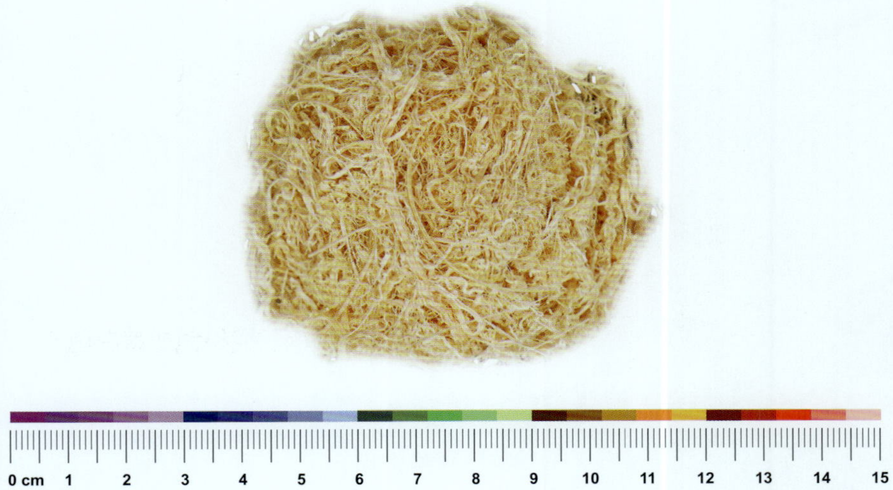

竹茹

产地：江苏

灯心草

【基　　原】灯心草科植物灯心草 *Juncus effusus* L. 的干燥茎髓。

【采收加工】夏末至秋季割取茎，晒干，取出茎髓，理直，扎成小把。

【主要产地】全国各地均产。

【炮制方法】将药材除去杂质，切长段，筛去灰屑。

【饮片性状】本品呈细圆柱形的段状，长 2～5cm，直径 0.1～0.3cm。表面白色或淡黄白色，有细纵纹。体轻，质软，略有弹性，易拉断。断面白色。气微，味淡。

【功能主治】清心火，利小便。用于心烦失眠，尿少涩痛，口舌生疮。

【用法用量】1～3g。

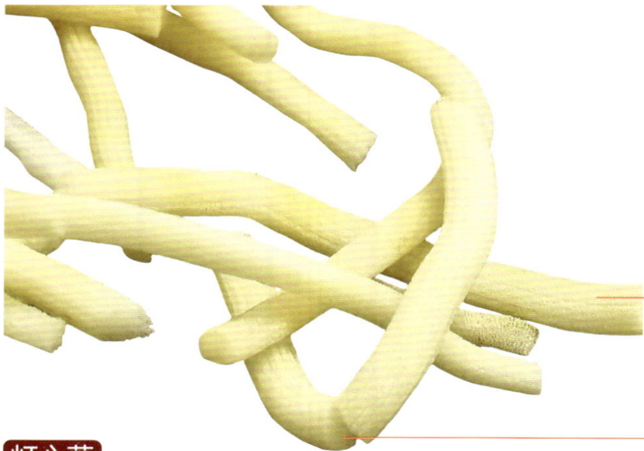

灯心草

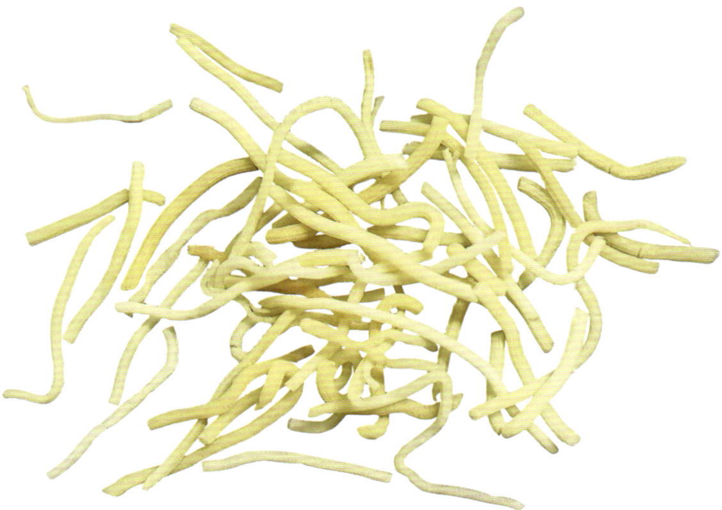

灯心草

产地：江西

南方红豆杉

【基　　原】 红豆杉科植物南方红豆杉 *Taxus mairei*（Lemee et levl.）S.Y.Hu ex Liu 栽培品的带叶枝条。

【采收加工】 冬季剪去带叶枝条，去除杂质，切长段，筛去灰屑。

【主要产地】 主产于云南、安徽、浙江、台湾、福建、江西、广东、广西、湖南、湖北、河南、陕西、甘肃、四川、贵州等地。

【炮制方法】 将药材除去杂质，切长段，筛去灰屑。

【饮片性状】 本品呈段状。茎呈细圆柱形，多分枝，小枝不规则互生，直径 0.1～0.3cm，茎表面黄绿色至黄褐色，叶易脱落，呈螺旋状着生，排成两列，条形，微弯；叶呈黄绿色至黄褐色，长 1.5～3cm，宽 0.25～0.35cm，上部渐窄，先端急尖或渐尖，叶柄短，叶基扭转，叶片全缘，近革质，上面中脉隆起明显。质脆，易折断。气微，味苦、涩。

【功能主治】 消肿散结，通经利尿。用于癥瘕积聚，水肿，小便不利，风湿痹痛。

【用法用量】 3～9g，煎服。

【使用注意】 可能引起恶心、呕吐、皮疹。

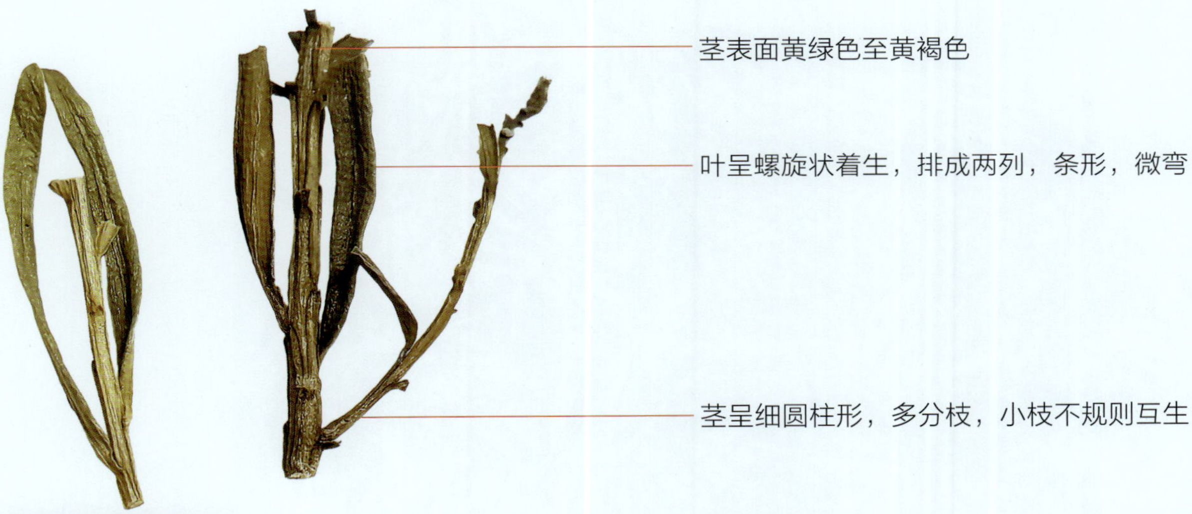

南方红豆杉（茎）

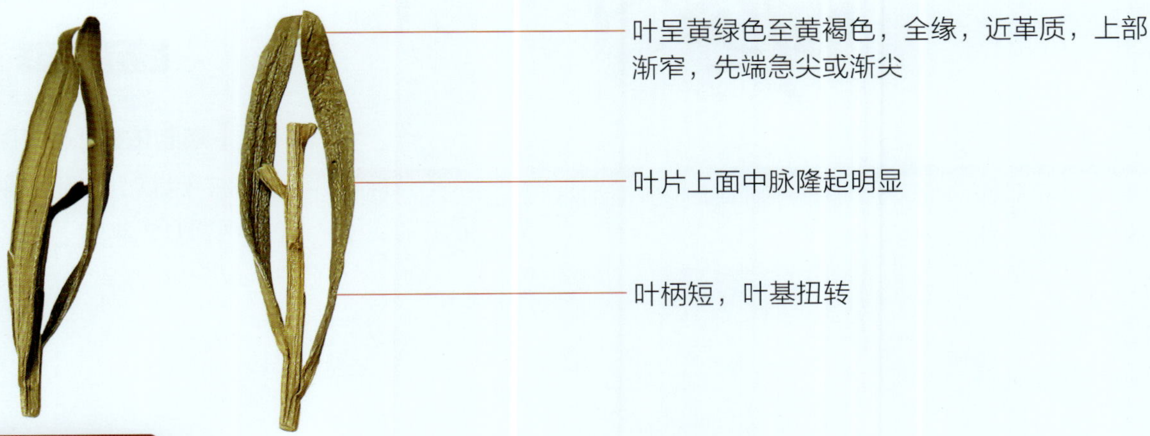

南方红豆杉（叶）

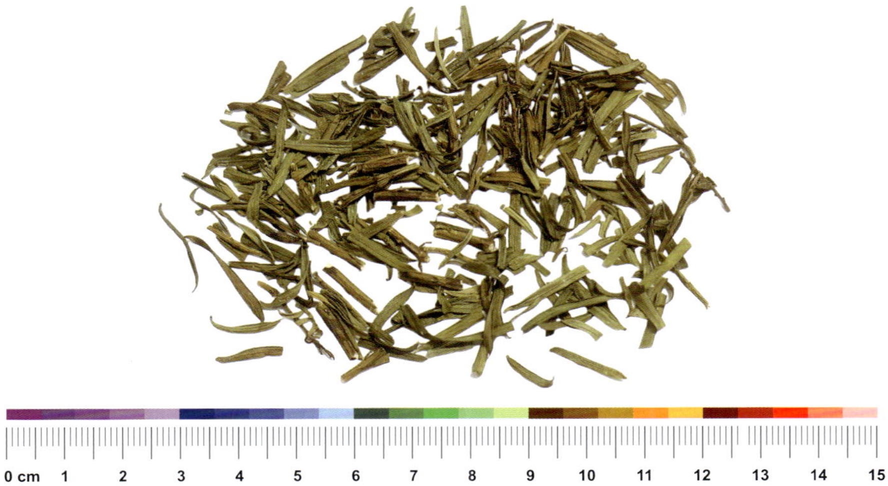

南方红豆杉

产地：云南

【炮制依据】《上海市中药饮片炮制规范（2018年版）》

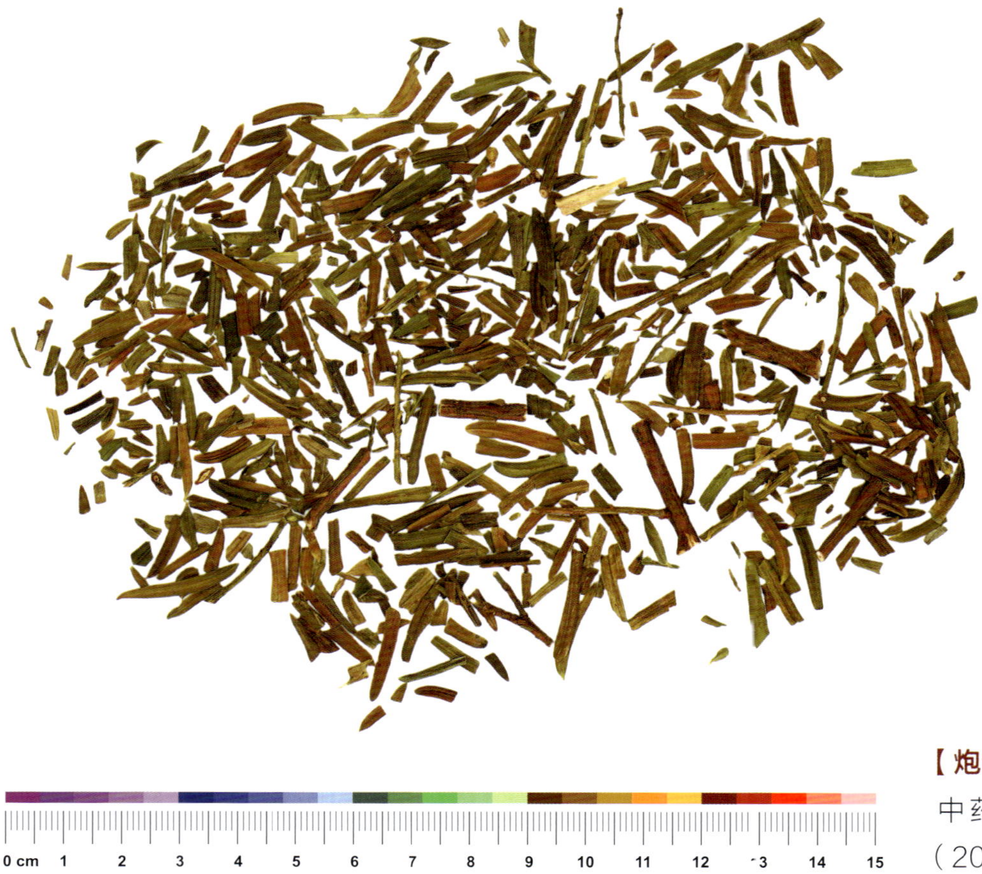

南方红豆杉

产地：陕西

【炮制依据】《上海市中药饮片炮制规范（2018年版）》

皂角刺

【基　　原】 豆科植物皂荚 *Gleditsia sinensis* Lam. 的干燥棘刺。

【采收加工】 全年均可采收，干燥；或趁鲜切片，干燥。

【主要产地】 主产于河南、江苏、湖北、广西、山西、河北等地。

【炮制方法】 **方法 1** | 除去杂质；未切片者略泡，润透，切厚片，干燥。[《中华人民共和国药典（2020 年版）》]

方法 2 | 取原药材，除去杂质；未切片者，加工成 2～4cm 的段。[《北京市中药饮片炮制规范（2008 年版）》]

【饮片性状】 本品为主刺和 1～2 次分枝的棘刺加工成的不规则厚片或段。常带有尖细的刺端，主刺长圆锥形，直径 0. 3～1cm；分枝刺螺旋状互生，刺端锐尖。表面紫棕色或棕褐色。体轻，质坚硬，不易折断。切片厚 0.1～0.3cm，常带有尖细的刺端；木部黄白色，髓部疏松，淡红棕色；质脆，易折断。气微，味淡。

【功能主治】 消肿托毒，排脓，杀虫。用于痈疽初起或脓成不溃；外治疥癣麻风。

【用法用量】 3～10g。外用适量，醋蒸取汁涂患处。

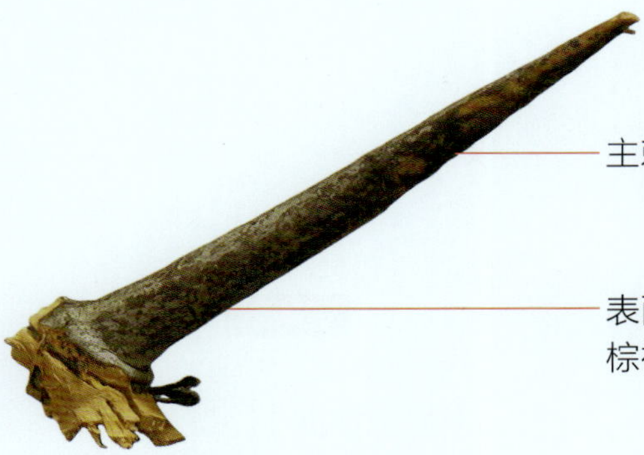

皂角刺（主刺）

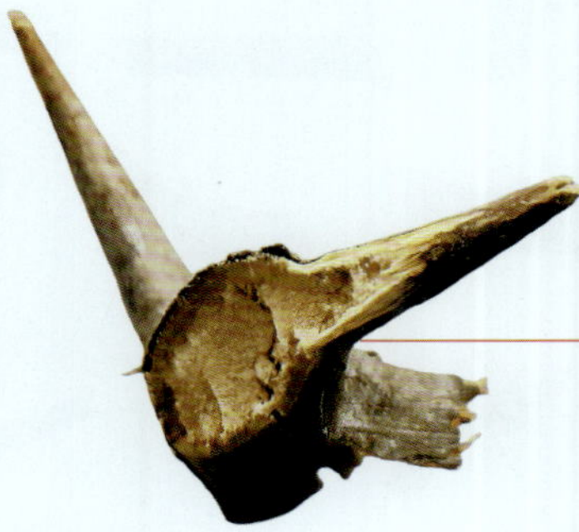

皂角刺

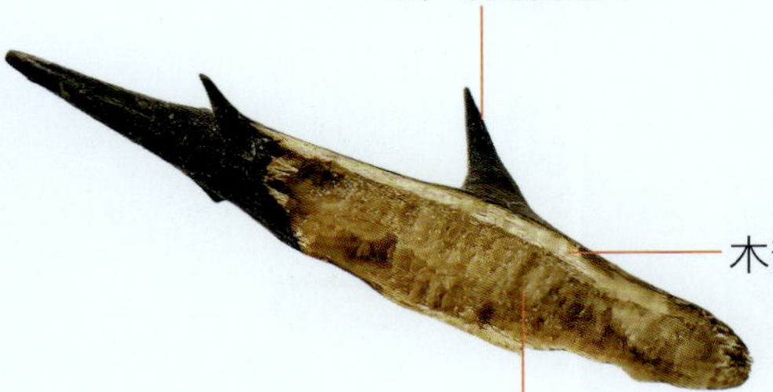

皂角刺

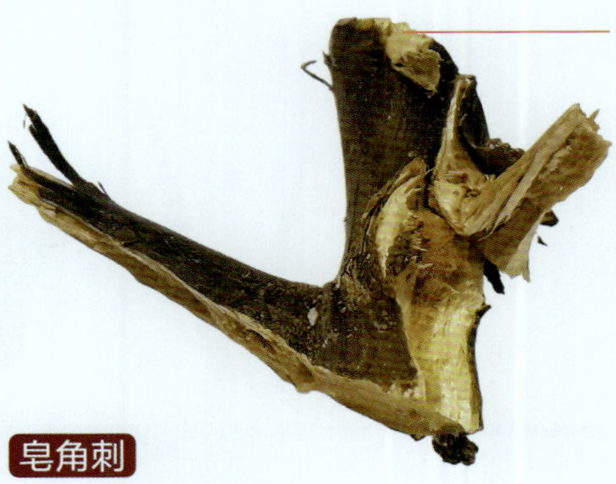

皂角刺

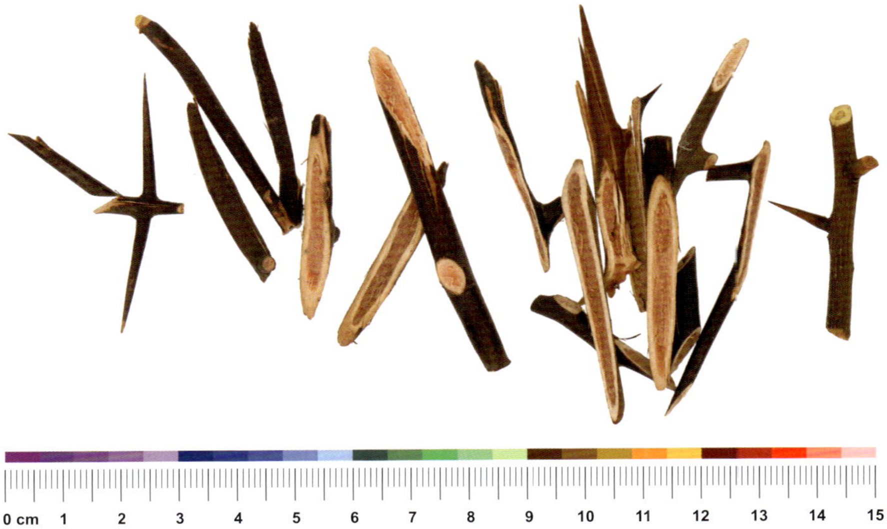

皂角刺

产地：山西

【炮制依据】《北京市中药饮片炮制规范（2008年版）》

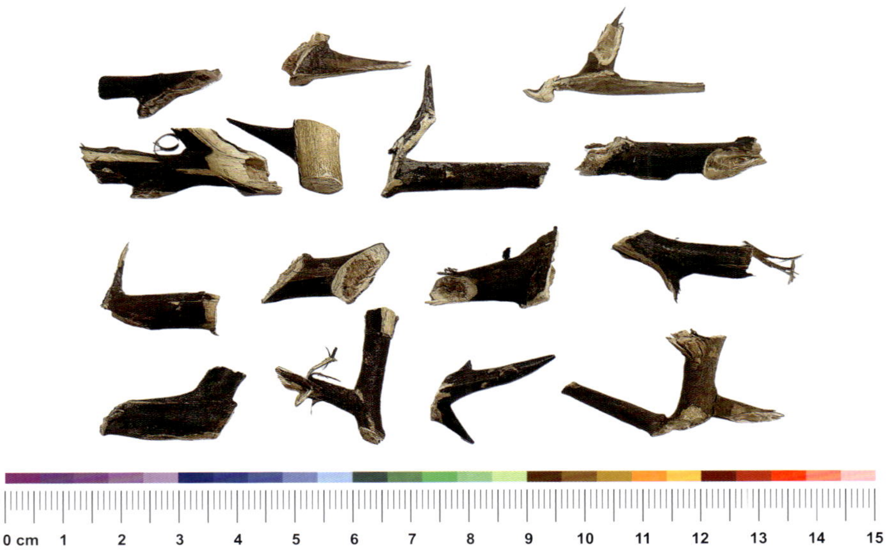

皂角刺

产地：河南

【炮制依据】《北京市中药饮片炮制规范（2008年版）》

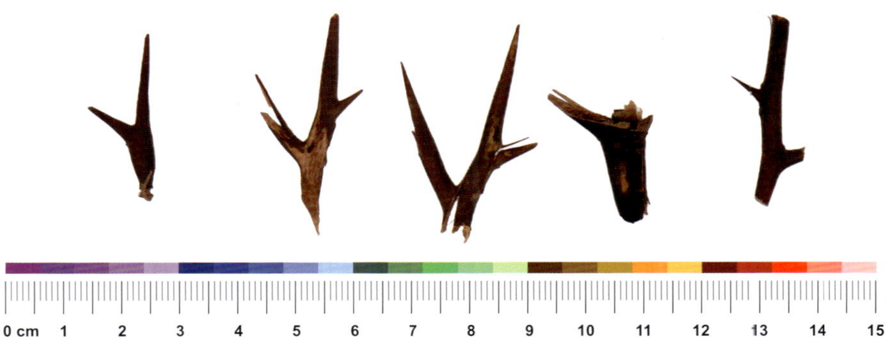

皂角刺

产地：河北

沉香

【基　　原】瑞香科植物白木香 *Aquilaria sinensis*（Lour.）Gilg 含有树脂的木材。

【采收加工】全年均可采收，割取含树脂的木材，除去不含树脂的部分，阴干。

【主要产地】进口沉香（沉香）主产于印度尼西亚、马来西亚、越南等地；国产沉香主产于海南、广东、广西、香港、云南等地。

【炮制方法】除去枯废白木，劈成小块。用时捣碎或研成细粉。

【饮片性状】本品呈不规则片状、长条形或类方形小碎块状，长 0.3～7.0cm，宽 0.2～5.5cm。表面凹凸不平，有的有刀痕，偶有孔洞，可见黑褐色树脂与黄白色木部相间的斑纹。质较坚实，刀切面平整，折断面刺状。气芳香，味苦。

【功能主治】行气止痛，温中止呕，纳气平喘。用于胸腹胀闷疼痛，胃寒呕吐呃逆，肾虚气逆喘急。

【用法用量】1～5g，后下。

表面凹凸不平，有的有刀痕

表面可见黑褐色树脂与黄白色木部相间的斑纹

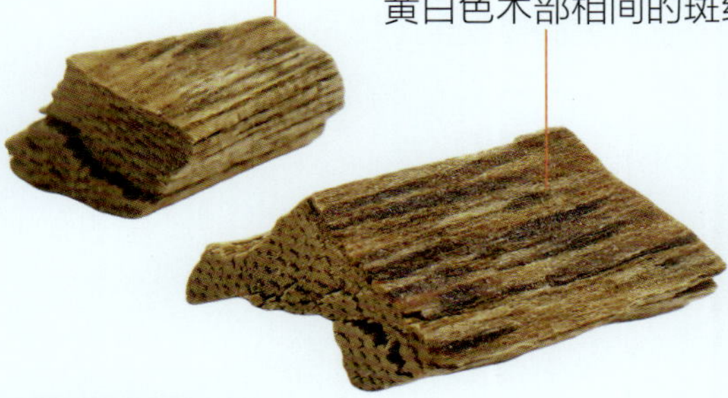

沉香（表面）

刀切面平整

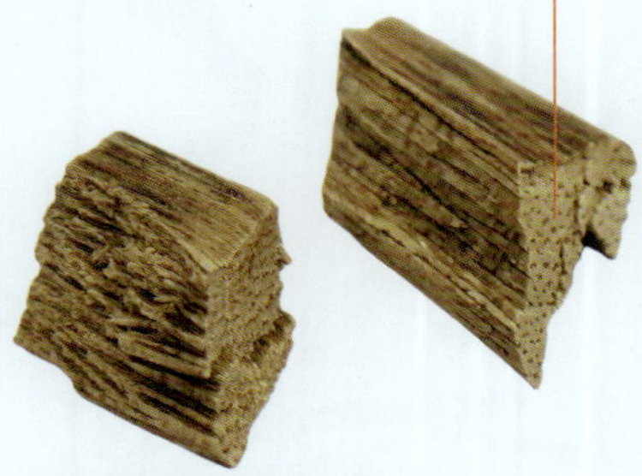

沉香（切面）

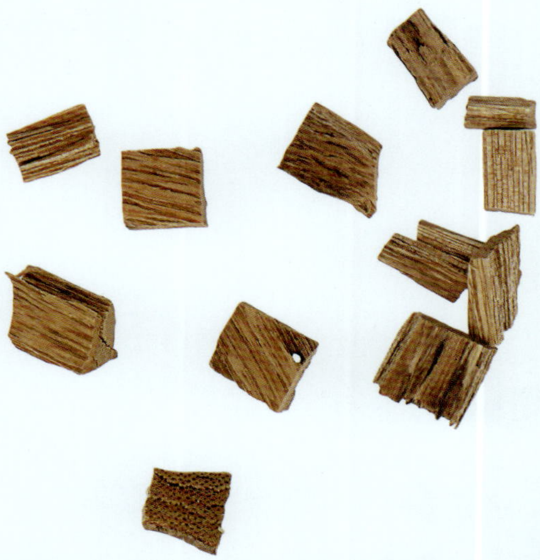

沉香

产地：广东

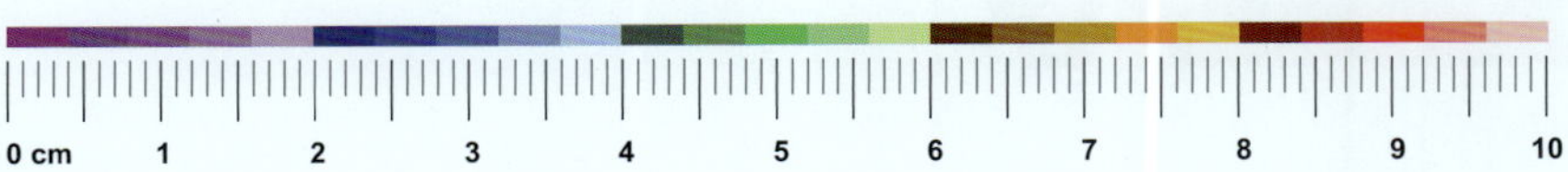

忍冬藤

【基　　原】忍冬科植物忍冬 *Lonicera japonica* Thunb. 的干燥茎枝。

【采收加工】秋、冬二季采割，晒干。

【主要产地】主产于山东、河南、河北、广西等地。

【炮制方法】除去杂质，洗净，闷润，切段，干燥。

【饮片性状】本品呈不规则的段。直径1.5～6mm。表面棕红色（嫩枝），有的灰绿色，光滑或被茸毛；外皮易脱落。切面黄白色，中空。偶有残叶，暗绿色，略有茸毛。气微，老枝味微苦，嫩枝味淡。

【功能主治】清热解毒，疏风通络。用于温病发热，热毒血痢，痈肿疮疡，风湿热痹，关节红肿热痛。

【用法用量】9～30g。

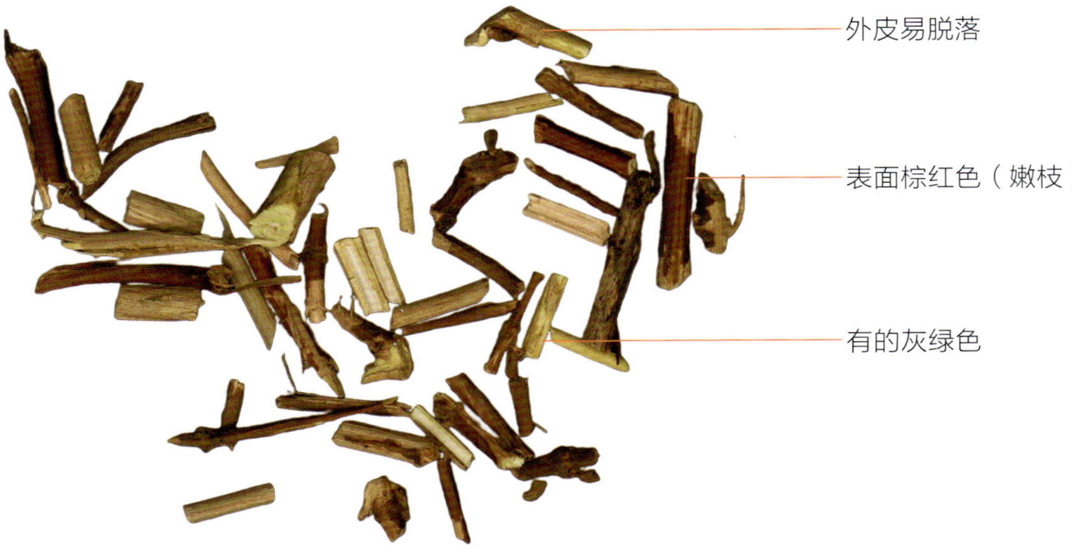

忍冬藤（外表面）

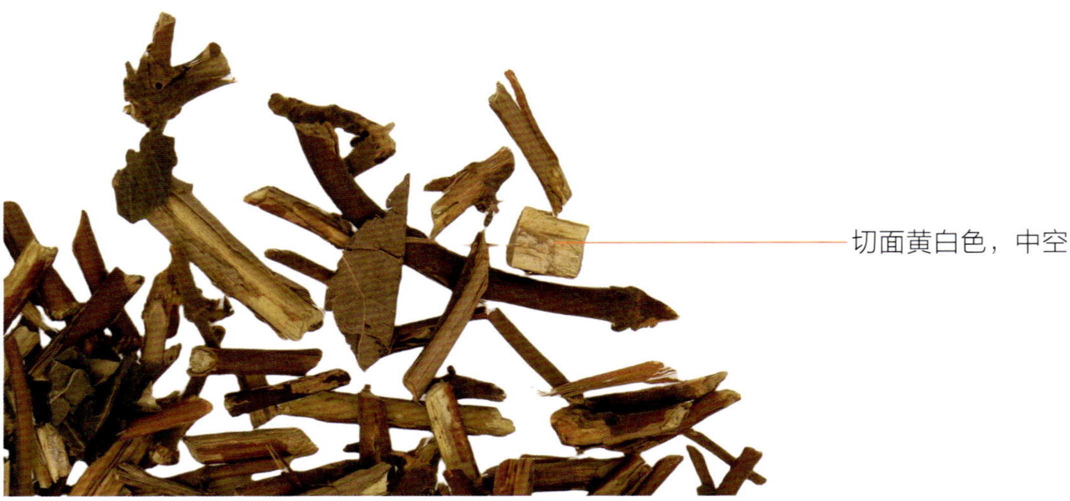

忍冬藤（切面）

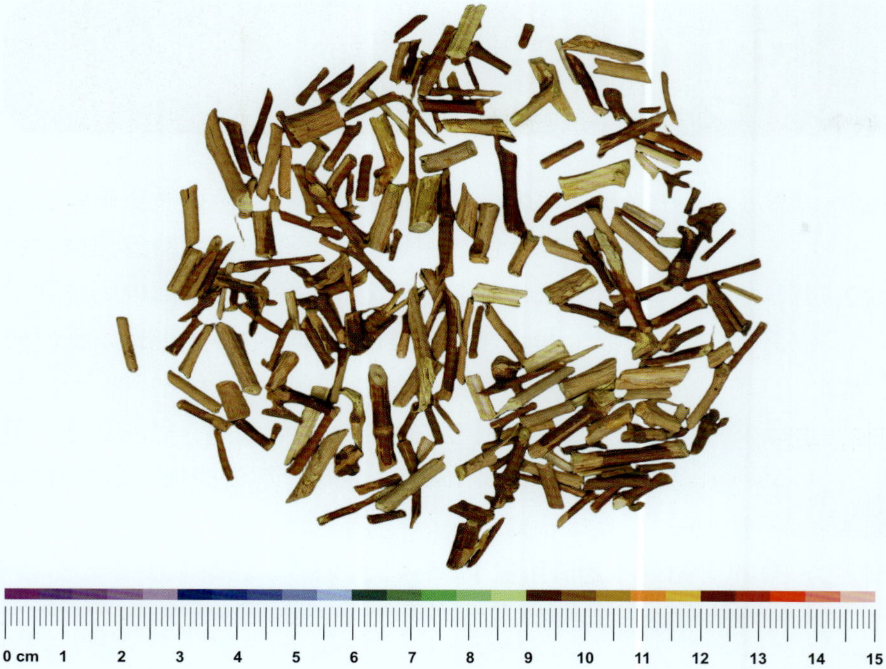

忍冬藤

产地：山东

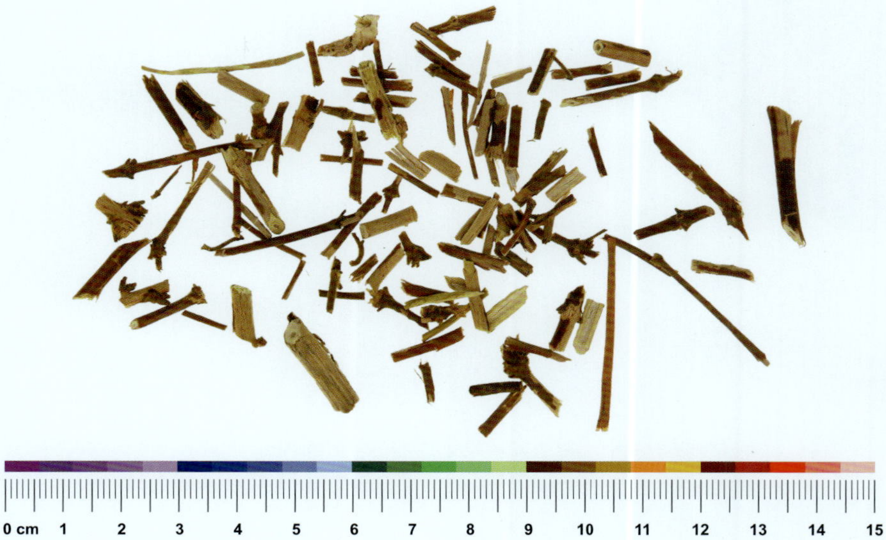

忍冬藤

产地：河南

鸡血藤

【基　　原】豆科植物密花豆 *Spatholobus suberectus* Dunn 的干燥藤茎。

【采收加工】秋、冬二季采收，除去枝叶，切片，晒干。

【主要产地】主产于广西、安徽、湖北、江苏、四川、海南、台湾等地。

【炮制方法】除去杂质。

【饮片性状】本品为椭圆形、长矩圆形或不规则的斜切片，厚 0.3～1cm。栓皮灰棕色，有的可见灰白色斑，栓皮脱落处显红棕色。质坚硬。切面木部红棕色或棕色，导管孔多数；韧皮部有树脂状分泌物呈红棕色至黑棕色，与木部相间排列呈数个同心性椭圆形环或偏心性半圆形环；髓部偏向一侧。气微，味涩。

【功能主治】活血补血，调经止痛，舒筋活络。用于月经不调，痛经，经闭，风湿痹痛，麻木瘫痪，血虚萎黄。

【用法用量】9～15g。

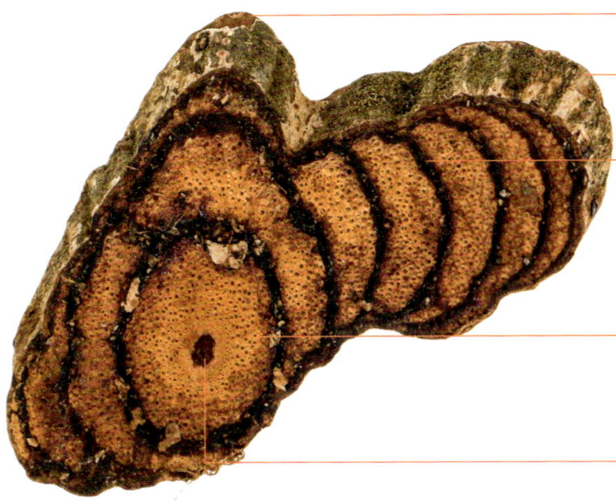

鸡血藤

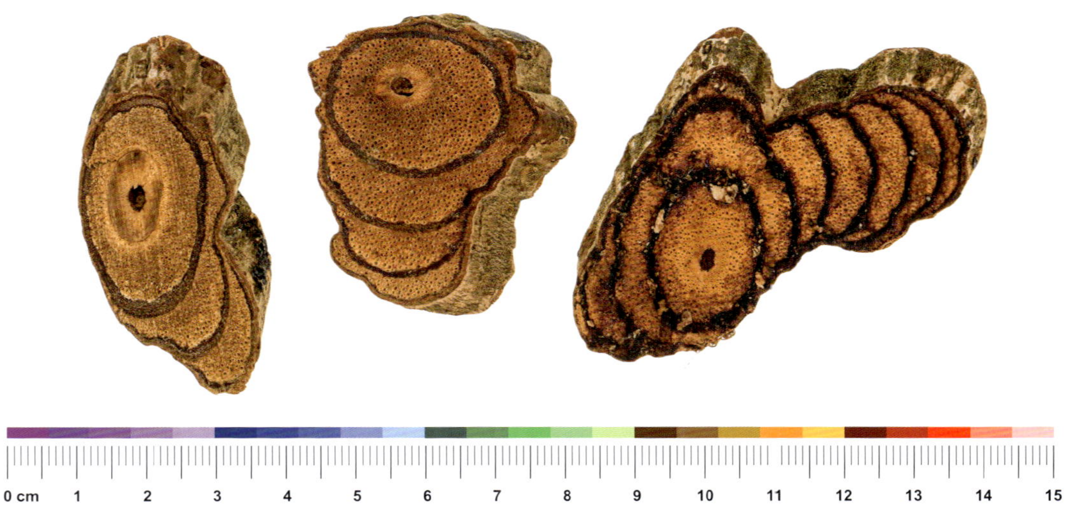

鸡血藤

产地：广西

滇鸡血藤

【基　　原】木兰科植物内南五味子 *Kadsura interior* A. C. Smith 的干燥藤茎。

【采收加工】秋季采收，除去枝叶，切片，晒干。

【主要产地】主产于云南等地。

【炮制方法】除去杂质。

【饮片性状】本品呈圆形、椭圆形或不规则的斜切片，直径 1.8～6.5cm。表面灰棕色，栓皮剥落处呈暗红紫色，栓皮较厚，粗者具多数裂隙，呈龟裂状；细者具纵沟，常附有苔类和地衣。质坚硬，不易折断。横切面皮部窄，红棕色，纤维性强；木部宽，浅棕色，有多数细孔状导管；髓部小，黑褐色，呈空洞状。具特异香气，味苦而涩。

【功能主治】活血补血，调经止痛，舒筋通络。用于月经不调，痛经，麻木瘫痪，风湿痹痛，气血虚弱。

【用法用量】15～30g。

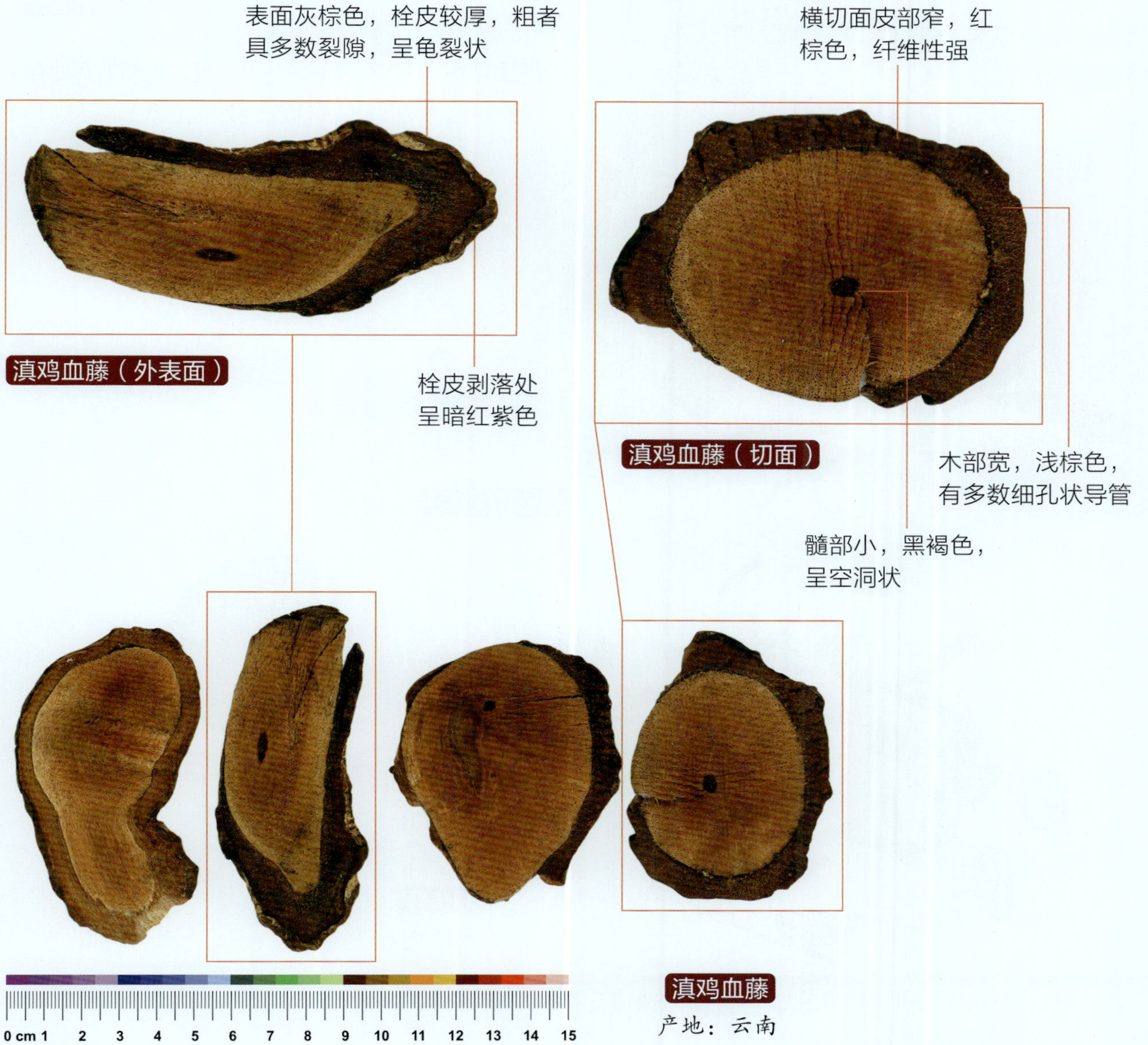

滇鸡血藤

产地：云南

鸡矢藤（鸡屎藤）

【基　　原】茜草科植物鸡矢藤 *Paederia scandens*（Lour）Merr. 的干燥地上部分。

【采收加工】9～10 月采割，干燥。

【主要产地】主产于山东、安徽、江苏、浙江、江西、福建、广东、广西、湖北、湖南等地。

【炮制方法】将药材除去残根、泥屑等杂质，喷潮，略润，切短段，干燥，筛去灰屑。

【饮片性状】本品呈段状。茎扁圆柱形，两面有槽。老茎外皮灰棕色，直径 0.3～1.3cm，有纵皱纹，有时可见对生的叶柄断痕，栓皮常脱落；切面皮部黑褐色，木部灰黄色，略呈蝴蝶状，具放射状纹理和多数细孔；质坚脆。嫩茎黑褐色，直径 0.1～0.3cm；切面灰白色或浅绿色；质韧，不易折断，断面纤维性。叶片多已切碎或皱缩；完整者展平后呈卵圆形或阔披针形，叶脉于背面稍突起，有棕褐色毛茸。花序聚伞状。气特异，味淡。

【功能主治】祛风活血，止痛解毒，消食导滞，除湿消肿。用于风湿疼痛，腹泻痢疾，脘腹疼痛，气虚浮肿，头昏食少，肝脾肿大，瘰疬肿毒，跌打损伤。

【用法用量】10～15g。外用适量，捣敷或煎水洗。

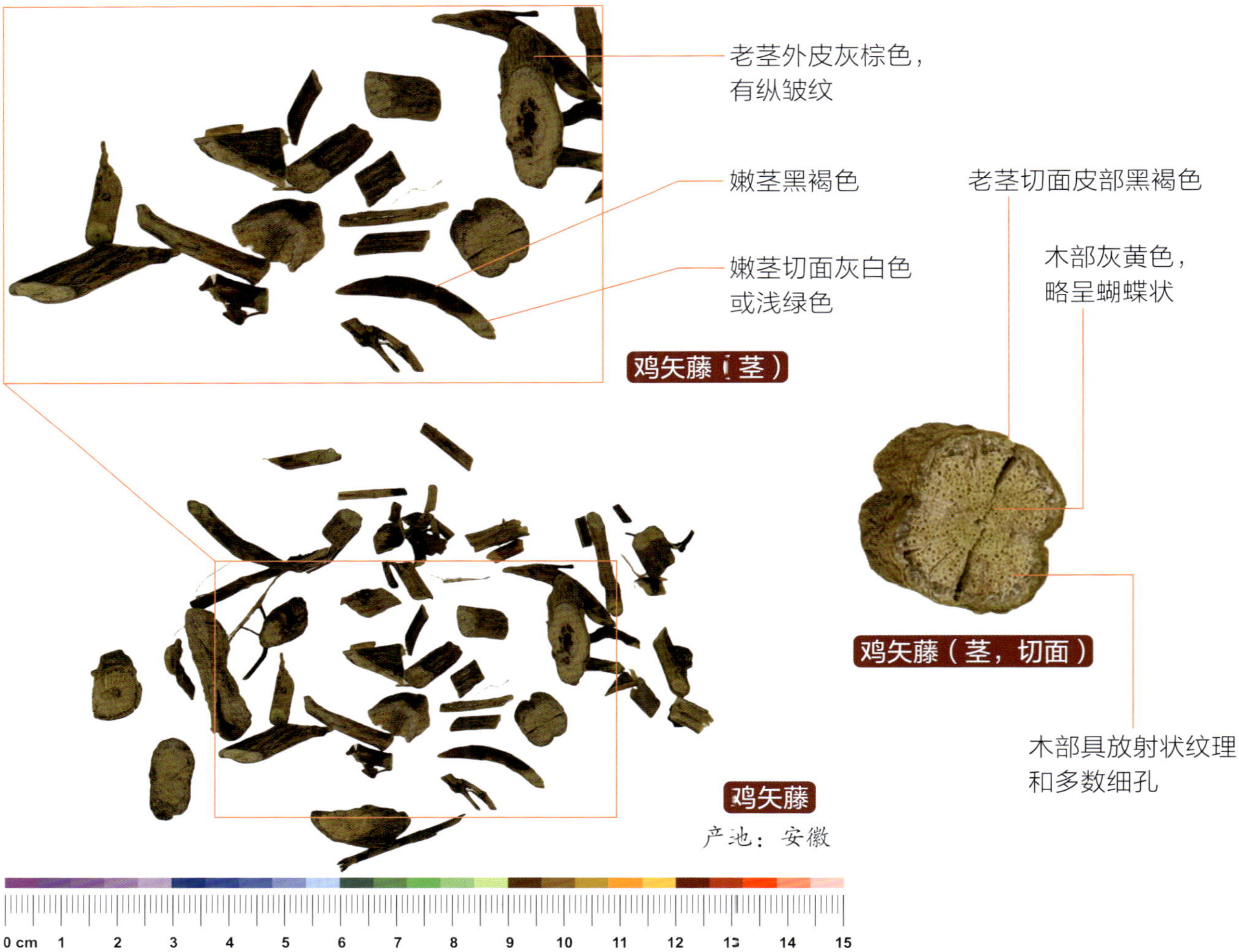

鸡矢藤（茎）

鸡矢藤（茎，切面）

鸡矢藤

产地：安徽

苏木

【基　　原】豆科植物苏木 *Caesalpinia sappan* L. 的干燥心材。

【采收加工】多于秋季采伐，除去白色边材，干燥。

【主要产地】主产于云南、广西、海南、广东、贵州、四川等地。

【炮制方法】锯成长约 3cm 的段，再劈成片或碾成粗粉。

【饮片性状】本品呈细条状、不规则片状，或为粗粉。片、条表面黄红色至棕红色，常见纵向纹理。质坚硬。有的可见暗棕色、质松、带亮星的髓部。气微，味微涩。

【功能主治】活血祛瘀，消肿止痛。用于跌打损伤，骨折筋伤，瘀滞肿痛，经闭痛经，产后瘀阻，胸腹刺痛，痈疽肿痛。

【用法用量】3～9g。

【使用注意】孕妇慎用。

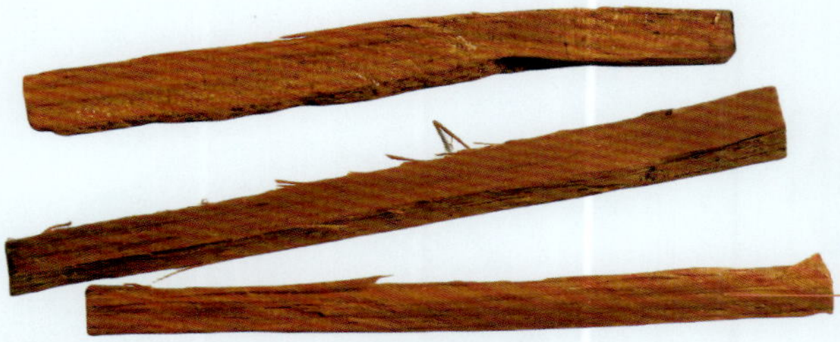

苏木

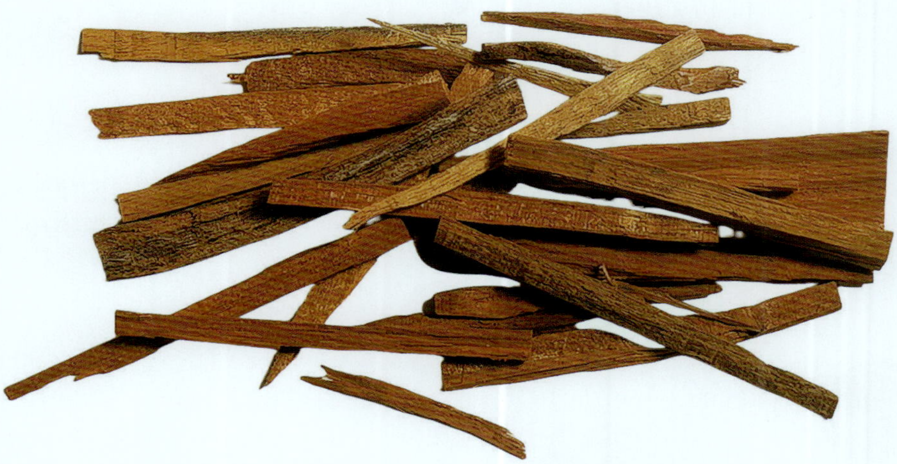

苏木

产地：广西

青风藤

【基　　原】防己科植物青藤 *Sinomenium acutum*（Thunb.）Rehd. et Wils. 和毛青藤 *Sinomenium acutum*（Thunb.）Rehd. et Wils.var.cinereum Rehd. et Wils. 的干燥藤茎。

【采收加工】秋末冬初采割，扎把或切长段，晒干。

【主要产地】主产于河南、安徽、江苏、浙江、福建、广西、湖北、四川、贵州、陕西等地。

【炮制方法】除去杂质，略泡，润透，切厚片，干燥。

【饮片性状】本品呈类圆形的厚片，直径 0.5～2cm。外表面绿褐色至棕褐色，有的灰褐色，有纵纹，有的可见皮孔。切面灰黄色至淡灰黄色，皮部窄，木部有明显的放射状纹理，其间具有多数小孔，髓部淡黄白色至棕黄色。气微，味苦。

【功能主治】祛风湿，通经络，利小便。用于风湿痹痛，关节肿胀，麻痹瘙痒。

【用法用量】6～12g。

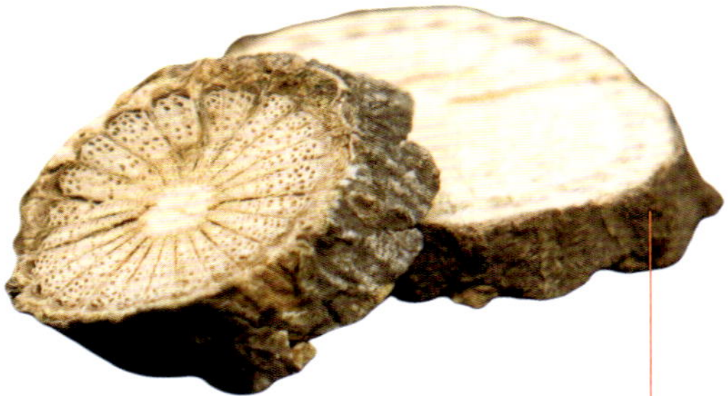

青风藤（外表面）

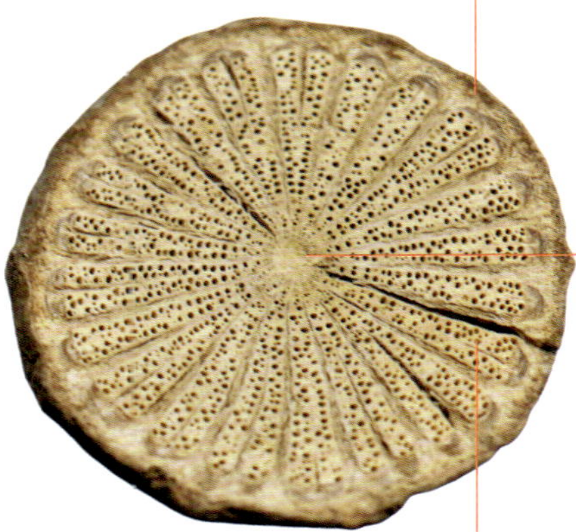

青风藤（切面）

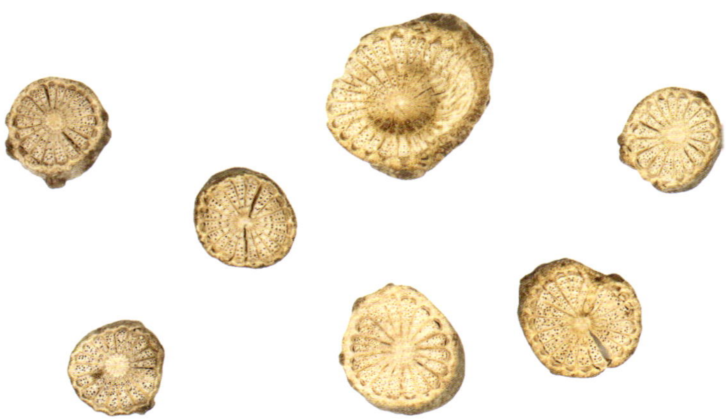

青风藤
产地：江苏

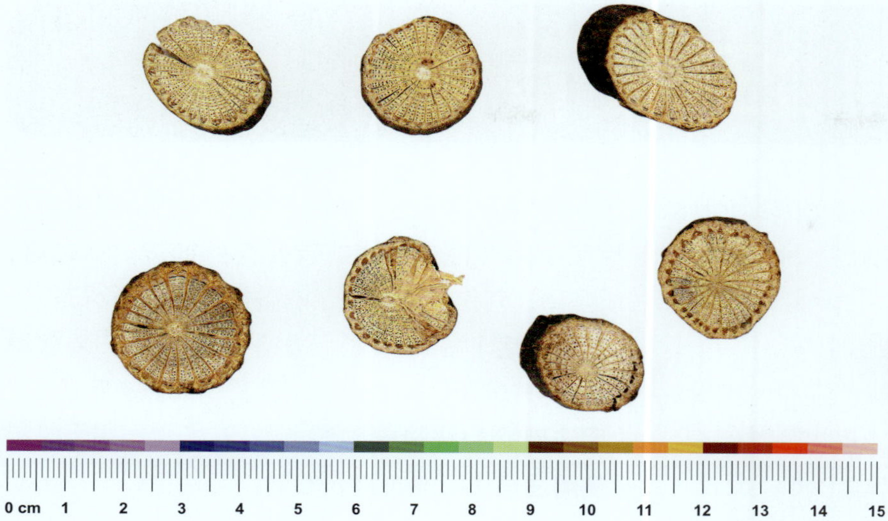

青风藤

产地：湖北

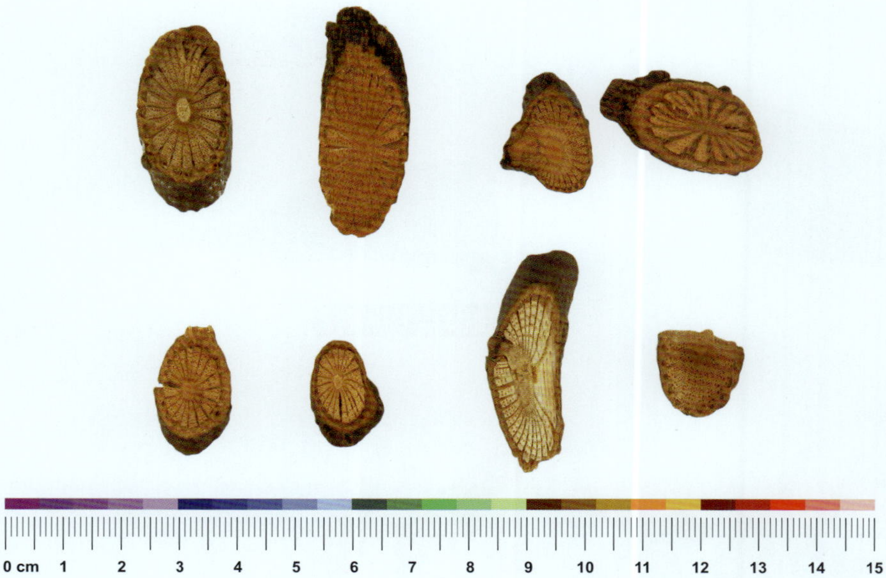

青风藤

产地：河南

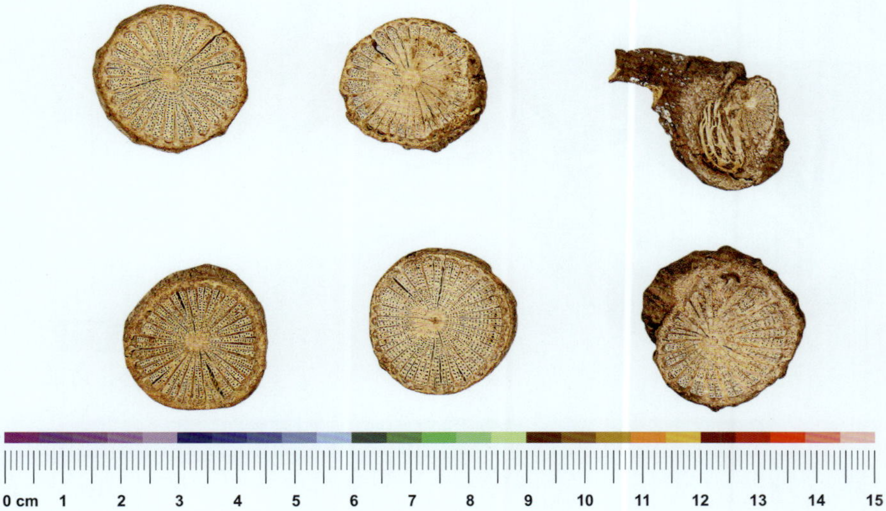

青风藤

产地：福建

油松节

【基　　原】松科植物油松 *Pinus tabulieformis* Carr. 或马尾松 *Pinus massoniana* Lamb. 的干燥瘤状节或分枝节。

【采收加工】全年均可采收，锯取后阴干。

【主要产地】主产于黑龙江、吉林、辽宁、河北、河南、陕西、江苏、山东、四川、贵州等地。

【炮制方法】除去杂质，劈成薄片或小块。

【饮片性状】本品呈不规则的薄片或块，大小不一。外表面黄棕色、灰棕色或红棕色，有时可见棕色至黑棕色油斑，或有残存的栓皮。体较重，质坚硬。有松节油香气，味微苦、辛。

【功能主治】祛风除湿，通络止痛。用于风寒湿痹，历节风痛，转筋挛急，跌打伤痛。

【用法用量】9～15g。

【使用注意】阴虚血燥者慎用。

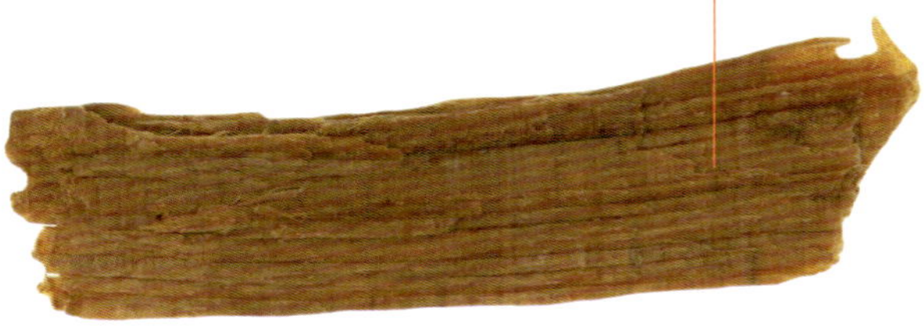

油松节（外表面）

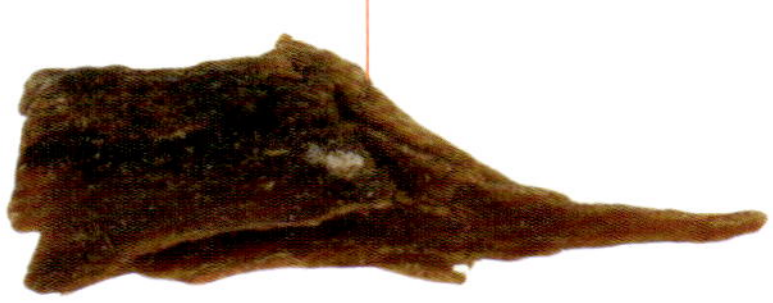

油松节（栓皮）

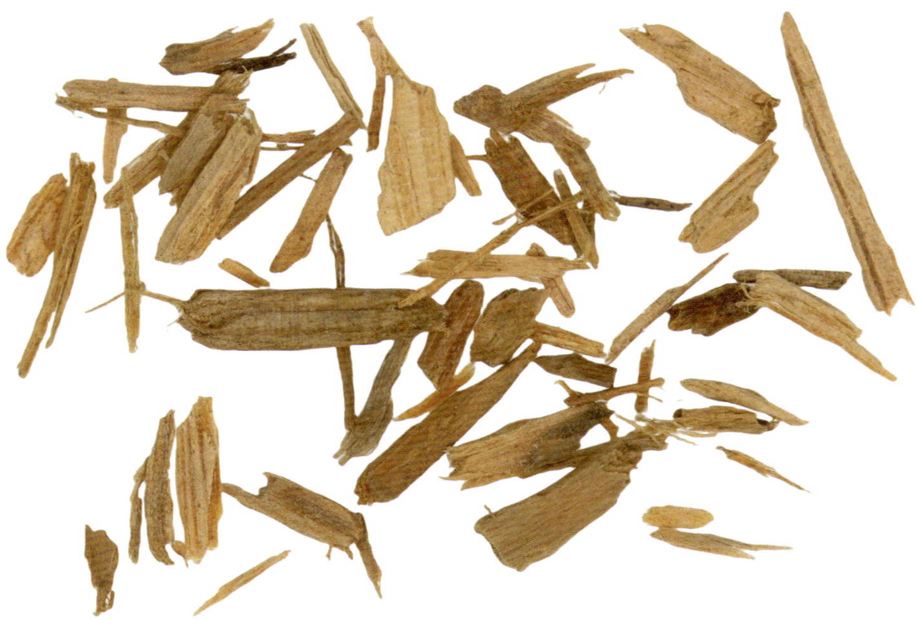

油松节

产地：河北

降香

【基　　原】豆科植物降香檀 *Dalbergia odorifera* T. Chen 树干和根的干燥心材。

【采收加工】全年均可采收，除去边材，阴干。

【主要产地】主产于海南、云南、广东、广西等地。

【炮制方法】除去杂质，劈成小块，碾成细粉或镑片。

【饮片性状】本品为不规则小碎段。表面紫红色或紫褐色，有致密的纹理。质硬，有油性。气微香，味微苦。

【功能主治】化瘀止血，理气止痛。用于吐血，衄血，外伤出血，肝郁胁痛，胸痹刺痛，跌扑伤痛，呕吐腹痛。

【用法用量】9～15g，后下。外用适量，研细末敷患处。

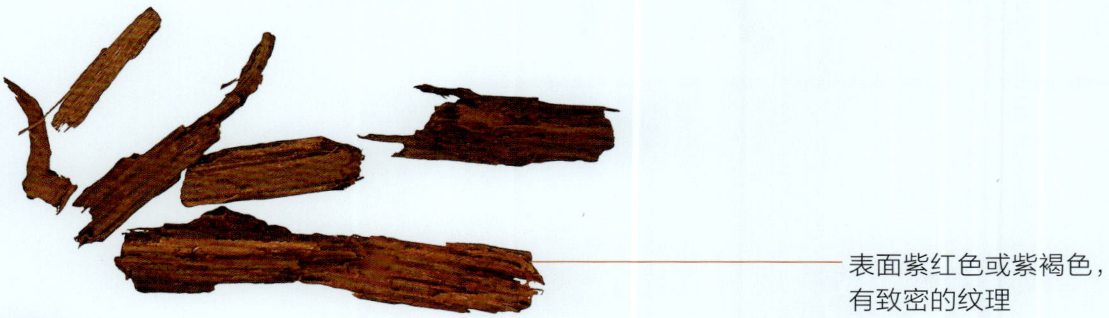

降香

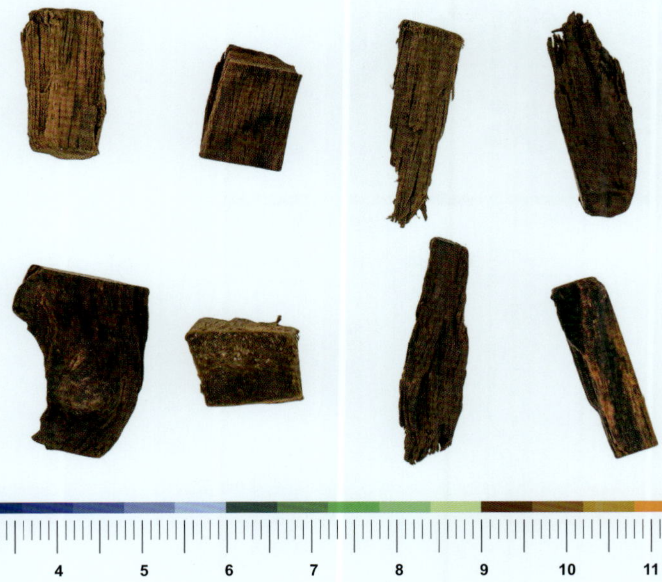

降香

产地：云南

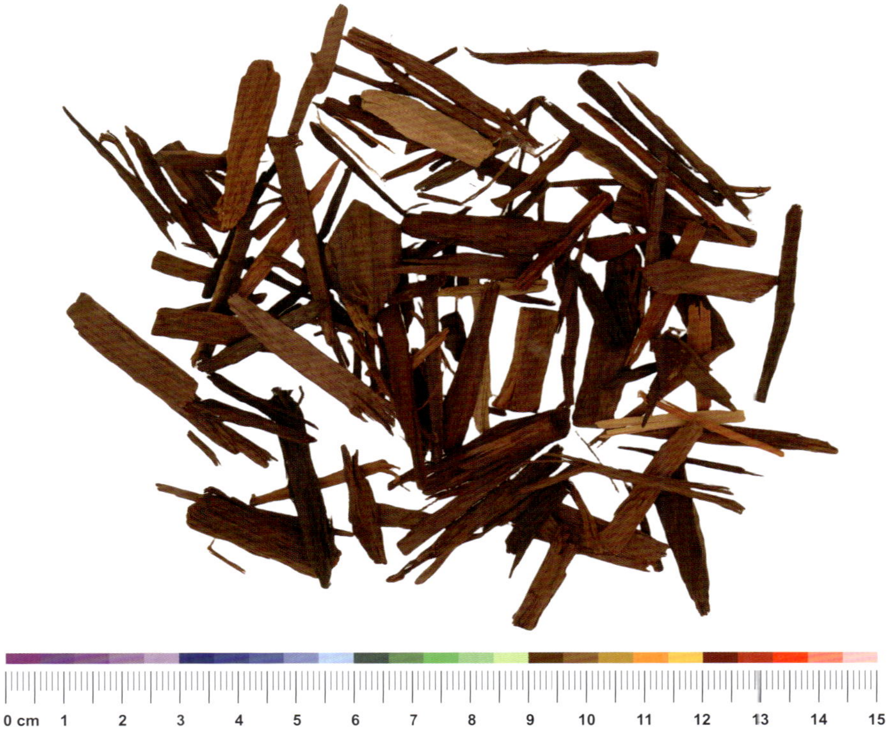

降香

产地：广东

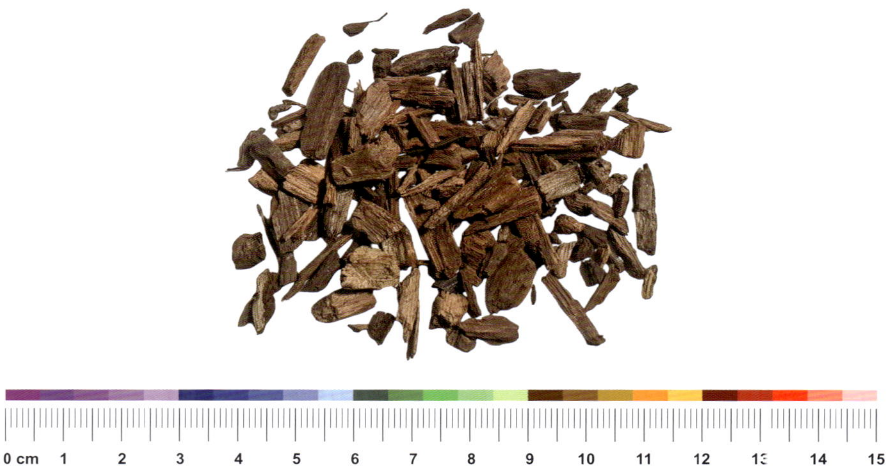

降香

产地：海南

钩藤

【基　　原】茜草科植物钩藤 *Uncaria rhynchophylla*（Miq.）Miq. ex Havil.、大叶钩藤 *Uncaria macrophylla* Wall.、毛钩藤 *Uncaria hirsuta* Havil.、华钩藤 *Uncaria sinensis*（Oliv.）Havil. 或无柄果钩藤 *Uncaria sessilifrudus* Roxb. 的干燥带钩茎枝。

【采收加工】秋、冬二季采收，去叶，切段，晒干。

【主要产地】主产于浙江、福建、广东、广西、江西、湖南、四川、贵州等地。

【炮制方法】取原药材，除去杂质。

【饮片性状】本品茎枝呈圆柱形或类方柱形，长 2～3cm，直径 0.2～0.5cm。表面红棕色至紫红色者具细纵纹，光滑无毛；黄绿色至灰褐色者有的可见白色点状皮孔，被黄褐色柔毛。多数枝节上对生两个向下弯曲的钩（不育花序梗），或仅一侧有钩，另一侧为突起的疤痕；钩略扁或稍圆，先端细尖，基部较阔；钩基部的枝上可见叶柄脱落后的窝点状痕迹和环状托叶痕。质坚韧，断面黄棕色，皮部纤维性，髓部黄白色或中空。气微，味淡。

【功能主治】息风定惊，清热平肝。用于肝风内动，惊痫抽搐，高热惊厥，感冒夹惊，小儿惊啼，妊娠子痫，头痛眩晕。

【用法用量】3～12g，后下。

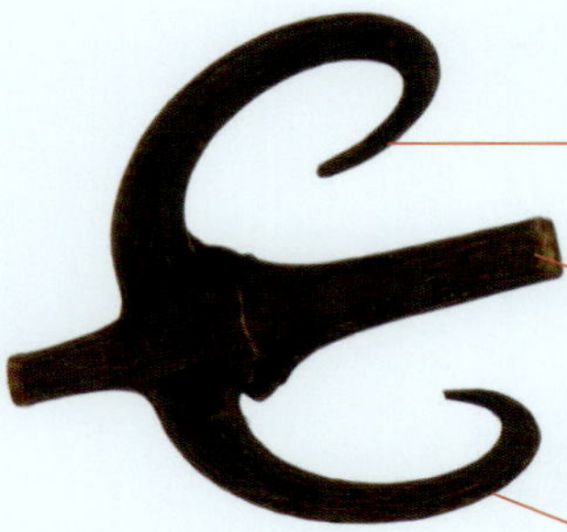

钩藤（外表面）

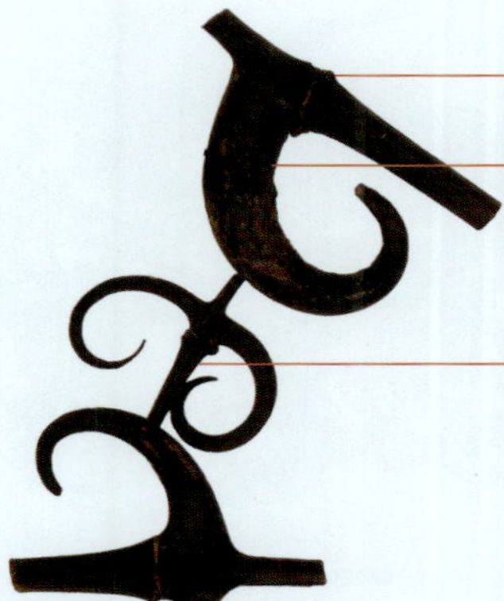

钩藤

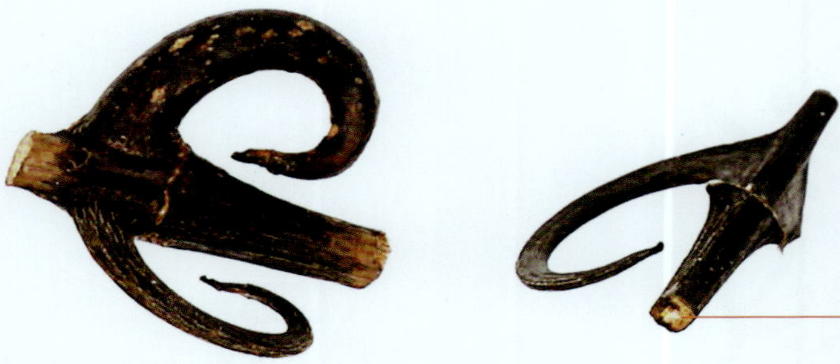

钩藤（断面）

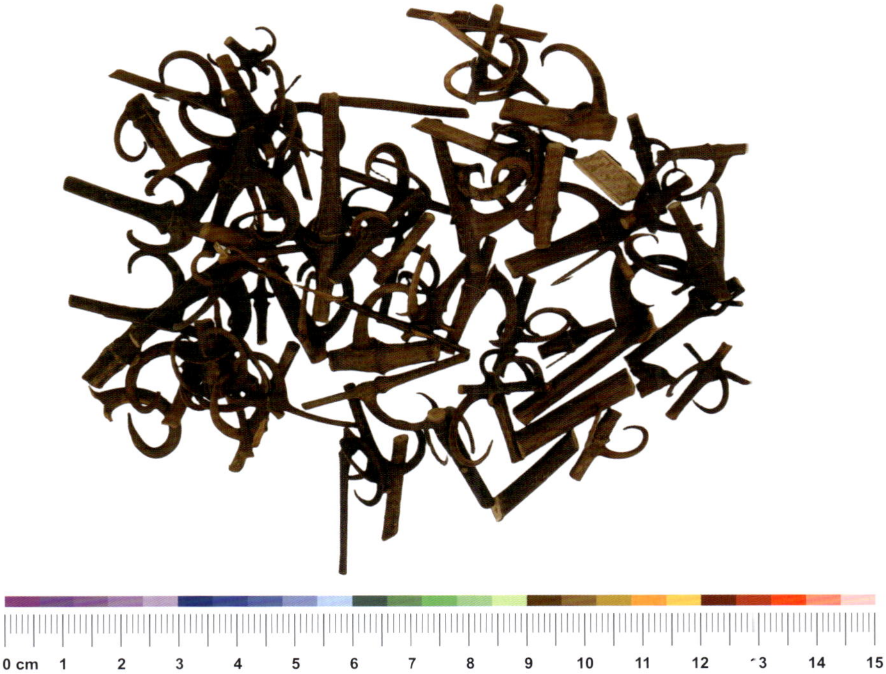

钩藤

产地：广西

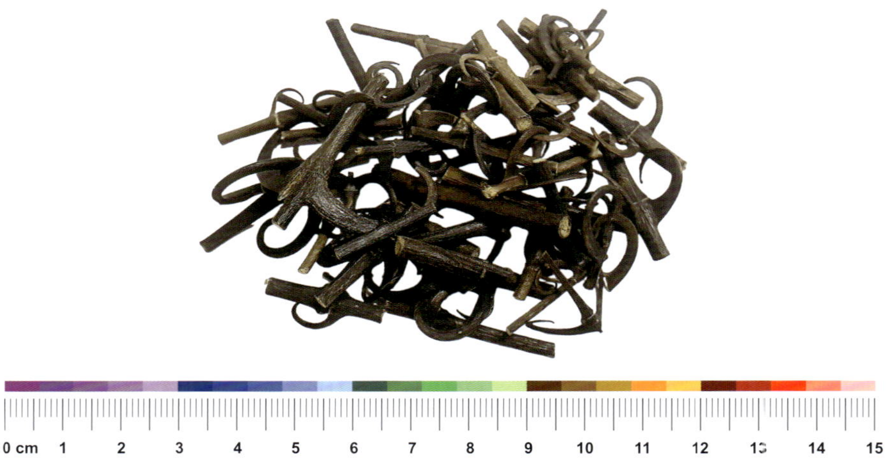

钩藤

产地：贵州

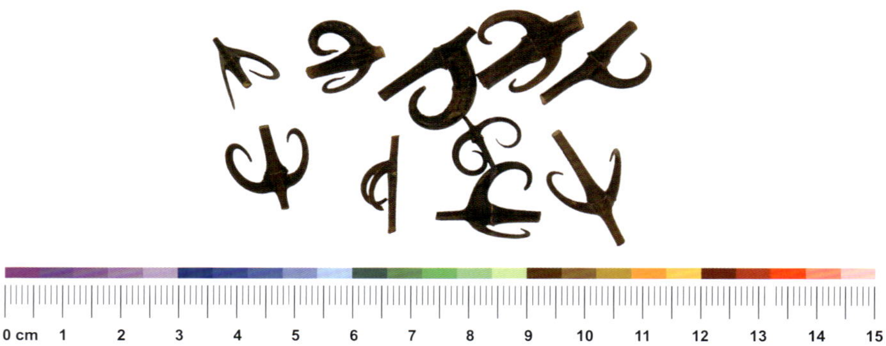

钩藤

产地：湖南

鬼箭羽

【基　　原】卫矛科植物卫矛 *Euonymus alatus* (Thunb.) Sieb. 干燥带翅的枝或翅状物。[《北京市中药饮片炮制规范(2008 年版)》]

卫矛科植物卫矛 *Euonymus alatus* (Thunb.) Sieb. 干燥茎的翅状物。[《天津市中药饮片炮制规范(2018 年版)》]

【采收加工】夏、秋二季采收，割取带翅的枝条，晒干。

【主要产地】主产于四川、河北、云南、江苏、山东、湖北、安徽、东北、湖南、贵州、浙江、甘肃等地。

【炮制方法】取带翅的枝条，除去杂质，洗净，闷润 12～24 小时，至内外湿度一致，切中段，干燥，筛去碎屑；或取翅状物，除去杂质，筛去灰屑。

【饮片性状】本品带翅的枝条为圆柱形的中段。表面灰绿色，有纵纹，四面生有枝状物，形如箭羽。翅状物表面灰褐色至暗棕红色，具细密纵直纹或微波状弯曲纹理，微具光泽。枝条木质，切面黄白色，质硬。翅质轻而脆，易切断或剥落，断面棕黄色。气微，味微涩。

【功能主治】破血，通经，杀虫。用于妇女闭经，产后瘀血腹痛，虫积腹痛。

【用法用量】4.5～9g。

【使用注意】孕妇禁用。

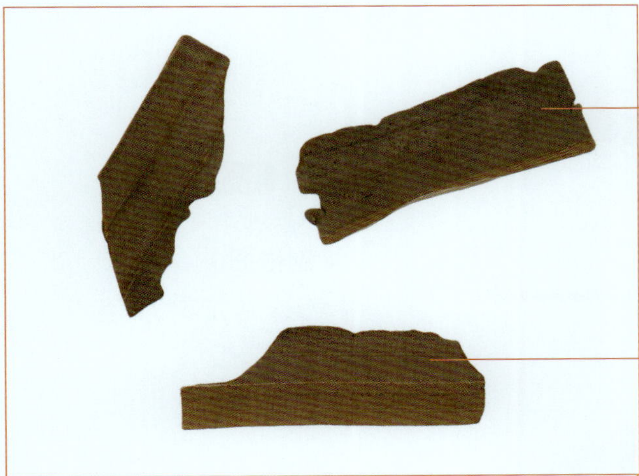

鬼箭羽（翅状物，外表面）

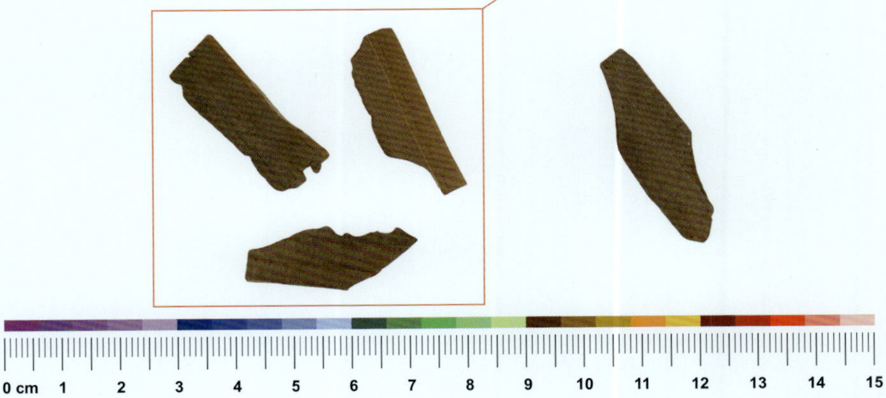

鬼箭羽

产地：河北

【炮制依据】《北京市中药饮片炮制规范(2008 年版)》

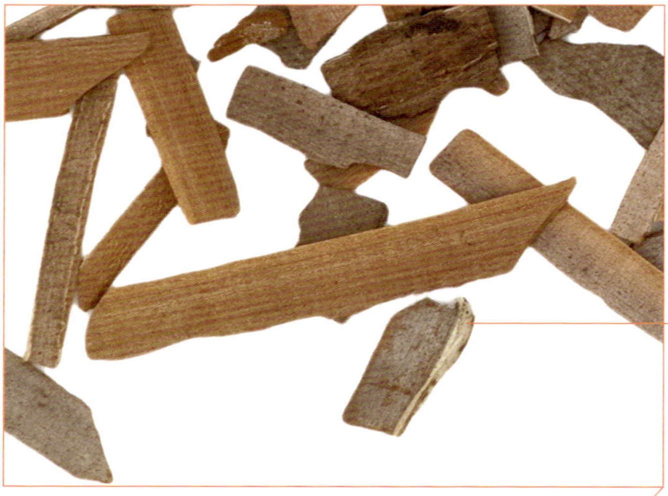

鬼箭羽（翅状物，切面）

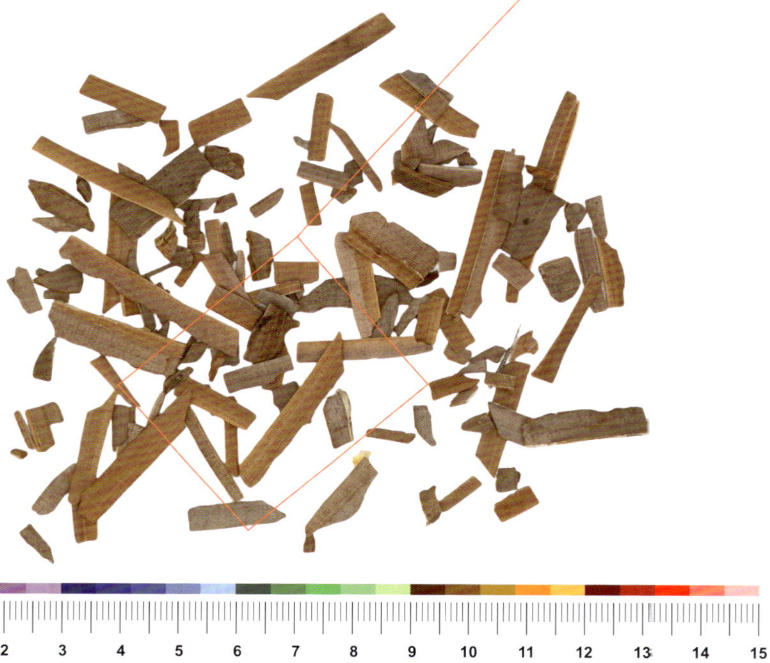

鬼箭羽

产地：湖北

【炮制依据】《北京市中药饮片炮制规范（2008 年版）》

首乌藤

【基　　原】蓼科植物何首乌 *Polygonummulti-florum* Thunb. 的干燥藤茎。

【采收加工】秋、冬二季采割，除去残叶，捆成把或趁鲜切段，干燥。

【主要产地】主产于河北、河南、山西、陕西、甘肃、四川、湖南、湖北、安徽、江西、江苏、贵州、云南、台湾等地。

【炮制方法】除去杂质，洗净，切段，干燥。

【饮片性状】本品呈圆柱形的段，直径 0.4～0.7cm。外表面紫红色或紫褐色，粗糙，具纵皱纹，节部略膨大，有侧枝痕，外皮菲薄，可剥离。切面皮部紫红色，木部黄白色或淡棕色，导管孔明显，髓部疏松，类白色。气微，味微苦、涩。

【功能主治】养血安神，祛风通络。用于失眠多梦，血虚身痛，风湿痹痛，皮肤瘙痒。

【用法用量】9～15g。外用适量，煎水洗患处。

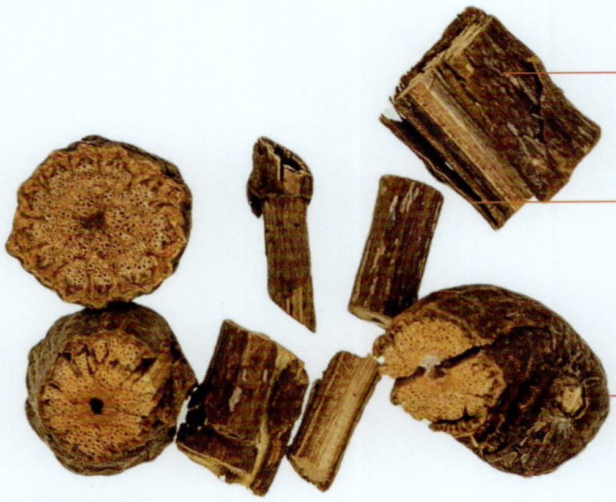

首乌藤（外表面）

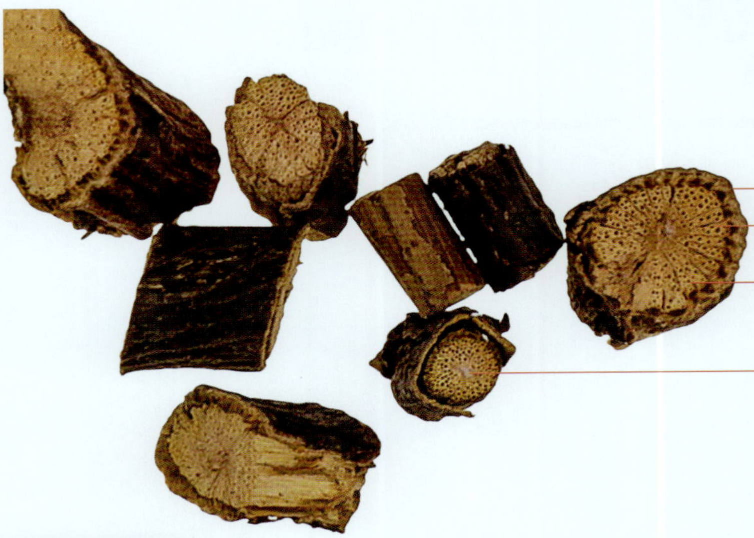

首乌藤（切面）

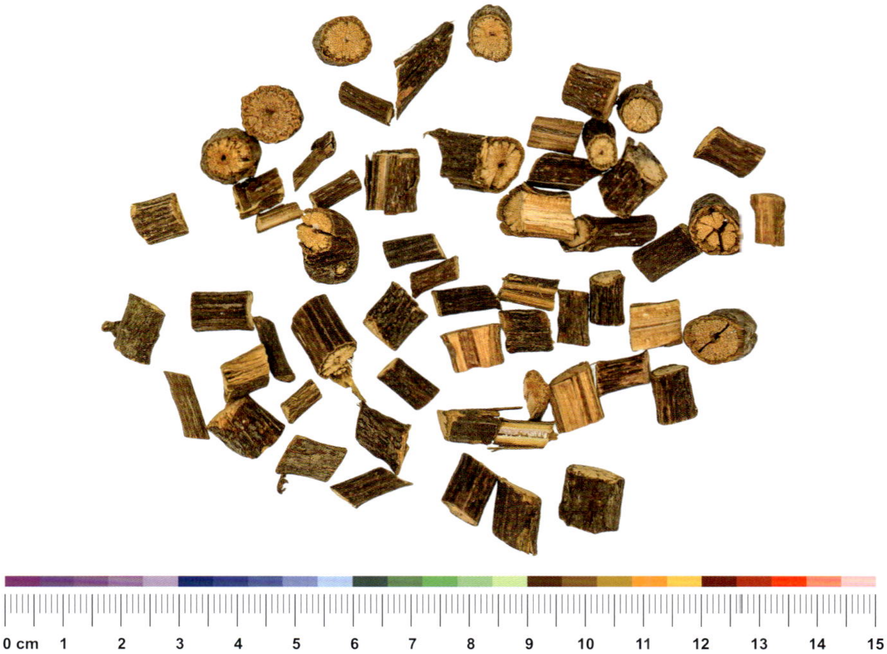

首乌藤

产地：河北

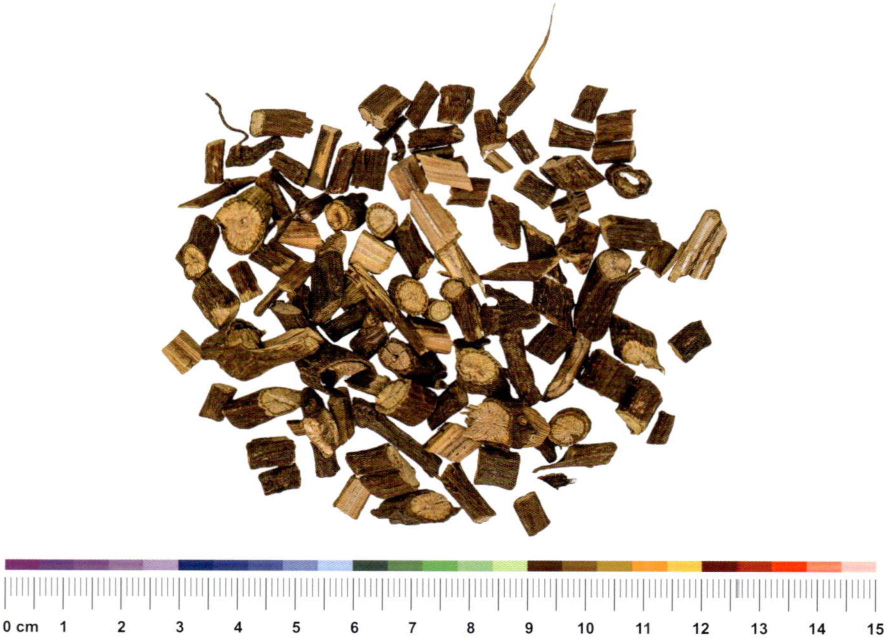

首乌藤

产地：河南

络石藤

【基　　原】夹竹桃科植物络石 *Trachelospermum jasminoides*（Lindl.）Lem. 的干燥带叶藤茎。

【采收加工】冬季至次春采割，除去杂质，晒干。

【主要产地】主产于江苏、山东、安徽、湖北、广东、广西等地。

【炮制方法】除去杂质，洗净，稍润，切段，干燥。

【饮片性状】本品呈不规则的段。茎呈圆柱形，直径 0.1～0.5cm，表面红褐色至棕褐色，可见点状皮孔和不定根。质硬，切面黄白色，中空。叶全缘，有短柄，略反卷，上表面暗绿色或棕绿色，下表面色较淡，革质。气微，味微苦。

【功能主治】祛风通络，凉血消肿。用于风湿热痹，筋脉拘挛，腰膝酸痛，喉痹，痈肿，跌扑损伤。

【用法用量】6～12g。

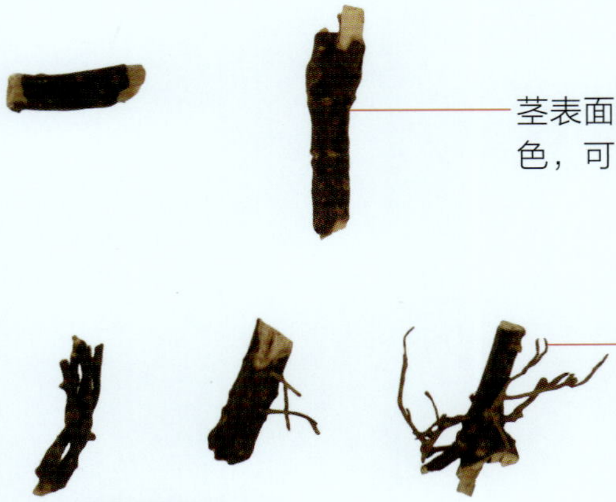

络石藤（茎）

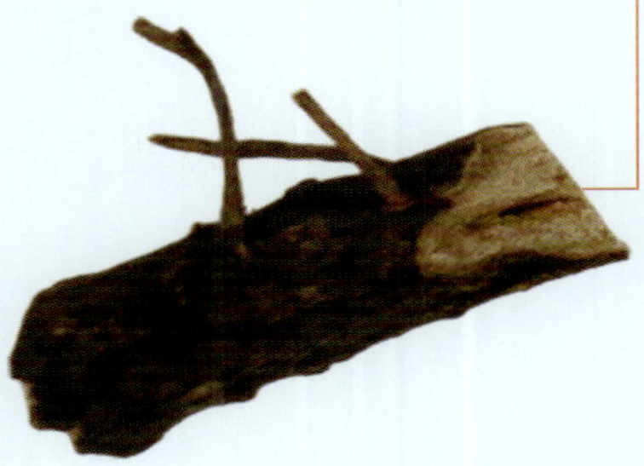

络石藤（茎切面）

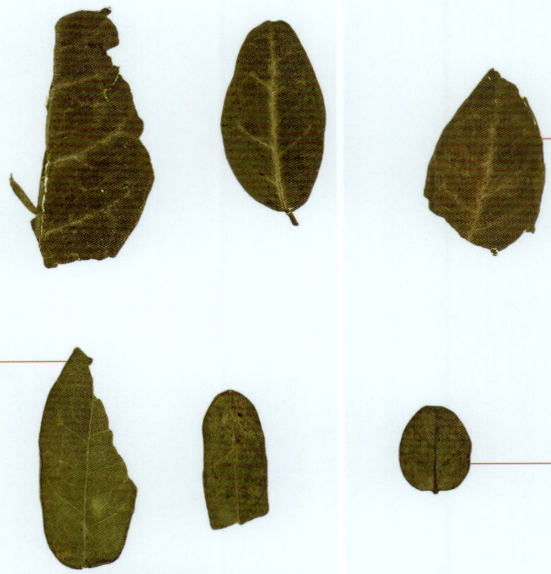

络石藤（叶）

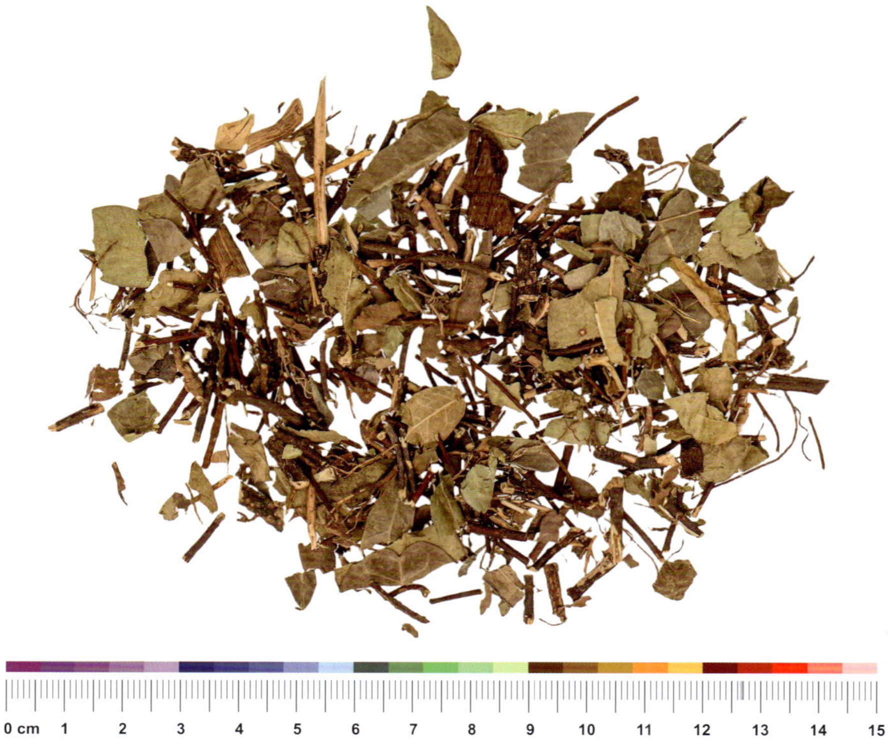

络石藤

产地：山东

桂枝

【基　　原】樟科植物肉桂 *Cinnamomum cassia* Presl 的干燥嫩枝。

【采收加工】春、夏二季采收，除去叶，晒干，或切片晒干。

【主要产地】主产于福建、台湾、海南、广东、广西、云南等地。

【炮制方法】除去杂质，洗净，润透，切厚片，干燥。

【饮片性状】本品呈类圆形或椭圆形的厚片。表面红棕色至棕色，有时可见有纵棱线、细皱纹及小疙瘩状的叶痕、枝痕和芽痕，皮孔点状。质硬而脆，易折断。切面皮部红棕色，木部黄白色或浅黄棕色，髓部类圆形或略呈方形，有特异香气，味甜、微辛。

【功能主治】发汗解肌，温通经脉，助阳化气，平冲降气。用于风寒感冒，脘腹冷痛，血寒经闭，关节痹痛，痰饮，水肿，心悸，奔豚。

【用法用量】3～10g。

【使用注意】孕妇慎用。

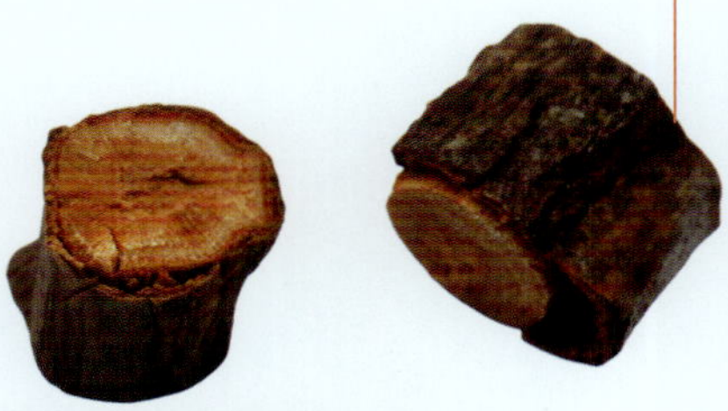

桂枝（外表面）

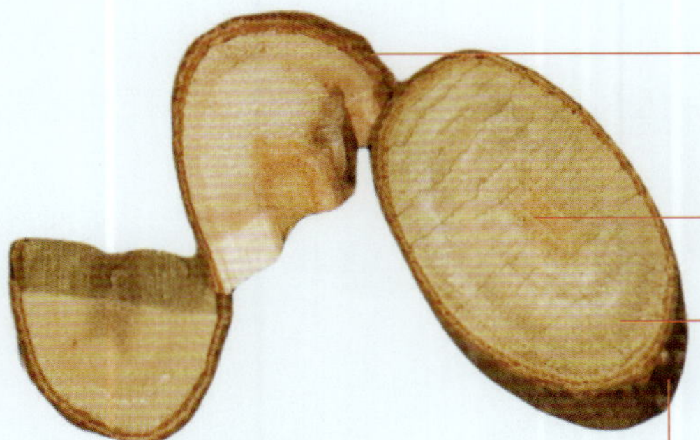

桂枝（切面）

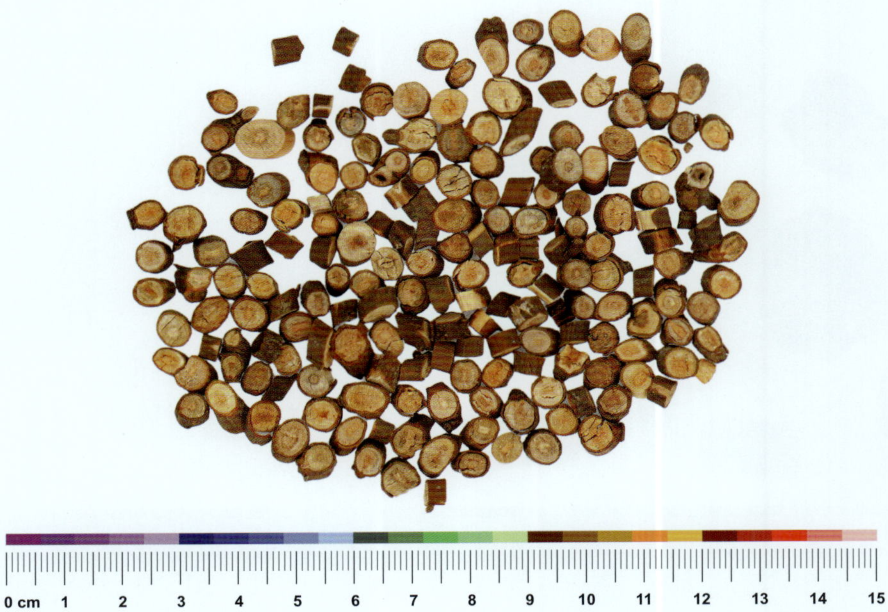

桂枝
产地：广东

海风藤

【基　　原】胡椒科植物风藤 *Piper kadsura*（Choisy）Ohwi 的干燥藤茎。

【采收加工】夏、秋二季采割，除去根、叶，晒干。

【主要产地】主产于福建、广东、台湾、浙江、云南等地。

【炮制方法】除去杂质，浸泡，润透，切厚片，晒干。

【饮片性状】本品为不规则的扁圆柱形厚片，直径0.3～2.0cm。表面灰褐色或褐色，有纵向棱状纹理。切面皮部窄，木部宽广呈灰黄色，导管孔多束，有灰黄色与灰白色相间排列的放射状纹理，皮部与木部交界处有裂隙，中心有灰褐色髓。体轻，质脆。气香，味微苦、辛。

【功能主治】祛风湿，通经络，止痹痛。用于风寒湿痹，肢节疼痛，筋脉拘挛，屈伸不利。

【用法用量】6～12g。

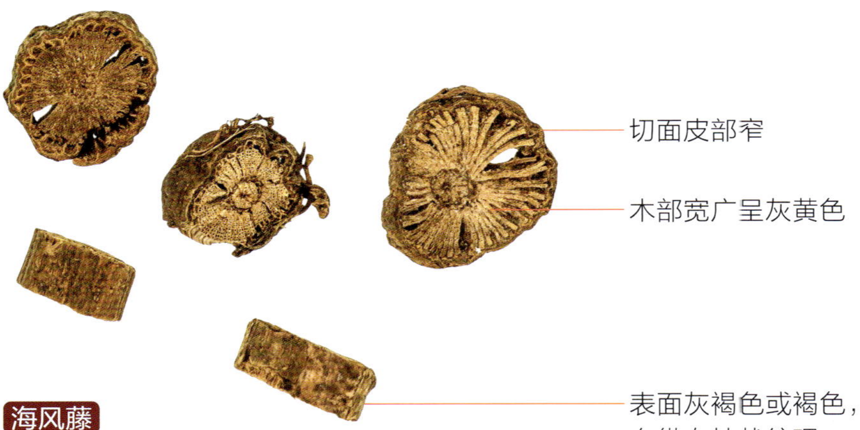

海风藤

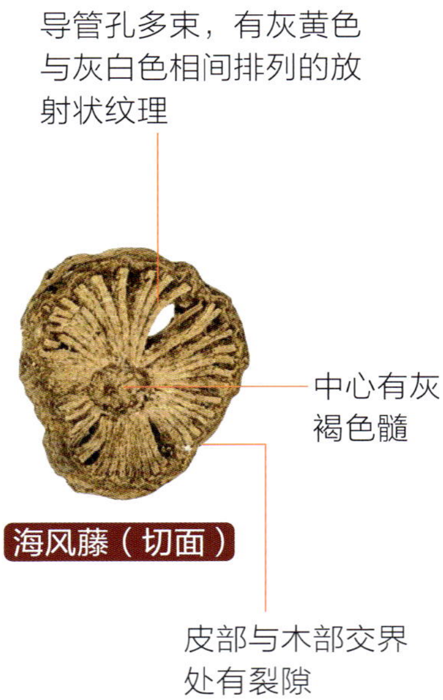

海风藤（切面）

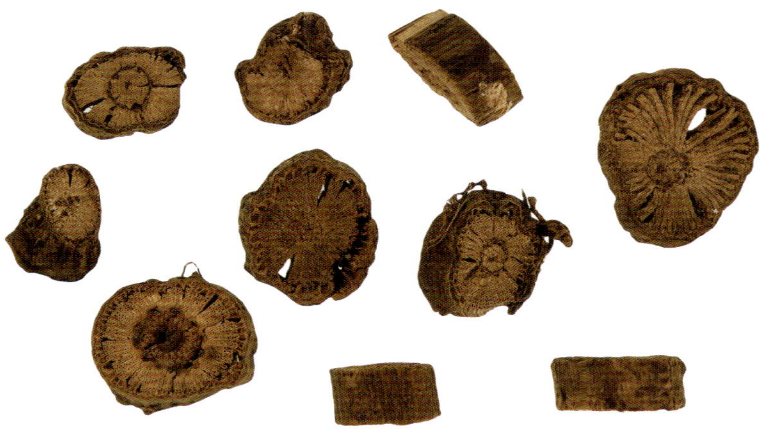

海风藤

产地：云南

桑枝

【基　　原】桑科植物桑 *Morus alba* L. 的干燥嫩枝。

【采收加工】春末夏初采收，去叶，晒干，或趁鲜切片，晒干。

【主要产地】全国各地均产。

【炮制方法】未切片者，洗净，润透，切厚片，干燥。

【饮片性状】本品为类圆形或椭圆形的厚片，直径0.5～1.5cm。外表皮灰黄色或黄褐色，有多数黄褐色点状皮孔及细纵纹。质坚韧，不易折断，切面皮部较薄，木部黄白色，射线放射状，髓部白色或黄白色。气微，味淡。

【功能主治】祛风湿，利关节。用于风湿痹痛，肩臂、关节酸痛麻木。

【用法用量】9～15g。

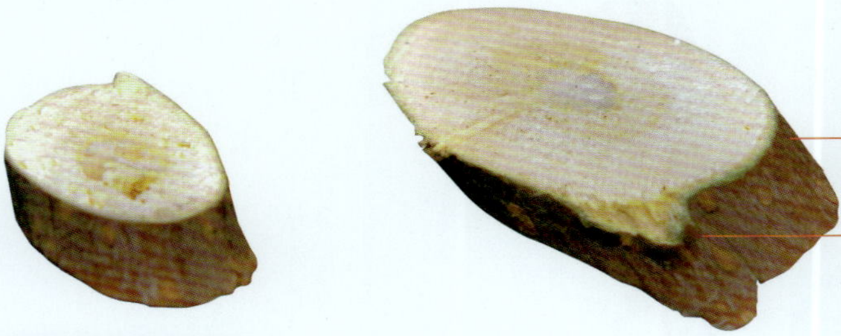

桑枝（外表面）

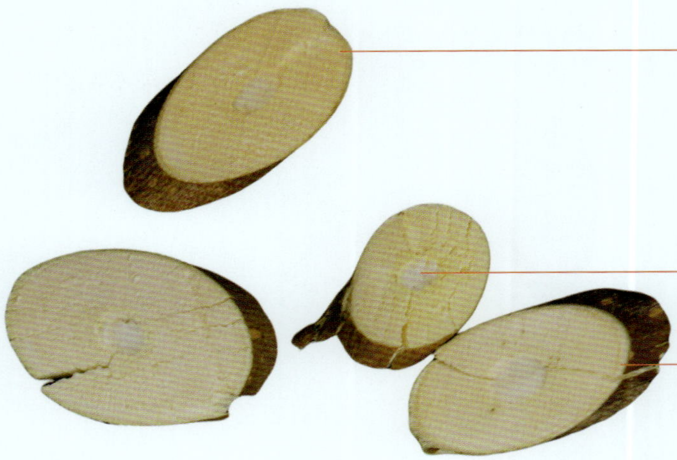

桑枝（切面）

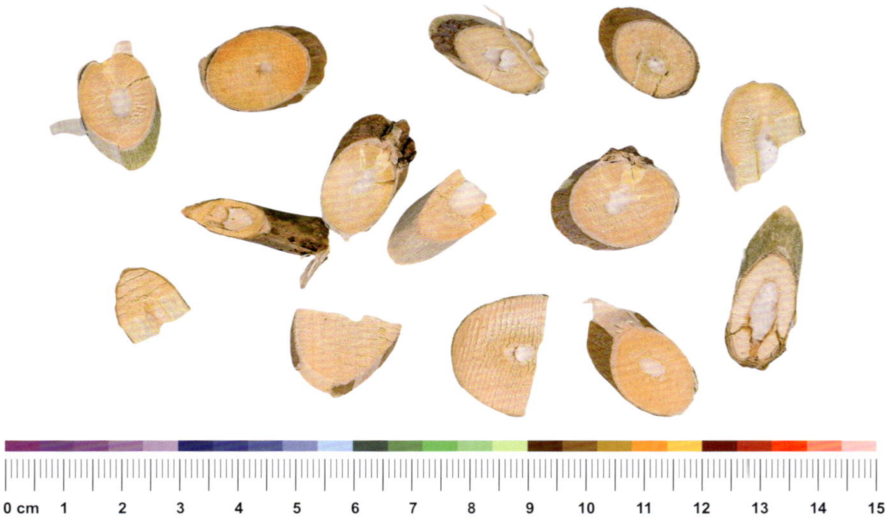

桑枝
产地：河南

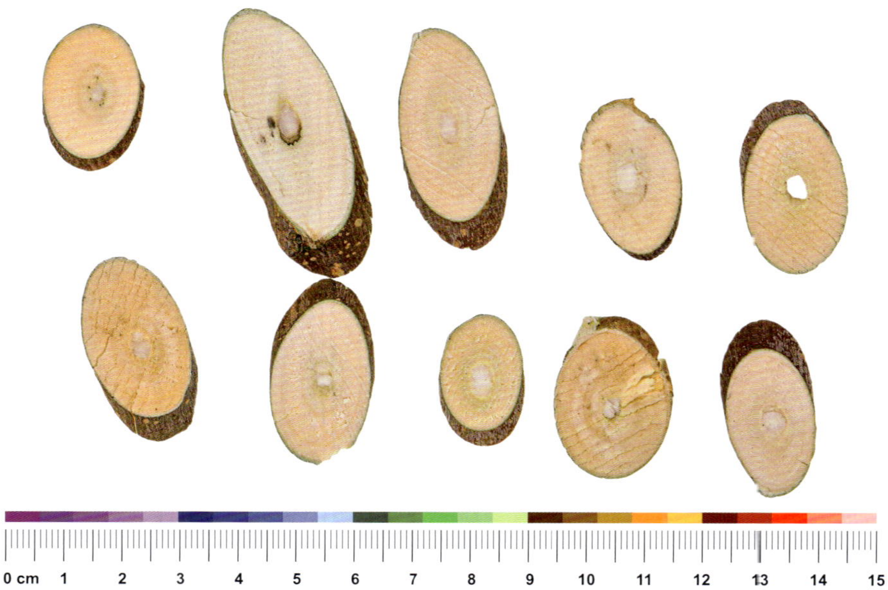

桑枝
产地：江苏

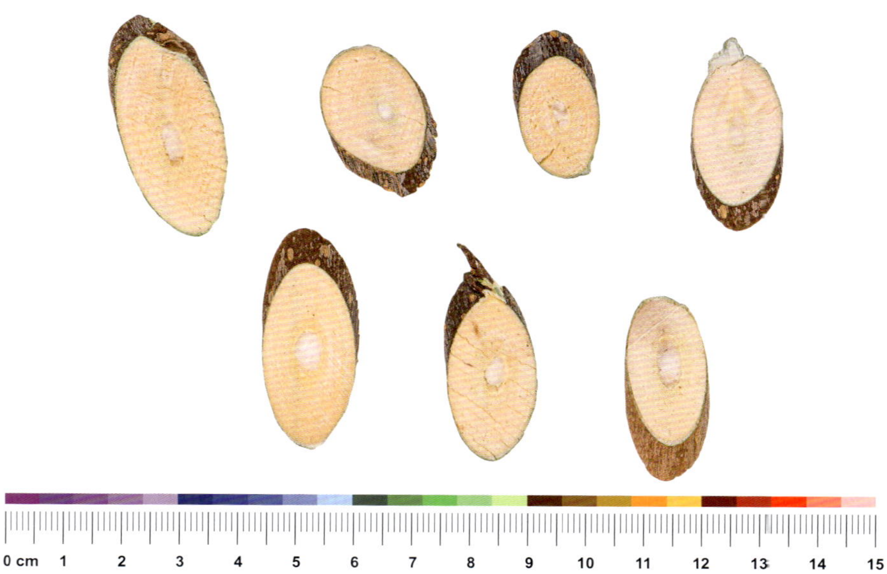

桑枝
产地：浙江

桑寄生

【基　　原】 桑寄生科植物桑寄生 *Taxillus chinensis*（DC.）Danser 的干燥带叶茎枝。

【采收加工】 冬季至次春采割，除去粗茎，切段，干燥，或蒸后干燥。

【主要产地】 主产于云南、四川、甘肃、陕西、山西、河南、贵州、湖北、湖南、广西、广东等地。

【炮制方法】 除去杂质，略洗，润透，切厚片或短段，干燥。

【饮片性状】 本品为厚片或不规则短段。外表皮红褐色或灰褐色，具细纵纹，并有多数细小突起的棕色皮孔，嫩枝有的可见棕褐色茸毛；切面皮部红棕色，木部色较浅。叶多卷曲或破碎，完整者展平后呈卵形或椭圆形，表面黄褐色，幼叶被细茸毛，先端钝圆，基部圆形或宽楔形，全缘；革质。气微，味涩。

【功能主治】 祛风湿，补肝肾，强筋骨，安胎元。用于风湿痹痛，腰膝酸软，筋骨无力，崩漏经多，妊娠漏血，胎动不安，头晕目眩。

【用法用量】 9～15g。

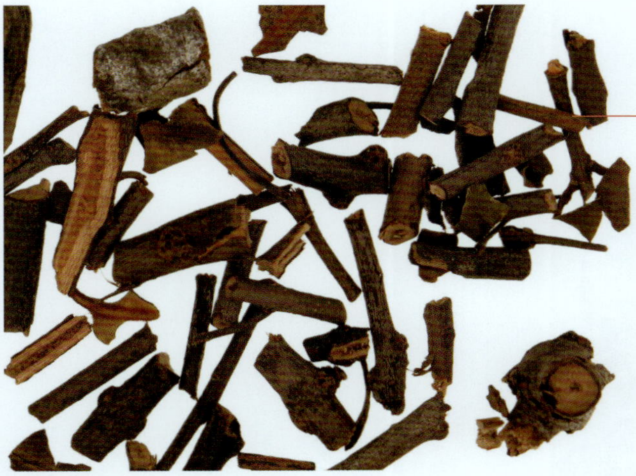

桑寄生

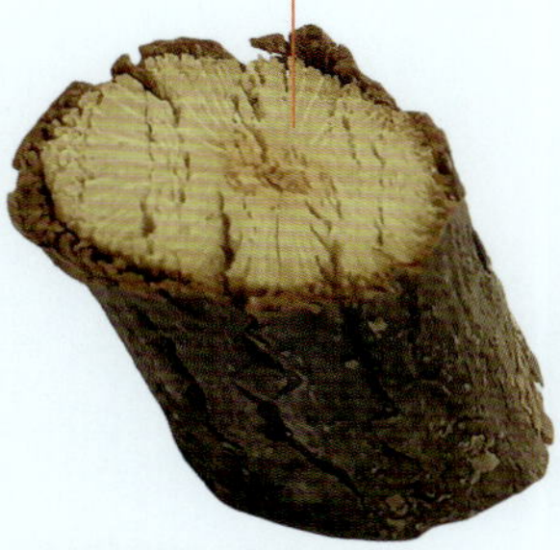

桑寄生（茎断面）

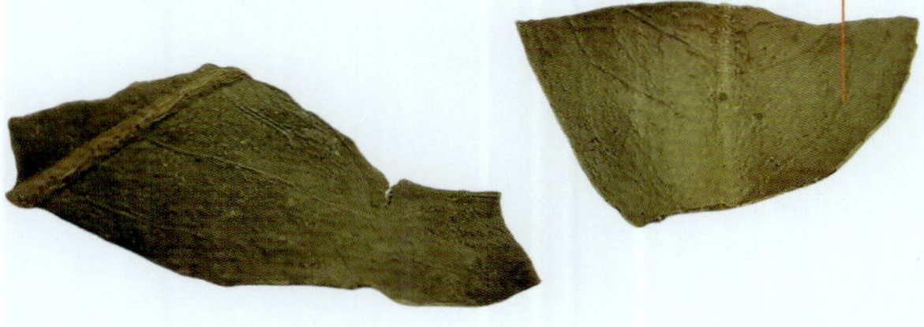

桑寄生（叶）

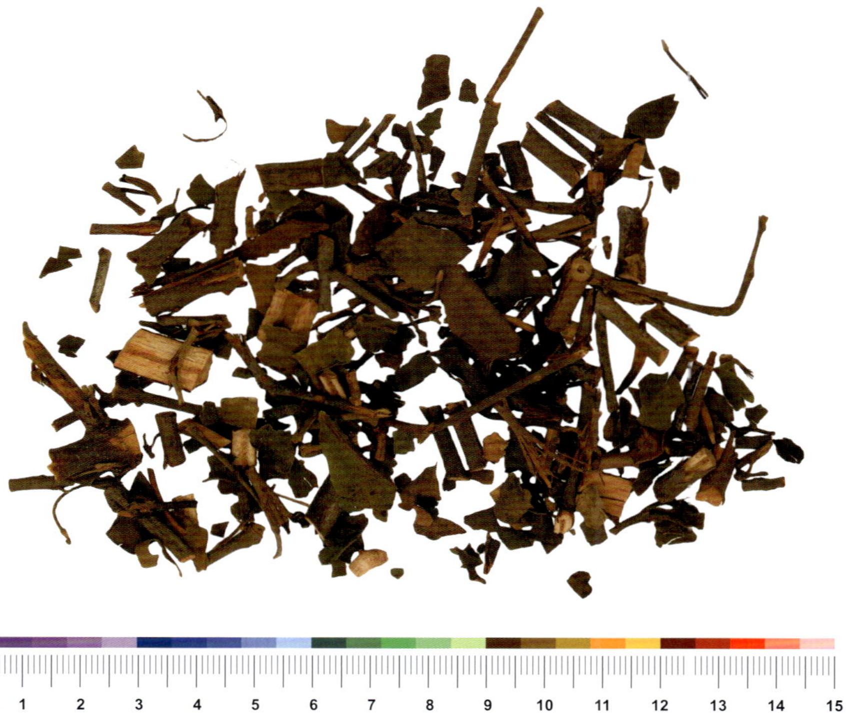

桑寄生

产地：广西

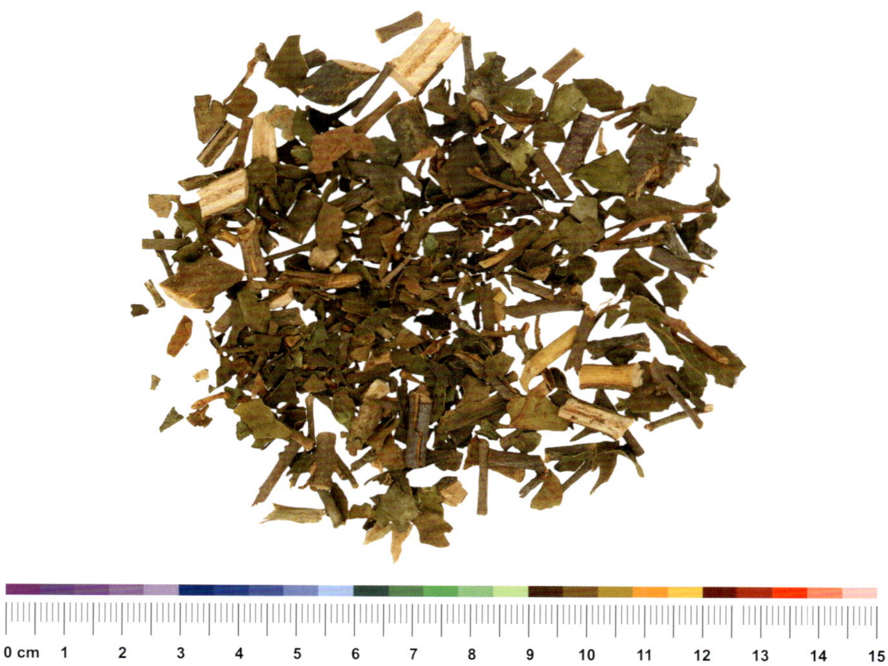

桑寄生

产地：广东

通草

【基　　原】五加科植物通脱木 *Tetrapanax papyrifer*（Hook.）K.Koch 的干燥茎髓。

【采收加工】秋季割取茎，截成段，趁鲜取出髓部，理直，晒干。

【主要产地】主产于四川、贵州、陕西、江苏、安徽、浙江、江西、福建、湖北、湖南、广东、广西等地。

【炮制方法】除去杂质，切厚片。

【饮片性状】本品为圆形或类圆形厚片。表面白色或淡黄色，有浅纵沟纹。体轻，质松软，稍有弹性，切面平坦，呈银白色光泽，中部空心或有半透明的薄膜，实心者少见。气微，味淡。

【功能主治】清热利尿，通气下乳。用于湿热淋证，水肿尿少，乳汁不下。

【用法用量】3～5g。

【使用注意】孕妇慎用。

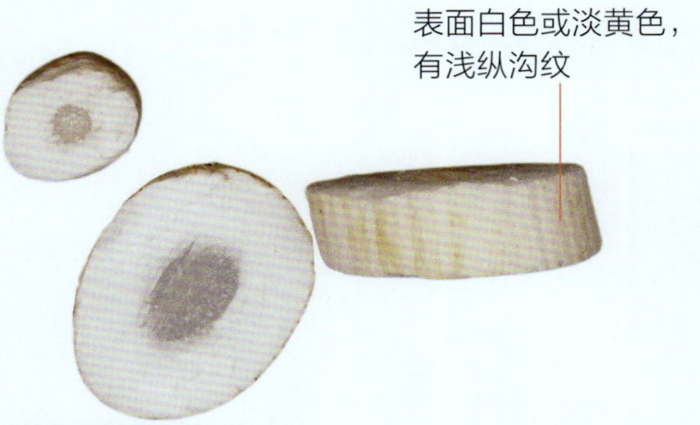

通草（外表面）

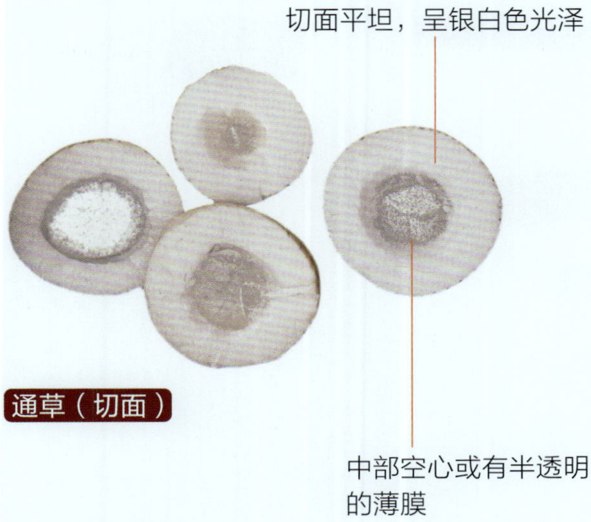

通草（切面）

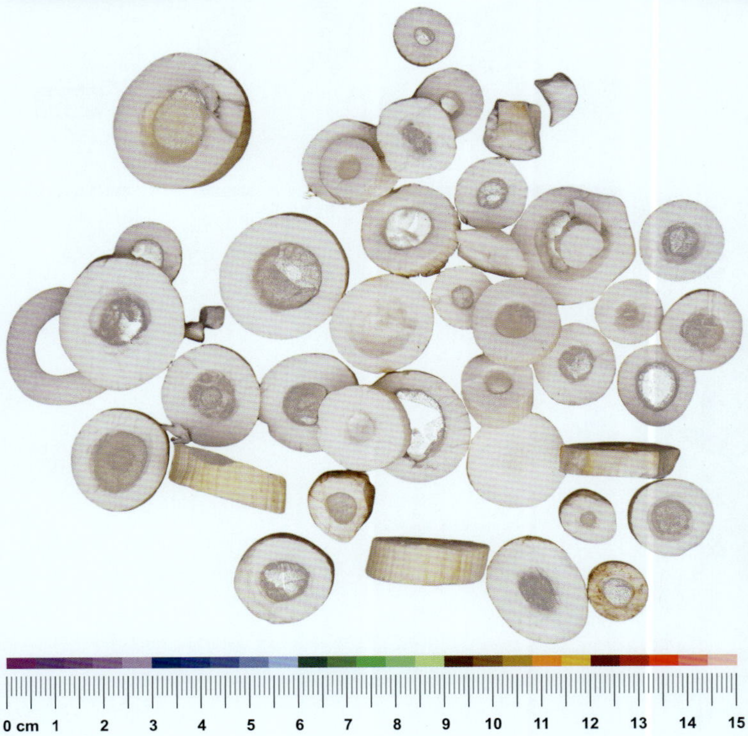

通草

产地：湖北

檀香

【基　　原】檀香科植物檀香 *Santalum album* L. 树干的干燥心材。

【采收加工】全年均可采收，除去边材，锯成小段，阴干。

【主要产地】进口檀香主产于澳大利亚、印度尼西亚和南亚等地；国产檀香主产于台湾、广东、海南、云南等地。

【炮制方法】除去杂质，镑片或锯成小段，劈成小碎块。

【饮片性状】本品为不规则的条形薄片或不规则小碎段。表面棕黄色或淡黄棕色，纹理顺直。质坚实。气清香，燃烧时香气更浓；味淡，嚼之微有辛辣感。

【功能主治】行气温中，开胃止痛。用于寒凝气滞，胸膈不舒，胸痹心痛，脘腹疼痛，呕吐食少。

【用法用量】2～5g。

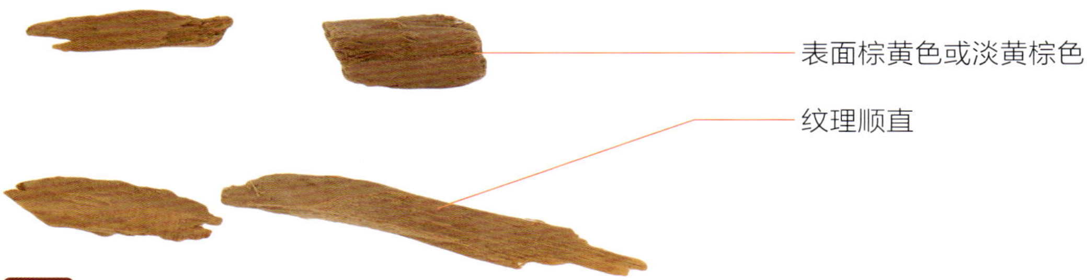

檀香

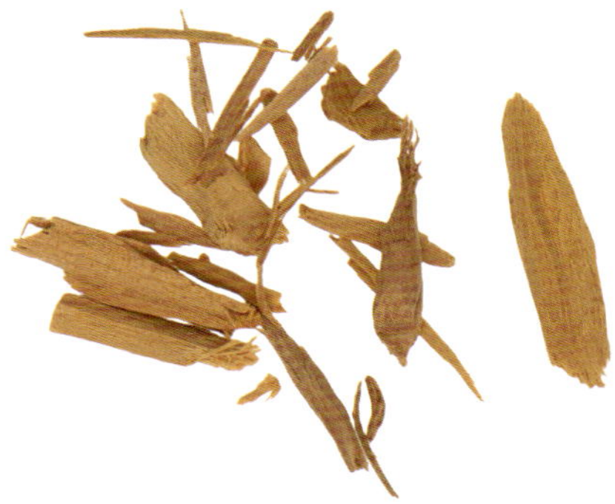

檀香

产地：海南

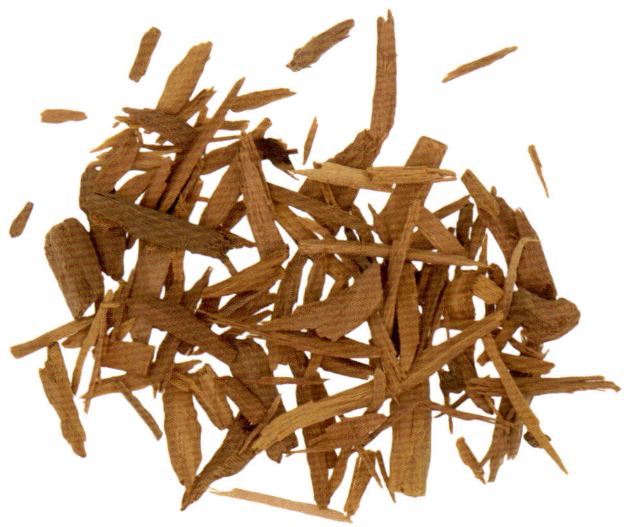

檀香

产地：云南

紫苏梗

【基　　原】唇形科植物紫苏 *Perilla frutescens* (L.) Britt. 的干燥茎。

【采收加工】秋季果实成熟后采割，除去杂质，晒干，或趁鲜切片，晒干。

【主要产地】全国各地均有出产。

【炮制方法】除去杂质，稍浸，润透，切厚片，干燥。

【饮片性状】本品呈类方形的厚片，直径0.5～1.5cm。表面紫棕色或暗紫色，四面有纵沟和细纵纹，节部稍膨大，有对生的枝痕和叶痕。体轻，质硬，断面裂片状。常呈斜长方形，木部黄白色，射线细密，呈放射状，髓部白色，疏松或脱落。气微香，味淡。

【功能主治】理气宽中，止痛，安胎。用于胸膈痞闷，胃脘疼痛，嗳气呕吐，胎动不安。

【用法用量】5～10g。

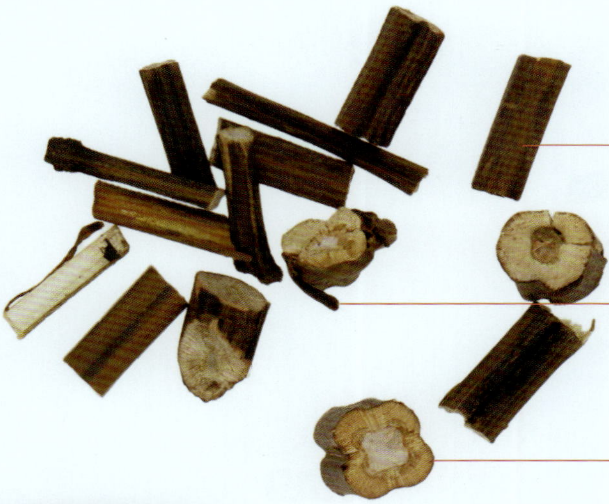

紫苏梗（嫩枝）

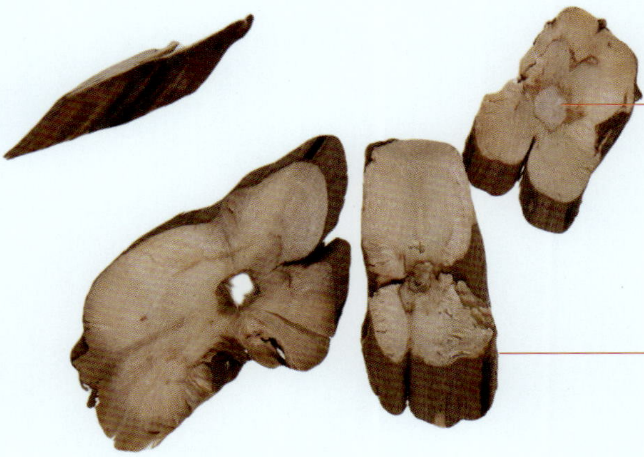

紫苏梗（老枝）

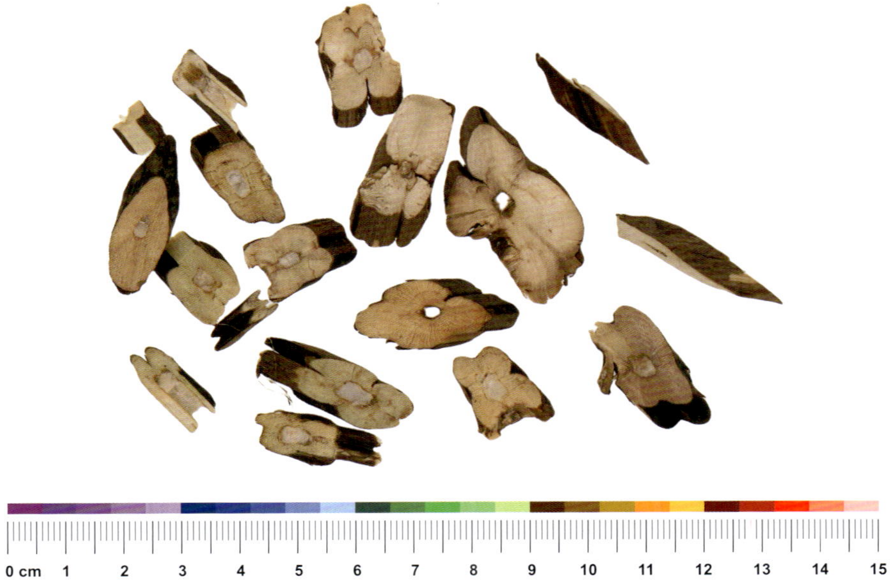

紫苏梗

产地：河北

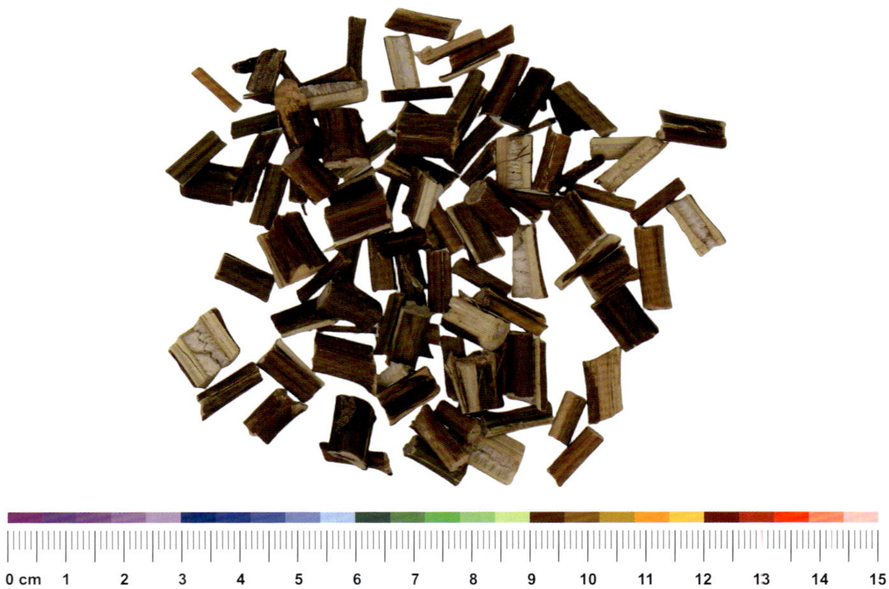

紫苏梗

产地：湖北

醋没药

【基　　原】橄榄科植物地丁树 *Commiphora myrrha* Engl. 或哈地丁树 *Commiphora molmol* Engl. 干燥树脂的炮制品。分为天然没药和胶质没药。

【产地加工】11 月至翌年 2 月或 6～7 月采收，由树皮裂缝处渗出；或割裂树干，收集流出的树脂，除去树皮或杂质，阴干。

【主要产地】进口没药分布于非洲和亚洲西部，主产于索马里、埃塞俄比亚及阿拉伯半岛南部；国产没药主产于云南、广东、安徽等地。

【炮制方法】取原药材，除去杂质，大小分开，置热锅内，用文火加热，炒至表面微熔化时，喷淋米醋，迅速翻炒至表面显油亮光泽时，取出，晾凉。每 100kg 没药，用米醋 5kg。

【饮片性状】本品呈不规则小块状或类圆形颗粒状，表面棕褐色或黑褐色，有光泽。具特异香气，略有醋香气，味苦而微辛。

【功能主治】散瘀定痛，消肿生肌。用于胸痹心痛，胃脘疼痛，痛经经闭，产后瘀阻，癥瘕腹痛，风湿痹痛，跌打损伤，痈肿疮疡。

【用法用量】3～5g，炮制去油，多入丸、散用。

【使用注意】孕妇及胃弱者慎用。

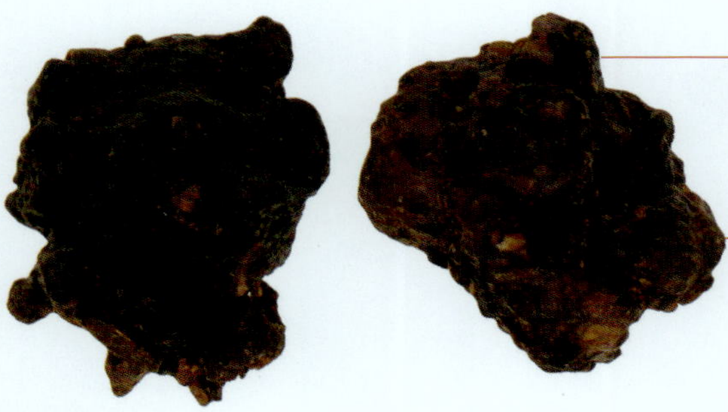

醋没药

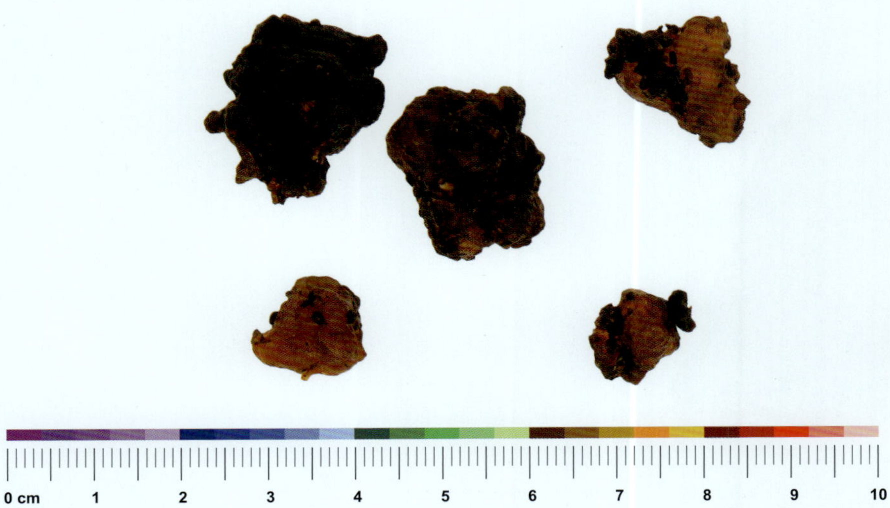

醋没药

产地：云南

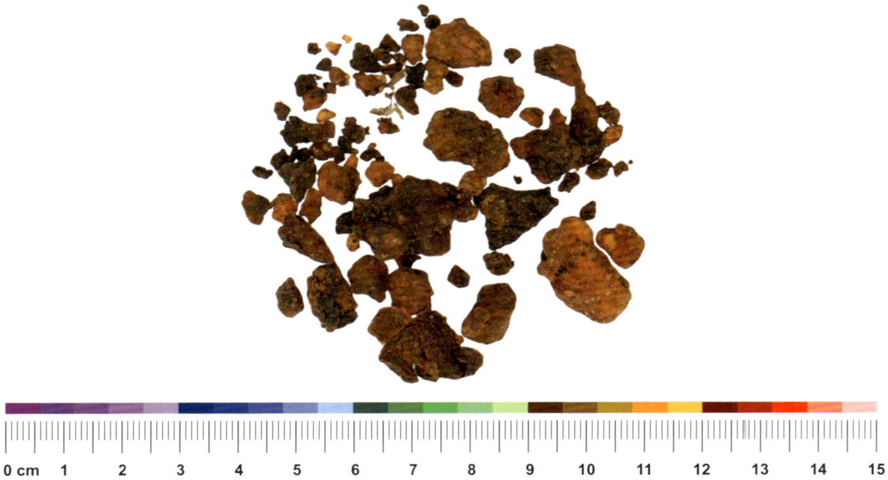

醋没药

产地：广东

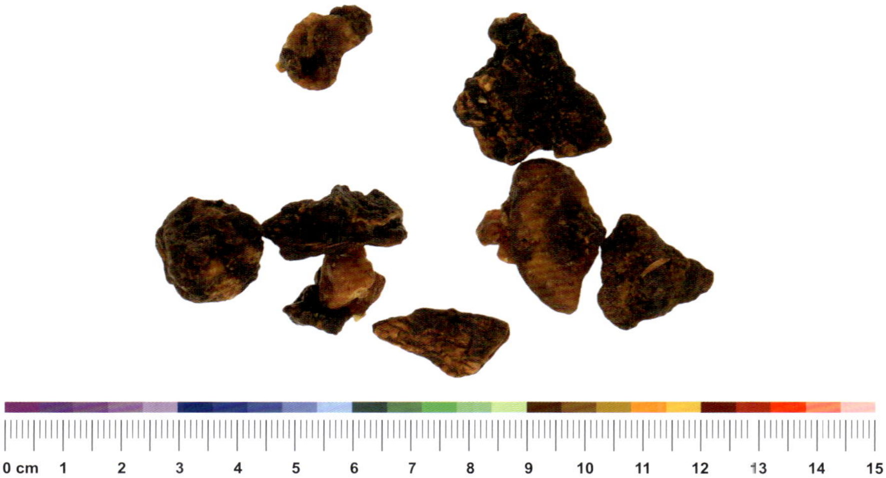

醋没药

产地：安徽

醋没药（增重）

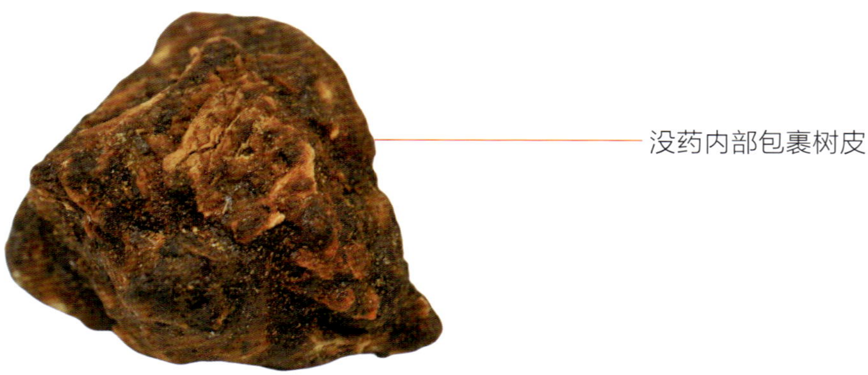

醋乳香

【基　　原】橄榄科植物乳香树 *Boswellia carterii* Birdw. 及同属植物 *Boswellia bhaw-dajiana* Birdw. 树皮渗出的树脂，分为索马里乳香和埃塞俄比亚乳香，每种乳香又分为乳香珠和原乳香。

【产地加工】春、秋二季采收，割裂树干，收集流出的树脂，阴干。

【主要产地】进口乳香主产于北埃塞俄比亚、索马里及南阿拉伯半岛，国产乳香主产于海南、云南、广西、广东等地。

【炮制方法】取原药材，除去杂质，大小分开，置热锅内，用文火加热，炒至表面微熔化时，喷淋米醋，迅速翻炒至表面显油亮光泽时，取出，晾凉。每 100kg 乳香，用米醋 5kg。

【饮片性状】本品呈长卵形滴乳状、类圆形颗粒或粘合成大小不等的不规则块状物。表面淡黄色或黄棕色，油亮，有醋味。气香，味辛。

【功能主治】活血定痛，消肿生肌。用于胸痹心痛，胃脘疼痛，痛经经闭，产后瘀阻，癥瘕腹痛，风湿痹痛，筋脉拘挛，跌打损伤，痈肿疮疡。

【用法用量】煎汤或入丸、散，3～5g；外用适量，研末调敷。

【使用注意】孕妇及胃弱者慎用。

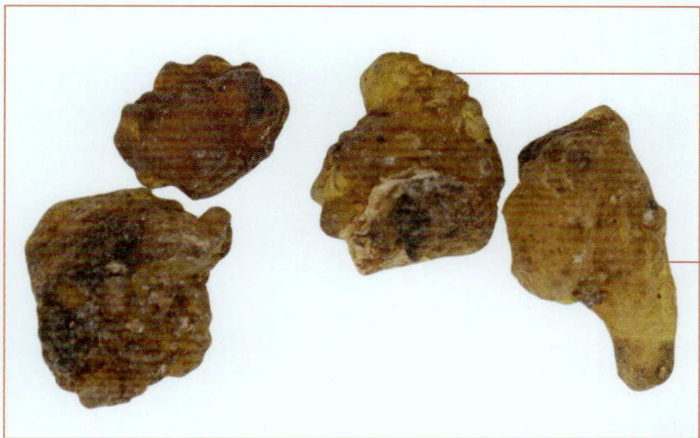

醋乳香

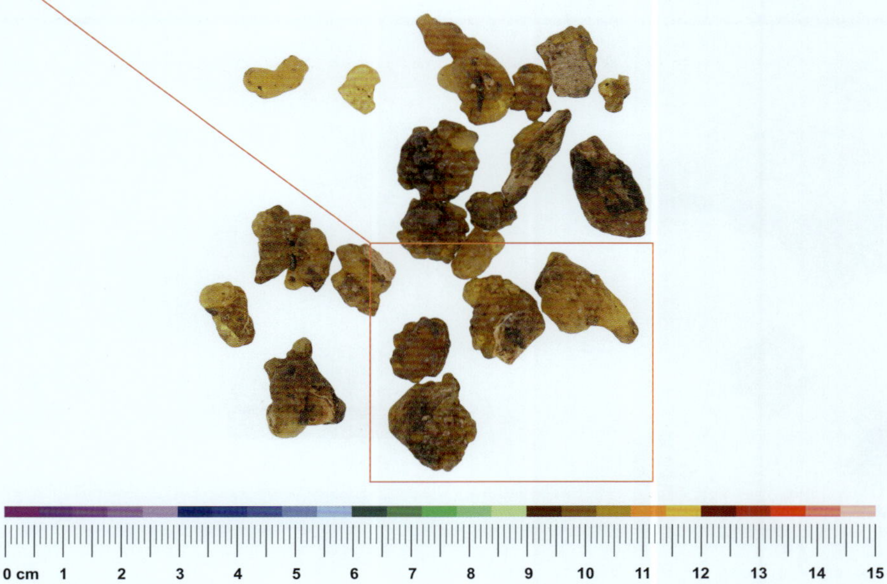

醋乳香

产地：广西

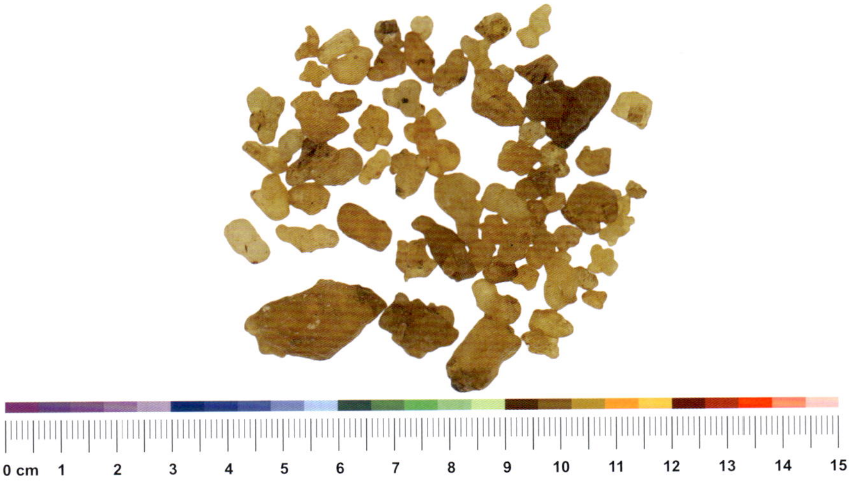

醋乳香

产地：广东

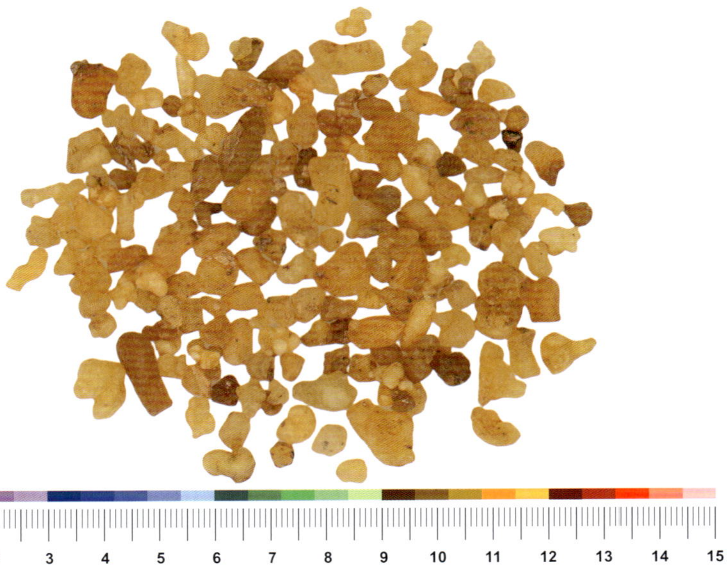

醋乳香

产地：海南

醋乳香（增重）

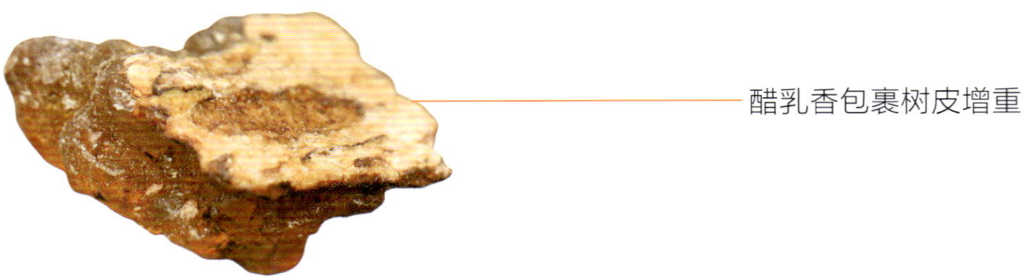

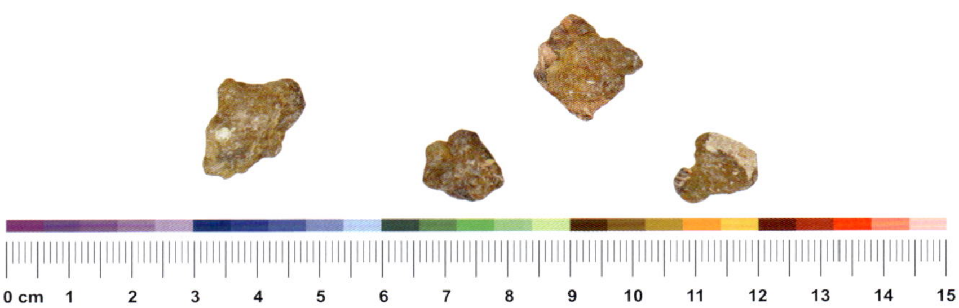

醋乳香（增重）

产地：海南

大青盐

【基　　原】卤化物类石盐族湖盐结晶体，主含氯化钠（NaCl）。

【采收加工】自盐湖中采挖后，除去杂质，干燥。

【主要产地】主产于内蒙古、青海、新疆、西藏、四川等地。

【炮制方法】取原药材，除去杂质。

【饮片性状】本品为立方体、八面体或菱形的结晶，有的为歪晶，直径 0.5～1.5cm。白色或灰白色，半透明，具玻璃样光泽。质硬，易砸碎，断面光亮。气微，味咸、微苦涩。

【功能主治】清热，凉血，明目。用于吐血，尿血，牙龈肿痛出血，目赤肿痛，风眼烂弦。

【用法用量】1.2～2.5g；或入丸、散用。外用适量，研末擦牙或水化漱口、洗目。

【使用注意】水肿者慎用。

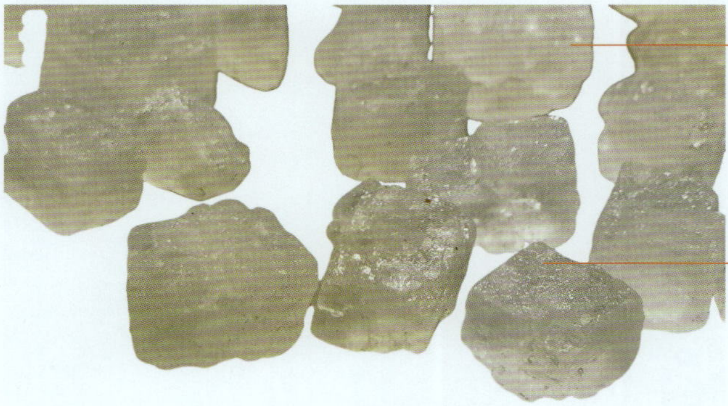

大青盐

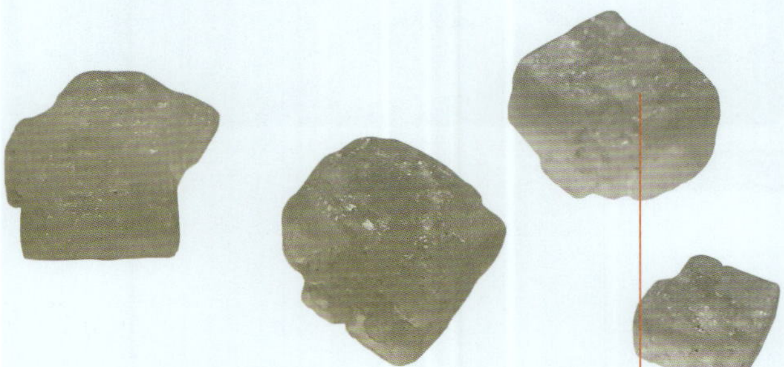

大青盐（断面）

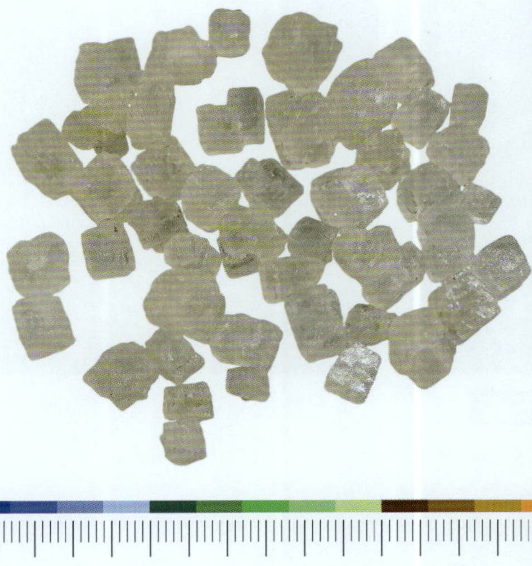

大青盐

产地：青海

石膏

【基　　原】硫酸盐类矿物石膏族石膏，主含含水硫酸钙（$CaSO_4 \cdot 2H_2O$）。

【采收加工】采挖后，除去杂石及泥沙。

【主要产地】主产于山东、湖北、四川、贵州、江苏、云南、山西、新疆、青海、内蒙古、江西、广东、广西、湖南、安徽等地。

【炮制方法】打碎，除去杂石，粉碎成粗粉。

【饮片性状】本品为纤维状的集合体，呈长块状、板块状或不规则块状。白色、灰白色或淡黄色，有的半透明。体重，质软，纵断面具绢丝样光泽。气微，味淡。

【功能主治】清热泻火，除烦止渴。用于外感热病，高热烦渴，肺热喘咳，胃火亢盛，头痛，牙痛。

【用法用量】15～60g，先煎。

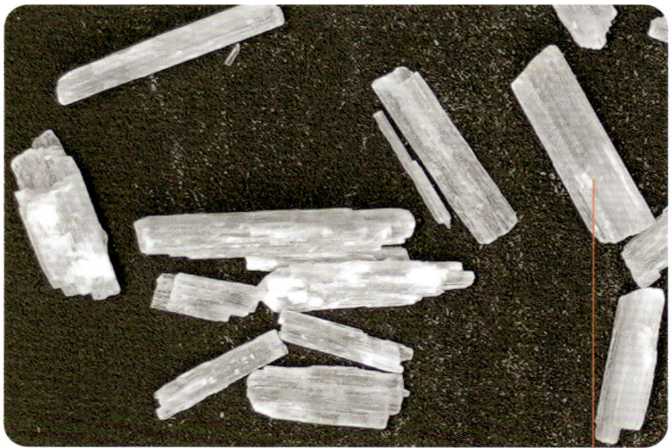

石膏（断面）

纵断面具绢丝样光泽

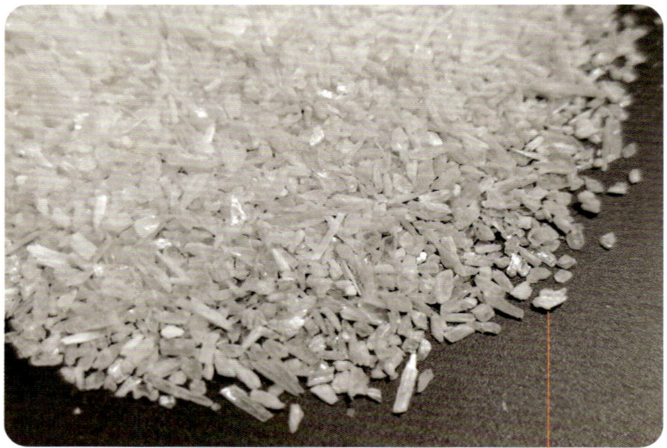

石膏

白色、灰白色或淡黄色，有的半透明

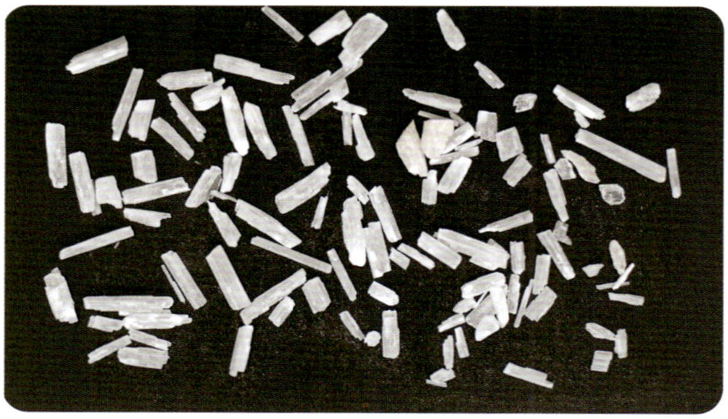

石膏

产地：山西

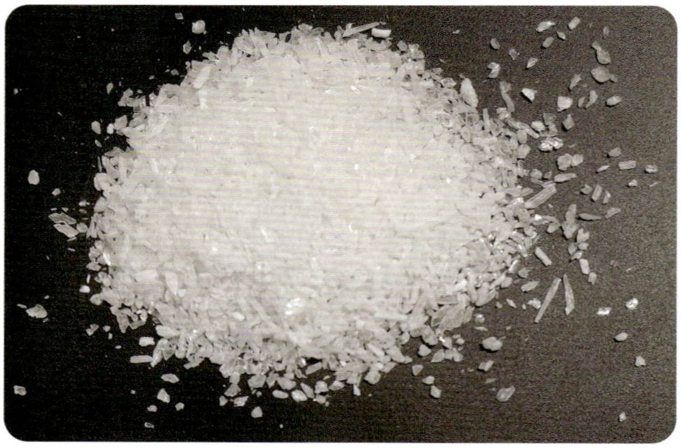

石膏

产地：湖北

白矾

【基　　原】硫酸盐类矿物明矾石族明矾石经加工提炼制成。主含含水硫酸铝钾［$KAl(SO_4)_2 \cdot 12H_2O$］。

【主要产地】主产于浙江、安徽、山西、湖北等省。

【炮制方法】除去杂质。用时捣碎。

【饮片性状】本品呈不规则的块状或粒状。无色或淡黄白色，透明或半透明。表面略平滑或凹凸不平，具细密纵棱，有玻璃样光泽。质硬而脆。气微，味酸、微甘而极涩。

【功能主治】外用解毒杀虫，燥湿止痒；内服止血止泻，祛除风痰。外治用于湿疹，疥癣，脱肛，痔疮，聤耳流脓；内服用于久泻不止，便血，崩漏，癫痫发狂。

【用法用量】0.6～1.5g。外用适量，研末敷或化水洗患处。

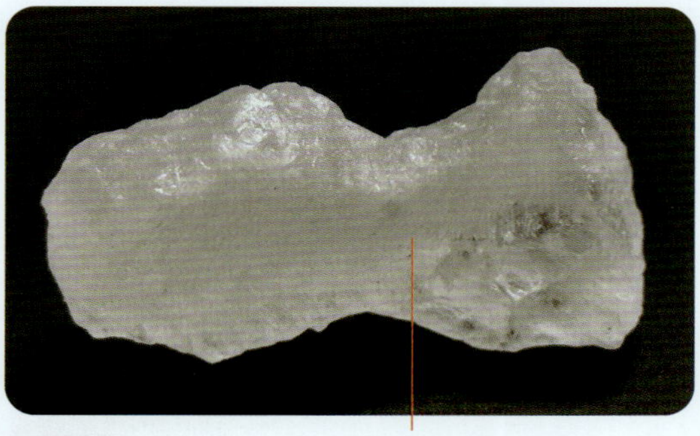

白矾

无色或淡黄白色，透明或半透明

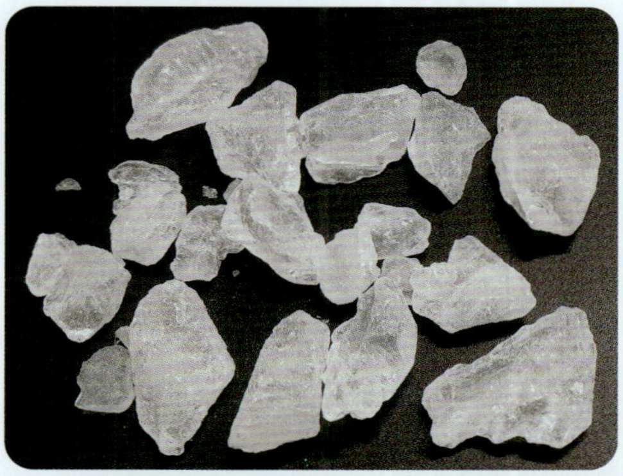

白矾

产地：安徽

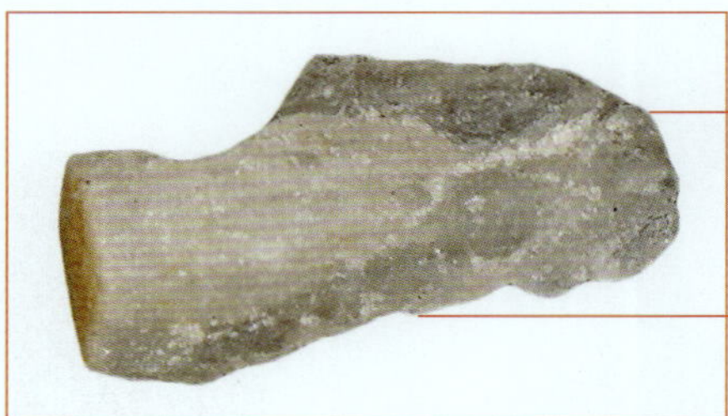

表面略平滑或凹凸不平，具细密纵棱，有玻璃样光泽

无色或淡黄白色，透明或半透明

白矾（表面）

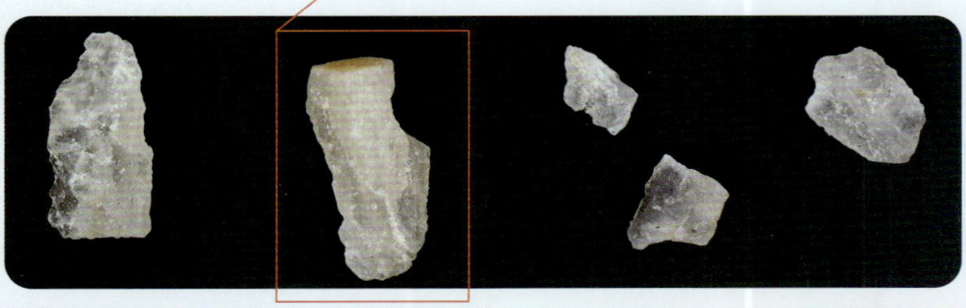

白矾

产地：山西

枯矾

【基　　原】白矾的炮制品。

【炮制方法】除去杂质，取净白矾小块，置适宜容器中，加热至熔化，继续煅（180～260℃）至完全失去结晶水、呈白色蜂窝状固体时（煅制过程中忌搅拌），晾凉，取出，加工成碎块。

【饮片性状】本品呈不规则的块状、颗粒或粉末。白色或淡黄白色，无玻璃样光泽，表面粗糙，凹凸不平或呈蜂窝状。体轻，质疏松而脆，手捻易碎，有颗粒感。气微，味微甘而极涩。

【功能主治】收湿敛疮，止血化腐。用于湿疹湿疮、脱肛、痔、聤耳流脓、阴痒带下、鼻衄、齿衄、鼻息肉。

【用法用量】内服0.6～1.5g。外用适量，研末敷或化水洗患处。

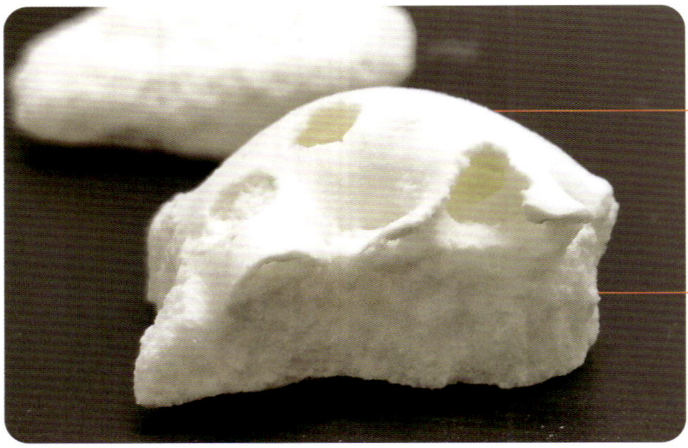

枯矾

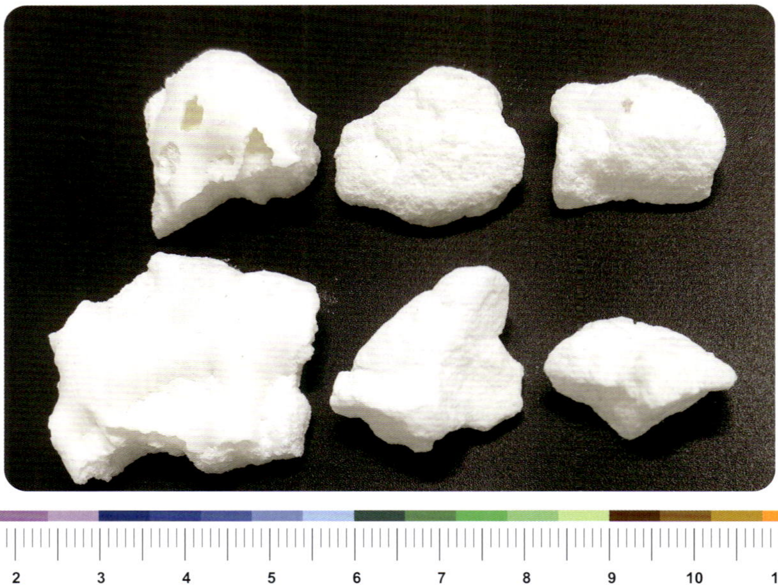

枯矾

产地：山西

芒硝

【基　原】硫酸盐类矿物芒硝族芒硝，经加工精制而成的结晶体。主含含水硫酸钠（$Na_2SO_4 \cdot 10H_2O$）。

【主要产地】主产于内蒙古、河北、天津、山西、陕西、青海、新疆、山东、江苏、安徽、河南、湖北、福建、四川、贵州、云南等地。

【炮制方法】取卞萝卜，洗净，切片，置锅内加水煮30～60分钟，取出弃渣，再加入朴硝（芒硝粗制品）共煮，至完全溶化，取出，澄清后取上清液，过滤，放冷，待析出白色结晶，取出，即得。每100kg朴硝（芒硝粗制品），用卞萝卜20kg。

【饮片性状】本品为棱柱状、长方形或不规则块状及粒状。无色透明或类白色半透明。质脆，易碎，断面呈玻璃样光泽。气微，味咸。

【功能主治】泻下通便，润燥软坚，清火消肿。用于实热积滞，腹满胀痛，大便燥结，肠痈肿痛；外治乳痈、痔肿痛。

【用法用量】6～12g。一般不入煎剂，待汤剂煎得后，溶入汤液中服用。外用适量。

【使用注意】孕妇慎用；不宜与硫黄、三棱同用。

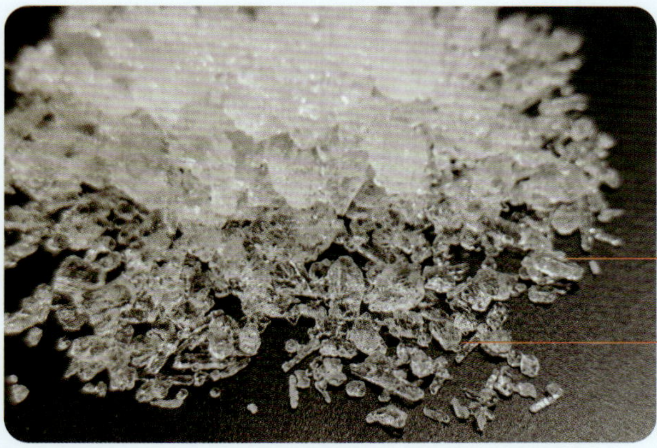

芒硝

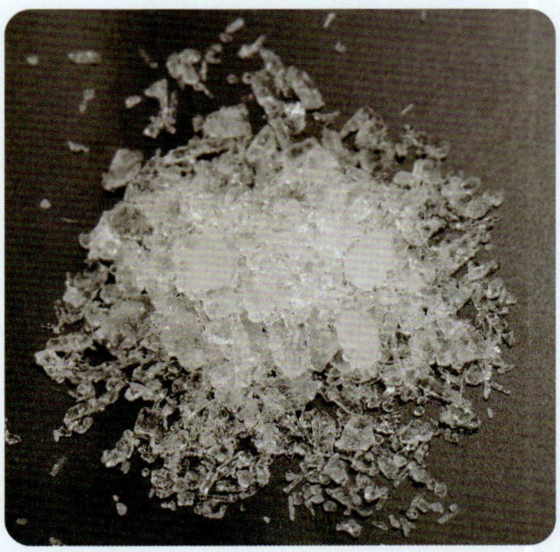

芒硝
产地：青海

玄明粉

【基　　原】芒硝经风化干燥制得，主含硫酸钠（Na_2SO_4）。

【炮制方法】取芒硝，置于竹匾内或用能吸水的纸包裹，悬挂于通风处，使其风化（温度不宜高于32℃），待全部成洁白的粉末状，取下，过筛，余渣包好继续风化成细粉。

【饮片性状】本品为白色粉末。气微，味咸。有引湿性。

【功能主治】泻下通便，润燥软坚，清火消肿。用于实热积滞，大便燥结，腹满胀痛；外治咽喉肿痛，口舌生疮，牙龈肿痛，目赤，痈肿，丹毒。

【用法用量】3～9g，溶入煎好的汤液中服用；外用适量。

【使用注意】孕妇慎用；不宜与硫黄、三棱同用。

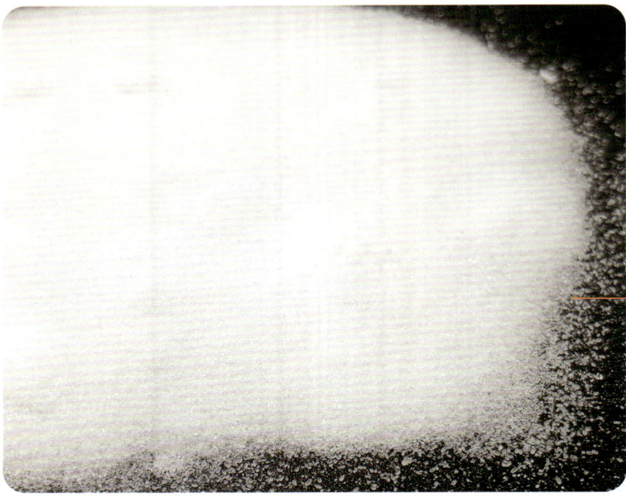

白色粉末

玄明粉

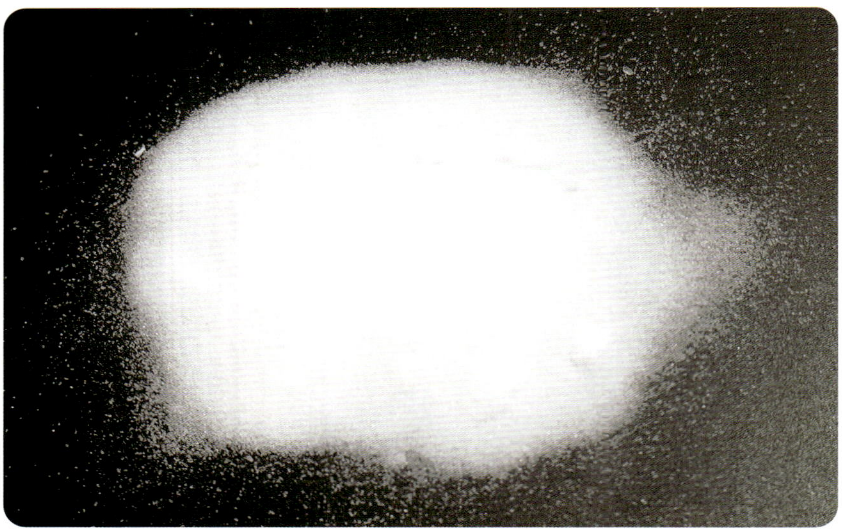

玄明粉

产地：四川

朱砂

【基　　原】硫化物类矿物辰砂族辰砂，主含硫化汞（HgS）。

【采收加工】采挖后，选取纯净者，用磁铁吸净含铁的杂质，再用水淘去杂石和泥沙。

【主要产地】主产于贵州、四川、广西、陕西、甘肃等地。

【炮制方法】取原药材，用磁铁吸去铁屑，置乳钵或球磨机中，加适量水共研细，再加多量水，搅拌，待粗粉粒下沉，倾出混悬液，下沉的粗粉粒再按上法反复操作数次，合并混悬液，静置，分取沉淀，晾干或40℃以下干燥，研散。

【饮片性状】本品为朱红色极细粉末，体轻，以手指撮之无粒状物，以磁铁吸之，无铁末。气微，味淡。

【功能主治】清心镇惊，安神，明目，解毒。用于心悸易惊，失眠多梦，癫痫发狂，小儿惊风，视物昏花，口疮，喉痹，疮疡肿毒。

【用法用量】0.1～0.5g，多入丸、散服，不宜入煎剂。外用适量。

【使用注意】本品有毒，不宜大量服用，也不宜少量久服；孕妇及肝、肾功能不全者禁用。

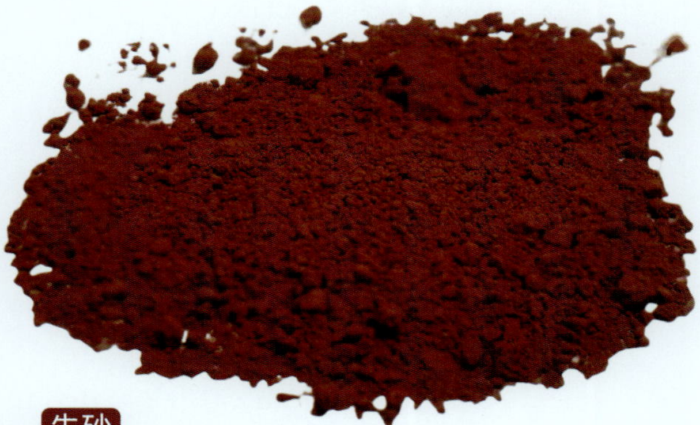

朱砂

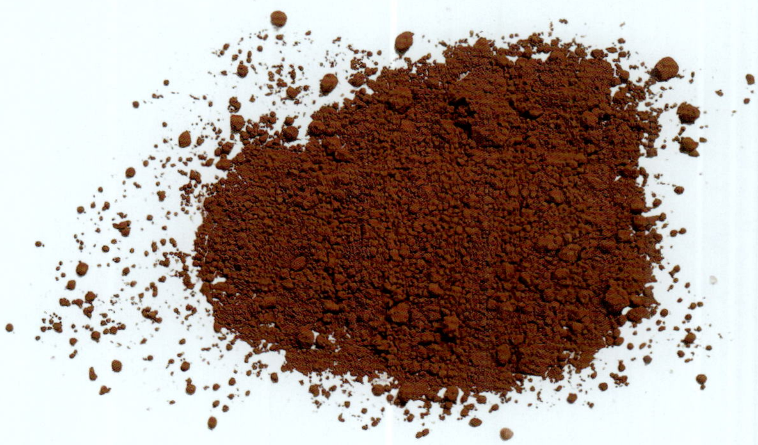

朱砂

产地：四川

煅阳起石

【基　　原】硅酸盐类矿物角闪石族透闪石的炮制品，主含碱式硅酸钙镁[$Ca_2Mg_5(Si_4O_{11})_2 \cdot (OH)_2$]。

【采收加工】采挖后除去泥沙及杂石。

【主要产地】主产于湖北、河南、山西等地。

【炮制方法】取净阳起石（约2cm块），置煅炉或适宜的容器内，煅（600℃，1小时）至红透，趁热投入黄酒中浸淬，捞出，再煅淬一次，取出，干燥。每100kg阳起石，用黄酒30kg。

【饮片性状】本品呈不规则碎块状。灰白色或灰黄色，具丝样光泽。质酥松。断面不整齐，纵面呈纤维状或细柱状。略有酒气。

【功能主治】温肾壮阳。用于腰膝酸软。

【用法用量】5～9g，多入丸、散用。

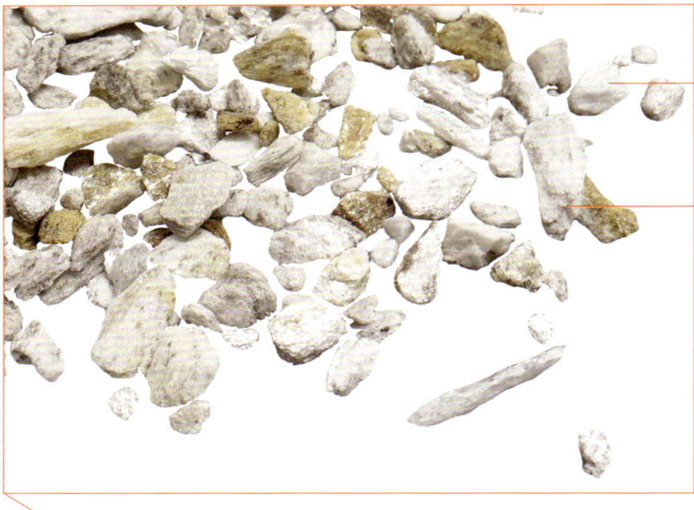

灰白色或灰黄色，具丝样光泽

断面不整齐，纵面呈纤维状或细柱状

煅阳起石

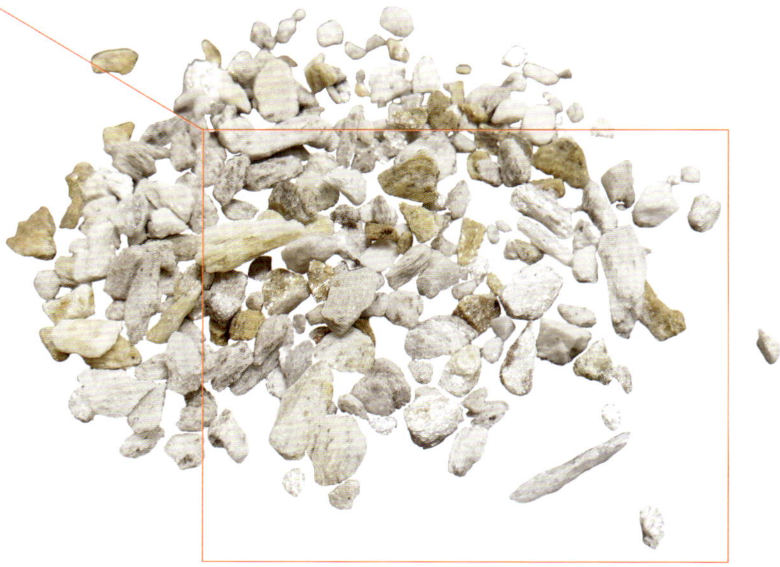

煅阳起石

产地：河南

煅青礞石

【基　　原】变质岩类黑云母片岩或绿泥石化云母碳酸盐片岩的炮制品。

【采收加工】采挖后，除去杂石和泥沙。

【主要产地】主产于山东、山西、河北、四川、福建、河南、湖北等地。

【炮制方法】取净青礞石，置锻炉或适宜容器内，煅至红透，取出，晾凉。

【饮片性状】本品呈不规则碎块状或鳞片状粉末，碎块直径0.5～1.5cm，厚0.5～1cm，无明显棱角。黄绿色至青黄色，鳞片状粉末光泽性更强。碎块断面呈较明显层片状。质松软，易碎，气微，味淡。

【功能主治】坠痰下气，平肝镇惊。用于顽痰胶结，咳逆喘急，癫痫发狂，烦躁胸闷，惊风抽搐。

【用法用量】多入丸、散服，3～6g；煎汤10～15g，布包先煎。

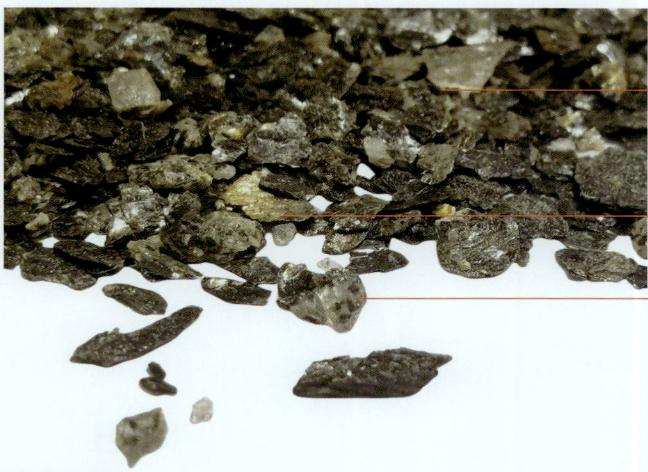

煅青礞石

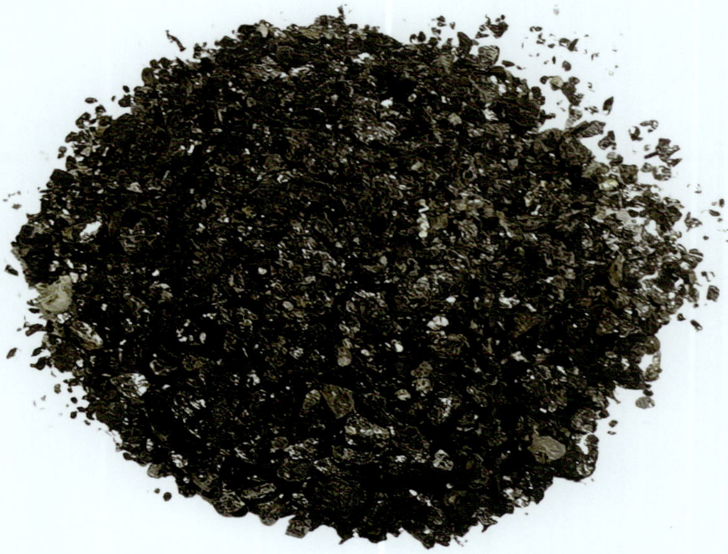

煅青礞石
产地：湖北

滑石

【基　　原】 硅酸盐类矿物滑石族滑石，主含含水硅酸镁 [$Mg_3(Si_4O_{10})(OH)_2$]。

【采收加工】 采挖后，除去泥沙和杂石。

【主要产地】 主产于山东、辽宁、青海、广西、江西等地。

【炮制方法】 取原药材，除去杂石，洗净，干燥，加工成小碎块。

【饮片性状】 本品为不规则的碎块。白色或黄白色，有蜡样光泽。质软，细腻，手摸有滑润感，无吸湿性，置水中不崩散。气微，味淡。

【功能主治】 利尿通淋，清热解暑，祛湿敛疮。用于热淋，石淋，尿热涩痛，暑湿烦渴，湿热水泻；外治湿疹、湿疮、痱子。

【用法用量】 10～20g。外用适量。

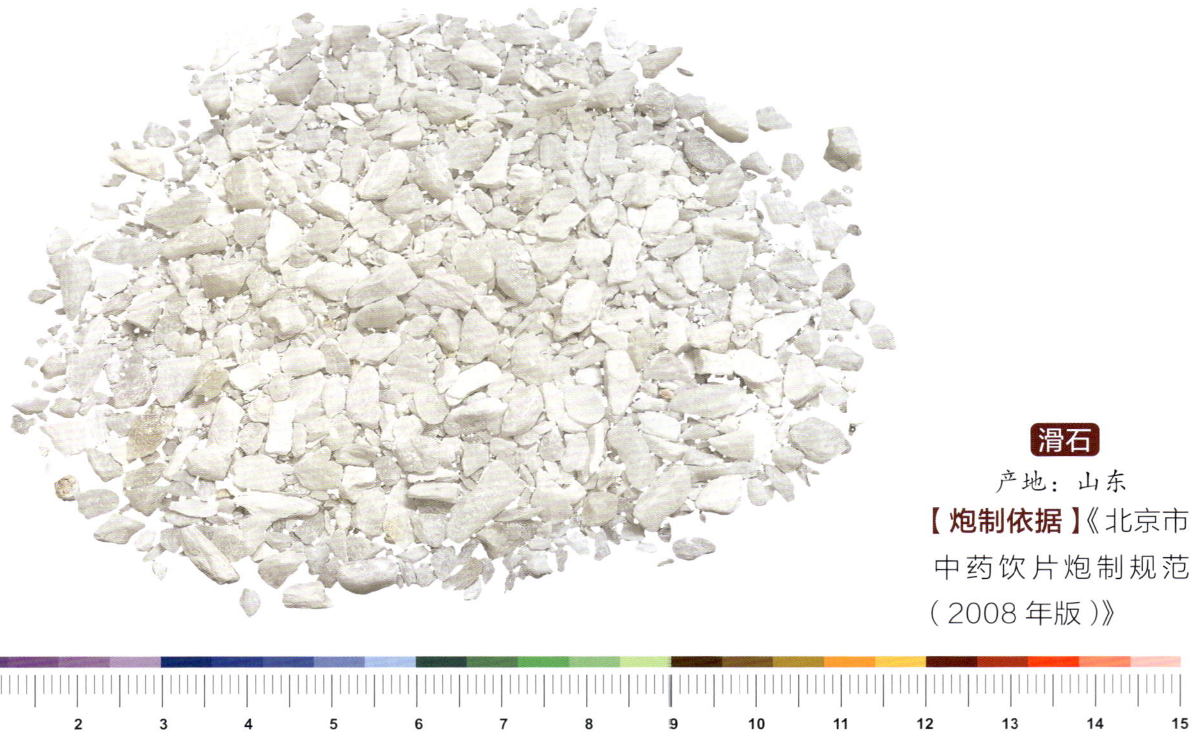

滑石

产地：山东

【炮制依据】《北京市中药饮片炮制规范（2008 年版）》

滑石粉

【基　　原】滑石经精选净化、粉碎、干燥制成的炮制品。

【饮片性状】本品为白色或类白色、微细、无砂性的粉末，手摸有滑腻感。气微，味淡。本品在水、稀盐酸或稀氢氧化钠溶液中均不溶解。

【功能主治】利尿通淋，清热解暑；外用祛湿敛疮。用于热淋，石淋，尿热涩痛，暑湿烦渴，湿热水泻；外治湿疹、湿疮、痱子。

【用法用量】10～20g，包煎；外用适量。

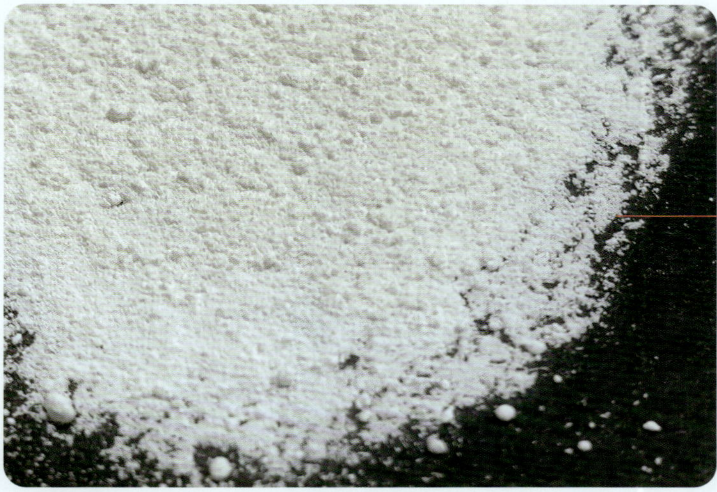

白色或类白色、微细、无砂性的粉末

滑石粉

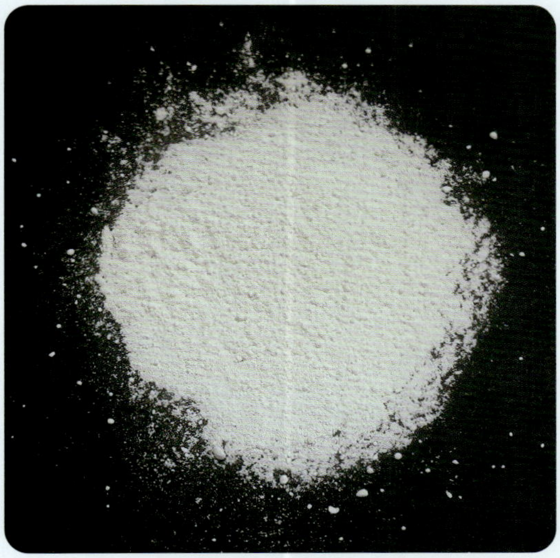

滑石粉

产地：山东

煅北寒水石

【基　　原】硫酸盐类矿物硬石膏族红石膏的炮制品，主含含水硫酸钙（$CaSO_4 \cdot 2H_2O$）。

【主要产地】主产于辽宁、吉林、河北、甘肃等地。

【炮制方法】取净北寒水石，置锻炉或适宜容器内，煅至酥脆，取出，晾凉。

【饮片性状】本品呈不规则块状或粉末状。黄白色。质酥脆，手捻易碎。气微，味淡。

【功能主治】清热降火，利窍，消肿。用于时行热病，积热烦渴，吐泻，水肿，尿闭，齿衄，丹毒，烫伤。

【用法用量】9～15g。外用适量，研末调敷患处。

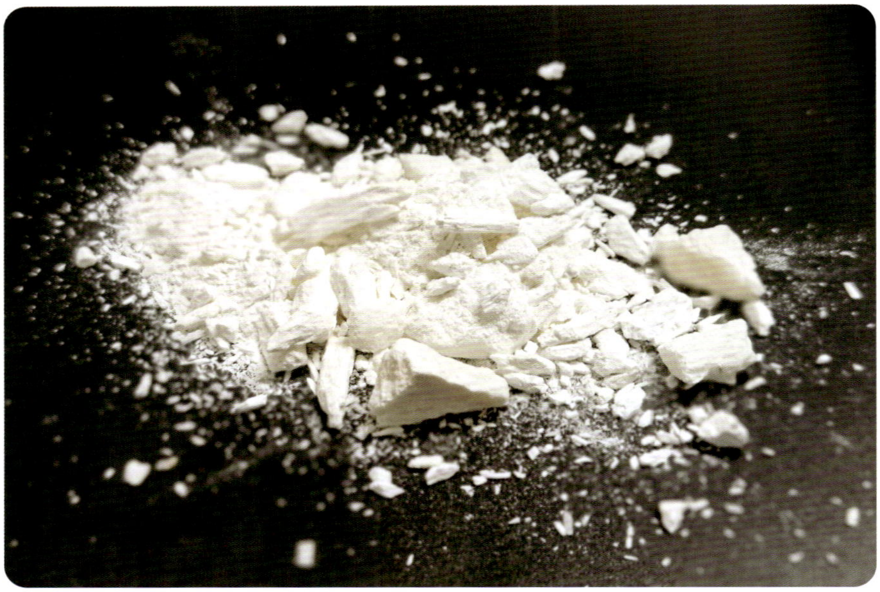

煅北寒水石

产地：河北

【炮制依据】《北京市中药饮片炮制规范（2008年版）》

煅赤石脂

【基　　原】硅酸盐类矿物多水高岭石族多水高岭石的炮制品，主含四水硅酸铝［$Al_4(Si_4O_{10})(OH)_8 \cdot 4H_2O$］。

【采收加工】采挖后，除去杂石。

【主要产地】主产于辽宁、内蒙古、河北、山西、陕西、甘肃、山东、江苏、安徽、浙江、江西、福建、河南、湖北、湖南、广东、四川等地。

【炮制方法】取原药材，除去杂质，研成细粉；取赤石脂细粉，用醋调匀，搓条，切大段（2.5～3cm），干燥；再置煅炉或适宜容器内，煅（550℃，1 小时）至红透，取出，晾凉。每 100kg 赤石脂，用米醋 40kg。

【饮片性状】本品呈圆柱形段状。表面灰蓝色或浅黄红色。质坚脆，易砸碎，断面不平坦。吸水性强，用舌舔之粘舌。略有醋酸气。

【功能主治】涩肠，止血，生肌敛疮。用于久泻久痢，大便出血，崩漏带下；外治疮疡久溃不敛，湿疮脓水浸淫。

【用法用量】9～12g，先煎。外用适量，研末敷患处。

【使用注意】不宜与肉桂同用。

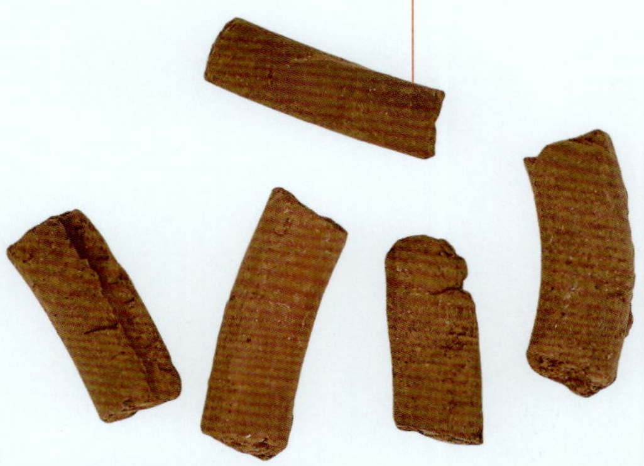

煅赤石脂（外表面）

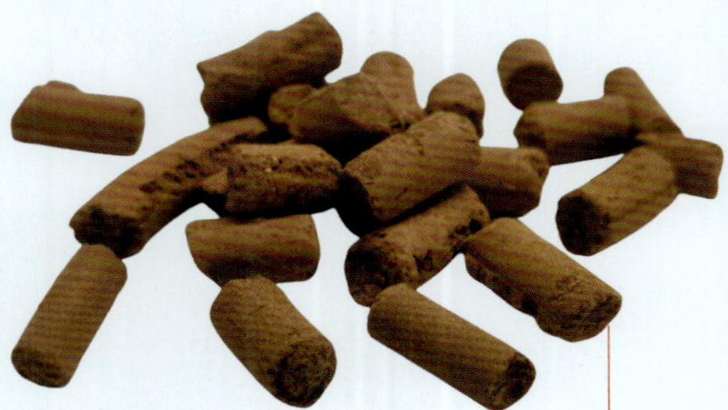

煅赤石脂（断面）

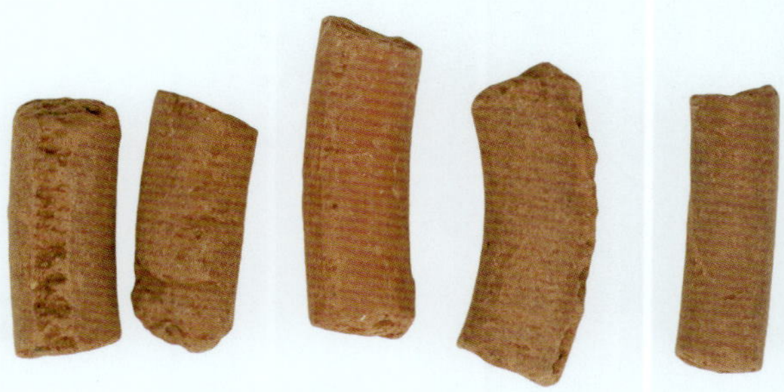

煅赤石脂

产地：山西

煅禹余粮

【基　　原】氢氧化物类矿物褐铁矿的炮制品，主含碱式氧化铁［FeO(OH)］。

【采收加工】采挖后，除去杂石。

【主要产地】主产于河北、江苏、浙江、河南等地。

【炮制方法】取净禹余粮，砸成碎块，照煅淬法煅至红透。每100kg禹余粮，用醋30kg。

【饮片性状】本品为不规则碎块或粉末。块状者表面黄棕色、红棕色至黑褐色，粗糙，无光泽。断面红褐色、棕褐色至黑褐色，凹凸不平，体重，质脆。粉末状者呈黄棕色至棕褐色。气微，味淡。

【功能主治】涩肠止泻，收敛止血。用于久泻久痢，大便出血，崩漏带下。

【用法用量】9～15g，先煎；或入丸、散。

【使用注意】孕妇慎用。

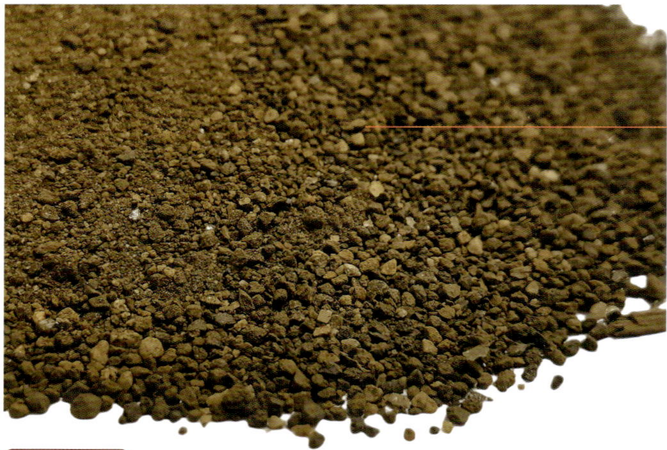

表面黄棕色、红棕色至黑褐色，粗糙，无光泽

煅禹余粮

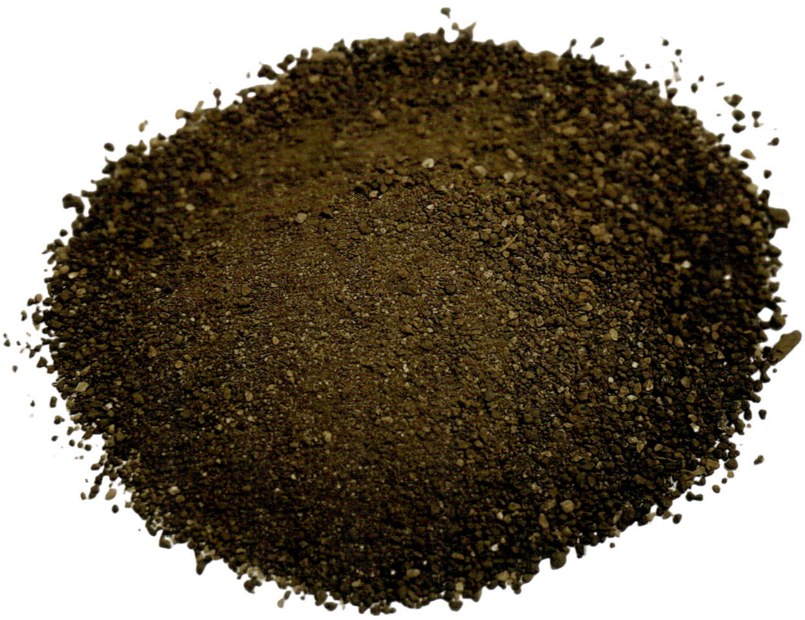

煅禹余粮

产地：河南

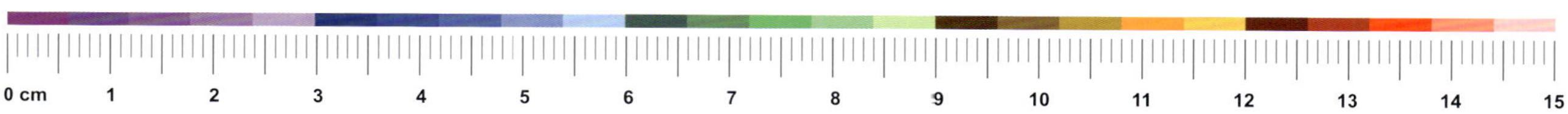

煅鹅管石

【基　　原】树珊瑚科动物栎珊瑚 *Balanophyllia* sp. 石灰质骨骼的炮制品，主含碳酸钙（$CaCO_3$）或碳酸氢钙（$CaHCO_3$）。

【采收加工】采收后除去杂质，洗净，干燥。

【主要产地】主产于湖北、湖南、广东、广西、四川、贵州、云南等地。

【炮制方法】取原药材，除去杂质，置锻炉或适宜容器内，煅至红透，取出，晾凉。

【饮片性状】本品呈圆管形。灰白色，表面有节状横环纹及多数纵直棱线。断面有放射状中隔，质酥松。气微，味微咸。

【功能主治】温肺，壮阳，通乳。用于肺痨咳喘，胸闷，阳痿，腰膝无力，乳汁不通。

【用法用量】9～15g。[《北京市中药饮片炮制规范（2008 年版）》]

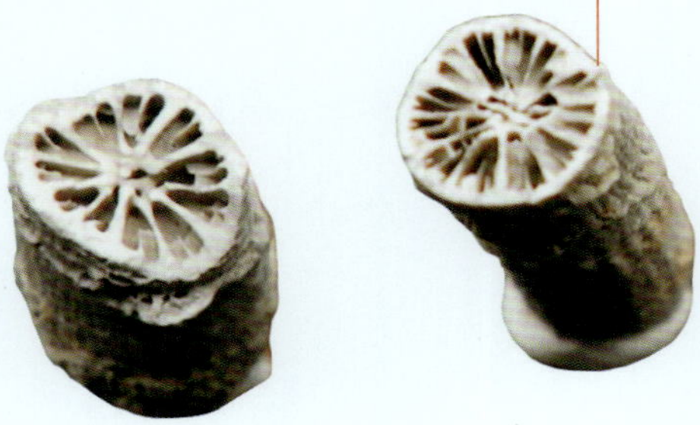

煅鹅管石（断面）

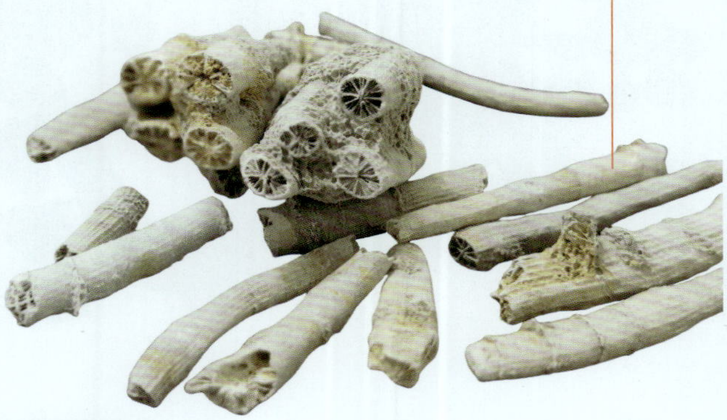

煅鹅管石

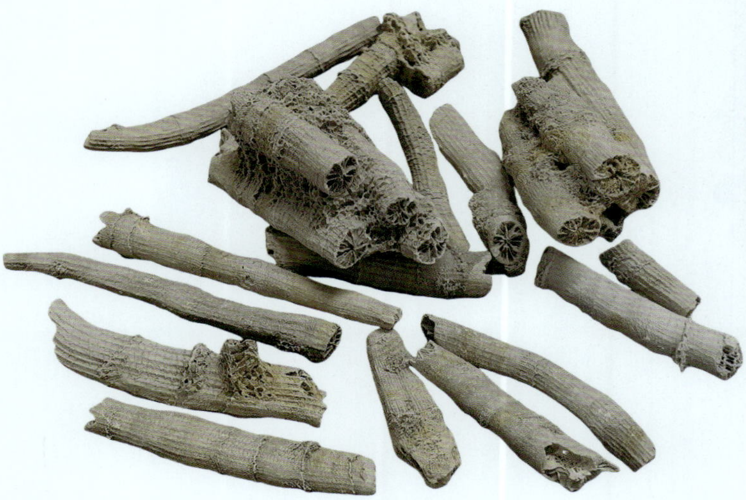

煅鹅管石

产地：湖北

【炮制依据】《北京市中药饮片炮制规范（2008 年版）》

磁石

【基　　原】 氧化物类矿物尖晶石族磁铁矿，主含四氧化三铁（Fe_3O_4）。

【采收加工】 采挖后，除去杂石。

【主要产地】 主产于河北、山东、辽宁等地。

【炮制方法】 除去杂质，砸碎。

【饮片性状】 本品呈不规则块状，或略带方形，多具棱角。灰黑色或棕褐色，条痕黑色，具金属光泽。体重，质坚硬，断面不整齐。具磁性。有土腥气，味淡。

【功能主治】 镇惊安神，平肝潜阳，聪耳明目，纳气平喘。用于惊悸失眠，头晕目眩，视物昏花，耳鸣耳聋，肾虚气喘。

【用法用量】 9～30g，先煎。

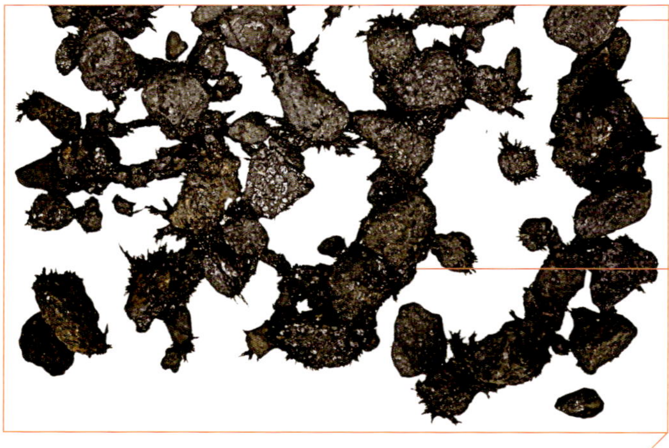

磁石

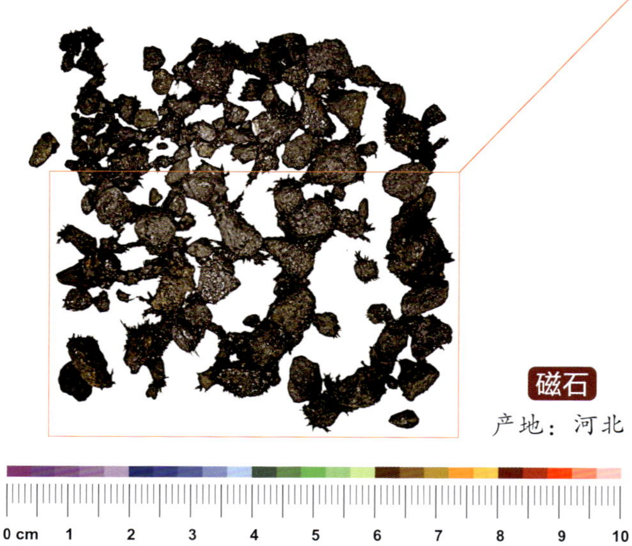

磁石
产地：河北

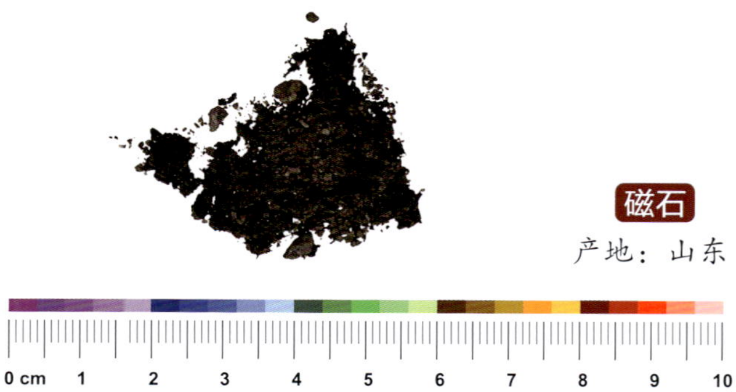

磁石
产地：山东

煅磁石

【基　　原】 氧化物类矿物尖晶石族磁铁矿的炮制品，主含四氧化三铁（Fe_3O_4）。

【炮制方法】 取净磁石块，置煅炉或适宜的容器内，煅至红透，立即倒入醋中浸淬，煅淬两次，冷却后，取出，碾碎。每 100kg 磁石，用米醋 30kg。

【饮片性状】 本品为不规则的碎块或颗粒。表面黑色，质硬而酥，无磁性，有醋香气。

【功能主治】 镇惊安神，平肝潜阳，聪耳明目，纳气平喘。用于惊悸失眠，头晕目眩，视物昏花，耳鸣耳聋，肾虚气喘。

【用法用量】 9～30g，先煎。

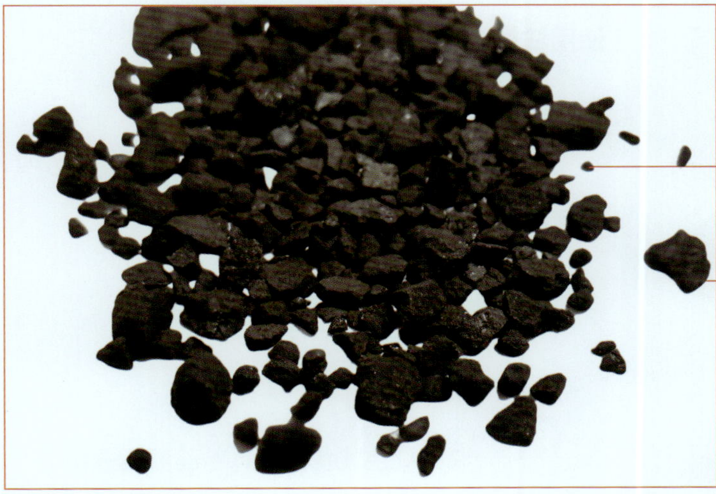

煅磁石

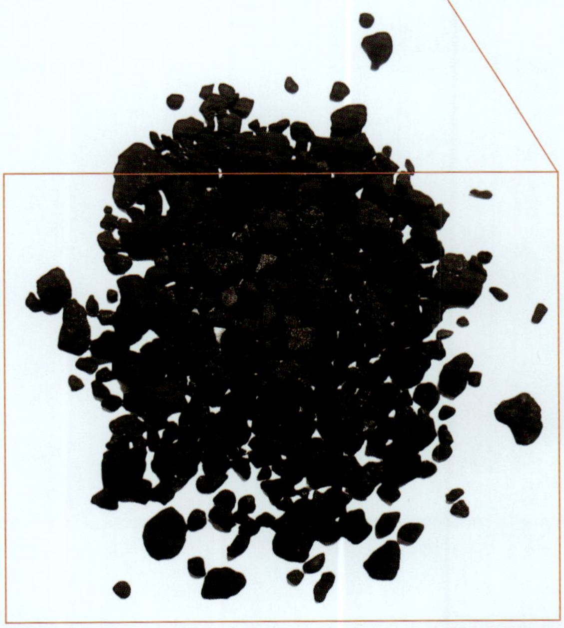

煅磁石

产地：河北

赭石

【基　　原】氧化物类矿物刚玉族赤铁矿，主含三氧化二铁（Fe_2O_3）。

【采收加工】采挖后，除去杂石。

【主要产地】主产于河北、山西、山东、河南、湖南、广东、四川等地。

【炮制方法】除去杂质，砸碎。

【饮片性状】本品呈不规则颗粒状，暗棕红色或灰黑色，条痕樱红色或红棕色，有的有金属光泽。一面多有圆形的突起，习称“钉头”；另一面与突起相对应处有同样大小的凹窝。体重，质硬，砸碎后断面显层叠状。气微，味淡。

【功能主治】平肝潜阳，重镇降逆，凉血止血。用于眩晕耳鸣，呕吐，噫气，呃逆，喘息，吐血，衄血，崩漏下血。

【用法用量】9～30g，先煎。

【使用注意】孕妇慎用。

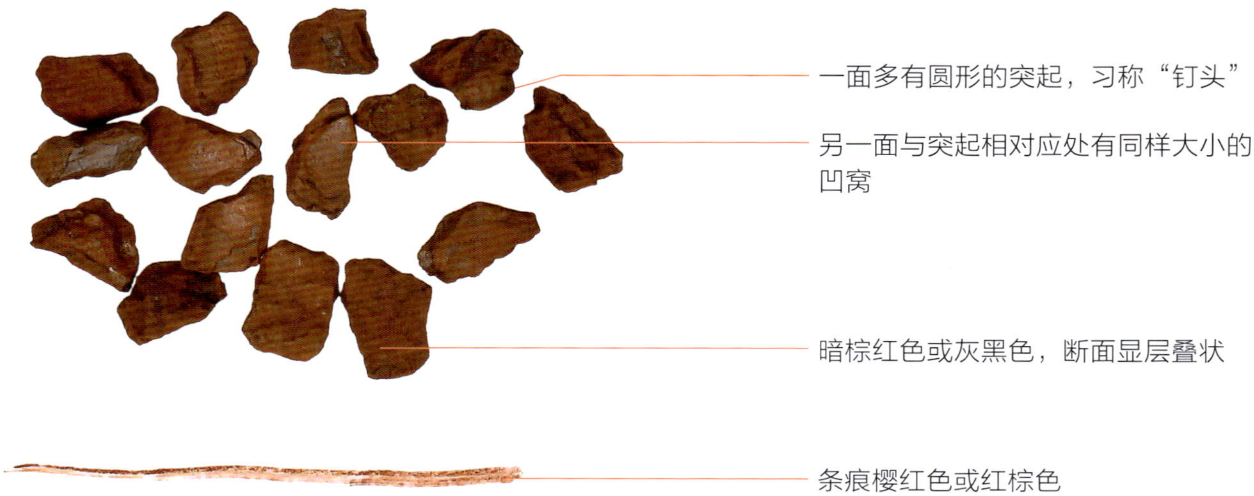

赭石

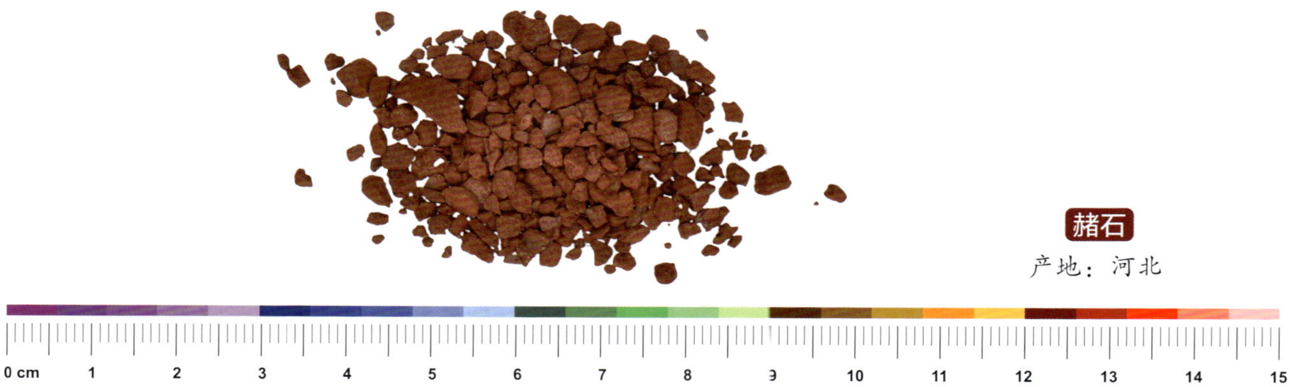

赭石

产地：河北

煅赭石

【基　原】氧化物类矿物刚玉族赤铁矿的炮制品，主含三氧化二铁（Fe_2O_3）。

【炮制方法】取净赭石，置煅炉或适宜的容器内，煅至红透，取出，立即投入米醋中浸淬，捞出，晾干，未煅透者再反复烧煅和浸淬，直至酥脆。每100kg净赭石，用米醋30～60kg。

【饮片性状】本品为不规则碎块。暗褐色或暗红棕色，质疏松。略有醋酸气。

【功能主治】平肝潜阳，降逆，止血。用于眩晕耳鸣，呕吐，噫气，呃逆，喘息，吐血，衄血，崩漏下血。

【用法用量】9～30g，先煎。

【使用注意】孕妇慎用。

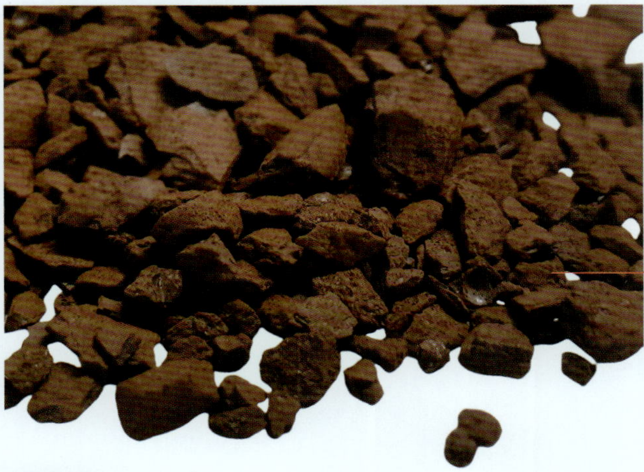

煅赭石

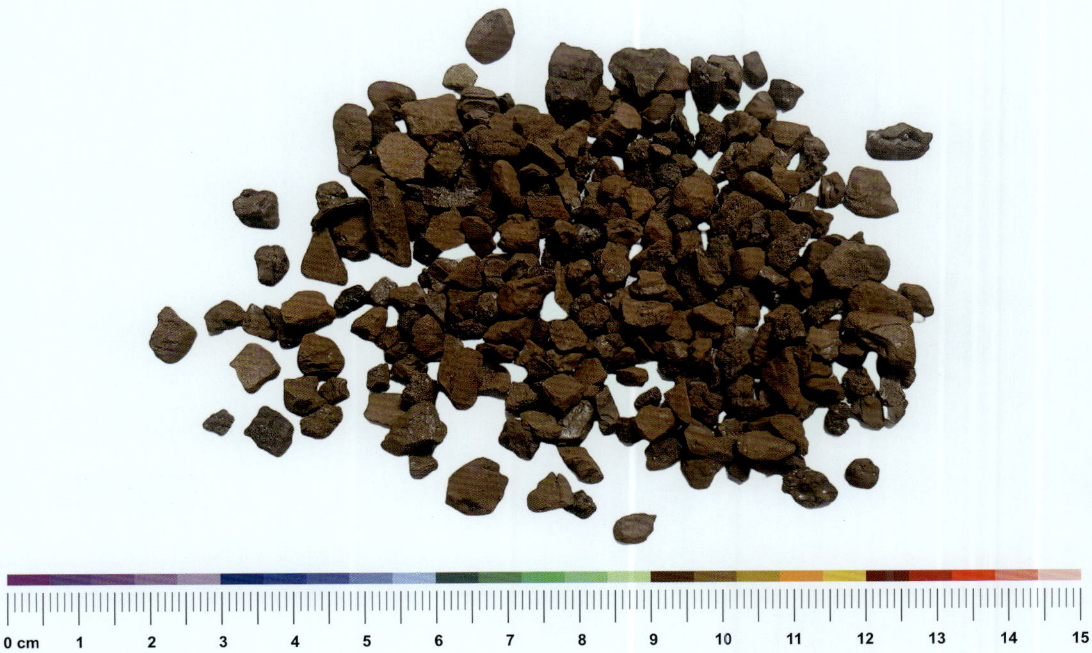

煅赭石
产地：山西

醋煅紫石英

【基　　原】氟化物类矿物萤石族萤石的炮制品，主含氟化钙（CaF_2）。

【采收加工】采挖后，除去杂石。

【主要产地】主产于浙江、辽宁、河北、甘肃等地。

【炮制方法】取净紫石英，置煅炉或适宜容器内，煅至红透，立即倒入醋中淬酥，取出，再煅淬一次，以酥脆为度，晾凉，加工成碎块。每 100kg 紫石英，用米醋 30kg。

【饮片性状】本品为不规则碎块或粉末。表面黄白色、棕色、绿色或紫色，无光泽。质酥脆。有醋香气，味淡。

【功能主治】温肾暖宫，镇心安神，温肺平喘。用于肾阳亏虚，宫冷不孕，惊悸不安，失眠多梦，虚寒咳喘。

【用法用量】9～15g，先煎。

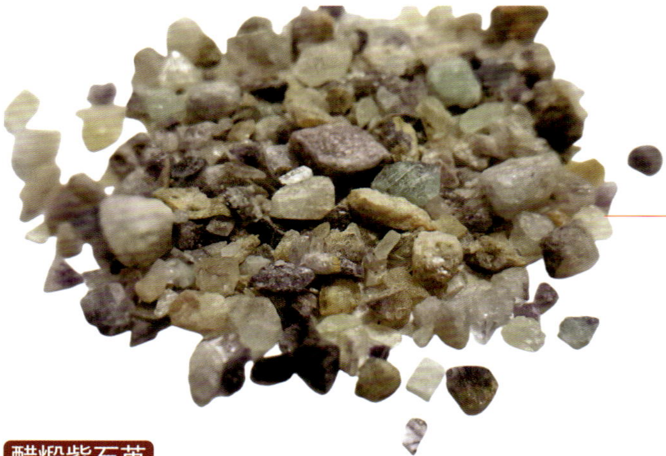

表面黄白色、棕色、绿色或紫色，无光泽

醋煅紫石英

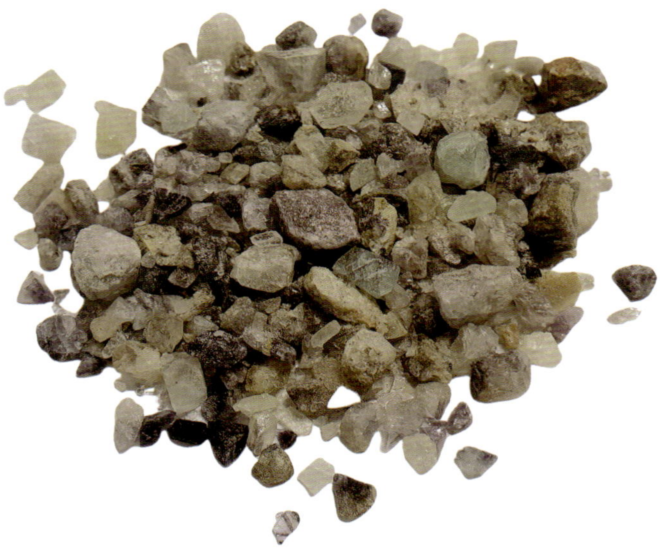

醋煅紫石英

产地：浙江

九香虫

【基　　原】蝽科昆虫九香虫 *Aspongopus chinensis* Dallas 的干燥体。

【采收加工】11 月至次年 3 月前捕捉，置适宜容器内，用酒少许将其闷死，取出阴干；或置沸水中烫死，取出，干燥。

【主要产地】主产于广西、四川、云南、贵州、河南、安徽、江西、江苏、浙江、广东等地。

【炮制方法】除去杂质。

【饮片性状】本品略呈六角状扁椭圆形，长 1.6～2cm，宽约 1cm。表面棕褐色或棕黑色，略有光泽。头部小，与胸部略呈三角形，复眼突出，卵圆状，单眼 1 对，触角 1 对各 5 节，多已脱落。背部有翅 2 对，外面的 1 对基部较硬，内部 1 对为膜质，透明。胸部有足 3 对，多已脱落。腹部棕红色至棕黑色，每节近边缘处有突起的小点。质脆，折断后腹内有浅棕色的内含物。气特异，味微咸。

【功能主治】理气止痛，温中助阳。用于胃寒胀痛，肝胃气痛，肾虚阳痿，腰膝酸痛。

【用法用量】3～9g。

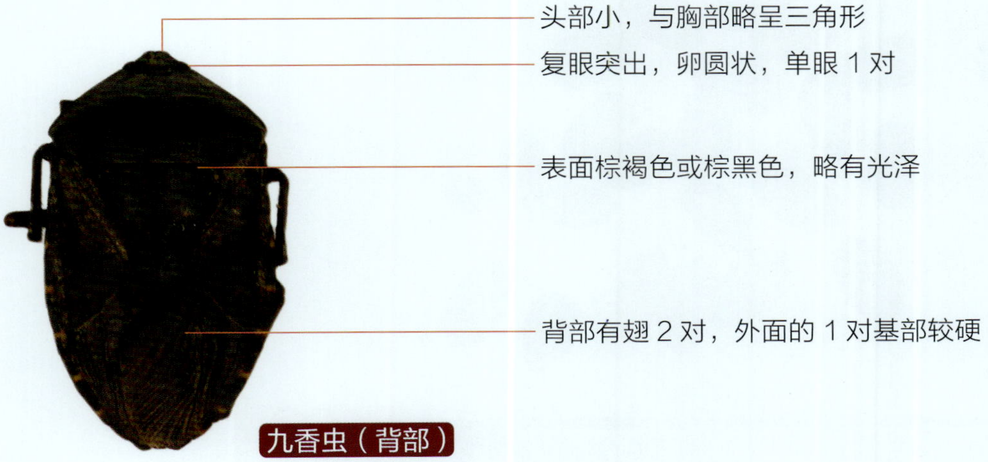

九香虫（背部）

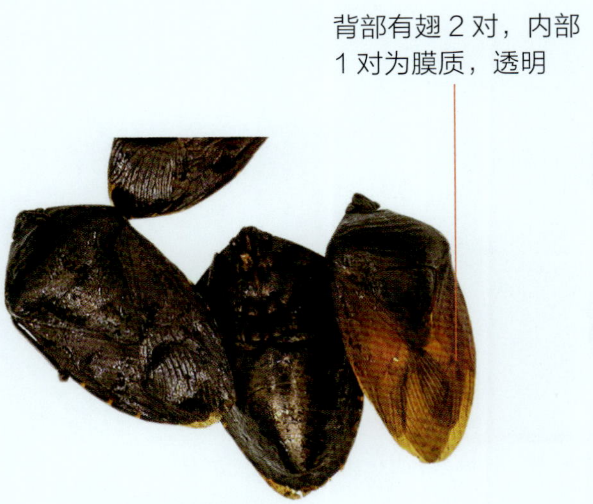

九香虫（翅）

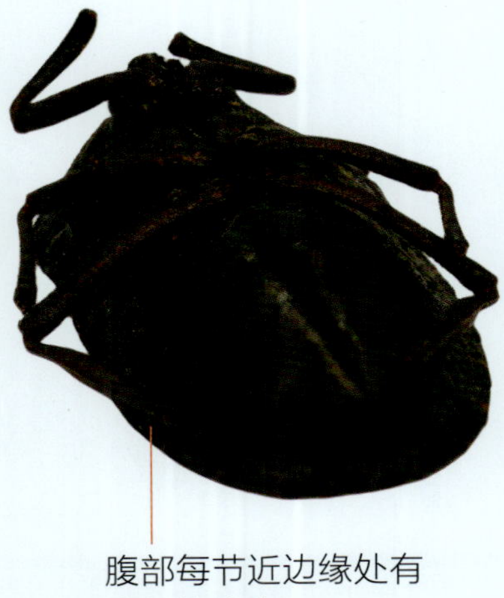

九香虫（腹部）

折断后腹内有浅棕色的内含物

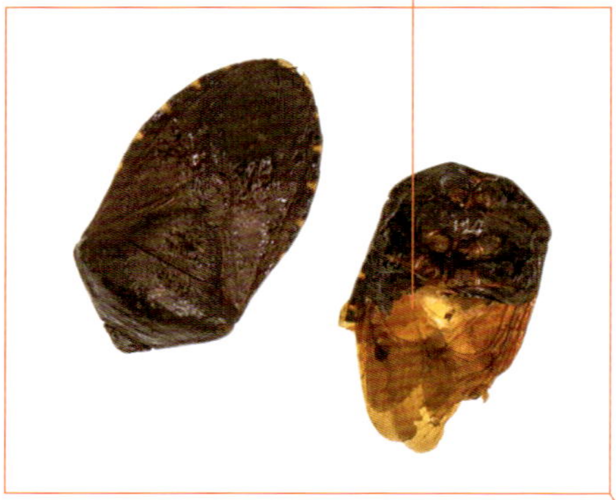

九香虫（断面）

胸部有足 3 对

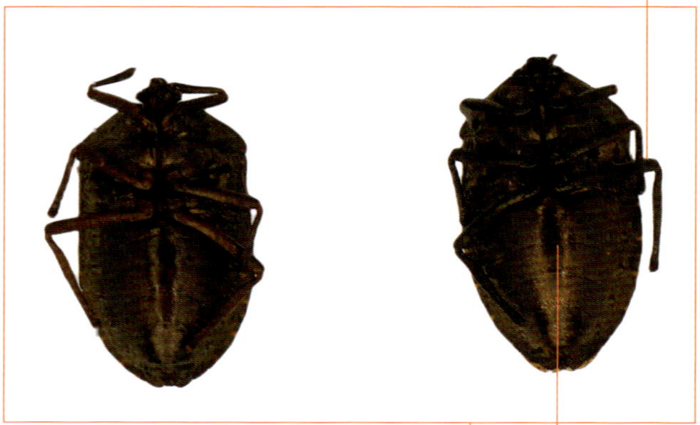

九香虫（腹面）

腹部棕红色
至棕黑色

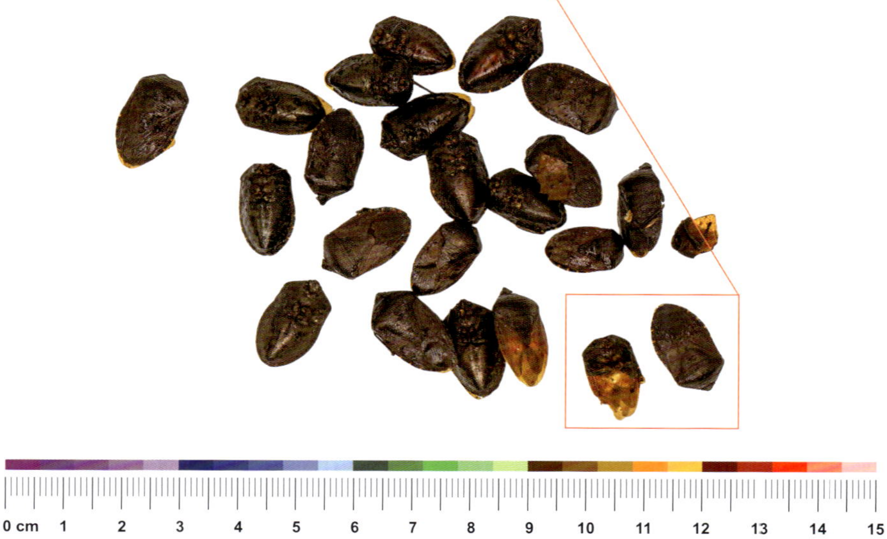

九香虫
产地：云南

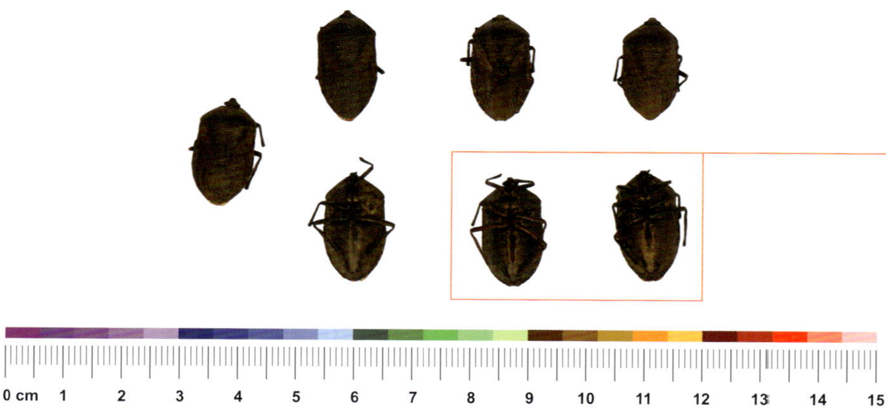

九香虫
产地：河南

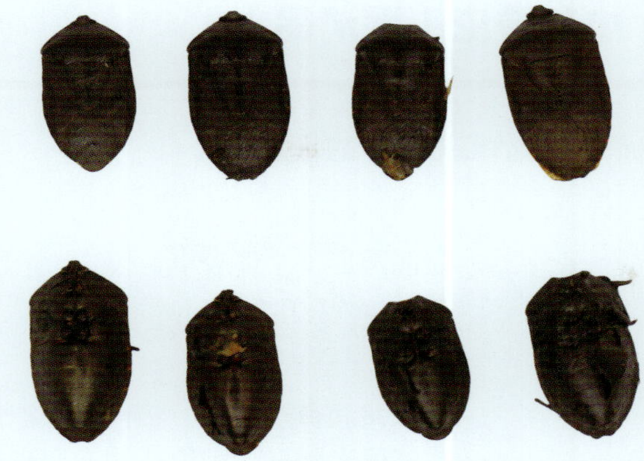

九香虫
产地：江苏

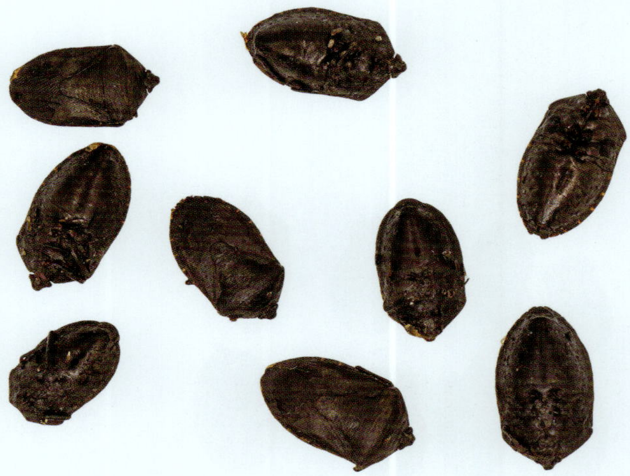

九香虫
产地：安徽

小九香虫（混淆品）

【基　　原】蝽科昆虫小皱蝽 *Cyclopelta parva* Distant 的干燥体。

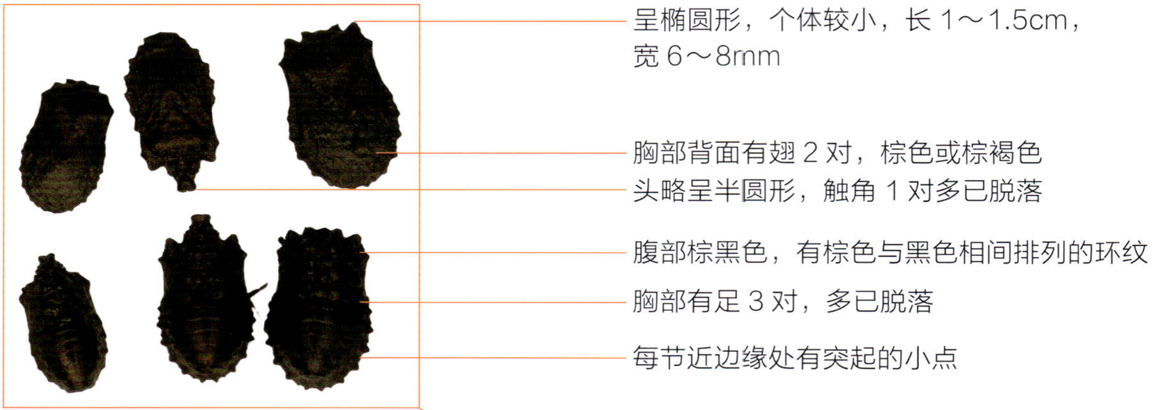

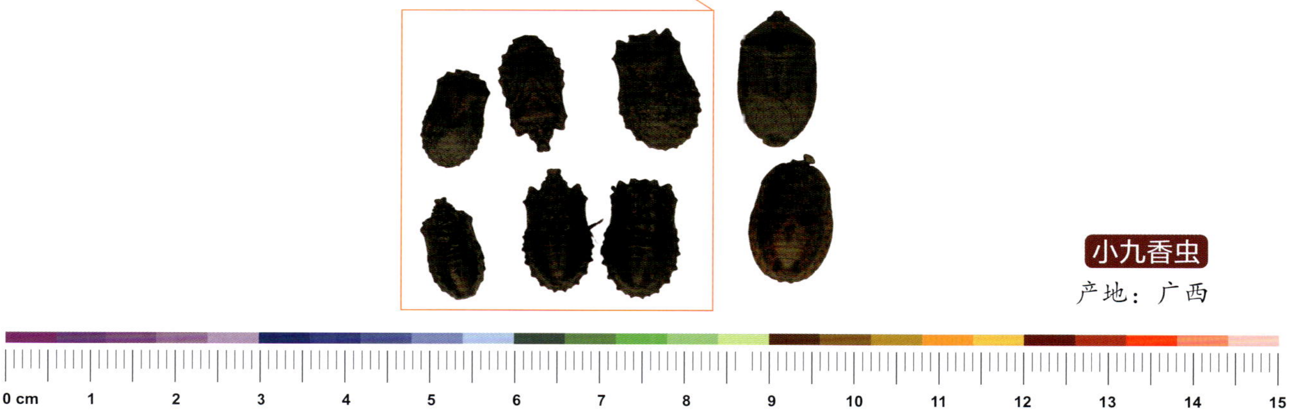

小九香虫

产地：广西

干蟾

【基　　原】蟾蜍科动物中华大蟾蜍 *Bufo bufo gargarizans* Cantor 或黑眶蟾蜍 *Bufo melanostictus* Schneider 的干燥体。

【采收加工】夏、秋二季捕捉，除去内脏，洗净，用竹片撑开，晒干。

【主要产地】主产于辽宁、吉林、湖北、湖南、河北、江苏、浙江、四川、山东等地。

【炮制方法】取原药材，除去杂质及爪，加工成小块。

【饮片性状】本品为不规则块。头部略呈钝三角形，较平滑，耳后腺明显，呈长卵圆形，八字排列。背部黑褐色或绿棕色，有大小不等的疣状突起，色较深；腹部黄白色，有明显深色斑纹。前肢趾间无蹼，后肢长而粗壮，趾间有蹼。质韧。气微腥，味咸。

【功能主治】破结，行水，解毒，杀虫，定痛。用于疔疮发背，阴疽瘰疬，水肿，恶疮，小儿疳积。

【用法用量】1～3g。外用适量。

【使用注意】孕妇慎用。

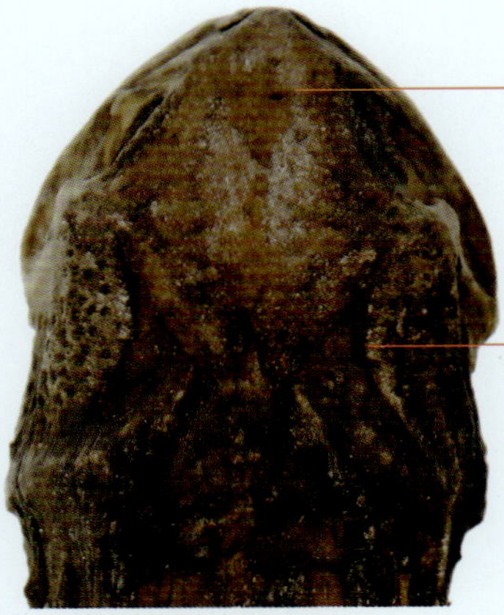

干蟾（头部背面）

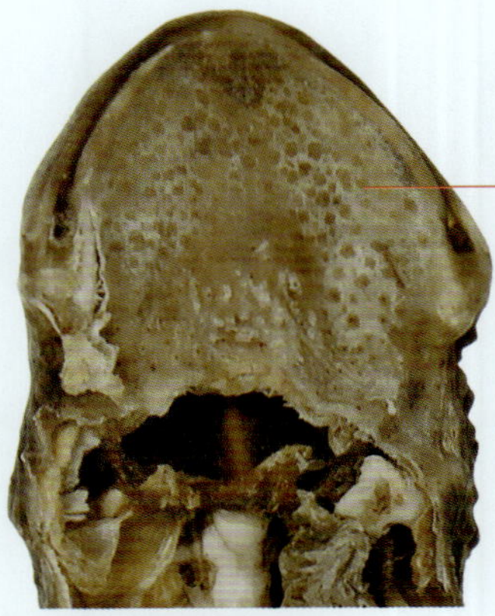

干蟾（头部腹面）

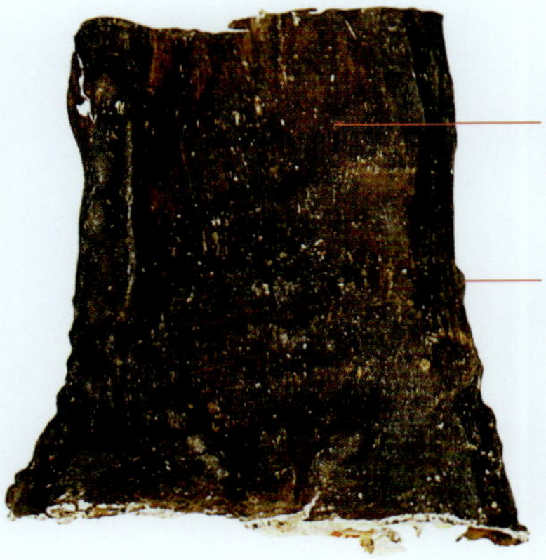

干蟾（背部）

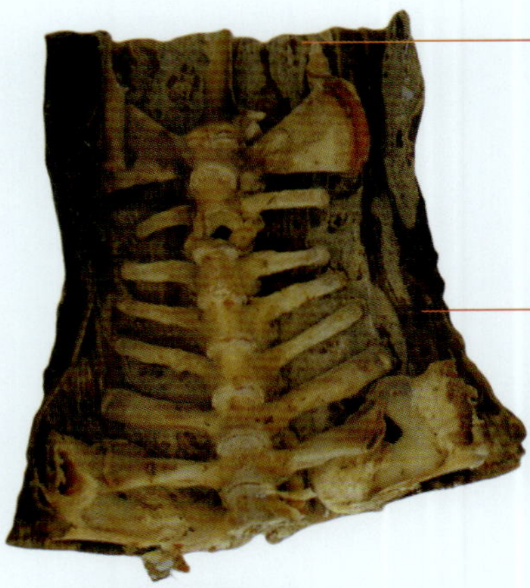

干蟾（内表面）

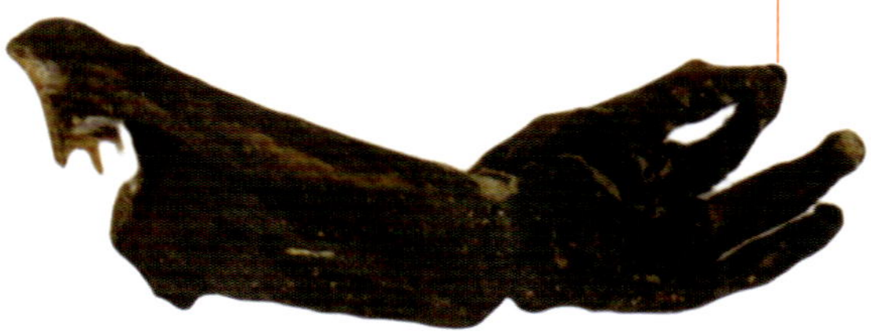

干蟾（前肢）

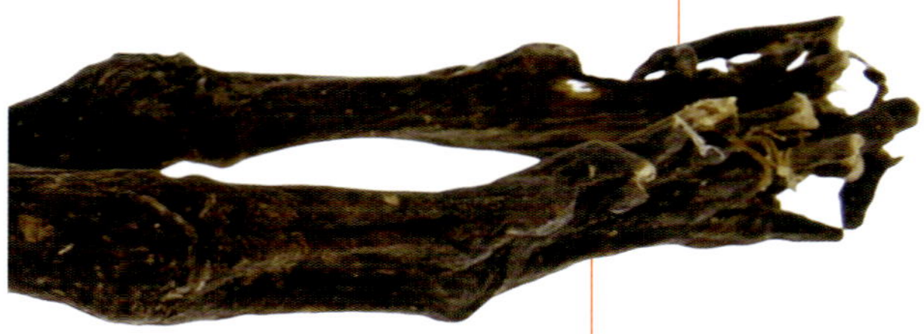

干蟾（后肢）

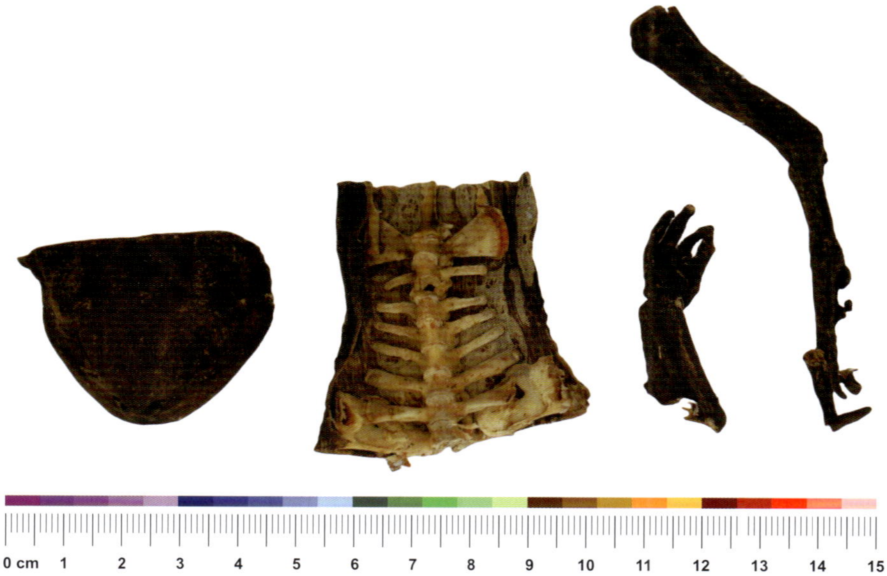

干蟾

产地：辽宁

【炮制依据】《北京市中药饮片炮制规范（2008年版）》

土鳖虫

【基　　原】鳖蠊科昆虫地鳖 *Eupolyphaga sinensis* Walker. 或冀地鳖 *Steleophaga plancyi* (Boleny) 的雌虫干燥体。

【采收加工】捕捉后，置沸水中烫死，晒干或烘干。

【主要产地】主产于河北、江苏、浙江、湖北、河南等地。

【炮制方法】除去杂质。

【饮片性状】地鳖丨呈扁平卵形，长 1.3～3cm，宽 1.2～2.4cm。前端较窄，后端较宽，背部紫褐色，具光泽，无翅。前胸背板较发达，盖住头部；腹背板 9 节，呈覆瓦状排列。腹面红棕色，头部较小，有丝状触角 1 对，常脱落，胸部有足 3 对，具细毛和刺。腹部有横环节。质松脆，易碎。气腥臭，味微咸。

冀地鳖丨长 2.2～3.7cm，宽 1.4～2.5cm。背部黑棕色，通常在边缘带有淡黄褐色斑块及黑色小点。

【功能主治】破血逐瘀，续筋接骨。用于跌打损伤，筋伤骨折，血瘀经闭，产后瘀阻腹痛，癥瘕痞块。

【用法用量】3～9g。

【使用注意】孕妇禁用。

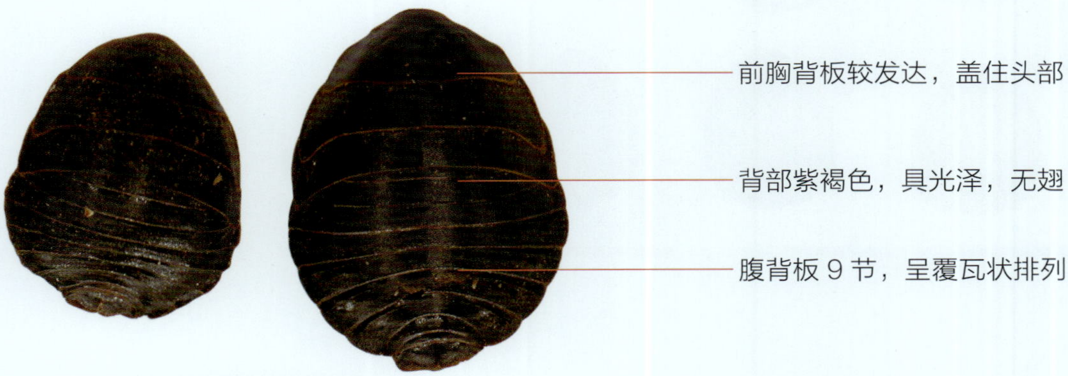

土鳖虫（背面）

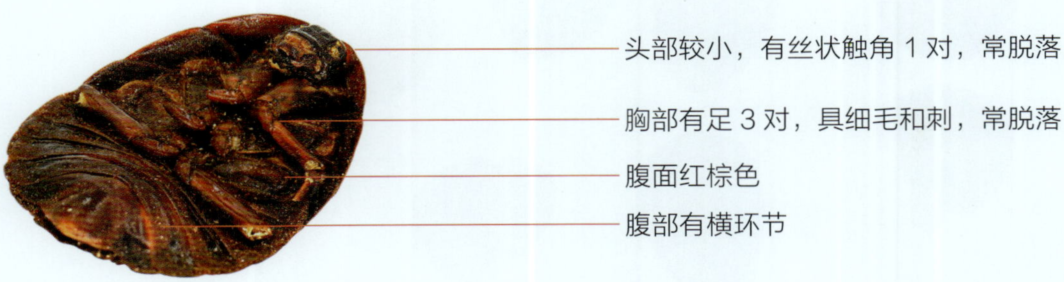

土鳖虫（腹面）

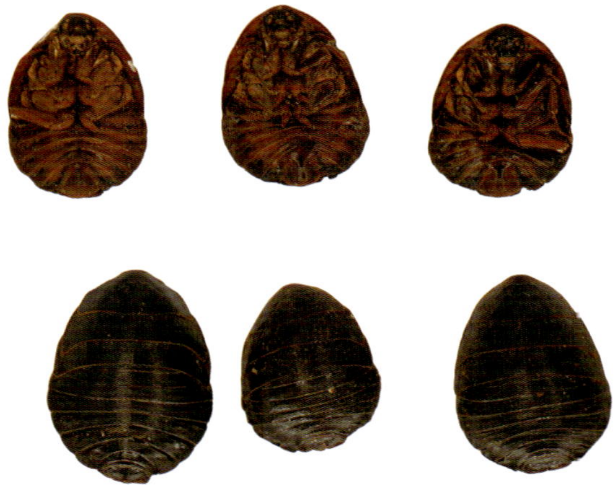

土鳖虫

产地：河北

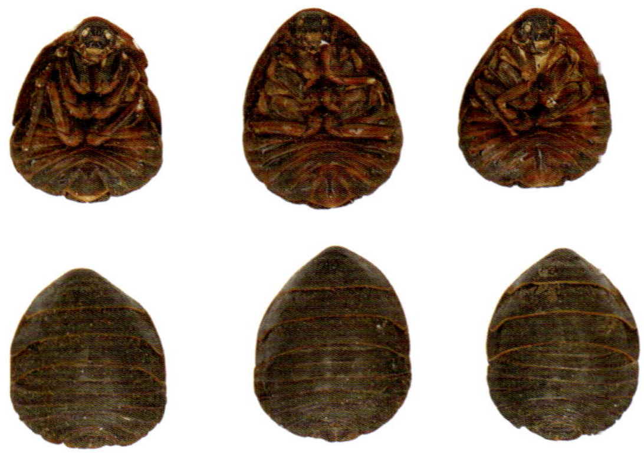

土鳖虫

产地：河南

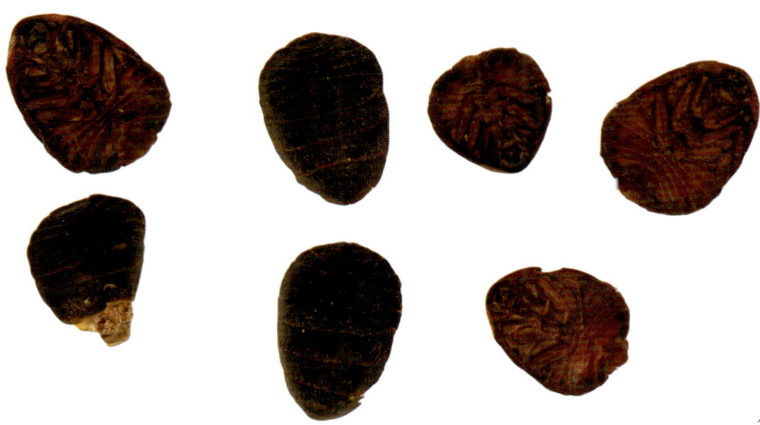

土鳖虫

产地：江苏

雄性土鳖虫（非正品）

雄性土鳖虫（幼虫），背部有翅，淡黄棕色至褐色，多破碎。后胸背板与翅芽形成 45° 的直行曲线状，腹面腹下横线 6 条。

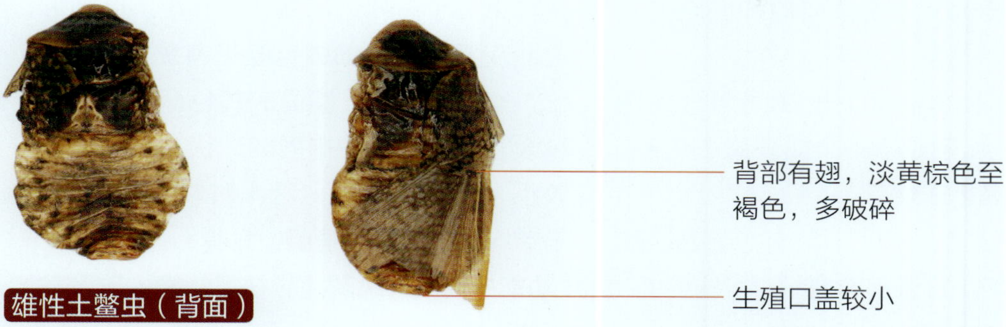

雄性土鳖虫（背面）

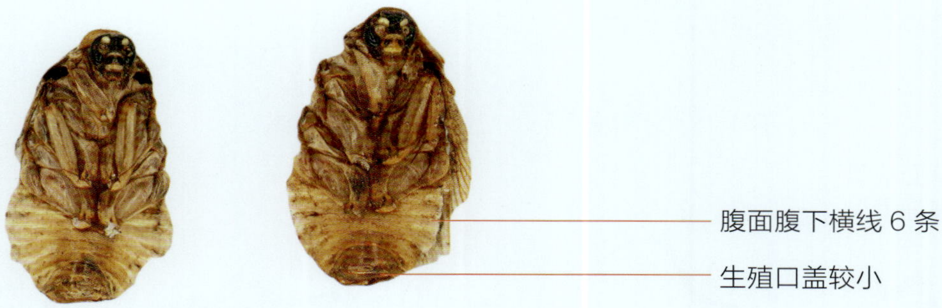

雄性土鳖虫（腹面）

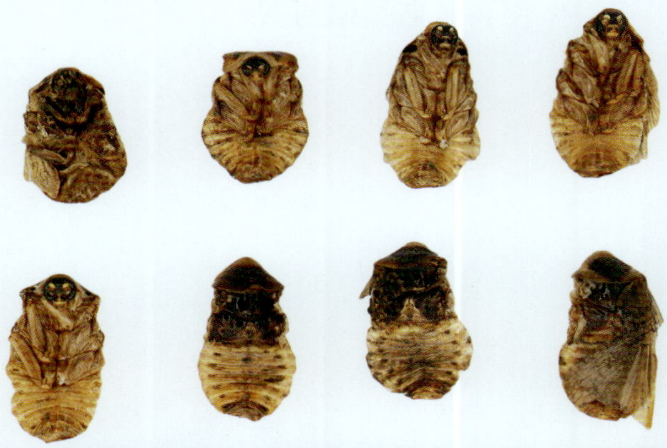

雄性土鳖虫（幼虫）

产地：河北

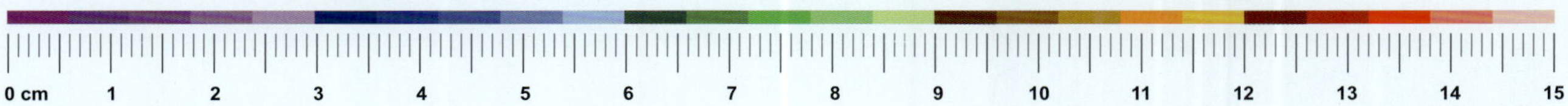

天龙

【基　　原】壁虎科动物多疣壁虎 *Gekko japonicas*（Dumeril et Bibron）或同属他种壁虎的干燥全体。

【采收加工】夏、秋二季捕捉，于晚间用灯光诱捕，处死后用文火烘干或晒干。或破腹去内脏，擦抹干净，用竹片撑之，烘干。

【主要产地】主产于广东、广西、江苏、浙江、福建、江西、湖北、四川、云南等地。

【炮制方法】将药材除去杂质，刷去灰屑。

【饮片性状】本品略呈扁平长条形，尾细长，呈圆锥形，全体长 10～13cm，宽约 1cm。体与尾几乎等长。头扁宽，略呈三角形，口大，眼 1 对，并可见 2 个鼻孔近吻端，耳孔小，卵圆形，头及背面灰黑色，具细鳞，躯干有疣鳞交错 12～14 行，脊椎骨突出。腹面灰黄色至淡棕黄色，鳞片较大，尾腹面鳞多排列成环状。足 2 对，前 1 对较小，趾间无蹼迹；后 1 对较大；除第 1 趾外，末端均有小爪。质稍坚。气腥。

【功能主治】息风解痉，祛风止痛，攻毒散结。用于惊风癫痫，破伤风，风湿痹痛，瘰疬肿毒。

【用法用量】2～5g。

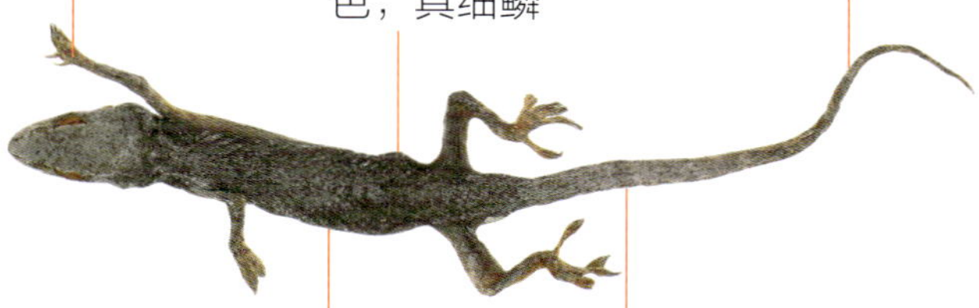

天龙（背面）

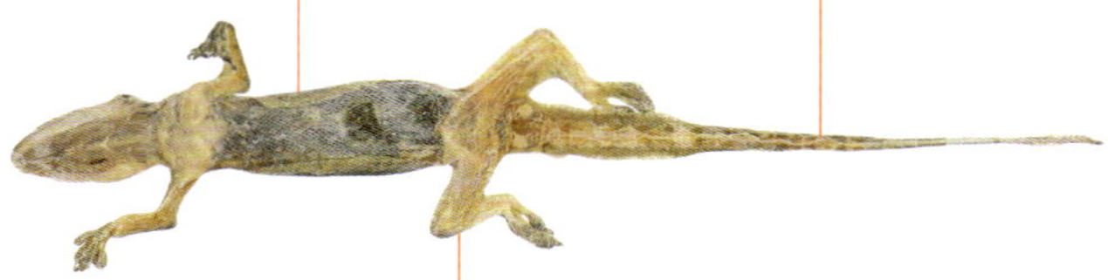

天龙（腹面）

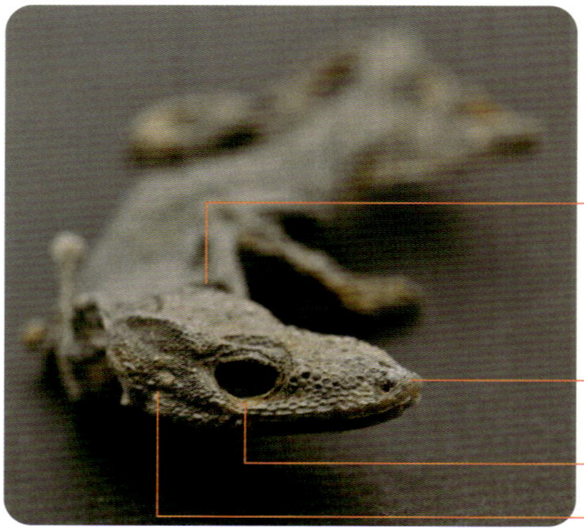

天龙（头部背面）

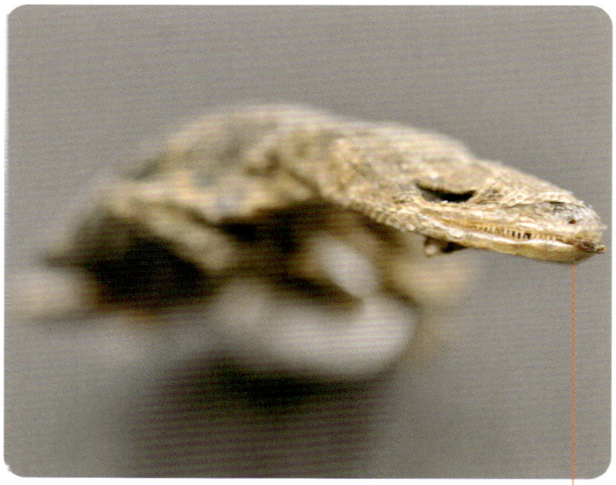

天龙（头部）

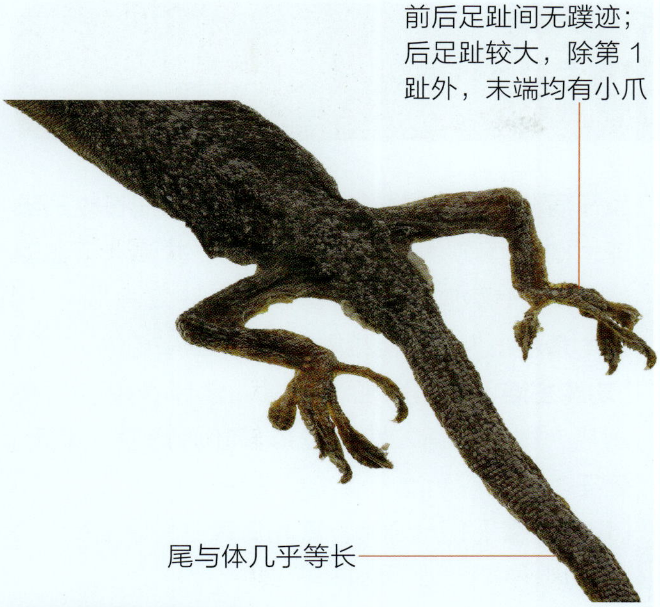

天龙（尾部背面）

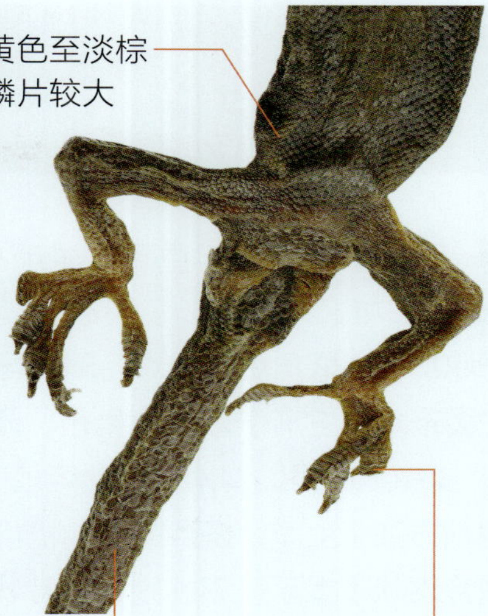

天龙（尾部腹面）

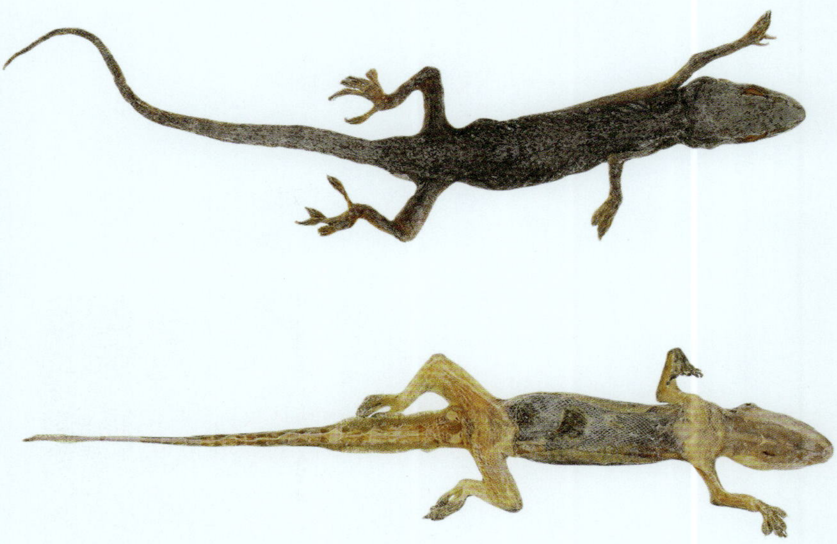

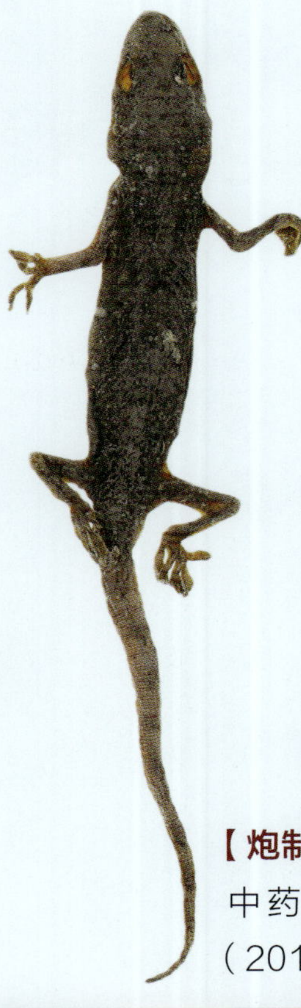

天龙

产地：广东

【炮制依据】《上海市中药饮片炮制规范（2018 年版）》

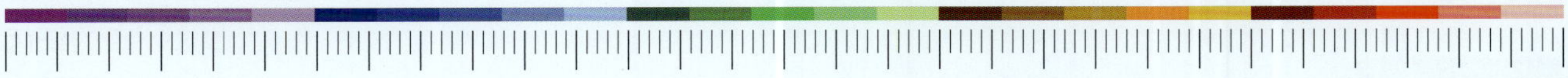

水牛角

【基　　原】牛科动物水牛 *Bubalus bubalis* Linnaeus 的角。

【采收加工】取角后，水煮，除去角塞，干燥。

【主要产地】主产于江西、贵州、云南、广东、广西、安徽、四川、湖南、湖北等地。

【炮制方法】洗净，镑片或锉成粗粉。

【饮片性状】本品呈不规则的丝片状。表面棕黑色或灰黑色，具细直纹理，有的可见深浅不等的条纹。质坚韧，有弹性。纵断面观可见细长梭形纹理，横断面观梭形纹理平行排列，并弧状弯曲似波峰样，气微腥，味淡。

水牛角粉丨为灰褐色粉末。

【功能主治】清热凉血，解毒，定惊。用于温病高热，神昏谵语，发斑发疹，吐血衄血，惊风，癫狂。

【用法用量】15～30g。宜先煎 3 小时以上。

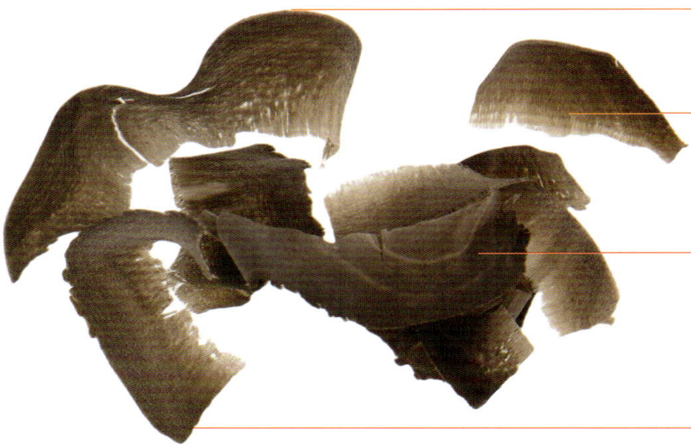

水牛角（镑片）

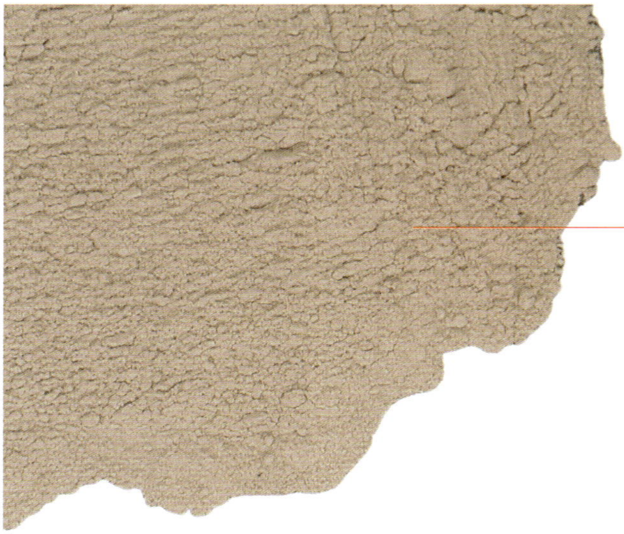

水牛角（粉）

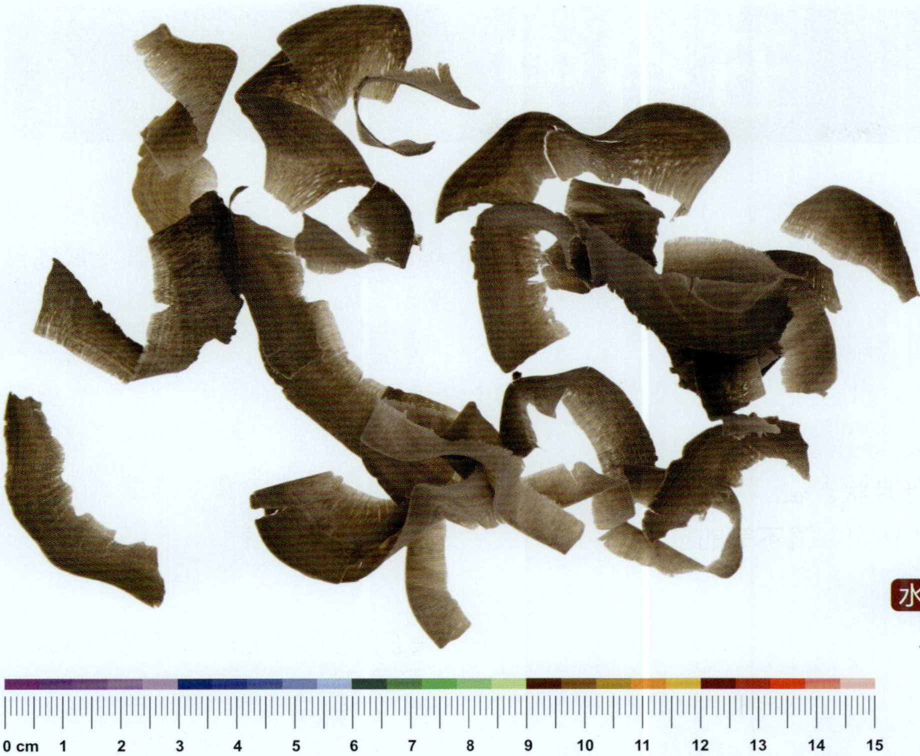

水牛角（镑片）

产地：广东

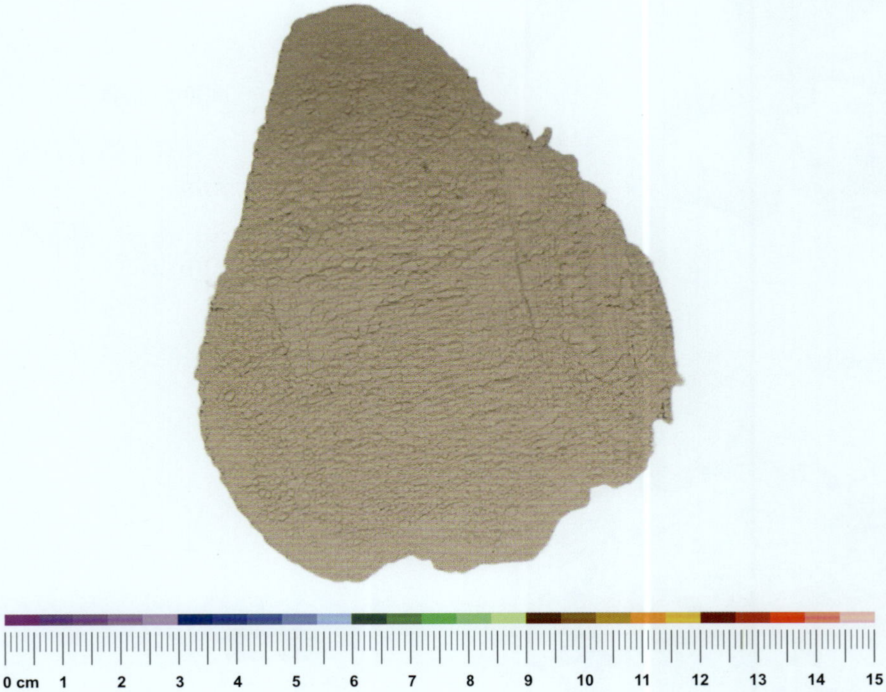

水牛角粉

产地：河北

五谷虫

【基　　原】 丽蝇科动物大头金蝇 *Chrysomyia megacephala*（Fabricius）及其近缘动物的干燥幼虫。

【采收加工】 7～9 月幼虫繁殖时捞取，装入布袋，在流水中反复冲洗，至虫体内容物排尽后，干燥。

【主要产地】 全国各地均产。

【炮制方法】 取原药材，除去杂质，筛去灰屑。

【饮片性状】 本品呈圆柱形，长 0.3～1.2cm，直径 0.1～0.3cm。黄色至棕黄色，头部稍尖，有深色的小点。尾部切断状。断面有空腔。全体有十数个环节，无足，体轻，质脆。气微腥，味甘、咸，微苦。

【功能主治】 健脾消积，清热除疳。用于疳积发热，食积泻痢，疳疮，疳眼，走马牙疳。

【用法用量】 3～5g。入丸剂，外用适量，研末撒或调敷。

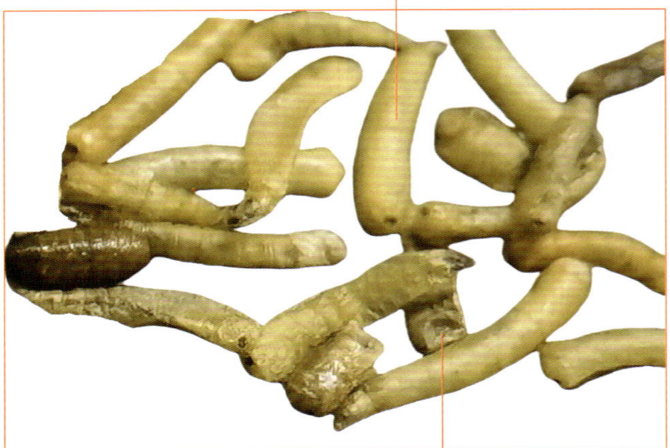

五谷虫（断面）

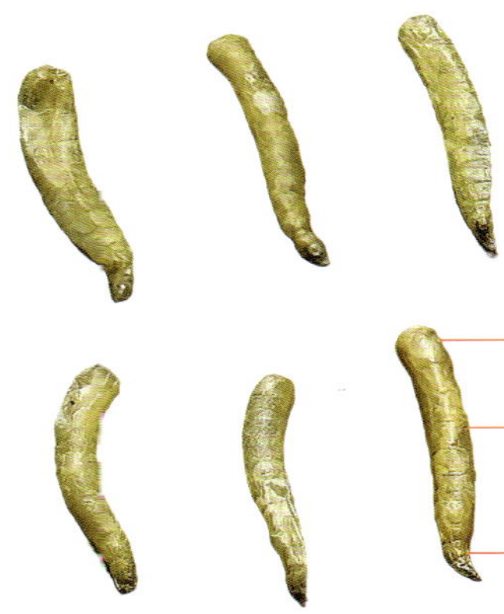

五谷虫（表面）

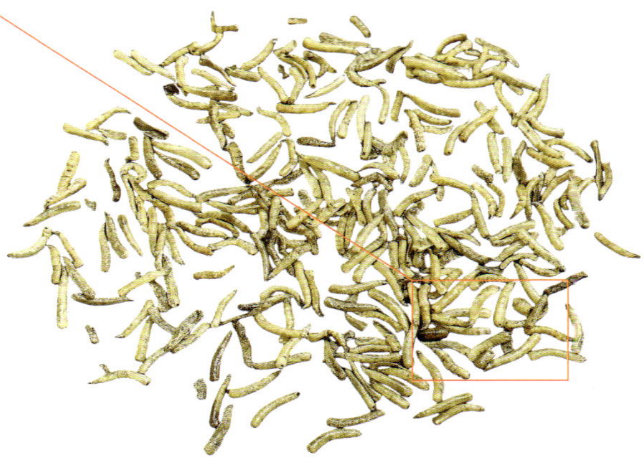

五谷虫

产地：河南

【炮制依据】《安徽省中药饮片炮制规范（2019 年版）》

五倍子

【基　原】漆树科植物盐肤木 *Rhus chinensis* Mill.、青麸杨 *Rhus potaninii* Maxim. 或红麸杨 *Rhus punjabensis* Stew. var. *sinica*（Diels）Rehd. et Wils. 叶上的虫瘿，主要由五倍子蚜 *Melaphis chinensis*（Bell）Baker 寄生而形成。

【采收加工】秋季采摘，置沸水中略煮或蒸至表面呈灰色，杀死蚜虫，取出，干燥。按外形不同，分为"肚倍"和"角倍"。

【主要产地】"角倍"主产于贵州、四川、湖北、湖南、广西等地；"肚倍"主产于湖北、陕西、江西等地。

【炮制方法】敲开，除去杂质。

【饮片性状】本品呈不规则碎片状。表面灰褐色或灰棕色，微有柔毛，内壁光滑。质硬而脆，易破碎，断面角质样，有光泽。壁厚 0.2～0.3cm，内壁平滑，有黑褐色死蚜虫及灰色粉状排泄物。气特异，味涩。

【功能主治】敛肺降火，涩肠止泻，敛汗，止血，收湿敛疮。用于肺虚久咳，肺热痰嗽，久泻久痢，自汗盗汗，消渴，便血痔血，外伤出血，痈肿疮毒，皮肤湿烂。

【用法用量】3～6g。外用适量。

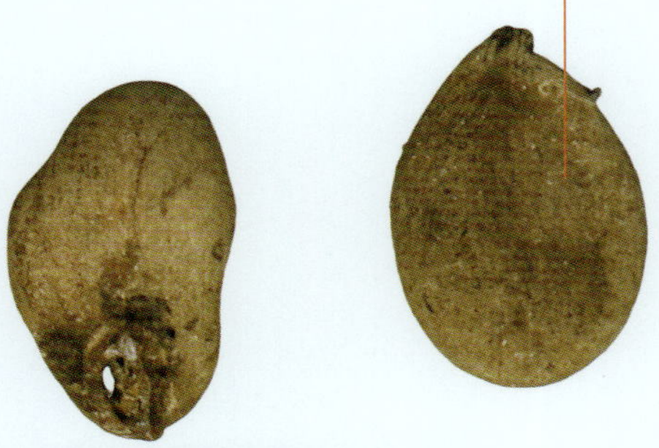

五倍子（外表面）

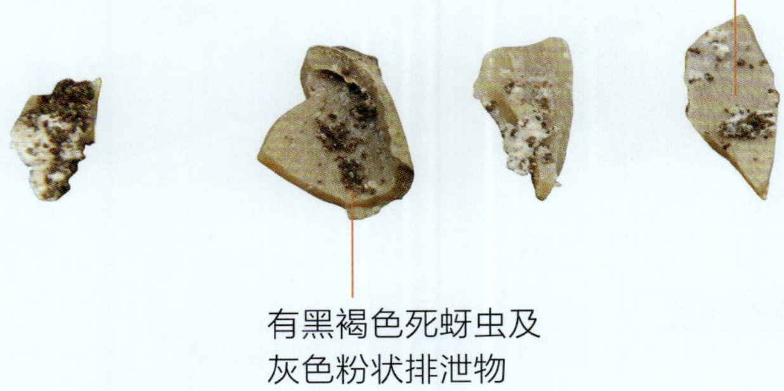

五倍子（内表面）

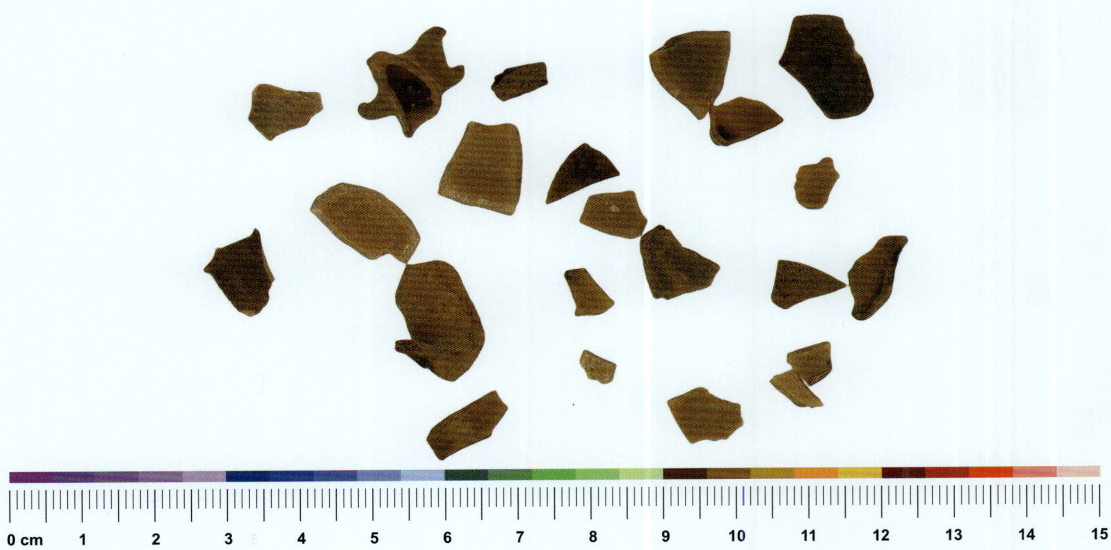

五倍子
产地：四川

石决明

【基　　原】鲍科动物杂色鲍 *Haliotis diversicolor* Reeve、皱纹盘鲍 *Haliotis discus hannai* Ino、羊鲍 *Haliotis ovina* Gmelin、澳洲鲍 *Haliotis ruber*（Leach）、耳鲍 *Haliotis asinina* Linnaeus 或白鲍 *Haliotis laevigata*（Donovan）的贝壳。

【采收加工】夏、秋二季捕捞，去肉，洗净，干燥。

【主要产地】全国沿海地区均产。

【炮制方法】除去杂质，洗净，干燥，碾碎。

【饮片性状】本品为不规则的碎块。表面灰棕色、砖红色、暗红色等，有多数不规则的螺肋和细密生长线，偶见疣状突起或开孔，内面光滑，有珍珠样彩色光泽。质坚硬，不易破碎。气微，味微咸。

【功能主治】平肝潜阳，清肝明目。用于头痛眩晕，目赤翳障，视物昏花，青盲雀目。

【用法用量】6～20g。先煎。

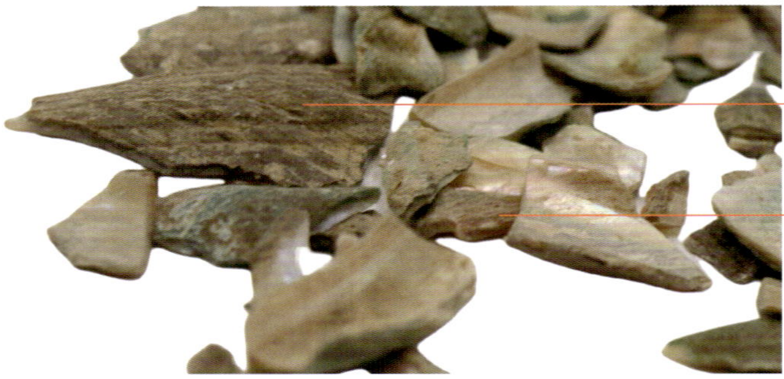

石决明

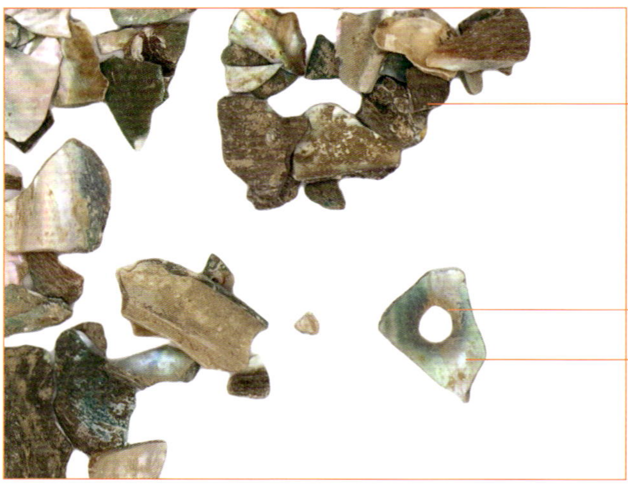

石决明（内表面）

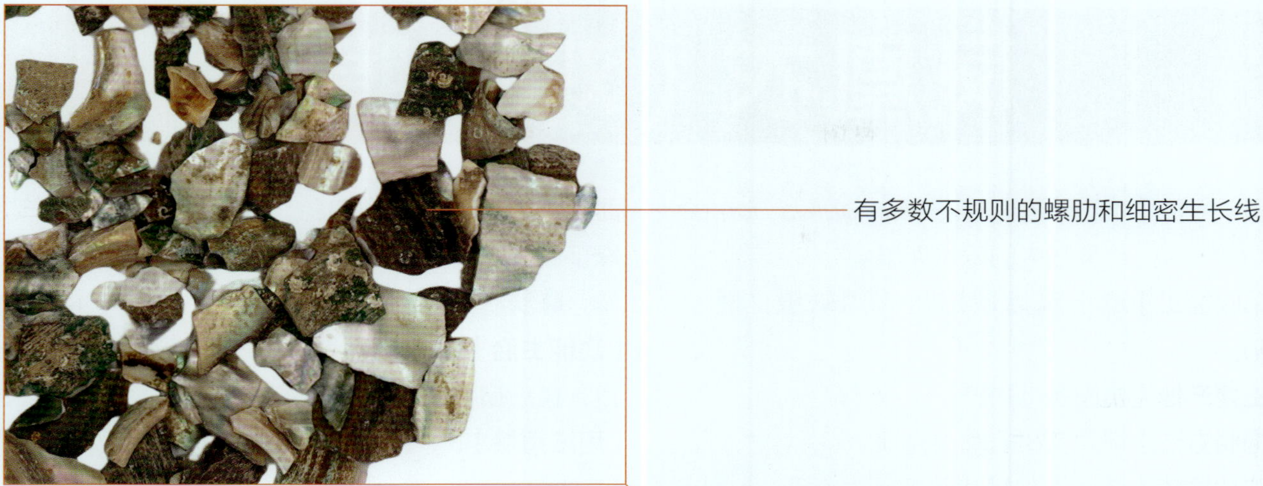

石决明（外表面）

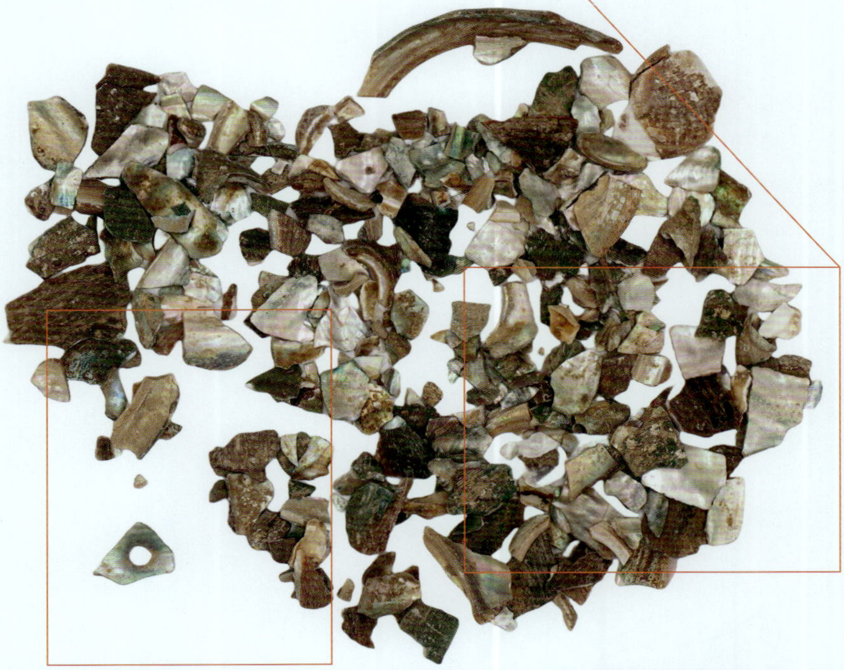

石决明

产地：广东

凤凰衣（鸡卵膜）

【基　　原】雉科动物家鸡 *Gallus gallus domesticus* Brisson 蛋壳内的干燥卵膜。

【采收加工】孵小鸡后取出蛋壳内软膜，洗净，阴干。

【主要产地】全国各地均产。

【炮制方法】取原药材，除去杂质。

【饮片性状】本品为皱褶状薄膜，大小不一。外表面白色；内表面淡黄白色，具棕色线样血丝，边缘不整齐。体轻，质软，微有韧性，易破碎。气微，味淡。

【功能主治】养阴，清肺。用于久咳，咽痛，失音，瘰疬痰核，溃疡不敛。

【用法用量】3～9g。

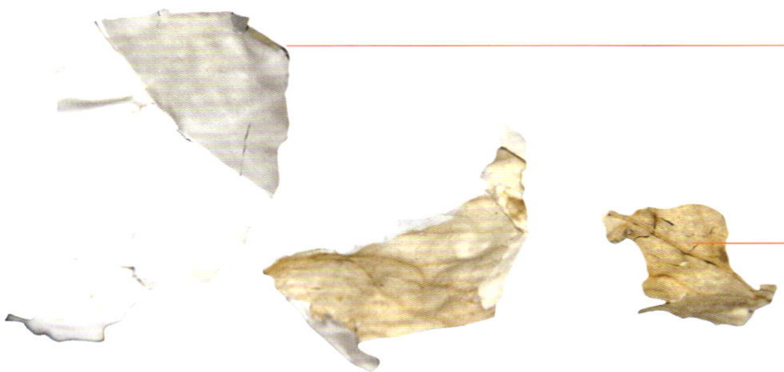

凤凰衣

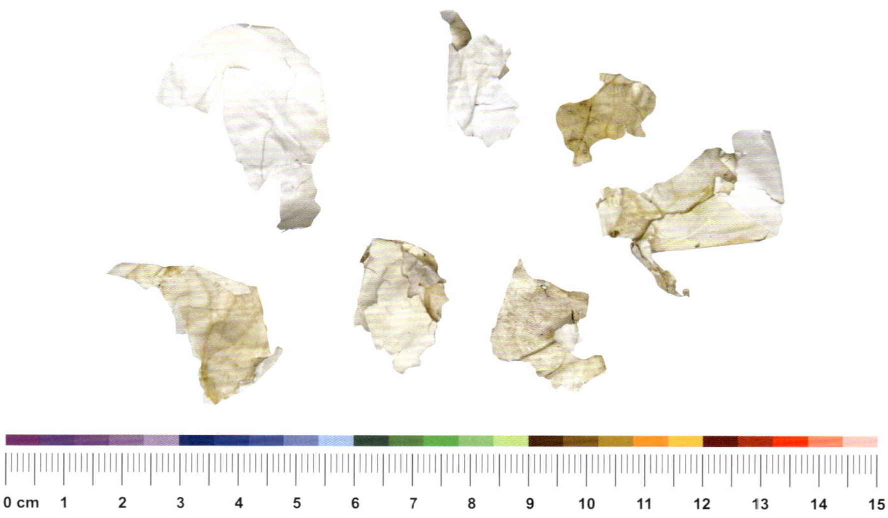

凤凰衣

产地：河北

【炮制依据】《北京市中药饮片炮制规范（2008 年版）》

白丁香

【基　　原】文鸟科动物麻雀 *Passer montanus* Linnaeus 的干燥粪便。

【采收加工】夏、秋二季收集，除去杂质，晒干。

【主要产地】全国各地均产。

【炮制方法】取原药材，除去杂质，筛去灰屑。

【饮片性状】本品呈圆柱形或不规则颗粒，有的稍弯曲。长 0.5～0.8cm，表面灰白色或灰棕色。质地稍硬，易折断。断面棕色，呈颗粒状。气微腥，味微苦。

【功能主治】消食化积，明目退翳。用于食积，疝瘕，目翳，胬肉，龋齿。

【用法用量】1.5～2.5g，入丸、散；外用研细末调敷。

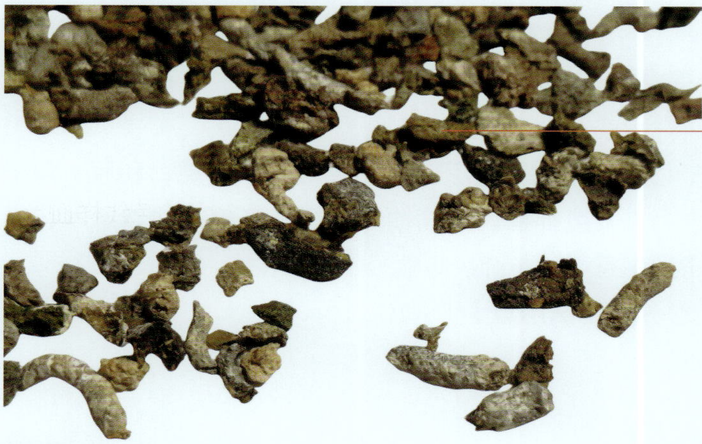

白丁香

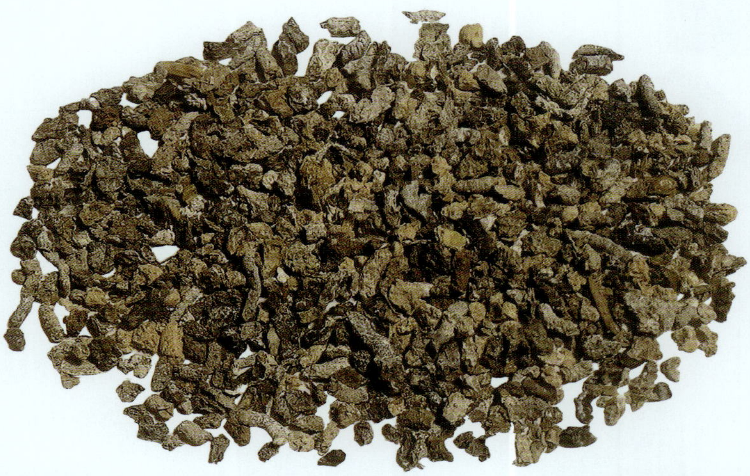

白丁香

产地：河南

【炮制依据】《北京市中药饮片炮制规范（1986 年版）》

地龙

【基　　原】 钜蚓科动物参环毛蚓 *Pheretima aspergillum*（E.Perrier）、通俗环毛蚓 *Pheretima vulgaris* Chen、威廉环毛蚓 *Pheretima guillelmi*（Michaelsen）或栉盲环毛蚓 *Pheretimapectinifera* Michaelsen 的干燥体。前一种习称“广地龙”，后三种习称“沪地龙”。

【采收加工】 广地龙春季至秋季捕捉，沪地龙夏季捕捉，及时剖开腹部，除去内脏和泥沙，洗净，晒干或低温干燥。

【主要产地】 广地龙主产于广东、海南、广西、福建等地；沪地龙主产于上海、浙江、江苏、安徽等地。

【炮制方法】 除去杂质，洗净，切段，干燥。

【饮片性状】 **广地龙** | 呈薄片状 0.9～1.5cm 的段，弯曲，边缘略卷，宽 1～2cm。全体具环节，背部棕褐色至紫灰色，腹部浅黄棕色；偶见较光亮的生殖带，习称“白颈”。前端稍尖，尾端钝圆，刚毛圈粗糙而硬，色稍浅。雄生殖孔在第 18 环节腹侧刚毛圈一小孔突上，外缘有数个环绕的浅皮褶。体轻，略呈革质，不易折断。气腥，味微咸。

沪地龙 | 宽 0.5～1.5cm。全体具环节，背部棕褐色至黄褐色，腹部浅黄棕色，偶见“白颈”或“生殖孔”，通俗环毛蚓的雄交配腔能全部翻出，呈花菜状或阴茎状；威廉环毛蚓的雄交配腔孔呈纵向裂缝状；栉盲环毛蚓的雄生殖孔内侧有 1 个或多个小乳突。

【功能主治】 清热定惊，通络，平喘，利尿。用于高热神昏，惊痫抽搐，关节痹痛，肢体麻木，半身不遂，肺热咳喘，水肿尿少。

【用法用量】 5～10g。

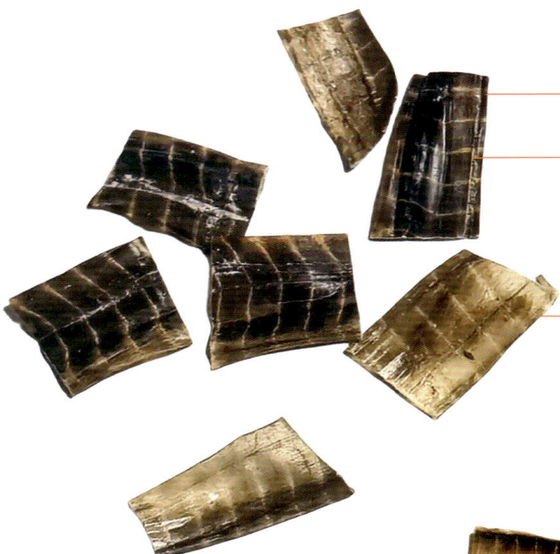

地龙（沪地龙）

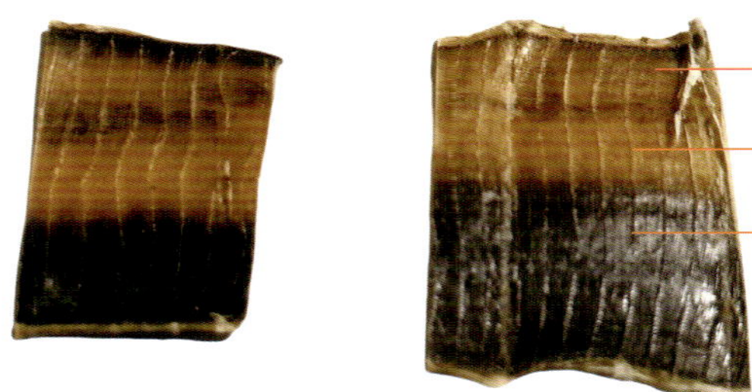

地龙（广地龙）

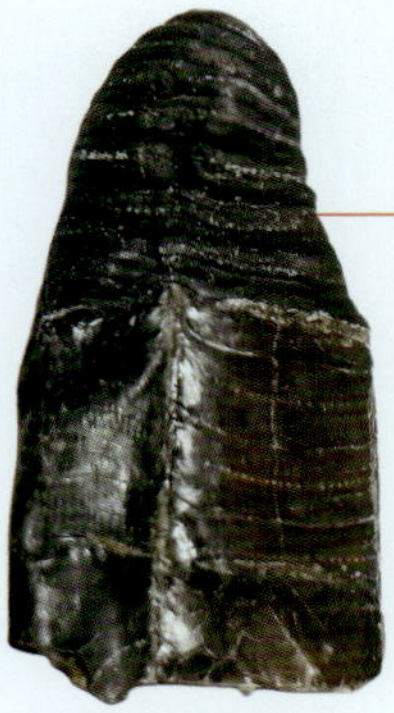

地龙（刚毛）

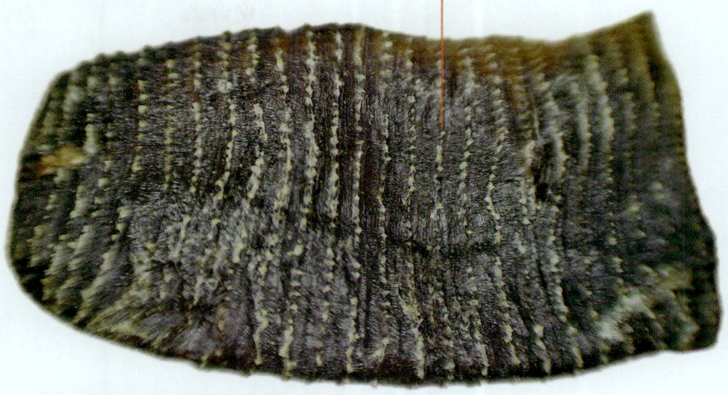

地龙（刚毛，1：30）

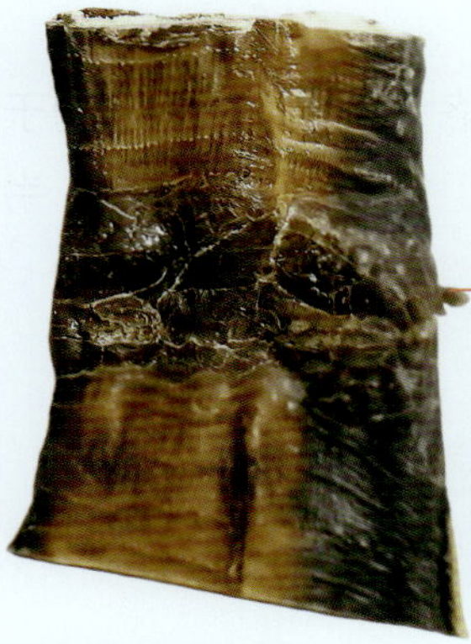

地龙（白颈）

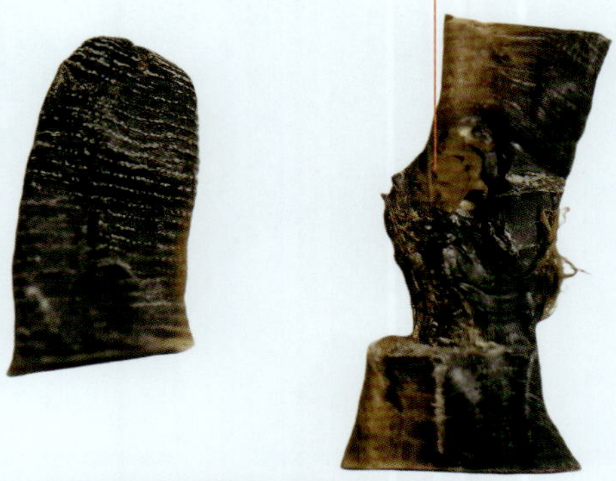

地龙（通俗环毛蚓，生殖孔）

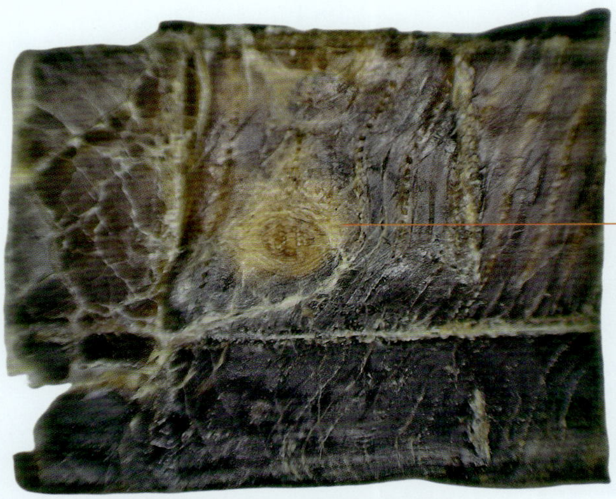

地龙（栉盲环毛蚓，生殖孔，1：25）

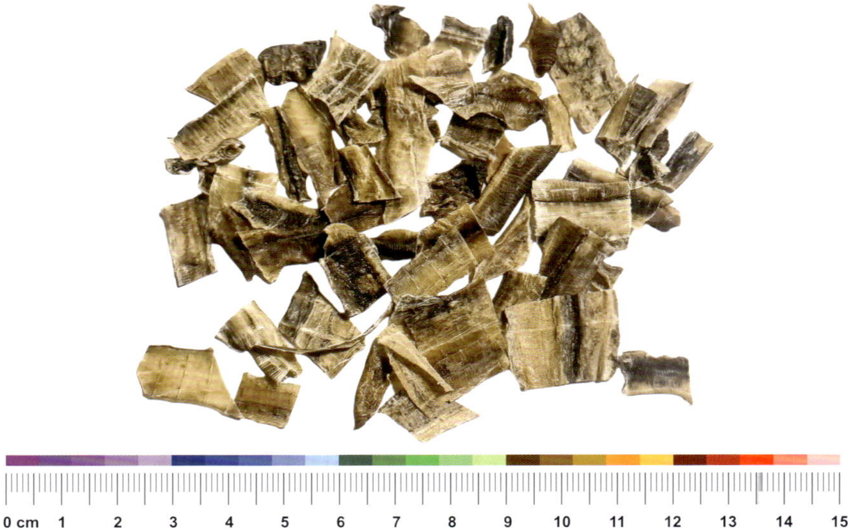

地龙（沪地龙）

产地：安徽

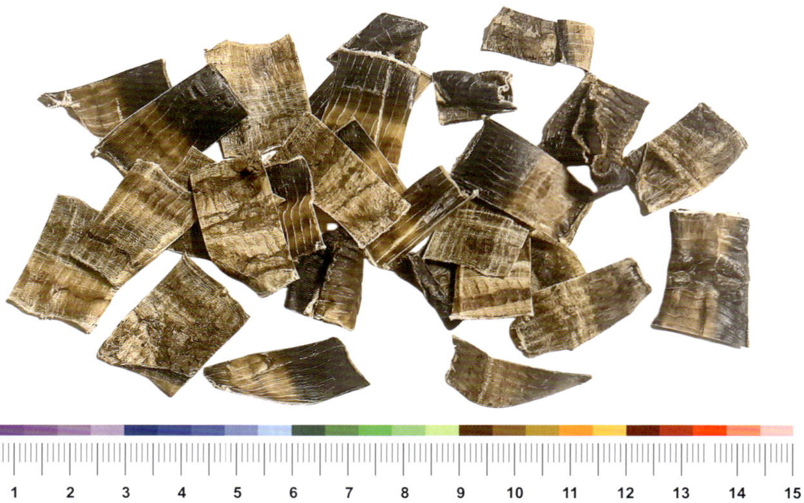

地龙（广地龙）

产地：海南

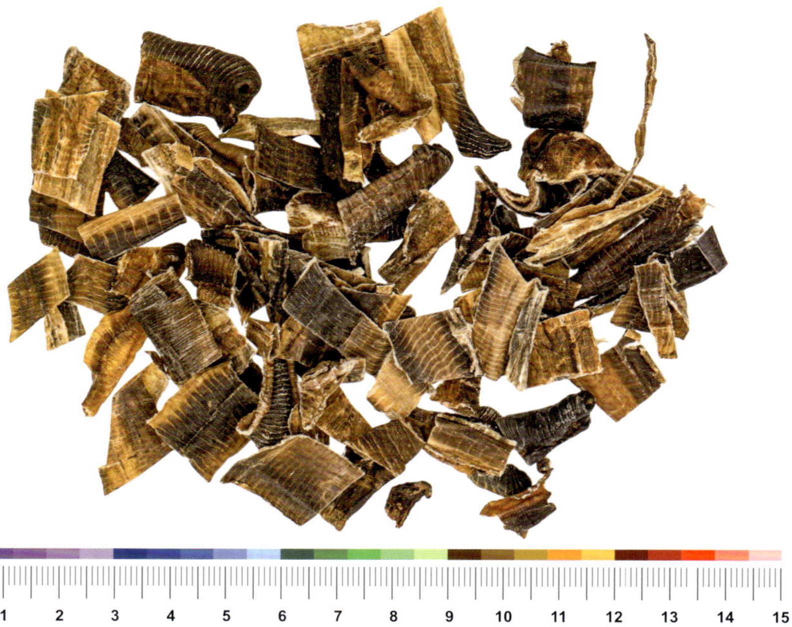

地龙（广地龙）

产地：广东

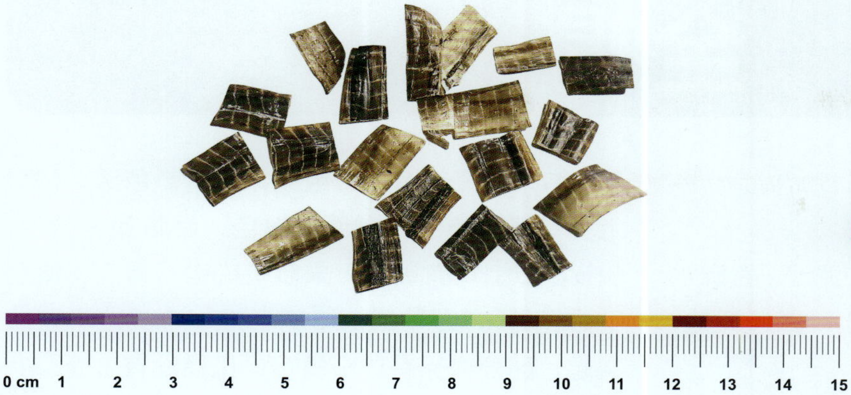

地龙（广地龙）

产地：广西

地龙（增重）

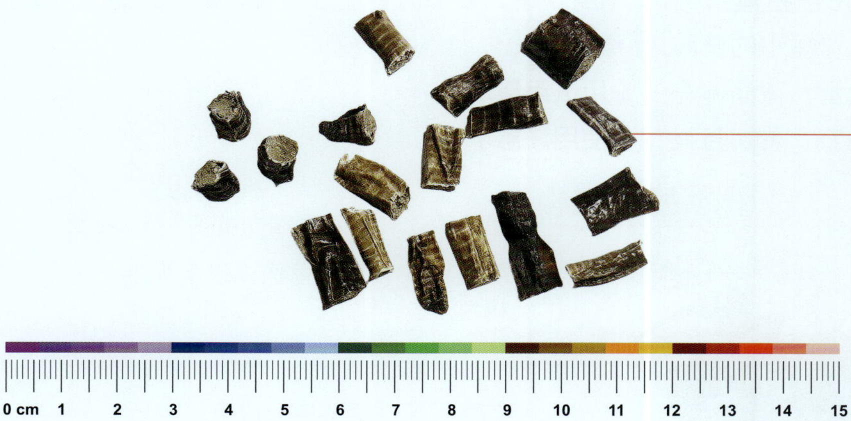

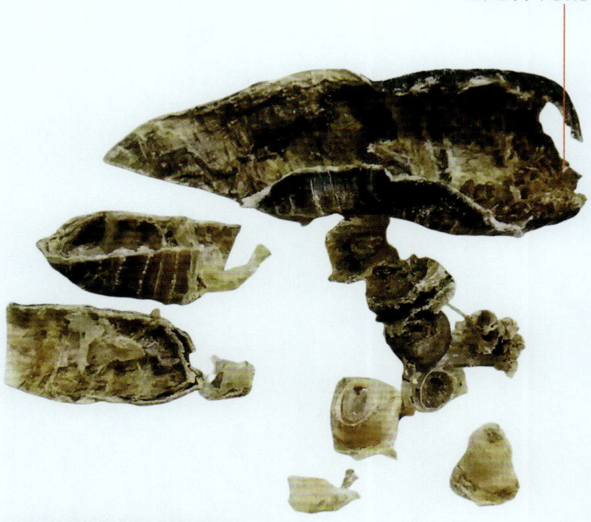

未去除内脏的地龙

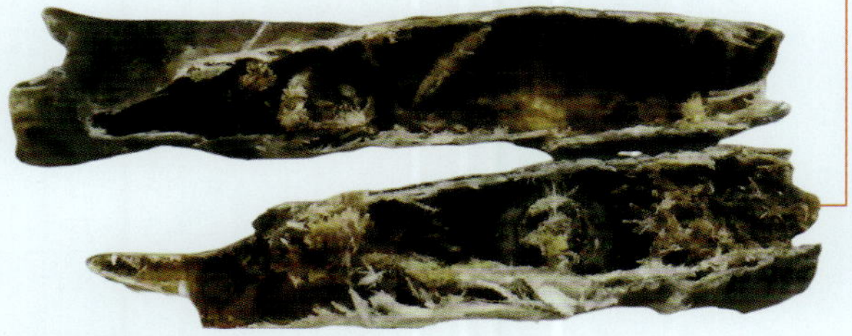

未去除内脏的地龙

全蝎

【基　　原】钳蝎科动物东亚钳蝎 *Buthus martensii* Karsch 的干燥体。

【采收加工】春末至秋初捕捉，除去泥沙，置沸水或沸盐水中，煮至全身僵硬，捞出，置通风处，阴干。

【主要产地】主产于河南、山东、河北、山西、陕西等地。

【炮制方法】除去杂质，洗净，干燥。

【饮片性状】本品头胸部与前腹部呈扁平长椭圆形，后腹部呈尾状，皱缩弯曲，完整者体长约6cm。头胸部呈绿褐色，前面有1对短小的螯肢和1对较长大的钳状脚须，形似蟹螯，背面覆有梯形背甲，腹面有4对足，均为7节，末端各具2爪钩；前腹部由7节组成，第7节色深，背甲上有5条隆脊线。背面绿褐色，后腹部棕黄色，6节，节上均有纵沟，末节有锐钩状毒刺，毒刺下方无距（“距”是指毒刺下方一个类似小刺的突起，部分伪品有这个特征，正品没有）。质韧，折断后内有空隙及黑色或棕黄色物质，气微腥，味咸。

【功能主治】息风镇痉，通络止痛，攻毒散结。用于肝风内动，痉挛抽搐，小儿惊风，中风口㖞，半身不遂，破伤风，风湿顽痹，偏正头痛，疮疡，瘰疬。

【用法用量】3～6g。

【使用注意】孕妇禁用。

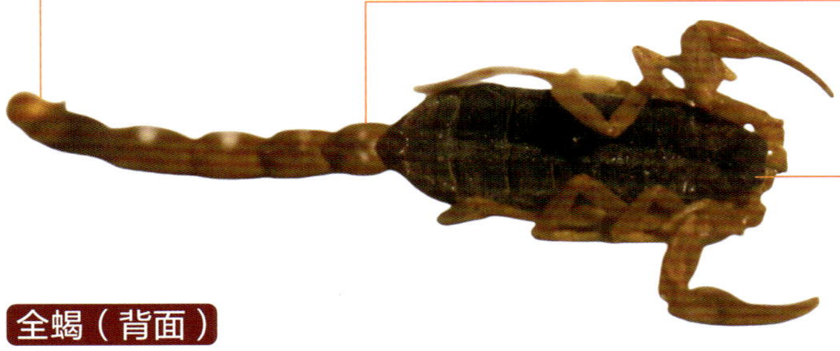

全蝎（背面）

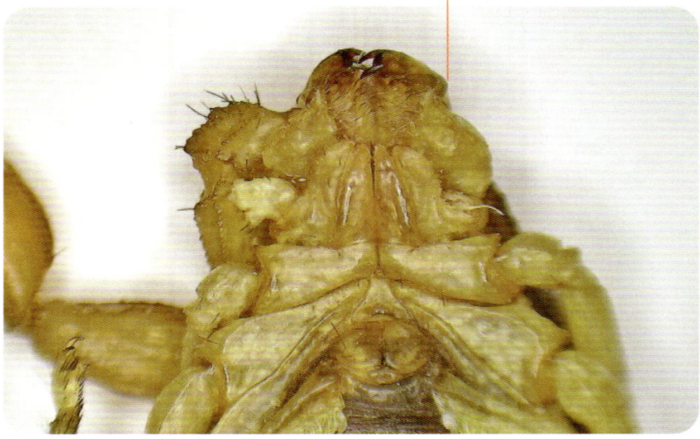

全蝎（腹面螯肢，1∶30）

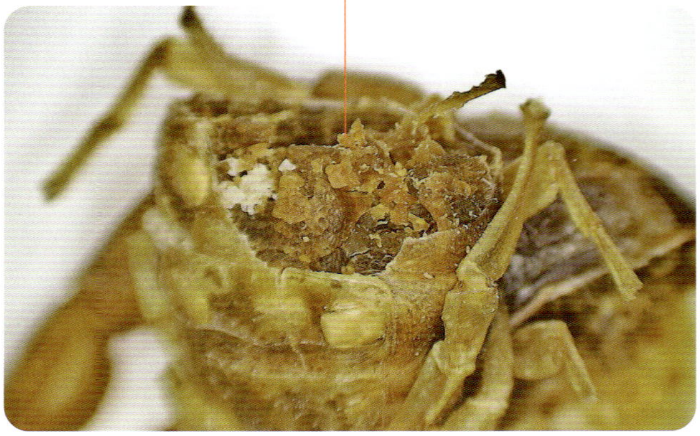

全蝎（腹面，1∶30）

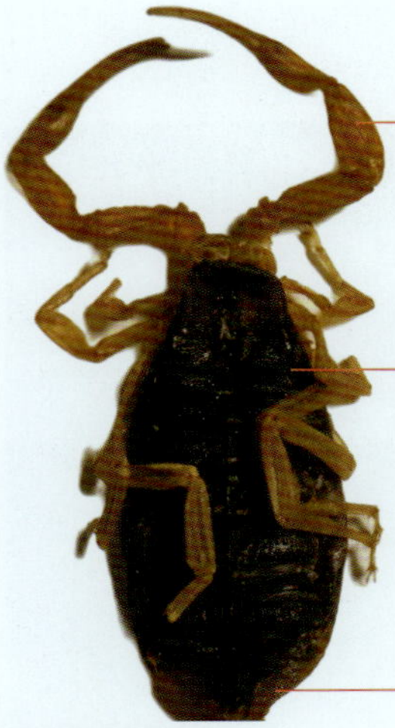
前面有 1 对较大的钳状脚须，形似蟹螯
头胸部背面呈绿褐色
背甲上有 5 条隆脊线

全蝎（背甲）

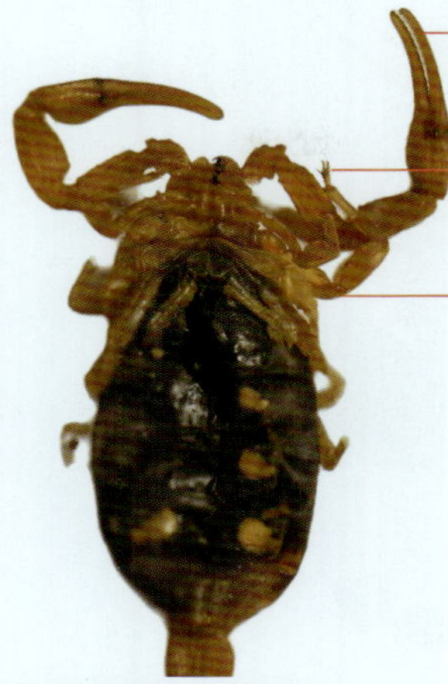
前面有 1 对较大的钳状脚须，形似蟹螯
足的末端各具 2 爪钩
腹面有 4 对足，均为 7 节

全蝎（腹面）

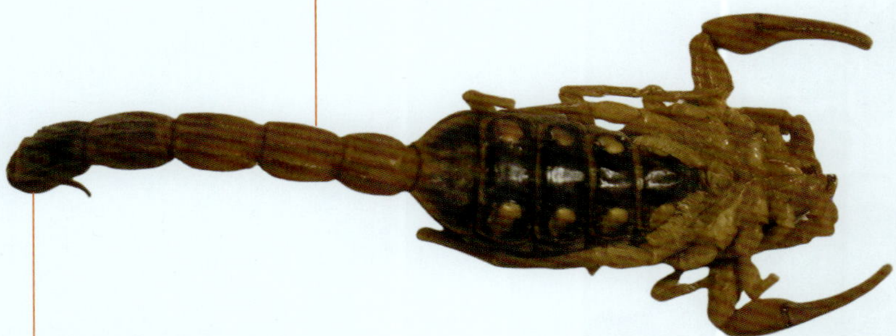
后腹部每节表面均有纵沟
后腹部末节由半圆形毒囊和尖锐状毒刺组成

全蝎（后腹部）

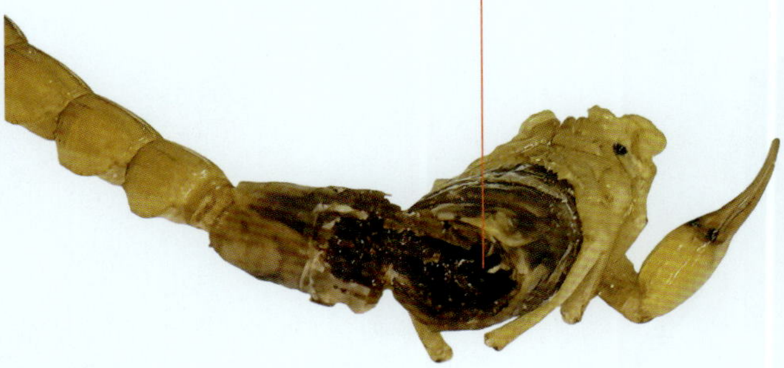
腹部断面中空

全蝎（腹部断面）

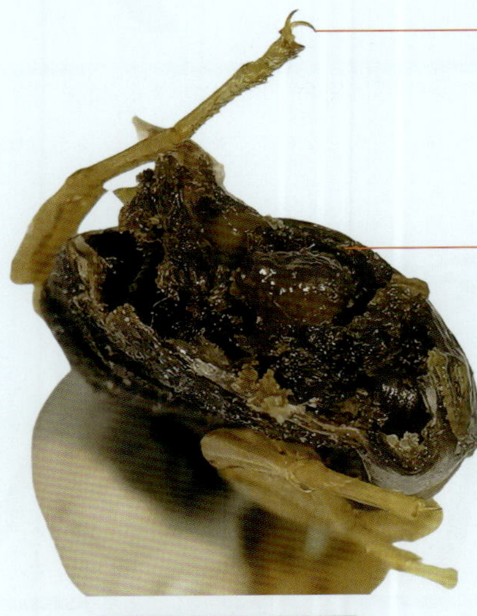
足末端各具 2 爪钩
有的腹内可见全蝎卵

全蝎（腹内的卵）

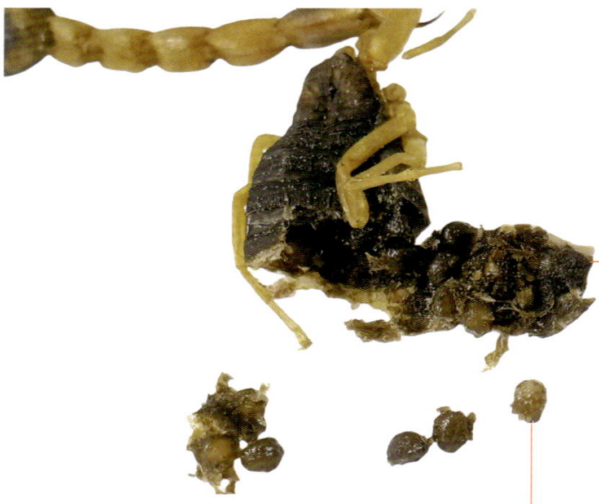

全蝎（腹部断面）

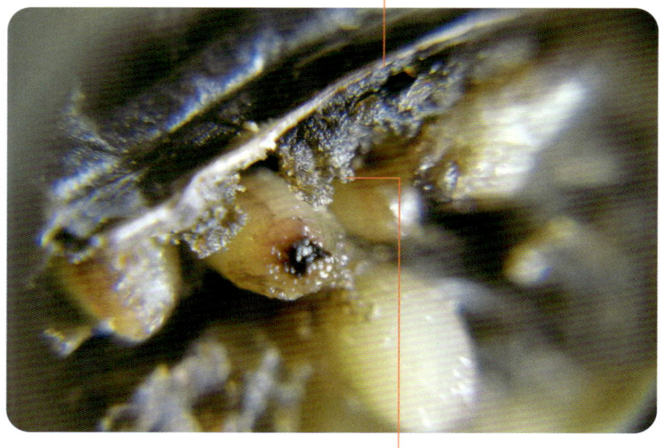

全蝎（腹部断面，1：20）

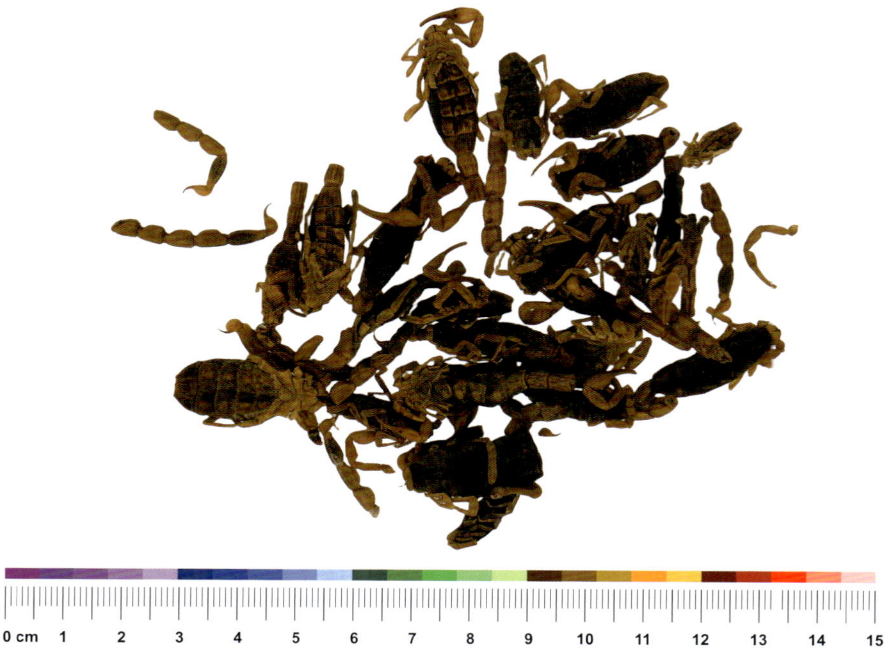

全蝎

产地：山西

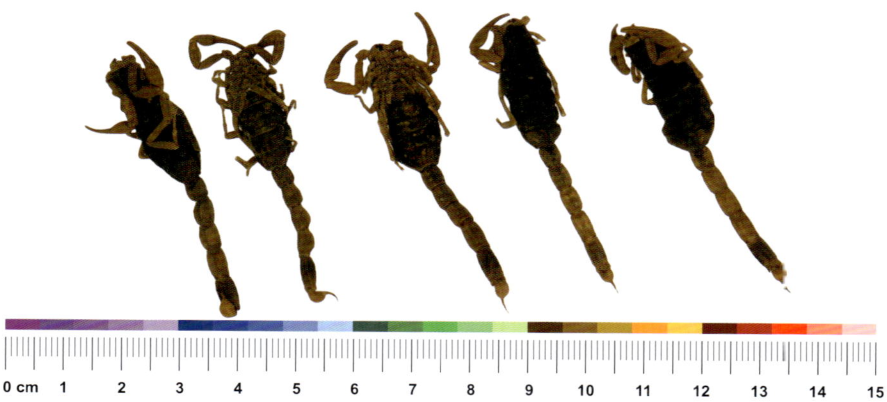

全蝎

产地：河北

牡蛎

【基　　原】牡蛎科动物长牡蛎 *Ostrea gigas* Thunberg、大连湾牡蛎 *Ostrea talienwhanensis* Crosse 或近江牡蛎 *Ostrea rivularis* Gould 的贝壳。

【采收加工】全年均可捕捞，去肉，洗净，晒干。

【主要产地】全国沿海地区均产。

【炮制方法】洗净，干燥，碾碎。

【饮片性状】本品为不规则的碎块，外表面淡紫色、灰白色或黄褐色、白色，内表面白色或灰白色。质硬，断面层状。气微，味微咸。

【功能主治】重镇安神，潜阳补阴，软坚散结。用于惊悸失眠，眩晕耳鸣，瘰疬痰核，癥瘕痞块。

【用法用量】9～30g。先煎。

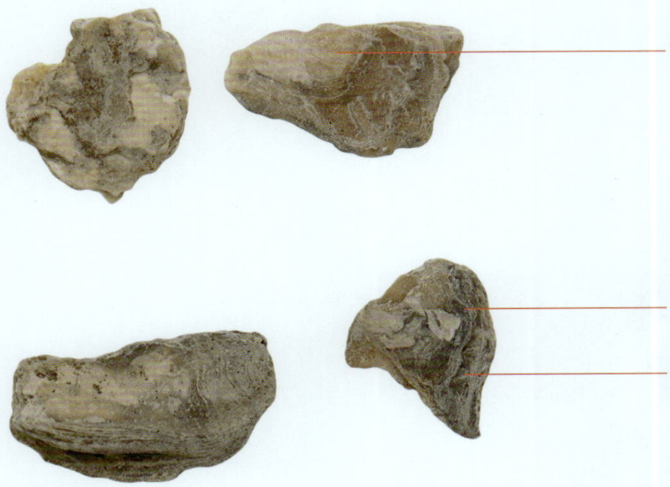

牡蛎

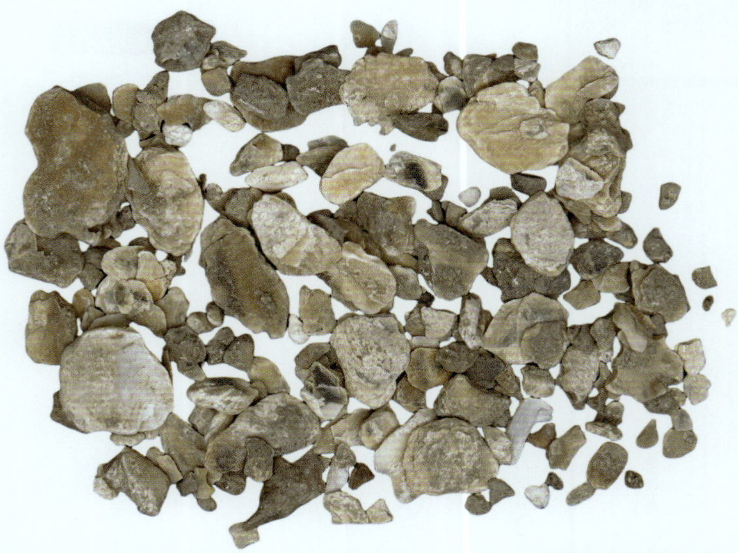

牡蛎
产地：山东

牡蛎（掺杂）

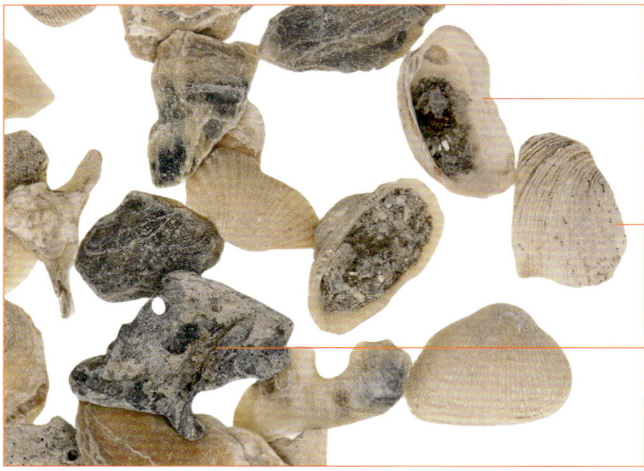

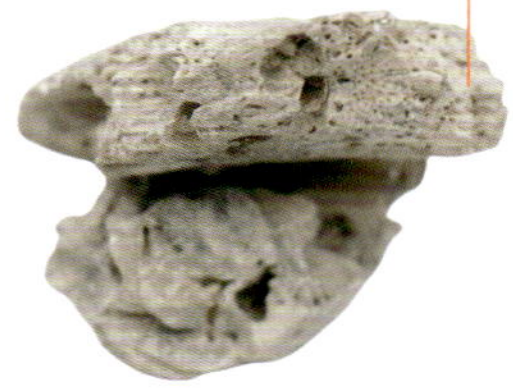

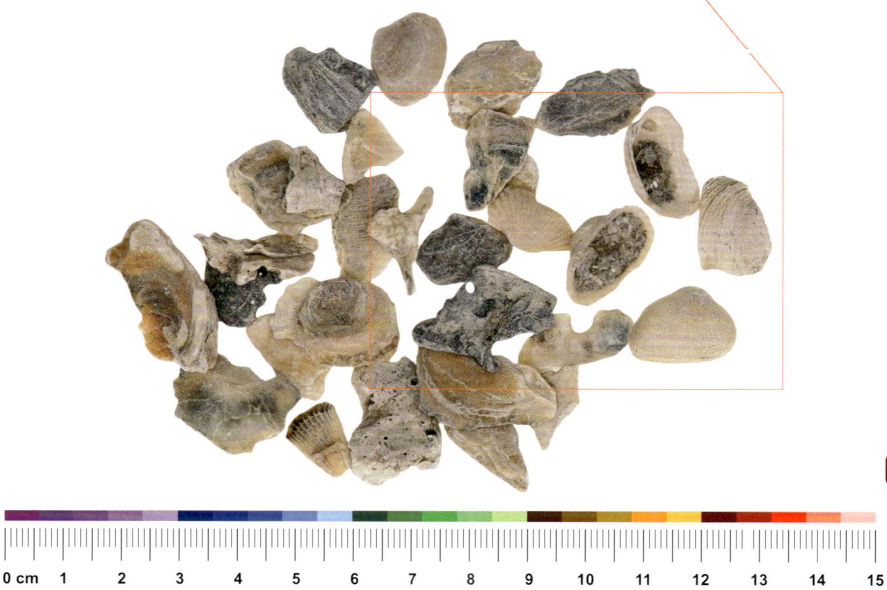

牡蛎（掺杂）

煅牡蛎

【基　原】牡蛎科动物长牡蛎 *Ostrea gigas* Thunberg、大连湾牡蛎 *Ostrea talienwhanensis* Crosse 或近江牡蛎 *Ostrea rivularis* Gould 贝壳的炮制品。

【炮制方法】取净牡蛎，照明煅法煅至酥脆，取出，晾凉。

【饮片性状】本品呈不规则的碎块或粉末。灰白色，断面显层状，质酥脆。

【功能主治】收敛固涩，制酸止痛。用于自汗盗汗，遗精滑精，崩漏带下，胃痛吞酸。

【用法用量】9～30g。先煎。

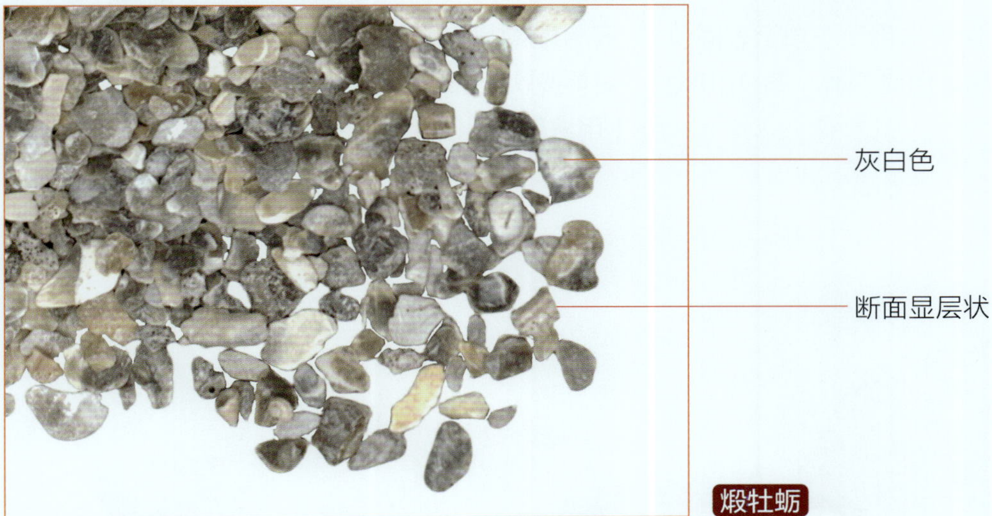

煅牡蛎

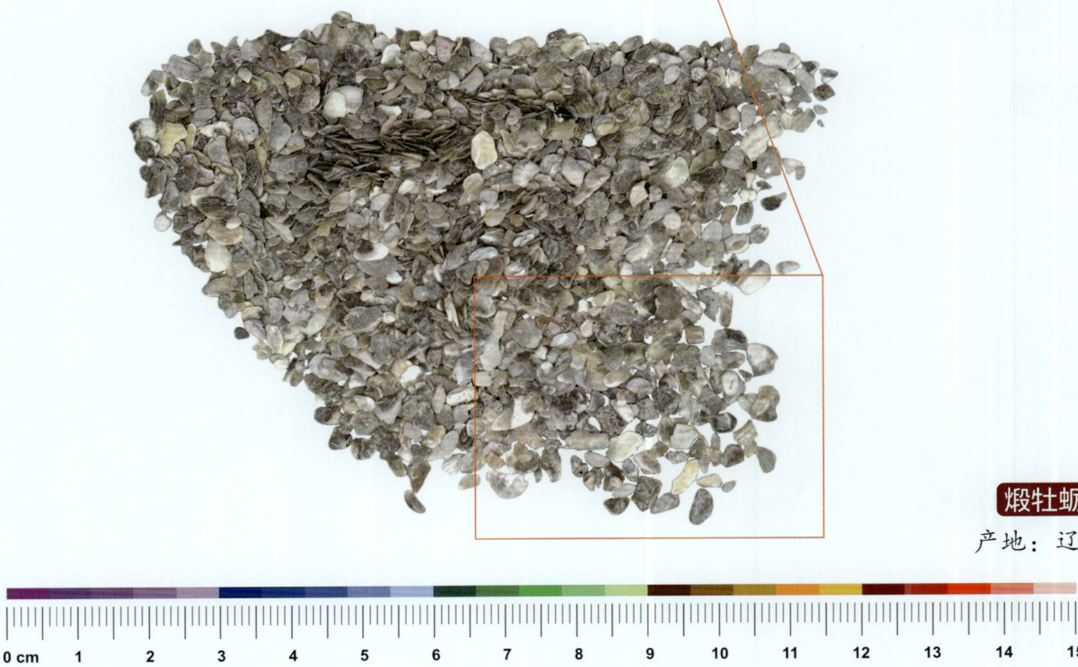

煅牡蛎

产地：辽宁

醋龟甲

【基　　原】龟科动物乌龟 *Chinemys reevesii* (Gray) 背甲及腹甲的炮制品。

【采收加工】全年均可捕捉，以秋、冬二季为多，捕捉后杀死，或用沸水烫死，剥取背甲和腹甲，除去残肉，晒干。

【主要产地】主产于湖北、湖南、四川、云南、江苏、浙江、安徽、广东、广西、河南等地。

【炮制方法】取净龟甲，照烫法用砂子炒至表面淡黄色，取出，醋淬，干燥。用时捣碎。每 100kg 龟甲，用醋 20kg。

【饮片性状】本品呈不规则的块状。背甲盾片略呈拱状隆起，腹甲盾片呈平板状，大小不一。表面黄色或棕褐色，有的可见深棕褐色斑点，有不规则纹理。内表面棕黄色或棕褐色，边缘有的呈锯齿状。断面不平整，有的有蜂窝状小孔。质松脆。气微腥，味微咸，微有醋香气。

【功能主治】滋阴潜阳，益肾强骨，养血补心。用于阴虚潮热，骨蒸盗汗，头晕目眩，虚风内动，筋骨痿软，心虚健忘。

【用法用量】9～24g。先煎。用时捣碎。

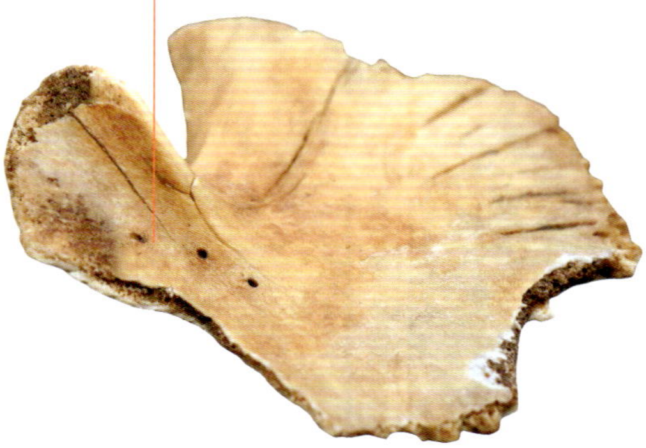

醋龟甲（腹甲内表面）

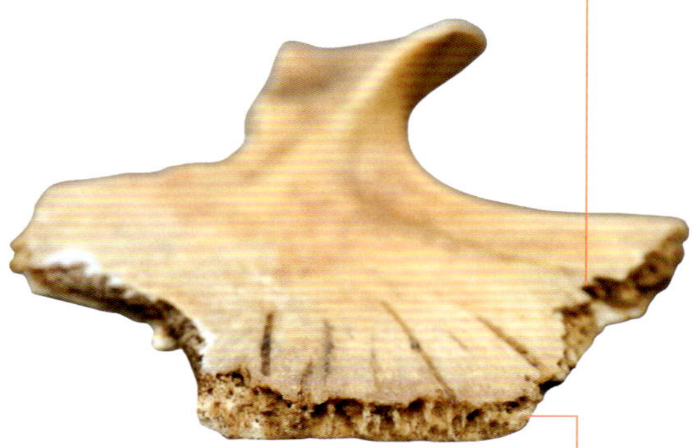

醋龟甲（腹甲内表面）

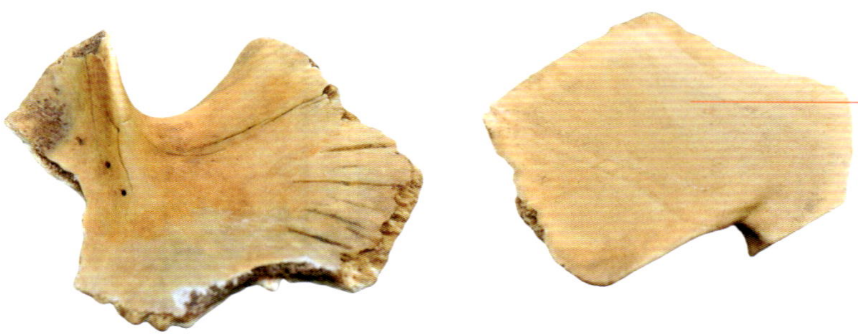

醋龟甲（腹甲表面和内表面）

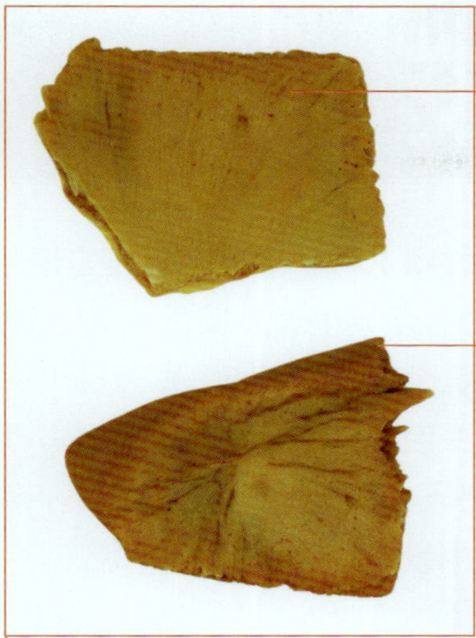
表面黄色或棕褐色，有的可见深棕褐色斑点
表面黄色或棕褐色

醋龟甲（腹甲表面）

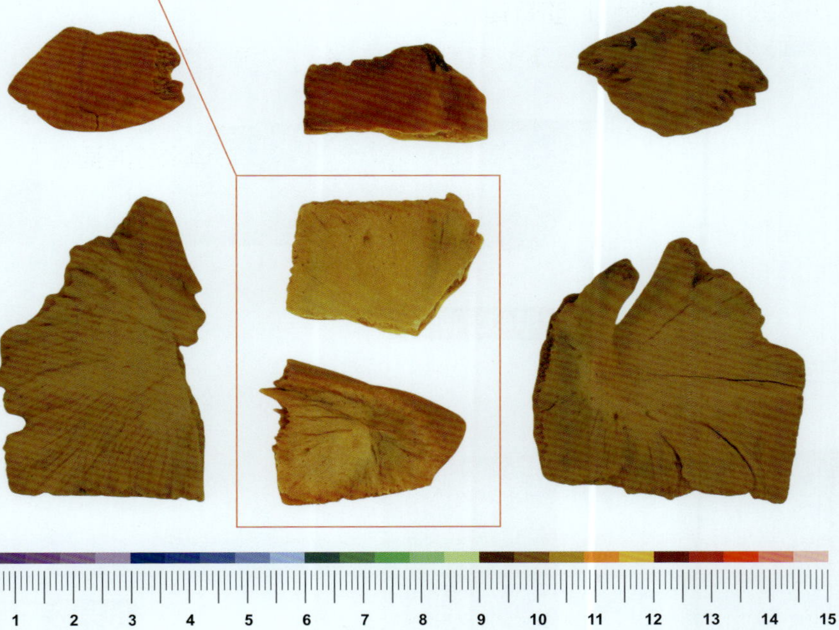

醋龟甲

产地：湖北

龟甲胶

【基　原】龟科动物乌龟 *Chinemys reevesii*（Gray）的背甲及腹甲经水煎煮、浓缩制成的固体胶。

【炮制方法】将龟甲漂泡洗净，分次水煎，滤过，合并滤液（或加入白矾细粉少许），静置，滤取胶液，浓缩（可加适量的黄酒、冰糖及豆油）至稠膏状，冷凝，切块，晾干，即得。

【饮片性状】本品呈长方形或方形的扁块或丁状，深褐色。质硬而脆，断面光亮，对光照视时呈半透明状。气微腥，味淡。

【功能主治】滋阴，养血，止血。用于阴虚潮热，骨蒸盗汗，腰膝酸软，血虚萎黄，崩漏带下。

【用法用量】3～9g，烊化兑服。

龟甲胶

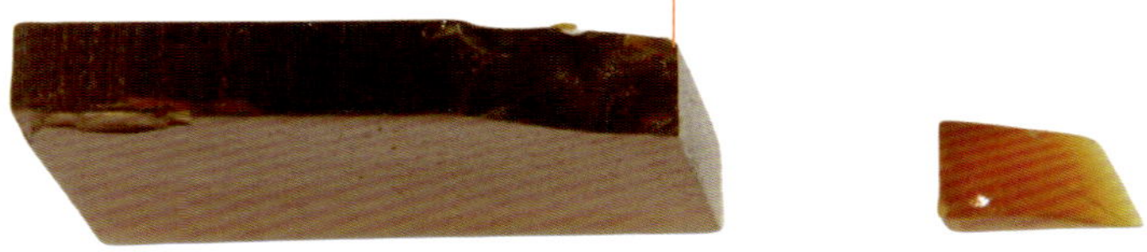

龟甲胶（断面）

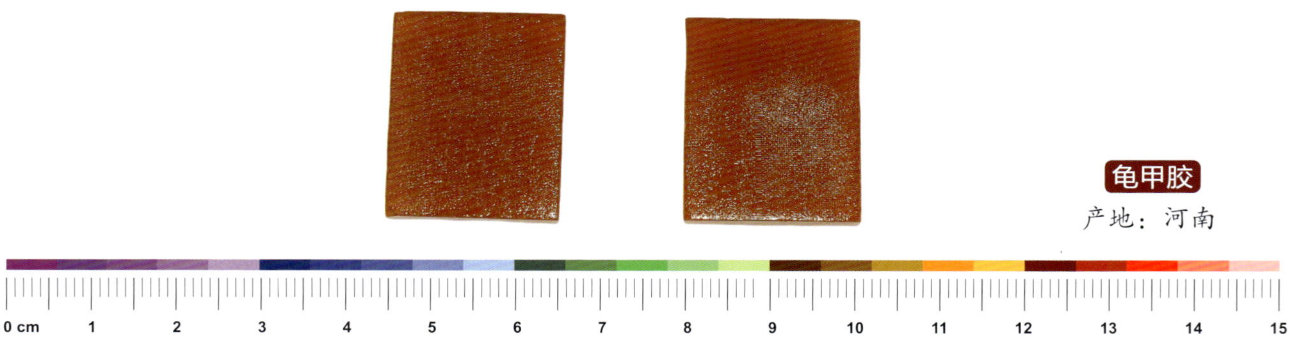

龟甲胶

产地：河南

阿胶

【基　　原】马科动物驴 *Equus asinus* L. 的干燥皮或鲜皮经煎煮、浓缩制成的固体胶。

【采收加工】将驴皮浸泡去毛，切块洗净，分次水煎，滤过，合并滤液，浓缩（可分别加入适量黄酒、冰糖及豆油）至稠膏状，冷凝，切块，晾干，即得。

【主要产地】主产于山东、河北等地。

【炮制方法】捣成碎块。

【饮片性状】本品呈不规则块状，大小不一。棕色至黑褐色，有光泽。质硬而脆，断面光亮，碎片对光照视呈棕色半透明状。气微，味微甘。

【功能主治】补血滋阴，润燥，止血。用于血虚萎黄，眩晕心悸，肌痿无力，心烦不眠，虚风内动，肺燥咳嗽，劳嗽咯血，吐血尿血，便血崩漏，妊娠胎漏。

【用法用量】3～9g。烊化兑服。

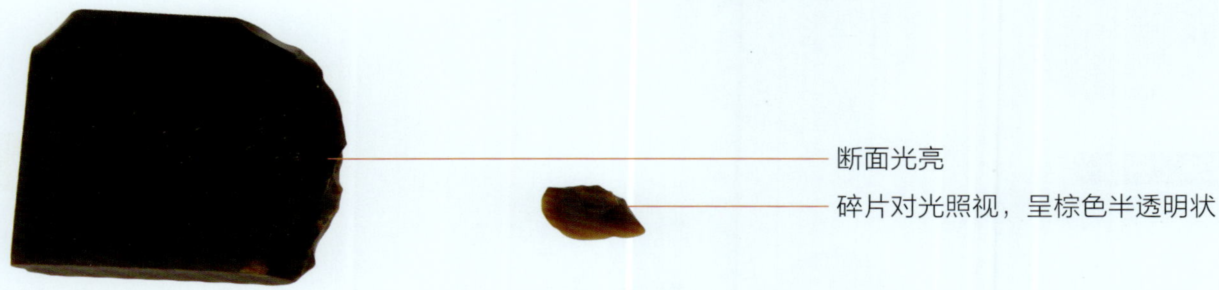

阿胶（断面）

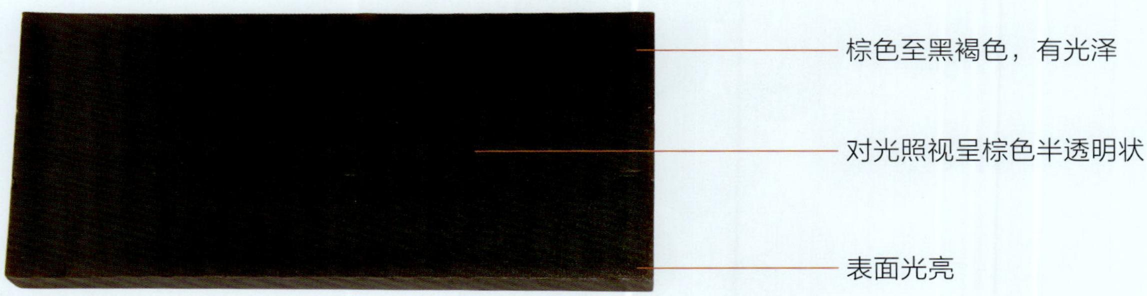

阿胶

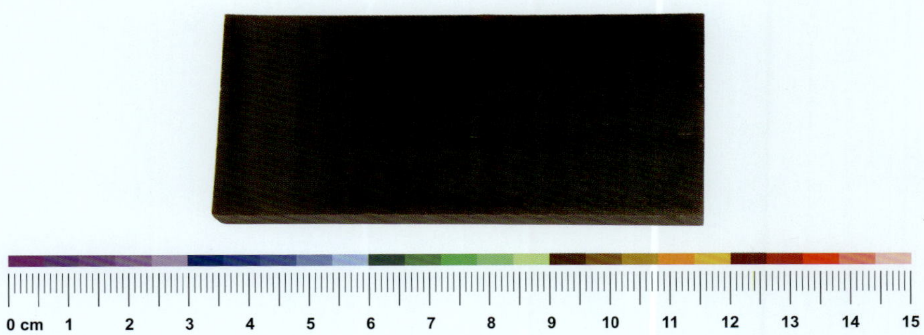

阿胶

产地：河北

阿胶珠

【基　　原】本品为阿胶的炮制品。

【炮制方法】取阿胶，烘软，切成 1cm 左右的丁，照炒法用蛤粉烫至成珠，内无溏心时，取出，筛去蛤粉，放凉。

【饮片性状】本品呈类球形。表面棕黄色或灰白色，附有白色粉末。体轻，质酥，易碎。断面中空或多孔状，淡黄色至棕色。气微，味微甜。

【功能主治】补血滋阴，润肺止咳，止血。用于血虚萎黄，眩晕心悸，肌痿无力，心烦不眠，虚风内动，肺燥咳嗽，劳嗽咯血，吐血尿血，便血崩漏，妊娠胎漏。

【用法用量】3～9g。烊化兑服。

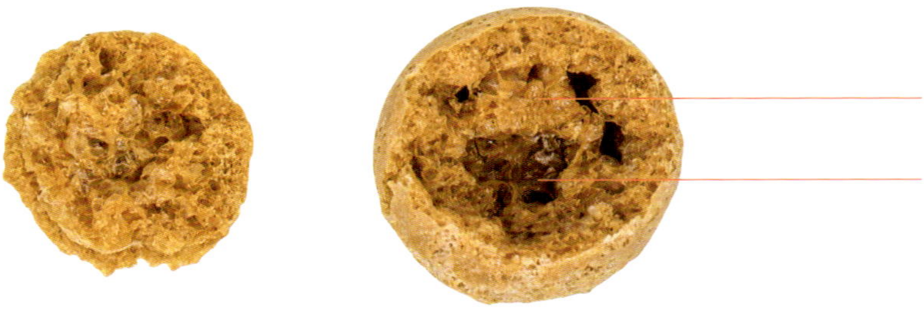

阿胶珠（断面）

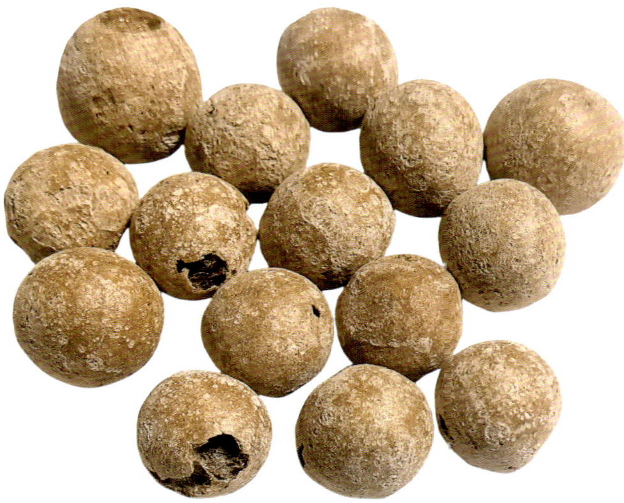

阿胶珠

产地：河北

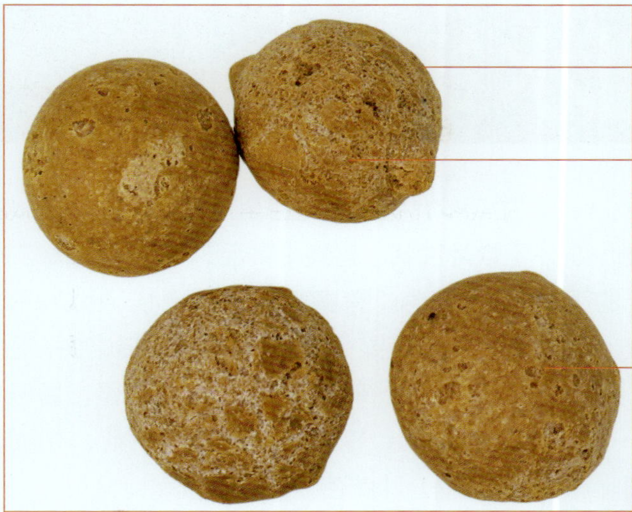
类球形
表面棕黄色或灰白色，附有白色粉末
膨松，略呈海绵状

阿胶珠

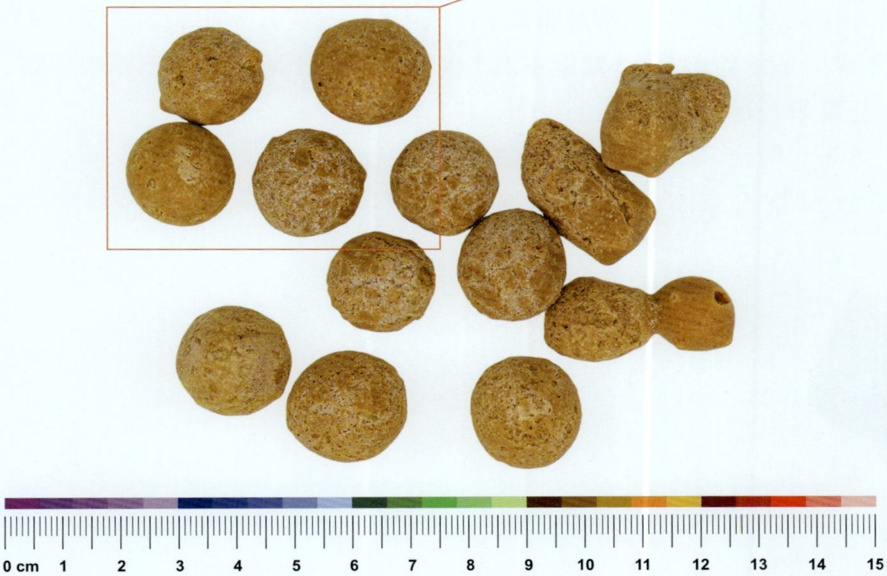

阿胶珠

产地：北京

制水蛭

【基　　原】水蛭科动物蚂蟥 *Whitmania pigra* Whitman、水蛭 *Hirudo nipponica* Whitman 或柳叶蚂蟥 *Whitmaniaacranulata* Whitman 的干燥全体。

【采收加工】夏、秋二季捕捉，用沸水烫死，晒干或低温干燥。

【主要产地】主产于山东、浙江、安徽、湖南、湖北、四川、陕西、辽宁、吉林、黑龙江等地。

【炮制方法】取原药材，除去杂质，洗净，浸泡 0.5～1 小时，取出，闷润 2～4 小时，至内外湿度一致，切中段（6～9mm），干燥。取水蛭段，加黄酒拌匀，闷润 1～2 小时，至黄酒吸尽，置热锅内，用文火（80～120℃）炒干，取出，晾凉。每 100kg 水蛭段，用黄酒 20kg。[《北京市中药饮片炮制规范（2008 年版）》]

【饮片性状】蚂蟥｜本品为不规则的段。背部黑色或黑褐色，有多数环节，宽 0.5～2cm。腹面平坦，棕黄色，两侧棕黄色，前端略尖，后端钝圆，两端各具 1 吸盘，前吸盘不明显，后吸盘较大。腹面平坦，棕黄色。质脆，易碎。切面胶质状。气微腥，味咸苦，微有酒气。

水蛭｜体多弯曲扭转，个体较小，宽 0.2～0.3cm。

柳叶蚂蟥｜狭长而扁，宽 0.1～0.5cm。

【功能主治】破血，逐瘀，通经。用于癥瘕痞块，血瘀经闭，跌扑损伤。

【用法用量】1.5～3g。

【使用注意】孕妇禁用。

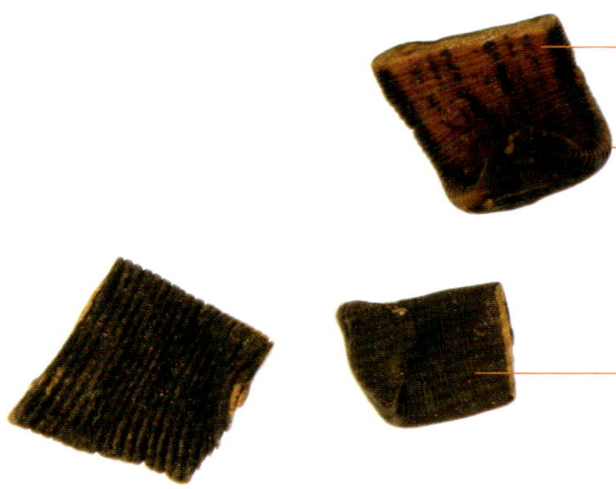

制水蛭（蚂蟥）

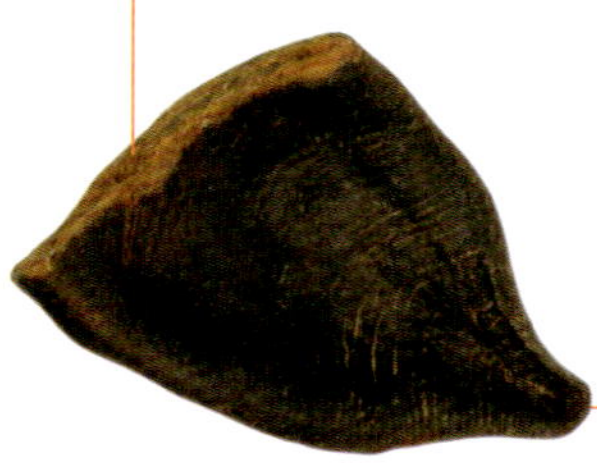

制水蛭（蚂蟥）

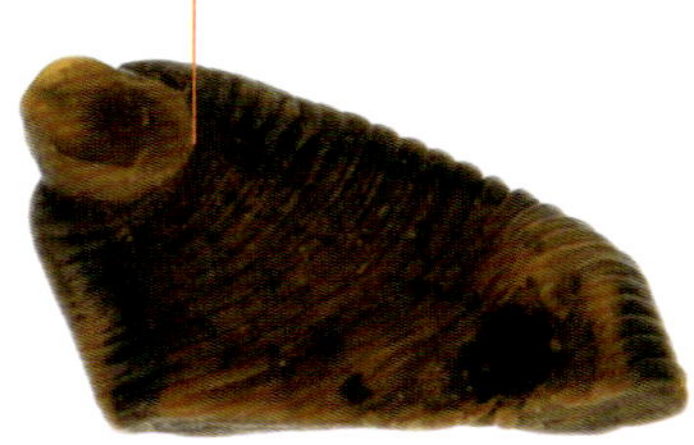

制水蛭（蚂蟥）

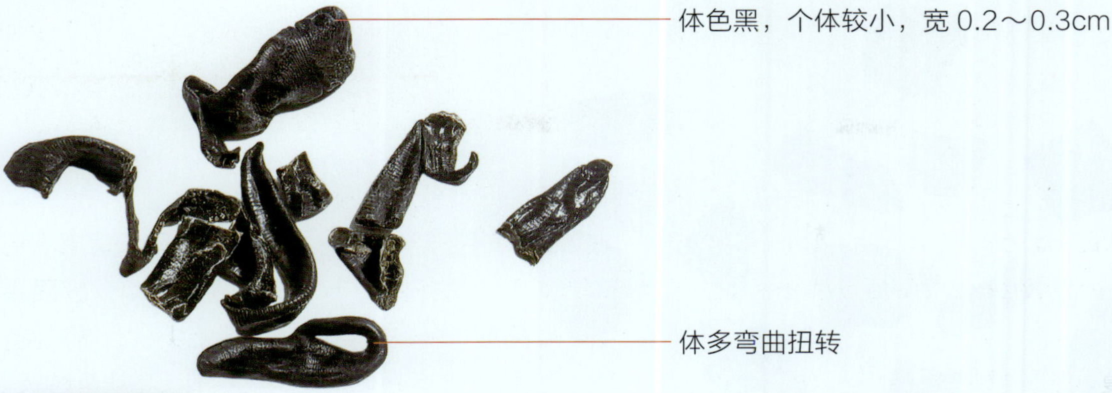

制水蛭（水蛭）

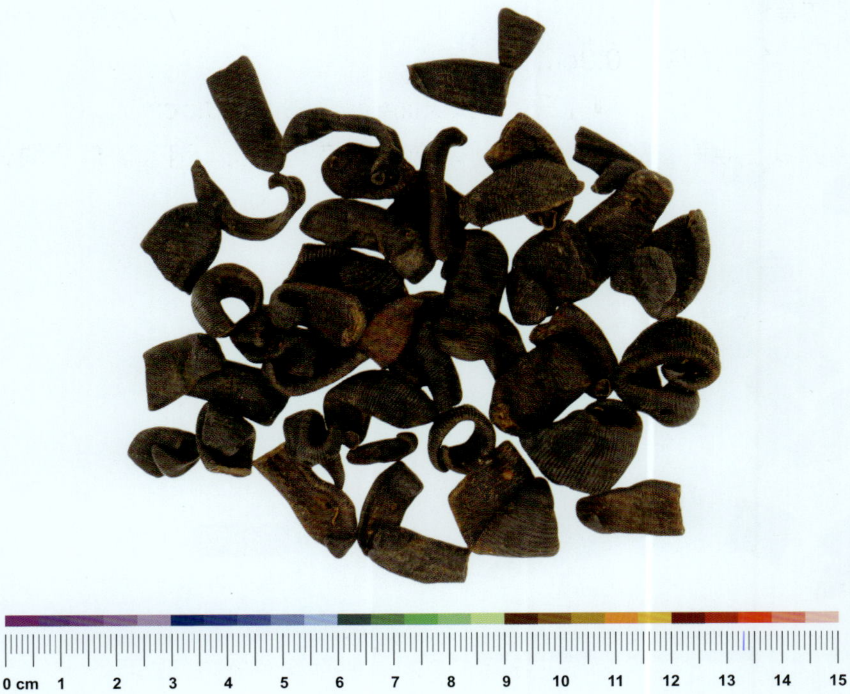

制水蛭

产地：江苏（养殖）

【炮制依据】《北京市中药饮片炮制规范（2008 年版）》

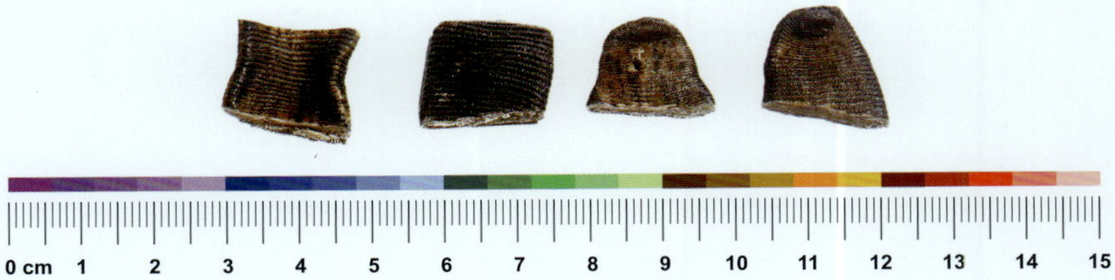

制水蛭

产地：江苏（野生）

【炮制依据】《北京市中药饮片炮制规范（2008 年版）》

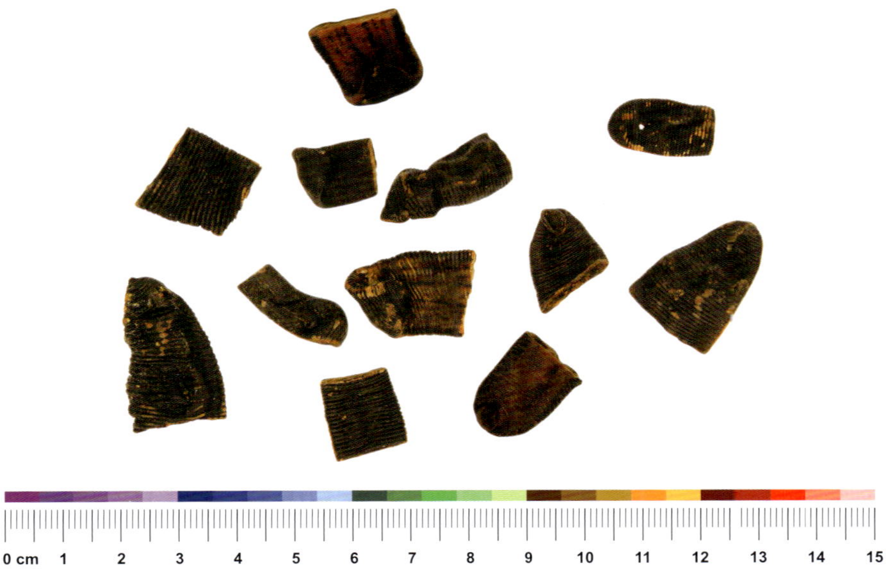

制水蛭

产地：浙江

【炮制依据】《北京市中药饮片炮制规范（2008 年版）》

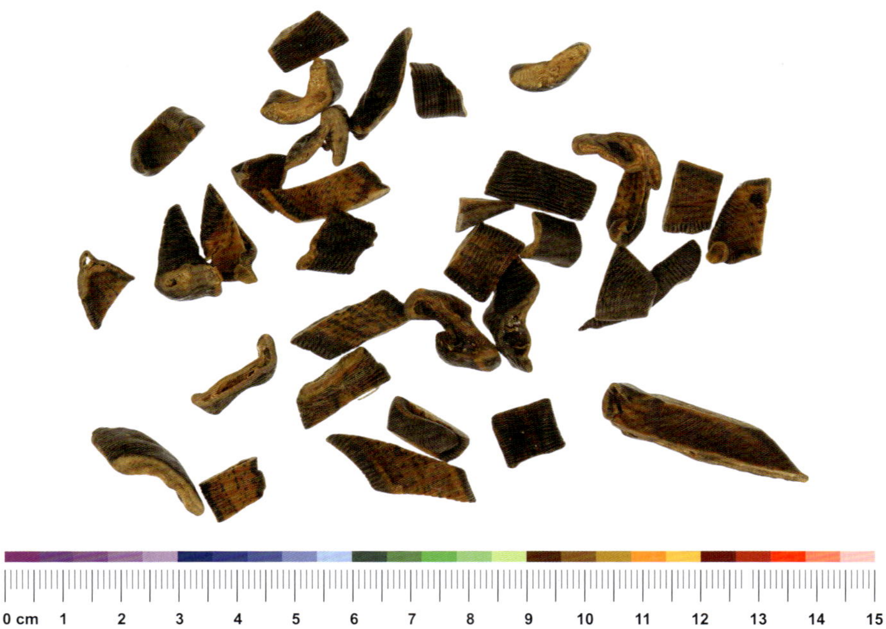

制水蛭

产地：山东

【炮制依据】《北京市中药饮片炮制规范（2008 年版）》

金钱白花蛇

【基　　原】眼镜蛇科动物银环蛇 *Bungarus multicinctus* Blyth 的幼蛇干燥体。

【采收加工】夏、秋二季捕捉，剖开腹部，除去内脏，擦净血迹，用乙醇浸泡处理后，盘成圆形，用竹签固定，干燥。

【主要产地】主产于广东、广西、江西等地。

【炮制方法】取原药材，除去杂质。

【饮片性状】本品呈圆盘状，盘径 3～6cm，蛇体直径 0.2～0.4cm。头盘在中间，尾细，常纳口内，口内上颌骨前端有毒沟牙 1 对，细齿多数，鼻间鳞 2 片，无颊鳞，上、下唇鳞通常各为 7 片。背部黑色或灰黑色，有白环纹 45～58 个，黑白相间，白环纹在背部宽 1～2 行鳞片，向腹面渐增宽，黑环纹宽 3～5 行鳞片，斑纹规则且区分明显。背正中明显突起一条脊棱，脊鳞扩大呈六角形，背鳞细密，通身 15 行，尾下鳞单行。气微腥，味微咸。

【功能主治】祛风，通络，止痉。用于风湿顽痹，麻木拘挛，中风口眼㖞斜，半身不遂，抽搐痉挛，破伤风，麻风，疥癣。

【用法用量】2～5g。研粉吞服 1～1.5g。

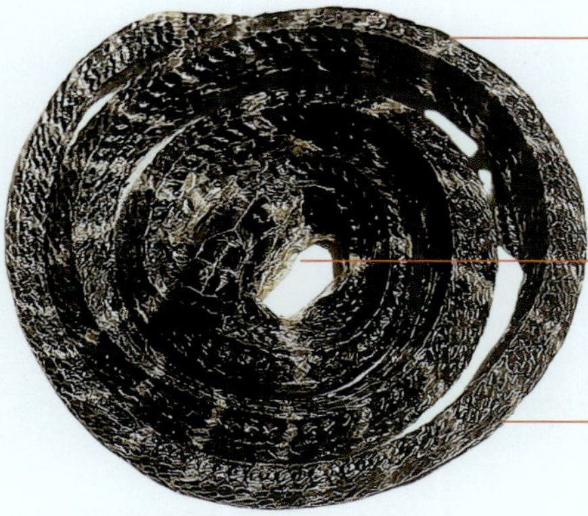

背部黑色或灰黑色，有白色环纹 45～58 个

头盘在中间，尾细，常纳口内，蛇头上翘高出蛇盘

背部正中明显突起一条脊棱

金钱白花蛇（背面）

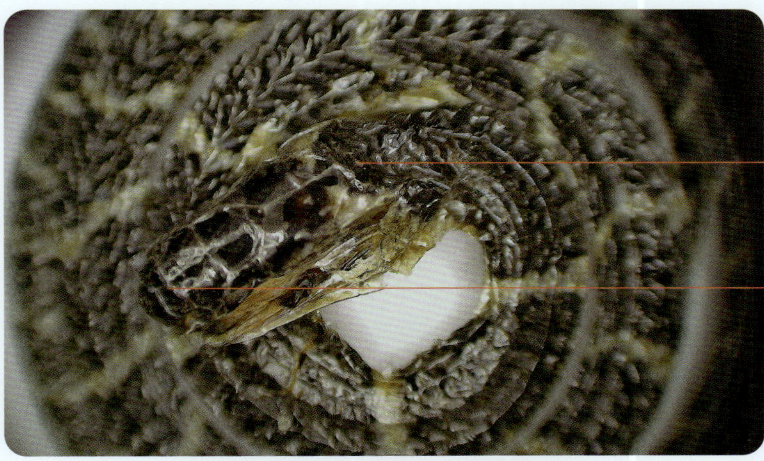

白环纹在背部宽 1～2 行鳞片，向腹面渐增宽

鼻间鳞 2 片，无颊鳞

金钱白花蛇（背面，1∶30）

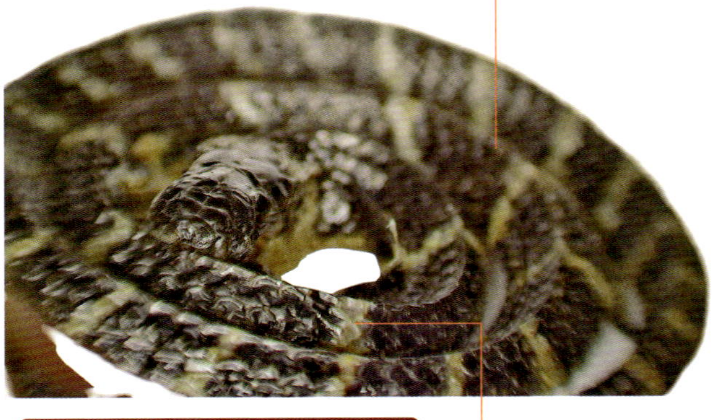
背鳞细密，通身 15 行
脊鳞扩大呈六角形

金钱白花蛇（背面，1∶30）

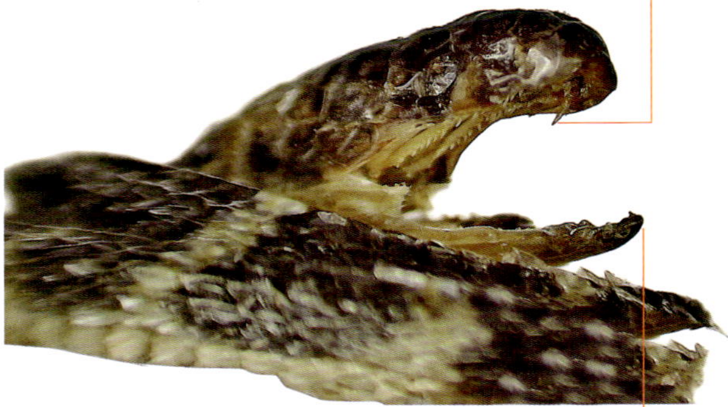
口内上颌骨前端有毒沟牙 1 对，细齿多数
下颌牙不明显

金钱白花蛇（头部，1∶30）

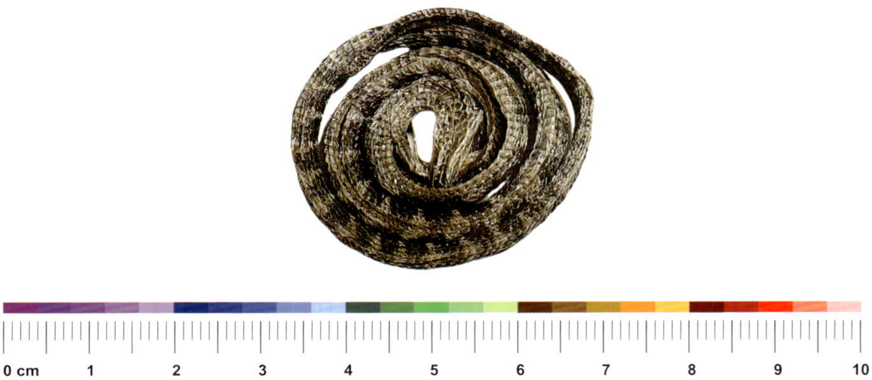

金钱白花蛇

产地：广西

夜明砂

【基　　原】蝙蝠科动物东方蝙蝠 *Vespertilio superans* Thomas 等多种蝙蝠的干燥粪便。

【采收加工】全年均可采收，以夏季为宜。从山洞中铲取后，拣去杂质，除去泥土，干燥。

【主要产地】主产于广东、广西、江西、湖北等地。

【炮制方法】取原药材，除去杂质，筛去灰屑。

【饮片性状】本品为略呈长椭圆形的颗粒或已破碎成小块片，完整者两头微尖，长 0.5～0.8cm，直径 0.2～0.3cm。灰褐色至黑褐色，破碎者黄棕色至棕褐色，有的略具光泽。用放大镜观察，可见昆虫体的残骸（翅、头、足等），质松，易碎。气微。

【功能主治】清热明目，散瘀消积。用于青盲，雀目，内外翳障，瘰疬，小儿疳积。

【用法用量】3～9g。

放大镜观察，可见昆虫体的残骸

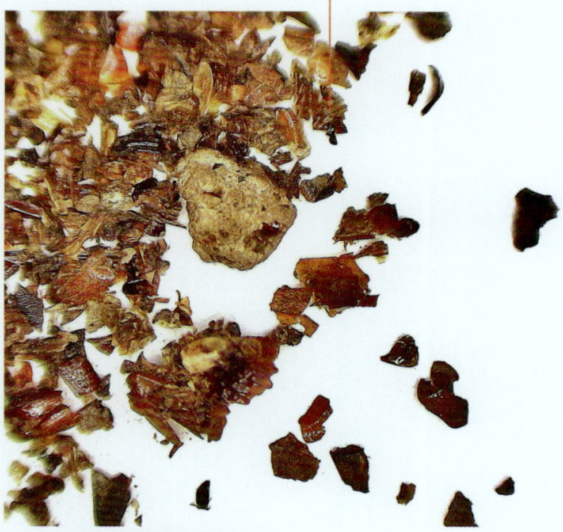

夜明砂（1∶30）

黄棕色至棕褐色，有的略具光泽

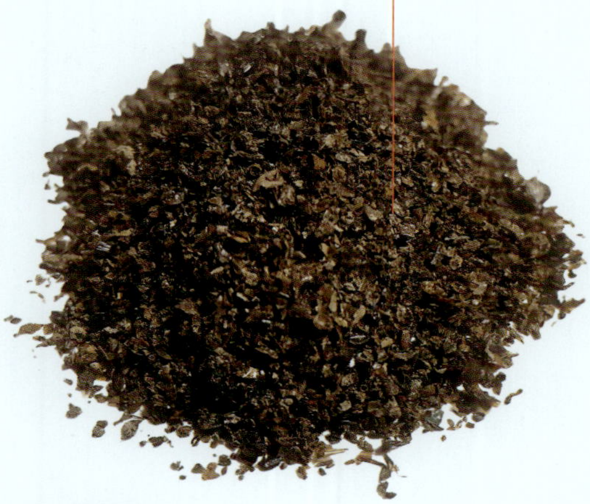

夜明砂

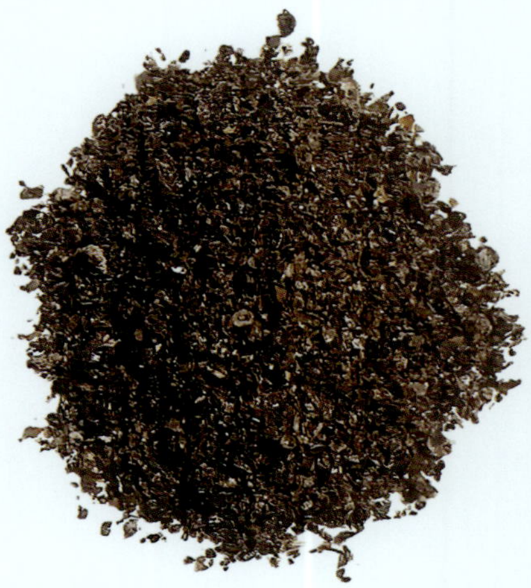

夜明砂

产地：湖北

【炮制依据】《北京市中药饮片炮制规范（2008 年版）》

珍珠粉

【基　　原】珍珠贝科动物马氏珍珠贝 *Pteria martensii*（Dunker）、蚌科动物三角帆蚌 *Hyriopsis cumingii*（Lea）或褶纹冠蚌 *Cristaria plicata*（Leach）等双壳类动物受刺激形成的珍珠。

【采收加工】自动物体内取出，洗净，干燥。

【主要产地】马氏珍珠贝主产于广西、广东、海南、台湾等沿海地区；三角帆蚌和褶纹冠蚌主产于湖南、湖北、安徽、江苏、浙江、江西等地区。

【炮制方法】方法 1 | 珍珠洗净晾干，碾细，照水飞法制成最细粉。[《中华人民共和国药典（2020年版）》]

方法 2 | 取原药材，用布包好，加豆腐与水（或豆浆）共煮约 2 小时，取出，洗净。取净珍珠，加工成最细粉。每 100kg 珍珠，用豆腐（或豆浆）400kg。[《北京市中药饮片炮制规范（2008年版）》]

【饮片性状】本品为类白色粉末，手捻无沙粒感。气微，无味。

【功能主治】安神定惊，明目消翳，解毒生肌。用于惊悸失眠，惊风癫痫，目生云翳，疮疡不敛。

【用法用量】0.1～0.3g，多入丸、散用。外用适量。

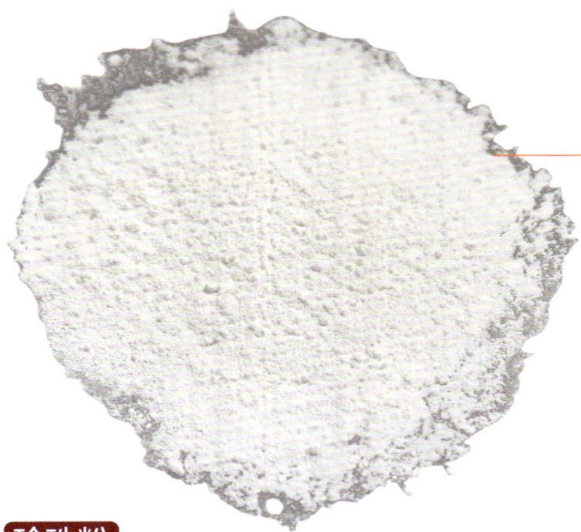

珍珠粉

珍珠粉

产地：浙江

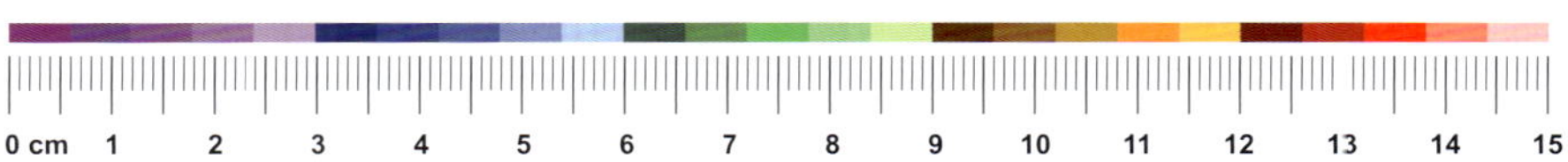

珍珠母

【基　　原】 蚌科动物三角帆蚌 *Hyriopsis cumingii*（Lea）、褶纹冠蚌 *Cristaria plicata*（Leach）或珍珠贝科动物马氏珍珠贝 *Pteria martensii*（Dunker）的贝壳。

【采收加工】 去肉，洗净，干燥。

【炮制方法】 取原药材，除去杂质，洗净，干燥，加工成碎块。

【饮片性状】 本品为不规则碎块。外表面黄白色、淡黄褐色或灰白色。内表面具彩色光泽，破碎面显层纹。质硬，气微，味淡。

【功能主治】 平肝潜阳，安神定惊，明目退翳。用于头痛眩晕，惊悸失眠，目赤翳障，视物昏花。

【用法用量】 10～25g，先煎。

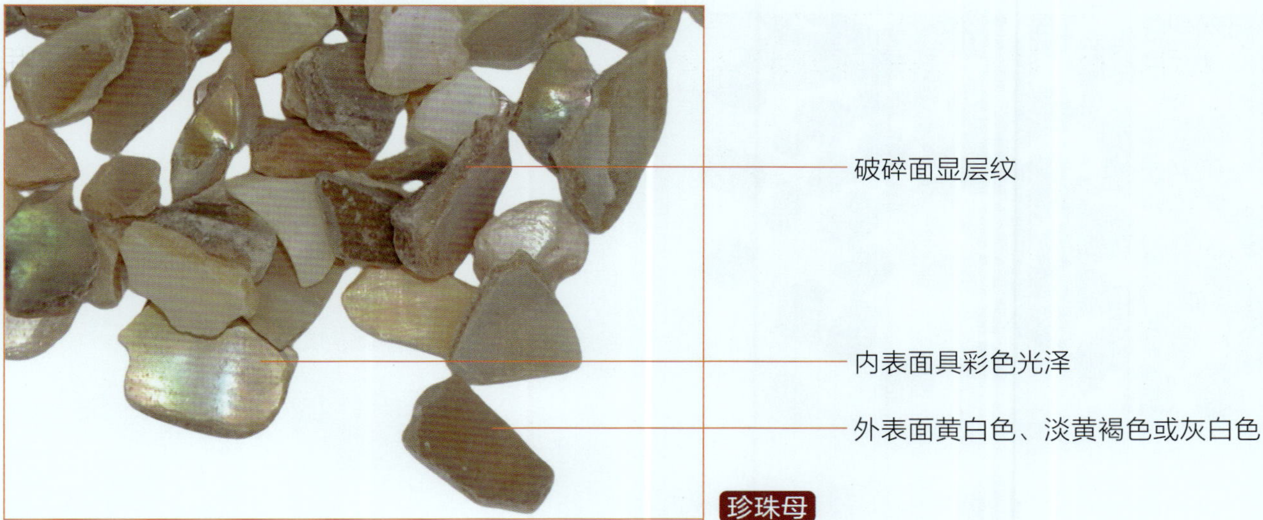

珍珠母

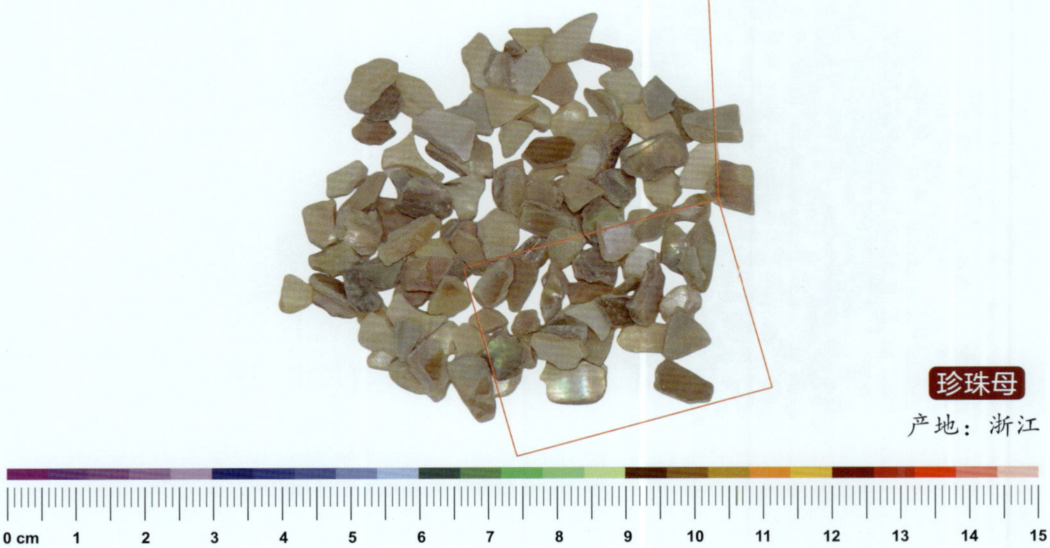

珍珠母

产地：浙江

蚕沙

【基　　原】蚕蛾科昆虫家蚕 *Bombyx mori* Linnaeus 的干燥粪便。

【采收加工】夏、秋二季采收，除去杂质，晒干。

【主要产地】主产于江苏、浙江、山东、四川、河南等地。

【炮制方法】取原药材，除去杂质，筛去灰屑。

【饮片性状】本品为短圆柱形颗粒。表面灰黑色或绿黑色，粗糙，有 6 条纵棱及横向环纹，两端钝，呈六棱形。质坚而脆。具青草气，味淡。

【功能主治】祛风除湿，活血定痛。用于风湿痹痛，关节不遂，皮肤不仁，腰腿冷痛，风疹瘙痒，头风头痛，烂弦风眼。

【用法用量】10～15g；外用适量，煎水洗或研末调敷患处。

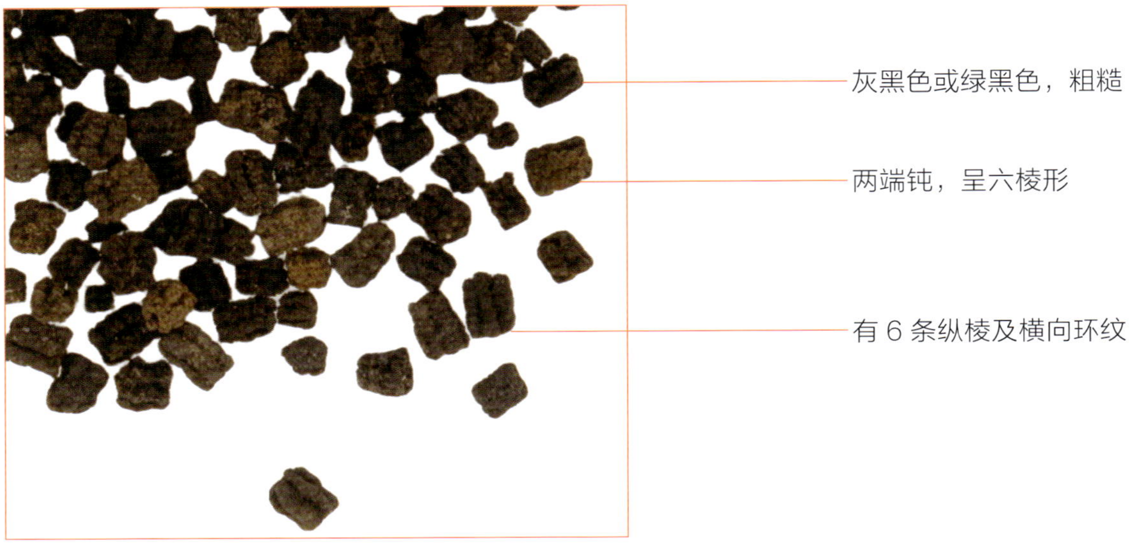

蚕沙

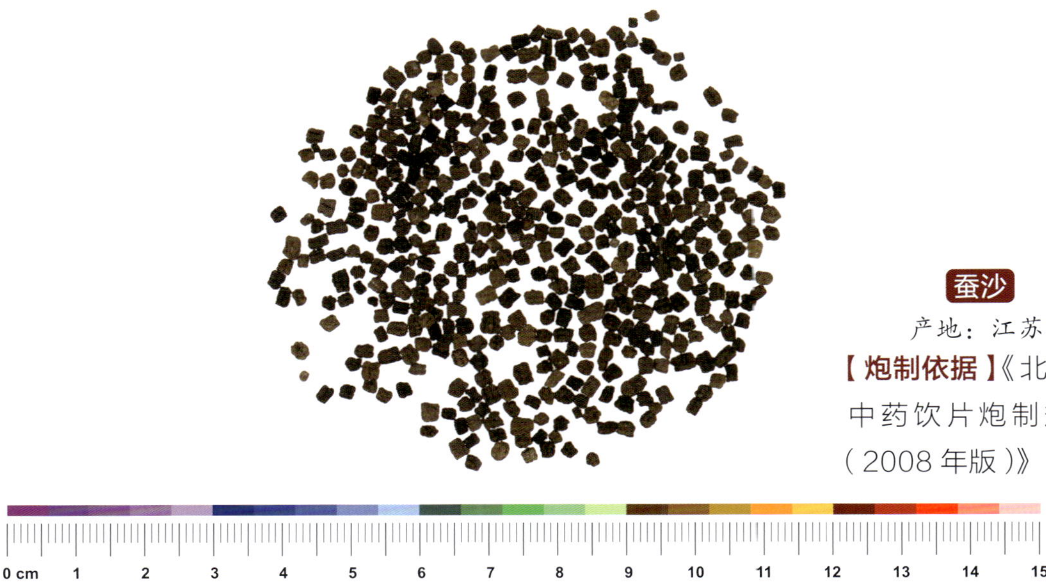

蚕沙

产地：江苏

【炮制依据】《北京市中药饮片炮制规范（2008 年版）》

蚕茧

【基　　原】蚕蛾科昆虫家蚕 *Bombyx mori* Linnaeus. 的干燥茧壳。

【采收加工】取蚕茧剪开，取出蛹，干燥。或取蚕蛾孵化后的茧壳，晒干。

【主要产地】主产于江苏、浙江、山东、四川、河南等地。

【炮制方法】取原药材，除去杂质，筛去灰屑。[《安徽省中药饮片炮制规范（2019 年版）》]

【饮片性状】本品呈长椭圆形，或中部稍缢缩，长 3～4cm，直径 1.7～2.1cm。表面白色，有不规则皱纹，柄有附着的蚕丝，呈绒毛状，其内壁的丝纹很有规律。质轻而韧，不易撕破。微有腥气，味淡。

【功能主治】收涩，止血，解毒疗疮。用于肠风便血，淋痛尿血，妇女血崩，消渴引饮，反胃厌食，痈疽脓成不溃，疳疮。

【用法用量】3～9g。外用适量。

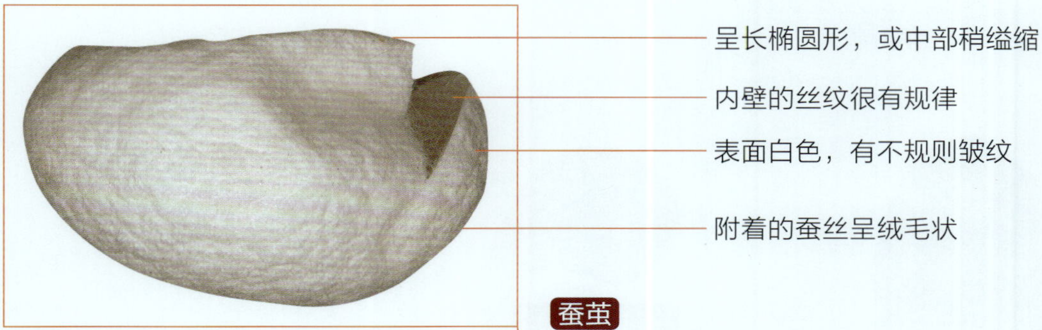

蚕茧

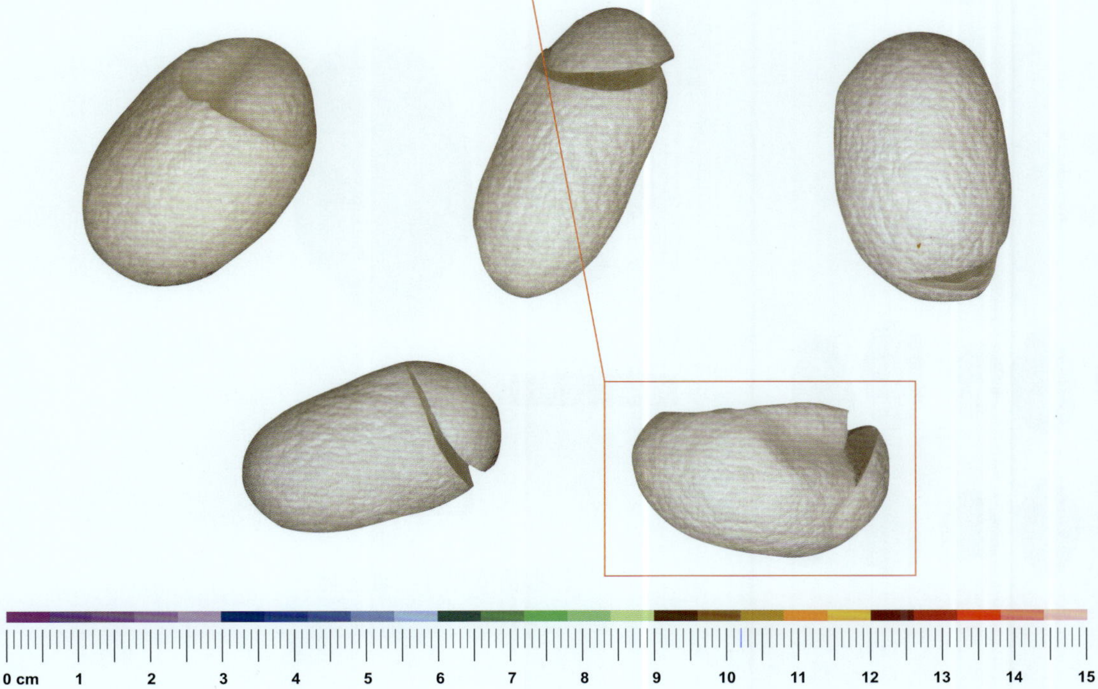

蚕茧

产地：山东

蚕蛹

【基　　原】蚕蛾科昆虫家蚕 *Bombyx mori* Linnaeus. 的干燥蛹。

【采收加工】从缫丝后的蚕茧中取出，干燥。

【主要产地】主产于江苏、浙江、山东、四川、河南等地。

【炮制方法】取原药材，除去杂质及灰屑。

【饮片性状】本品呈纺锤形，长 1.4～2.5cm，宽 0.8～1.4cm。表面棕黄色至棕褐色，有油脂或蜡样光泽。头部钝圆，尾部钝圆而略尖，腹面皱缩而凹陷。头部可见未完全分化的触角、1 对单眼及足；未完全分化的薄翅紧贴上腹部两侧；下腹部为环节。背面头部为未分化的倒三角形盾片，以下约有 10 个环节，其中颈部及尾部 3 节不甚明显。质脆易碎。横断面外层淡黄白色，内层深褐色，中空。气微腥，味微咸。

【功能主治】生津止渴，消食理气。用于消渴，消瘦，小儿疳积。

【用法用量】3～15g。水煎服。

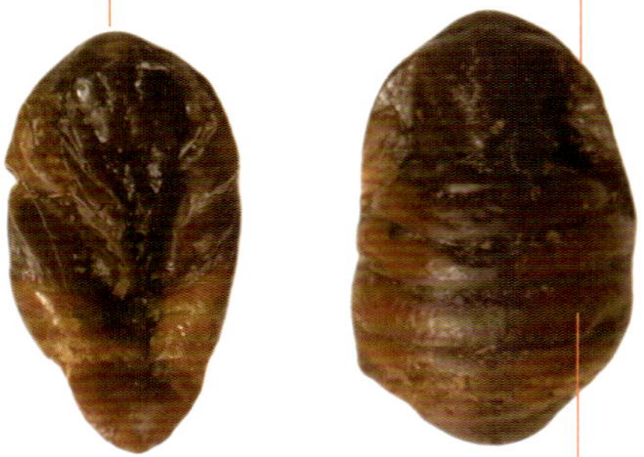

蚕蛹（背面）

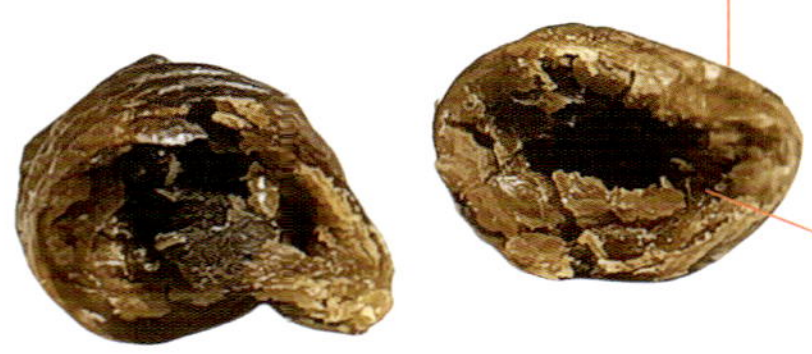

蚕蛹（断面）

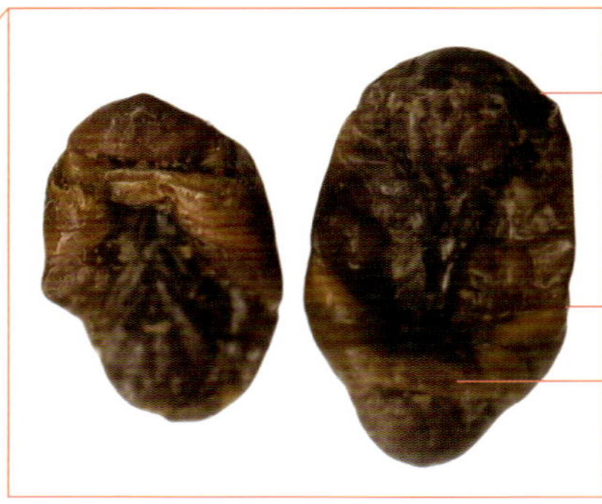

蚕蛹（腹面）

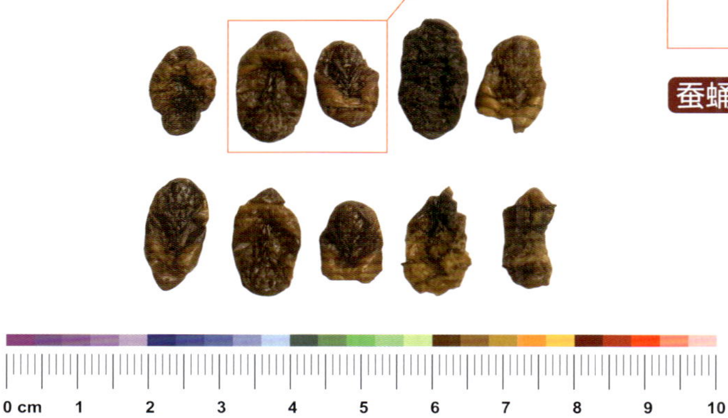

蚕蛹

产地：四川

【炮制依据】《湖南省中药饮片炮制规范（2010 年版）》

望月砂

【基　　原】兔科动物灰尾兔 *Lepus oiostolus* Hodgson、短尾兔 *Lepus sinensis* Gray 或蒙古兔 *Lepus tolai* Pailas 等野兔的干燥粪便。

【采收加工】秋、冬二季草枯时，自窝中取出，干燥。

【主要产地】主产于黑龙江、吉林、辽宁、内蒙古、河北、浙江、江苏、四川等地。

【炮制方法】取原药材，除去杂质。

【饮片性状】本品呈圆球形，略扁，直径 0.6～0.9cm。内、外均呈浅棕色至灰黄色，较粗糙，纤维性，并显白色点状纹理。断面凹凸不平，纤维性。体轻质松，易碎。气微，味微苦而辛。

【功能主治】去翳明目，解毒杀虫。用于目翳目暗，小儿疳积，痔漏。

【用法用量】3～6g。

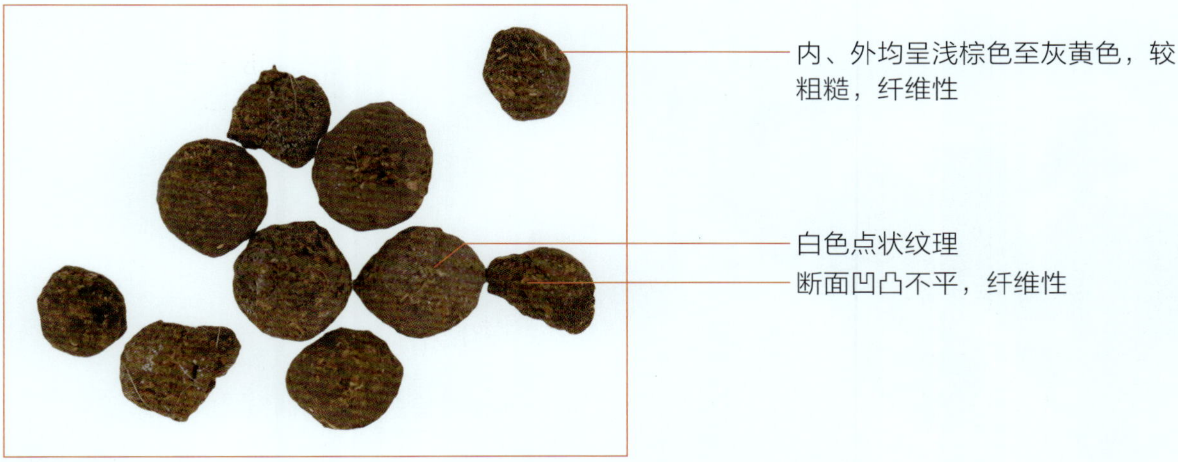

望月砂

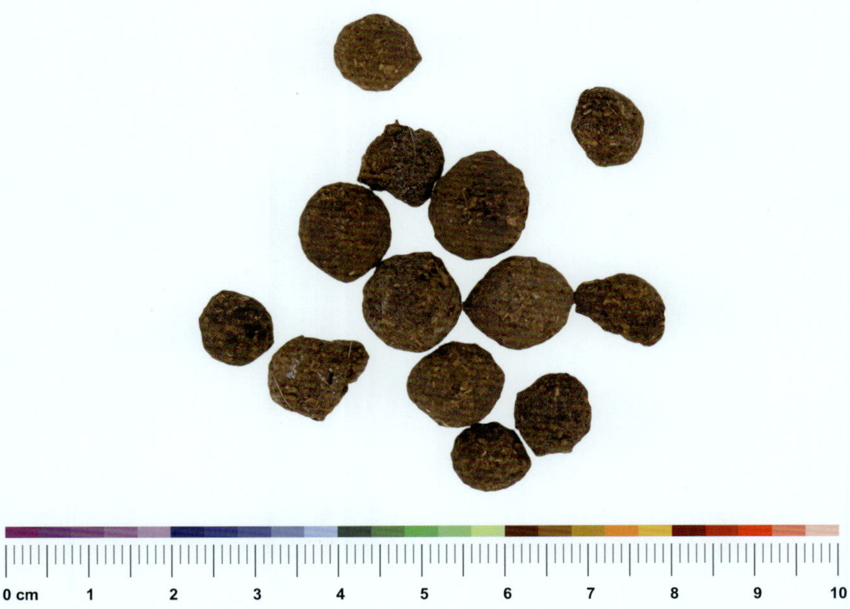

望月砂

产地：河北

【炮制依据】《北京市中药饮片炮制规范（1986 年版）》

酒蛇蜕

【基　　原】 游蛇科动物黑眉锦蛇 *Elaphe taeniura* Cope、锦蛇 *Elaphe carinata*（Guenther）或乌梢蛇 *Zaocys dhumnades*（Cantor）等蜕下的干燥表皮膜。

【采收加工】 春末夏初或冬初收集，除去泥沙，干燥。

【主要产地】 主产于安徽、江苏、浙江、福建、台湾、广东、江西、湖北、四川、云南等地。

【炮制方法】 除去杂质，切段。

【饮片性状】 本品呈圆筒形段状，多压扁而皱缩；背部银灰色或淡灰棕色，有光泽，鳞迹菱形或椭圆形，衔接处呈白色，略抽皱或凹下；腹部乳白色或略显黄色，鳞迹长方形，呈覆瓦状排列。体轻，质微韧，手捏有润滑感和弹性，轻轻搓揉，沙沙作响。气微腥，略具酒气，味淡或微咸。

【功能主治】 祛风，定惊，退翳，解毒。用于小儿惊风，抽搐痉挛，翳障，喉痹，疔肿，皮肤瘙痒。

【用法用量】 2～3g；研末吞服 0.3～0.6g。

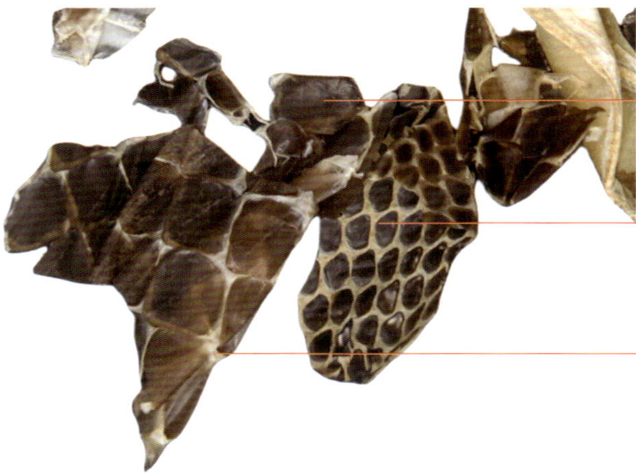

酒蛇蜕（背面）

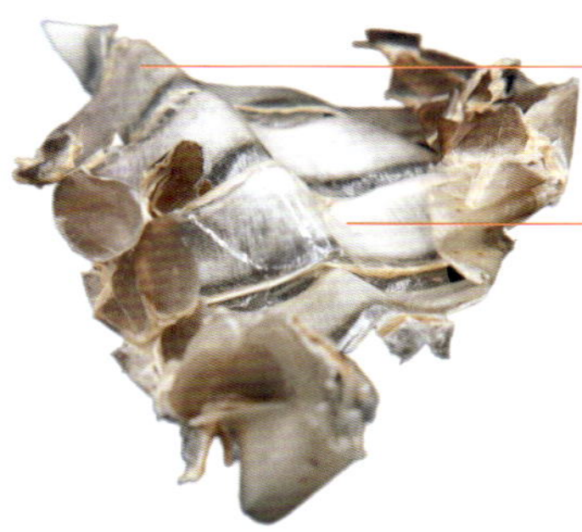

酒蛇蜕（腹面）

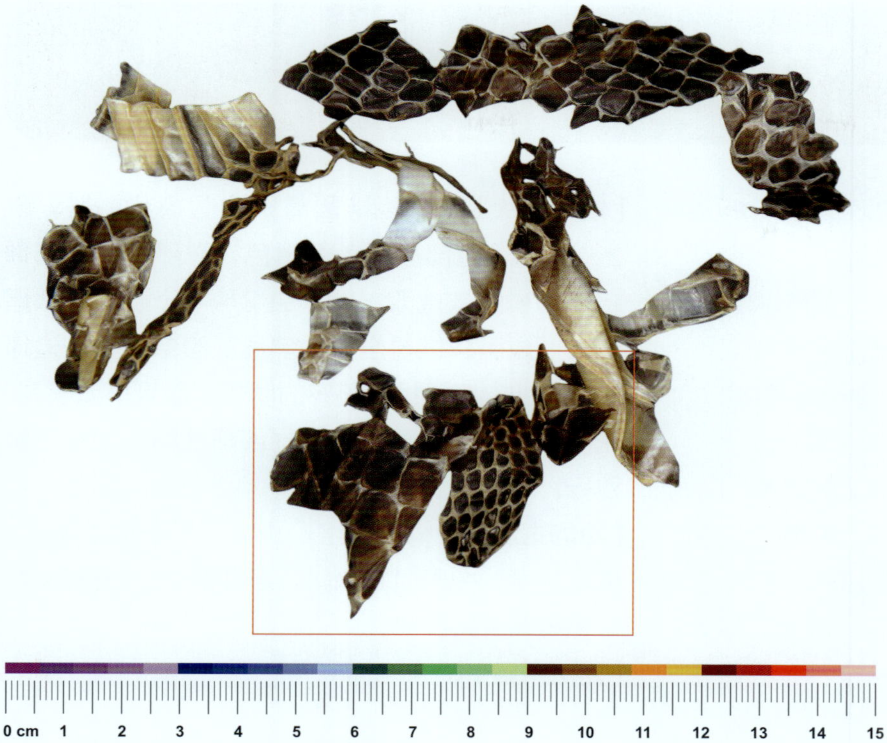

酒蛇蜕

产地：广东

酒乌梢蛇

【基　　原】游蛇科动物乌梢蛇 *Zaocys dhumnades*（Cantor）的干燥体。

【采收加工】多于夏、秋二季捕捉，剖开腹部或先剥皮留头尾，除去内脏，盘成圆盘状，干燥。

【主要产地】主产于安徽、江苏、浙江、福建、台湾、广东、江西、湖北、四川、云南等地。

【炮制方法】除去杂质，去头，用温水洗净，闷润1～2小时，切成1.5～3cm的段，干燥。取乌梢蛇段，加黄酒拌匀，闷润2～4小时，至黄酒吸尽，用文火（80～120℃）炒干，取出，晾凉。每100kg乌梢蛇段，用黄酒20kg。

【饮片性状】本品呈半圆筒状或圆槽状的段，长2～4cm，背部棕褐色至黑色，脊部隆起呈屋脊状，背鳞行数成双，背中央2～4行鳞片强烈起棱，形成两条纵贯全体的黑线。腹部剖开，边缘向内卷曲，可见排列整齐的肋骨。肋骨排列整齐，蛇肉浅棕黄色至黄褐色。尾部渐细而长，尾下鳞双行。质坚硬。略有酒气。

【功能主治】祛风，通络，止痉。用于风湿顽痹，麻木拘挛，中风口眼㖞斜，半身不遂，抽搐痉挛，破伤风，麻风疥癣。

【用法用量】6～12g。

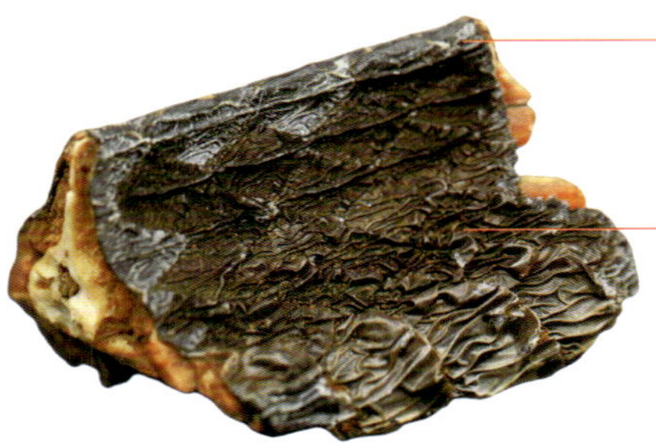

酒乌梢蛇（背部）

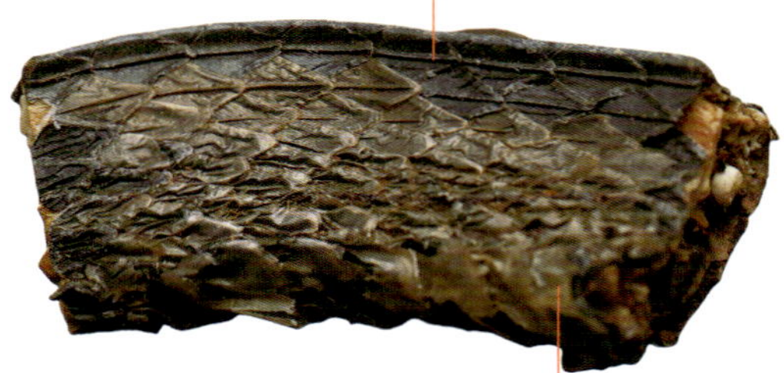

酒乌梢蛇（背鳞）

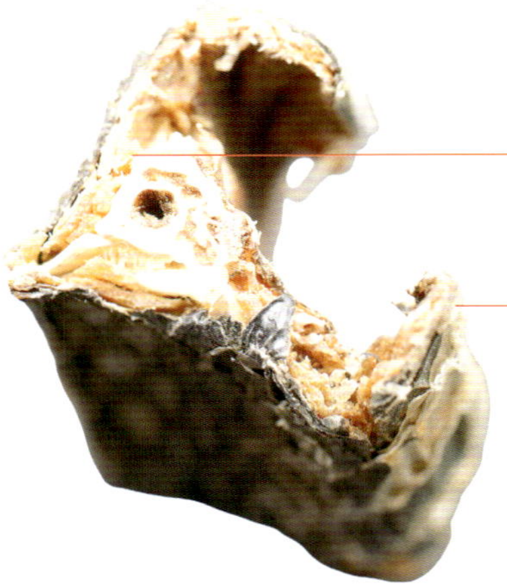

酒乌梢蛇（切面）

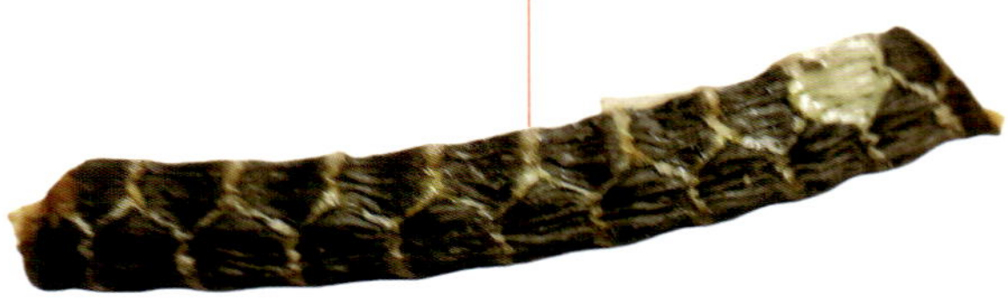

酒乌梢蛇（尾部腹面）

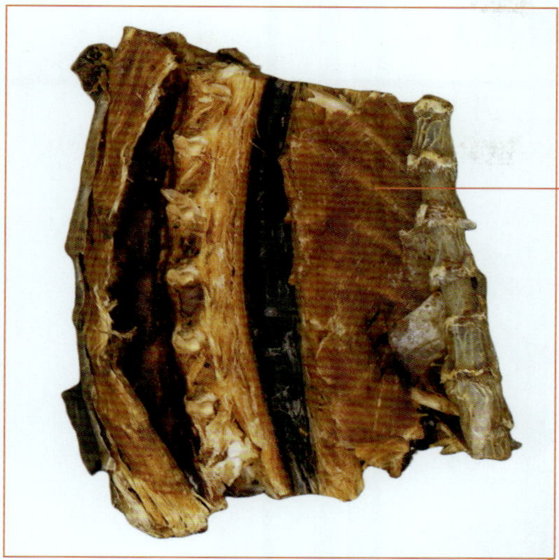

腹部剖开，边缘向内卷曲，可见排列整齐的肋骨

酒乌梢蛇（腹面）

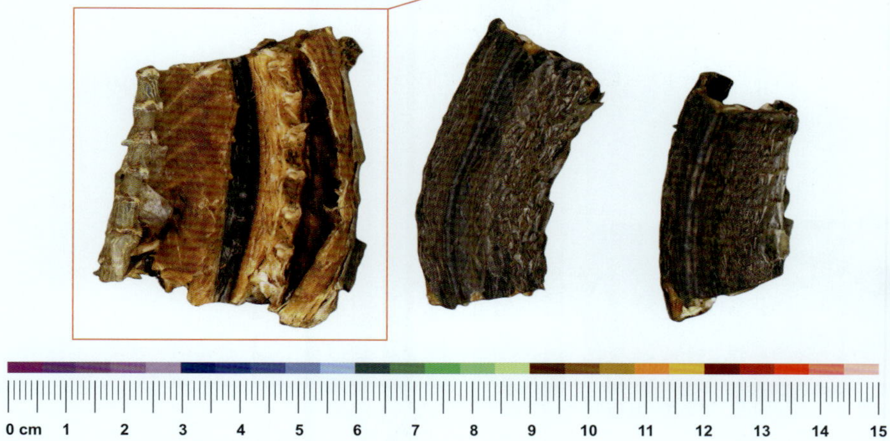

酒乌梢蛇
产地：江苏

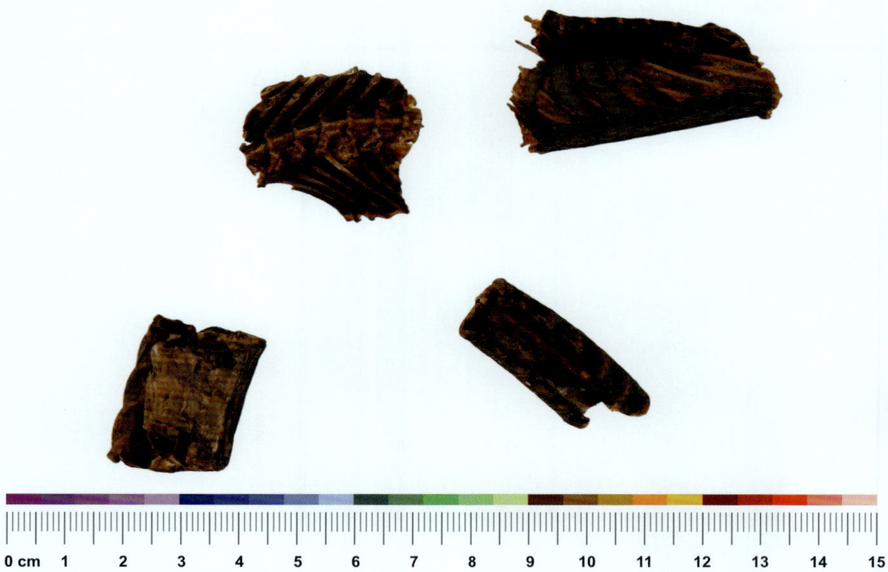

酒乌梢蛇
产地：浙江

酒乌梢蛇（拼接品）

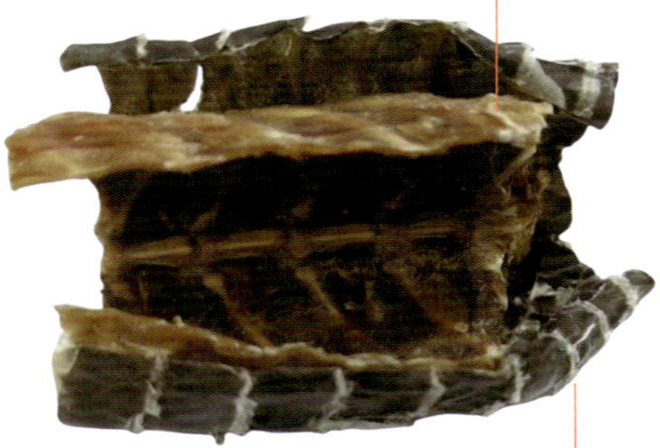

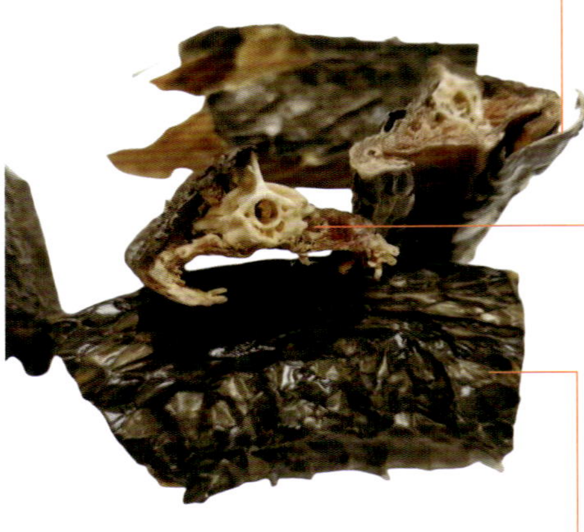

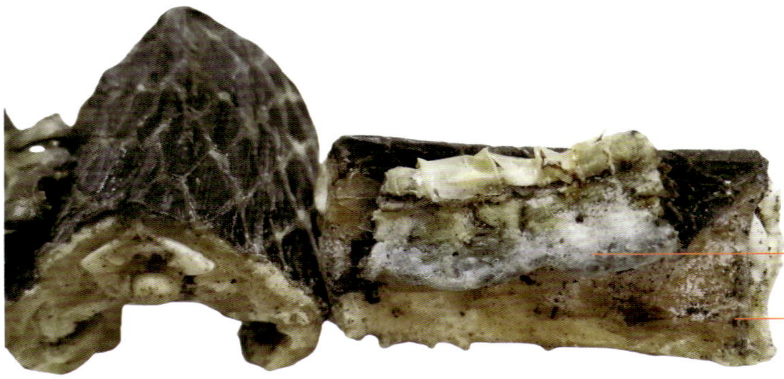

酒乌梢蛇（增重）

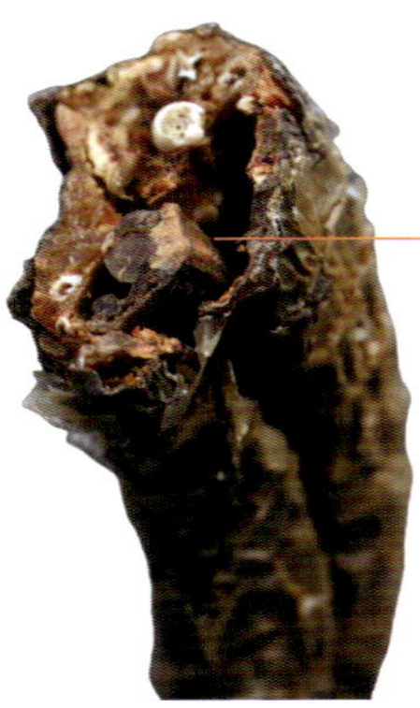

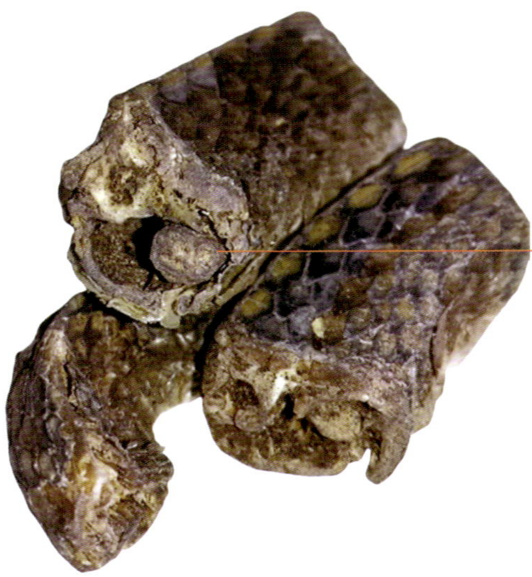

酒蕲蛇

【基　　原】蝰科动物五步蛇 *Agkistrodon acutus*（Güenther）的干燥体。

【采收加工】多于夏、秋二季捕捉，剖开蛇腹，除去内脏，洗净，用竹片撑开腹部，盘成圆盘状，干燥后拆除竹片。

【主要产地】主产于浙江、江西、福建、湖北、广东等地。

【炮制方法】取原药材，除去杂质，去头，用温水洗净，闷润 1～2 小时，切 15～30mm 的段，干燥。加黄酒拌匀，闷润 2～4 小时，至黄酒吸尽，文火炒干，取出晾凉。

【饮片性状】本品呈条状或块状，长 2～5cm，偶见蛇头，呈三角形而扁平，吻端向上，习称“翘鼻头”。上腭有管状毒牙，中空尖锐。蛇段可见深黄色的肉条及黑褐色的皮。背部两侧各有黑褐色与浅棕色组成的“V”形斑纹，其“V”形的两上端在背中线上相接，习称“方胜纹”，有的左右不相接，呈交错排列。腹部撑开或不撑开，灰白色，鳞片较大，有黑色类圆形的斑点，习称“连珠斑”。腹内壁黄白色，脊椎骨的棘突较高，呈刀片状上突，前后椎体下突基本同形，多为弯刀状，向后倾斜，尖端明显超过椎体后隆面。肉条质地较硬，皮块质地较脆。有酒香气，味微咸。

【功能主治】祛风，通络，止痉。用于风湿顽痹，麻木拘挛，中风口眼㖞斜，半身不遂，抽搐痉挛，破伤风，麻风，疥癣。

【用法用量】3～9g，研末吞服，每次 1～1.5g，每日 2 次或 3 次。

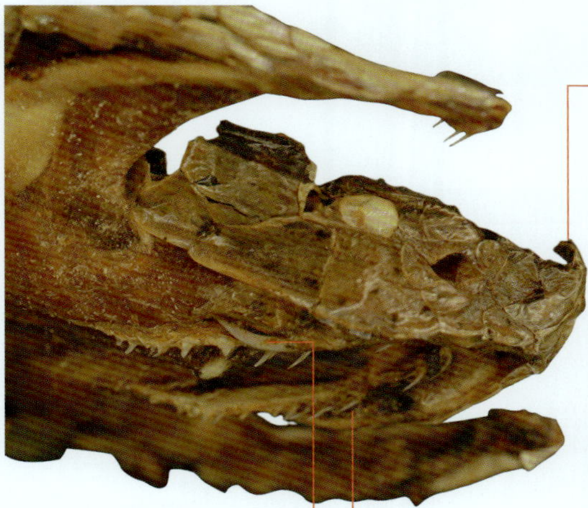

蛇头呈三角形而扁平，吻端向上，习称“翘鼻头”

口内细齿多数

上腭有 1 对管状毒牙，中空尖锐

酒蕲蛇（头部腹面）

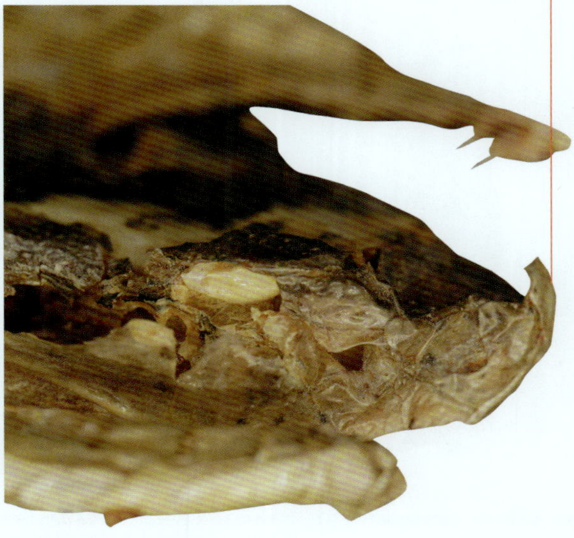

蛇头呈三角形而扁平，吻端向上，习称“翘鼻头”

酒蕲蛇（头部背面）

背部两侧各有黑褐色与浅棕色组成的“V”形斑纹，有的左右不相接，呈交错排列

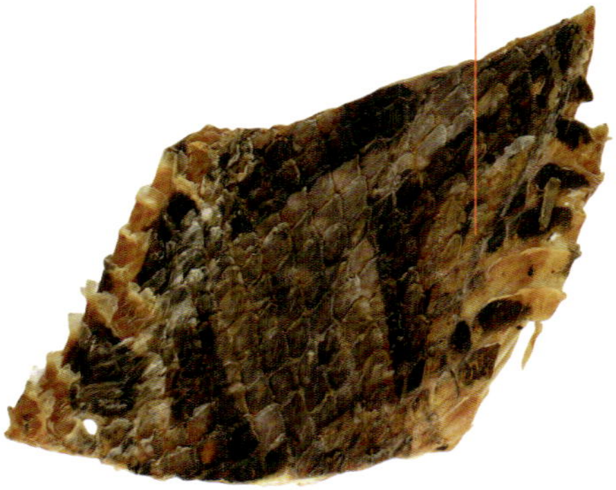

酒蕲蛇（背面）

背部两侧各有黑褐色与浅棕色组成的“V”形斑纹，其“V”形的两上端在背中线上相接，习称“方胜纹”

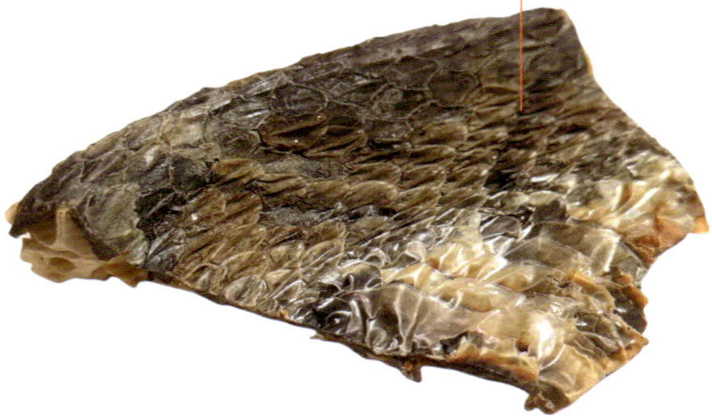

酒蕲蛇（背面）

腹部撑开，灰白色，鳞片较大，有黑色类圆形的斑点，习称“连珠斑”

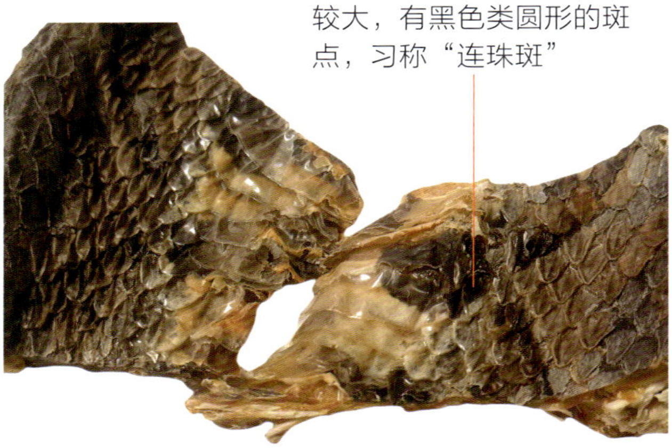

酒蕲蛇（背面）

脊椎骨的棘突较高，呈刀片状上突，前后椎体下突基本同形，多为弯刀状，向后倾斜，尖端明显超过椎体后隆面

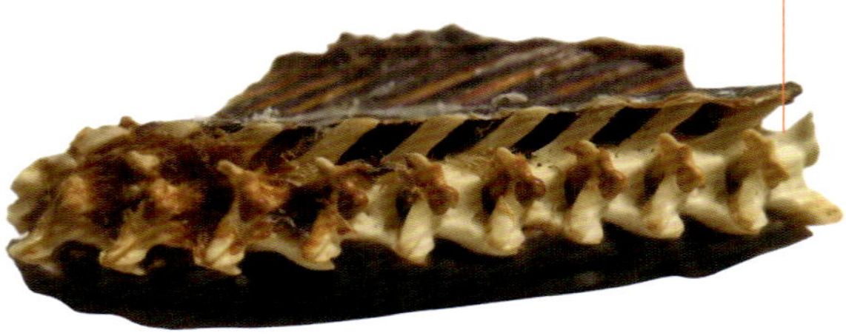

酒蕲蛇（腹内面）

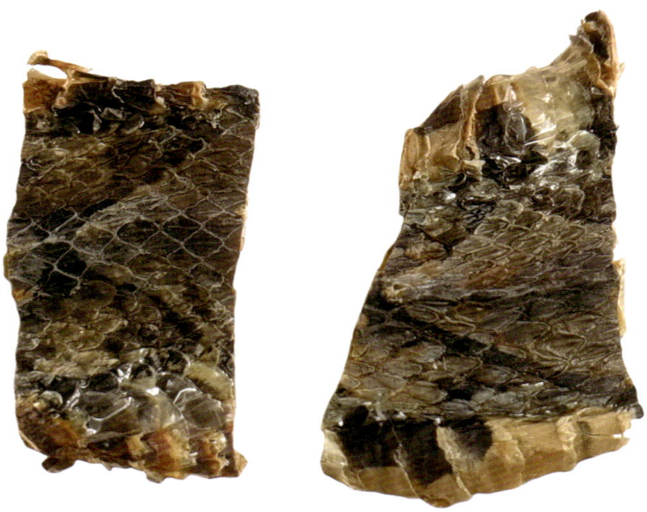

酒蕲蛇

产地：浙江

0 cm 1 2 3 4 5 6 7 8 9 10 11 12 13 14 15

海螵蛸

【基　　原】乌贼科动物无针乌贼 *Sepiella maindroni* de Rochebrune 或金乌贼 *Sepia esculenta* Hoyle 的干燥内壳。

【采收加工】收集乌贼鱼的骨状内壳，洗净，干燥。

【主要产地】主产于浙江、福建、台湾、广东、广西、山东等地。

【炮制方法】除去杂质，洗净，干燥，砸成小块。

【饮片性状】本品为不规则形或类方形小块，类白色或微黄色，有的背面可见细小疣点；腹面白色，自尾端到中部有细密波状横层纹，角质缘半透明。体轻，质松，易折断，断面粉质，显疏松层纹。气微腥，味微咸。

【功能主治】收敛止血，涩精止带，制酸止痛，收湿敛疮。用于吐血衄血，崩漏便血，遗精滑精，赤白带下，胃痛吞酸；外治损伤出血，湿疹湿疮，溃疡不敛。

【用法用量】5～10g。外用适量，研末敷患处。

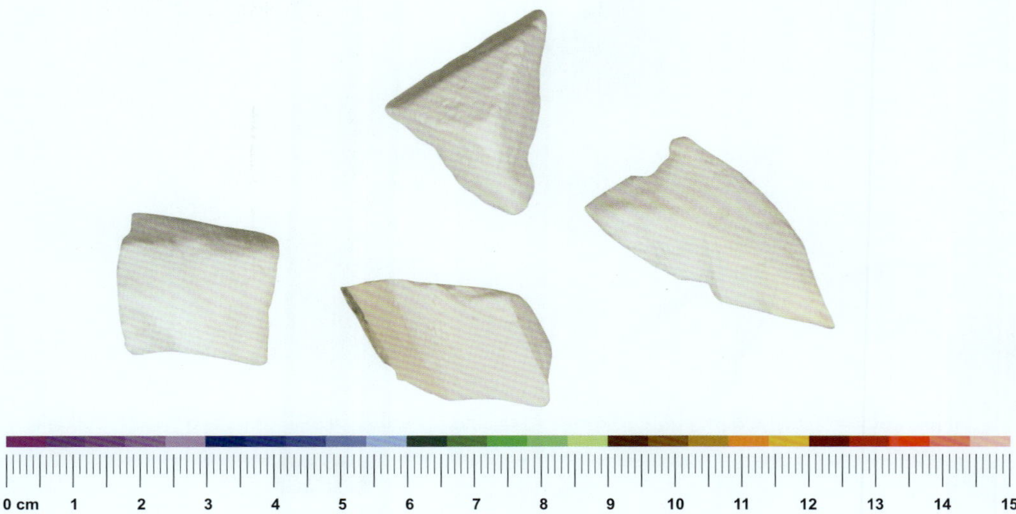

海螵蛸
产地：山东

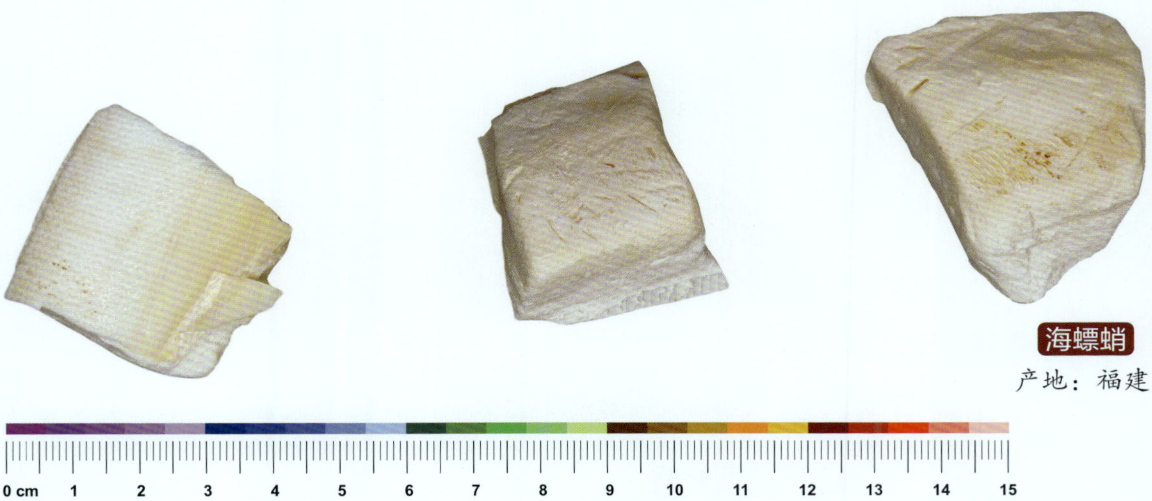

海螵蛸
产地：福建

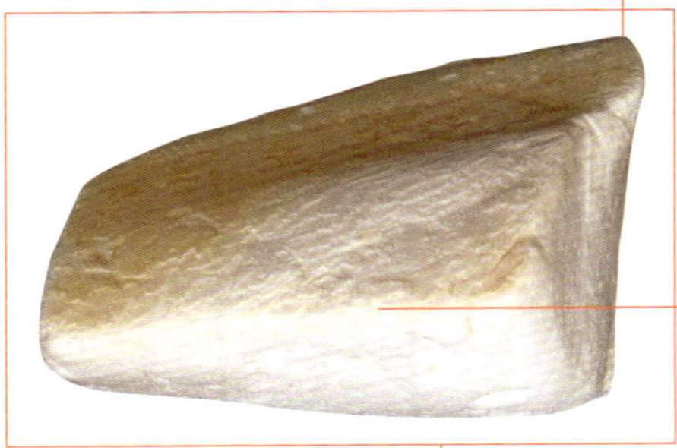

海螵蛸（腹面）

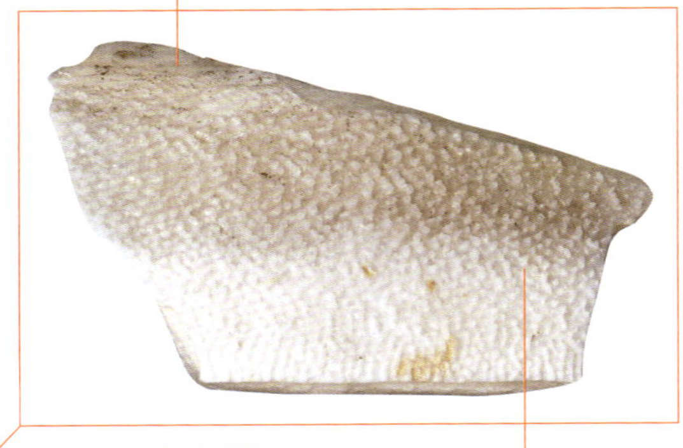

海螵蛸（背面）

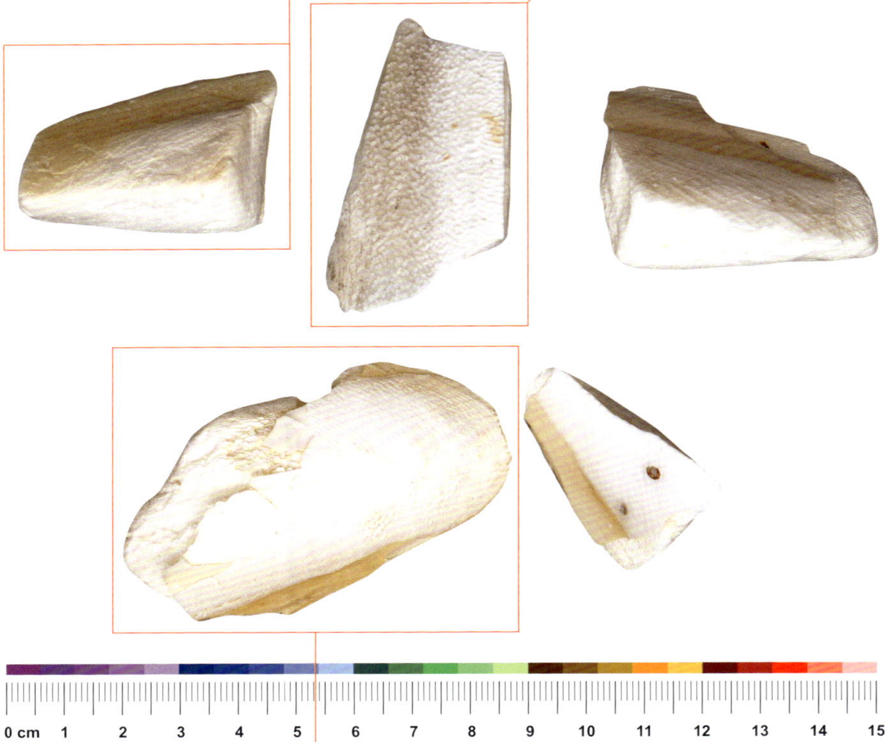

海螵蛸

产地：河北

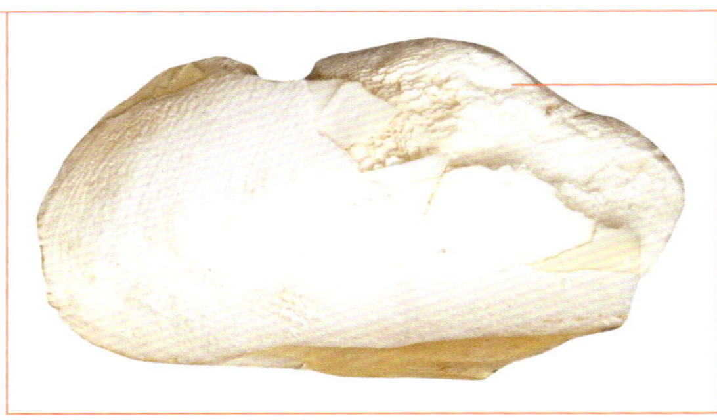

海螵蛸（断面）

烫刺猬皮

【基　　原】 刺猬科动物刺猬 *Erinaceus europaeus* L. 或短刺猬 *Hemiechianus dauricus* Sundevall 干燥的皮。

【采收加工】 全年均可捕捉。捕捉后，将皮剥下，内面撒上一层石灰粉，置通风处阴干。

【主要产地】 全国除新疆外均产。

【炮制方法】 取原药材，除去杂质及残肉，加工成大块。取滑石粉，置热锅内，用文火炒至灵活状态，加入刺猬皮块，缓缓翻动，炒至刺尖卷曲焦黄，肉皮呈黄色鼓起，取出，晾凉，筛去滑石粉。每 100kg 刺猬皮块，用滑石粉 40kg。

【饮片性状】 本品为不规则的块。边缘略向内卷曲。外表面密生焦黄色硬刺，刺尖焦枯；内表面褐色。质松脆。微有腥气。

【功能主治】 行气止痛，化瘀止血，固精缩尿。用于胃脘疼痛，遗精，遗尿，痔疮出血，脱肛。

【用法用量】 6～12g。外用适量。

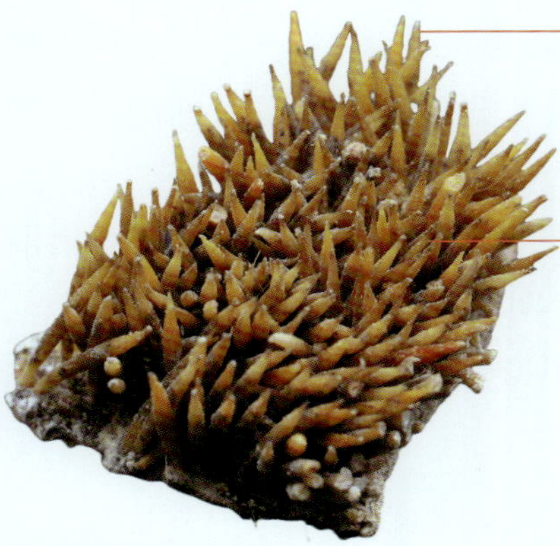

烫刺猬皮（背面）

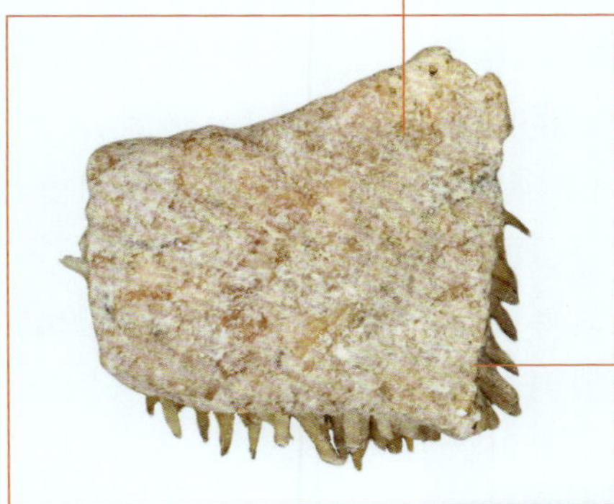

烫刺猬皮（内表面）

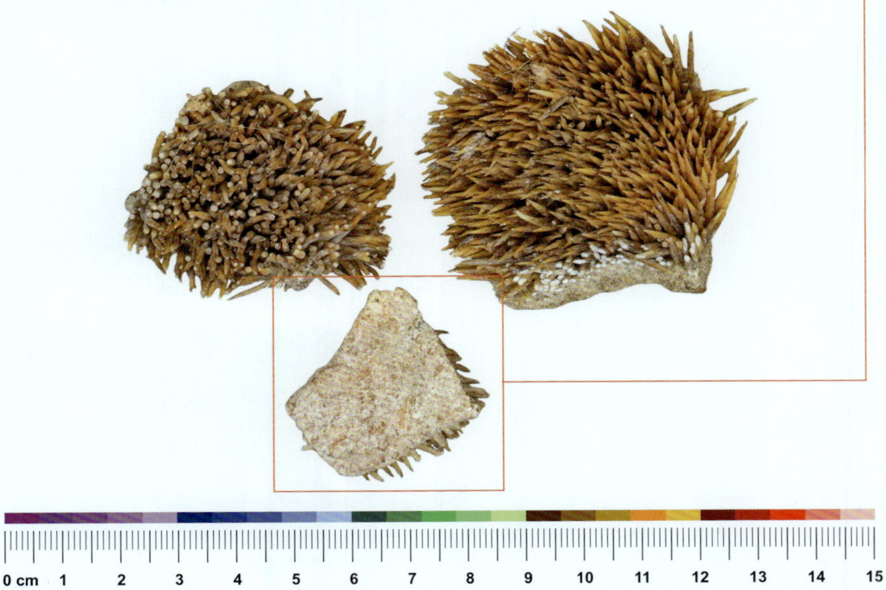

烫刺猬皮

产地：河北

【炮制依据】《北京市中药饮片炮制规范（2008 年版）》

桑螵蛸

【基　　原】螳螂科昆虫大刀螂 *Tenodera sinensis* Saussure、小刀螂 *Statilia maculata*（Thunberg）或巨斧螳螂 *Hierodula patellifera*（Serville）的干燥卵鞘。以上三种分别习称"团螵蛸""长螵蛸"及"黑螵蛸"。

【采收加工】深秋至次春收集，除去杂质，蒸至虫卵死后，干燥。

【主要产地】团螵蛸主产于广西、云南、湖北、湖南、河北、辽宁等地；长螵蛸主产于浙江、江苏、安徽、山东、湖北等地；黑螵蛸主产于河北、山东、河南、山西等地。

【炮制方法】除去杂质，蒸透，干燥。用时剪碎。

【饮片性状】团螵蛸 | 略呈圆柱形、半圆柱形或类方形，由多层膜状薄片叠成，长 2.5～4cm，宽 2～3cm。背面浅黄褐色，背面脊带隆起不明显，宽 0.5cm 左右。腹面平坦或有凹沟。体轻，质松而韧，软绵，有弹性。横断面可见外层为海绵状，内层为许多放射状排列的小室，室内各有一细小椭圆形卵，深棕色，有光泽。气微腥，味淡或微咸。

长螵蛸 | 略呈长条柱形，一端较细，长 3.5～5cm，宽 1～1.5cm。卵鞘外包被一层硬质膜壳，易剥离。背面灰黄色至灰褐色，背面脊带隆起明显，宽 0.4cm 左右。脊带两侧各有一条暗棕色至黑褐色的浅沟，斜向纹理明显。腹侧有凹沟，质硬而脆，无弹性。

黑螵蛸 | 略呈圆柱状平行四边形，长 2～4cm，宽 1.5～2cm。卵鞘外包被一层硬质膜壳，不易剥离。背面棕黄色至深褐色，背面脊带隆起明显，宽 0.4cm 左右。脊带的两侧各有一条暗棕色至黑褐色的浅沟，斜向纹理明显。腹侧有凹沟。质硬而脆，无弹性。

【功能主治】固精缩尿，补肾助阳。用于遗精滑精，遗尿尿频，小便白浊。

【用法用量】5～10g。

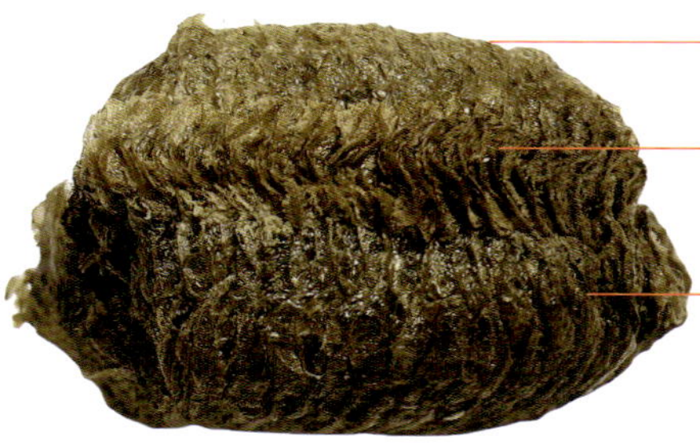

桑螵蛸（背面，团螵蛸）

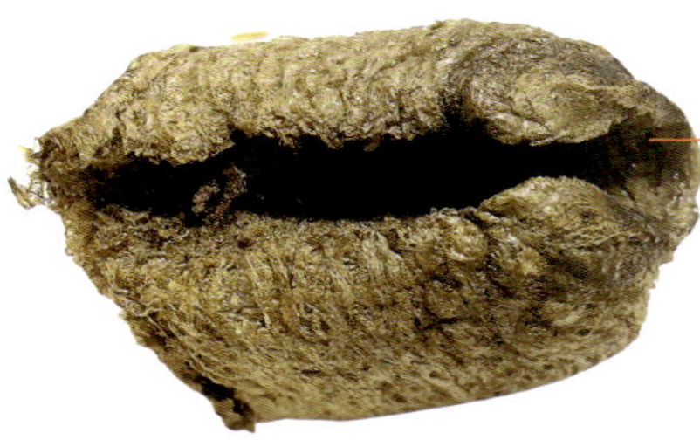

桑螵蛸（腹面，团螵蛸）

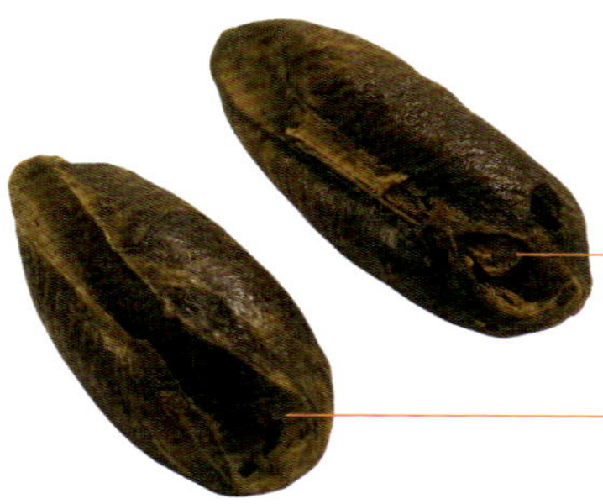

桑螵蛸（腹面，长螵蛸）

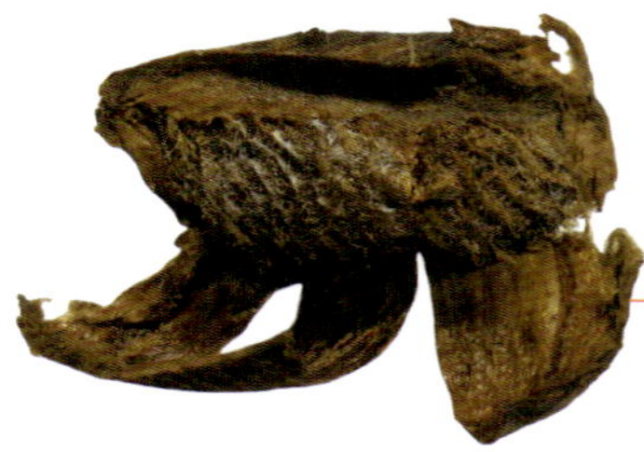

桑螵蛸（长螵蛸）

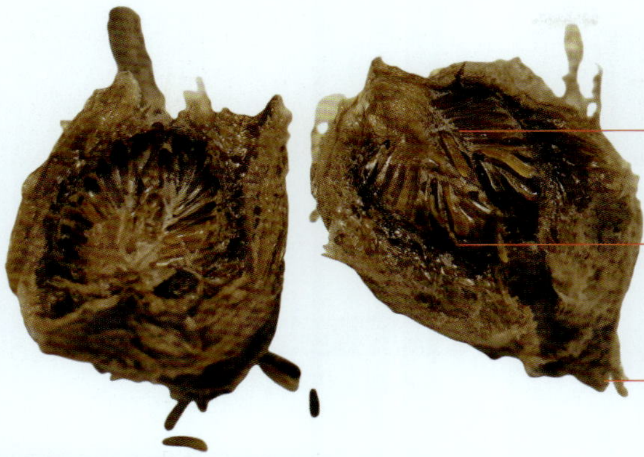

桑螵蛸（断面，团螵蛸）

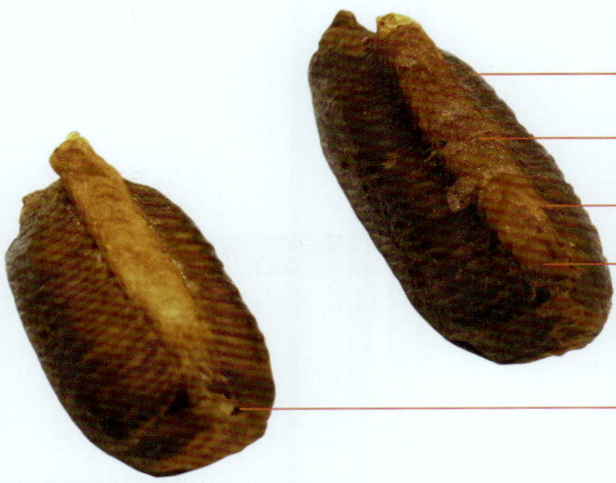

桑螵蛸（背面，长螵蛸）

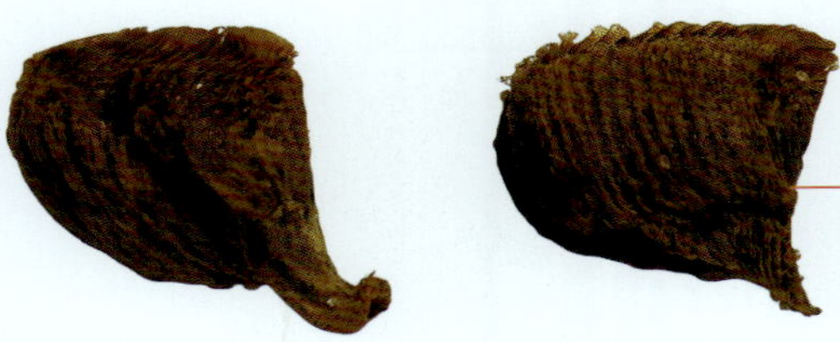

桑螵蛸

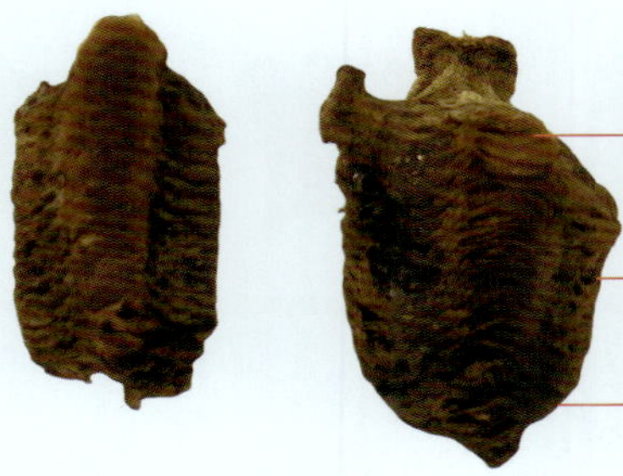

桑螵蛸

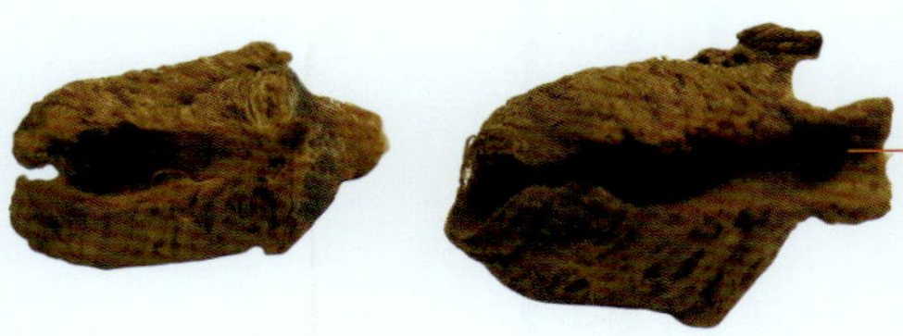

桑螵蛸（腹面，黑螵蛸）

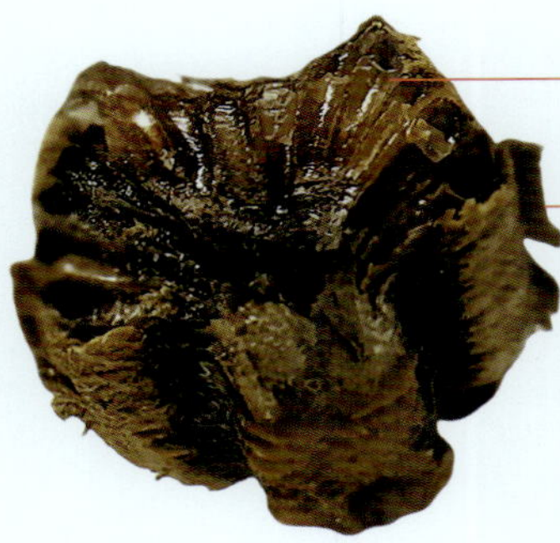

桑螵蛸（断面，黑螵蛸）

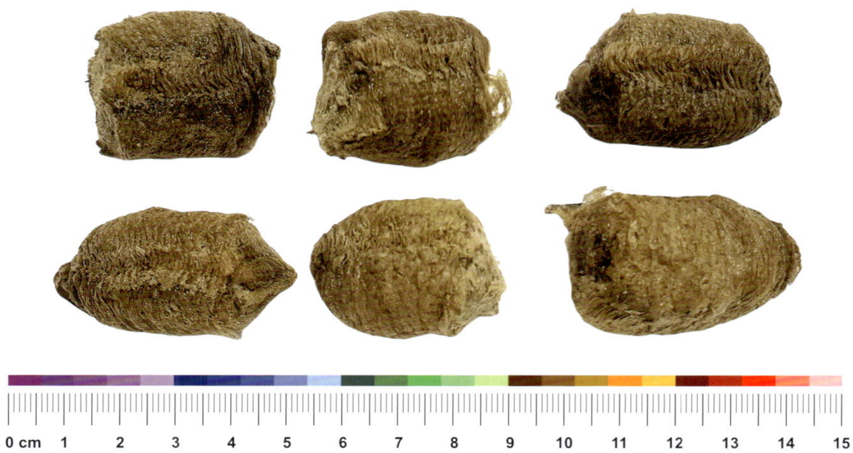

桑螵蛸（团螵蛸）

产地：云南

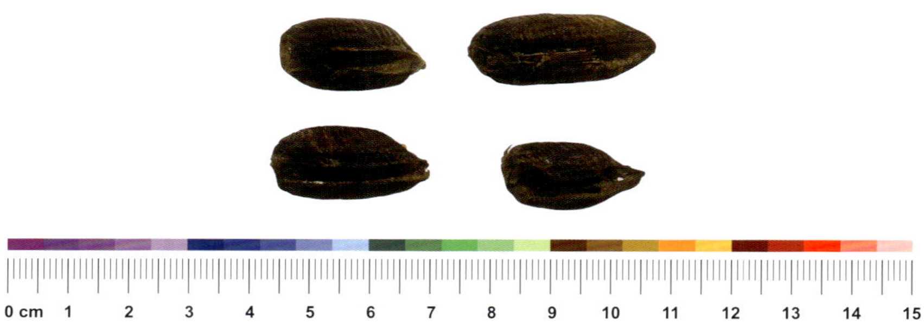

桑螵蛸（长螵蛸）

产地：浙江

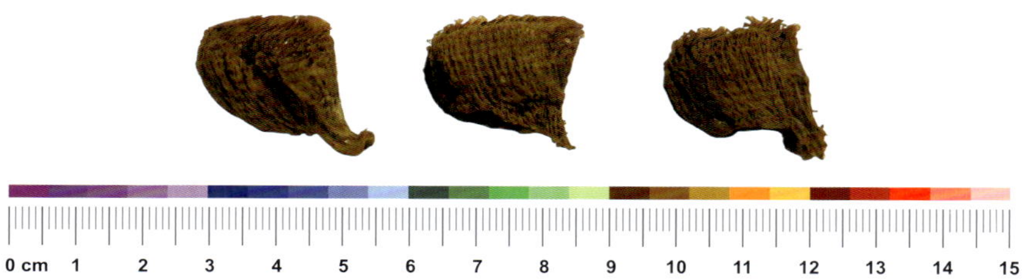

桑螵蛸（黑螵蛸）

产地：河北

麸僵蚕

【基　　原】蚕蛾科昆虫家蚕 *Bombyx mori* Linnaeus 4～5 龄的幼虫感染（或人工接种）白僵菌 *Beauveria bassiana*（Bals.）Vuillant 而致死的干燥体的炮制品。

【采收加工】多于春、秋季生产，将感染白僵菌病死的蚕干燥。

【主要产地】主产于江苏、浙江、山东、四川、河南、广东等地。

【炮制方法】取原药材，除去杂质。取麸皮，撒入热锅内，待冒烟时，加入净僵蚕，迅速翻动，用中火（120～150℃）炒至表面黄色，取出，筛去麸皮，晾凉。每 100kg 净僵蚕，用麸皮 10kg。

【饮片性状】本品略呈圆柱形，多弯曲不直而皱缩，长 2～5cm，直径 0.5～0.7cm。头部黄褐色，表面黄棕色或黄白色，偶有焦黄斑，被有白色粉霜状的气生菌丝和分生孢子。足 8 对，呈突起状。体节明显，尾部略呈二分歧状。质硬而脆，易折断，断面平坦，外层白色，中间有亮棕色或亮黑色的丝腺环 4 个。气微腥，有焦麸气，味微咸。

【功能主治】息风止痉，祛风止痛，化痰散结。用于肝风夹痰，惊痫抽搐，小儿急惊风，破伤风，中风口㖞，风热头痛，目赤咽痛，风疹瘙痒，发颐痄腮。

【用法用量】5～10g。

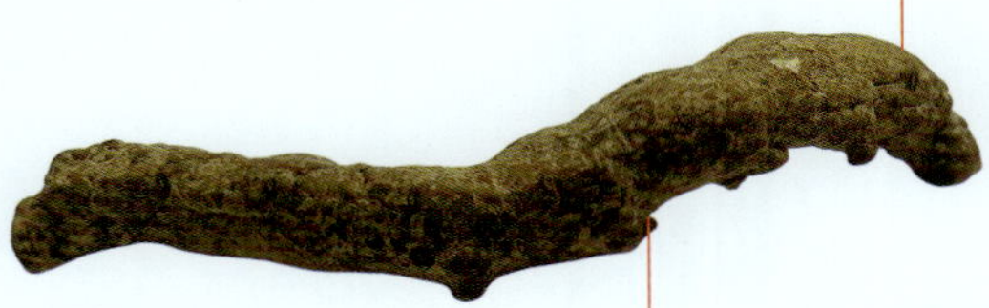

麸僵蚕（表面）

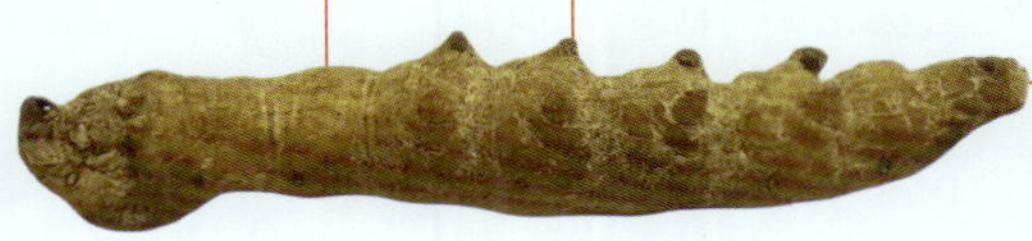

麸僵蚕（腹面）

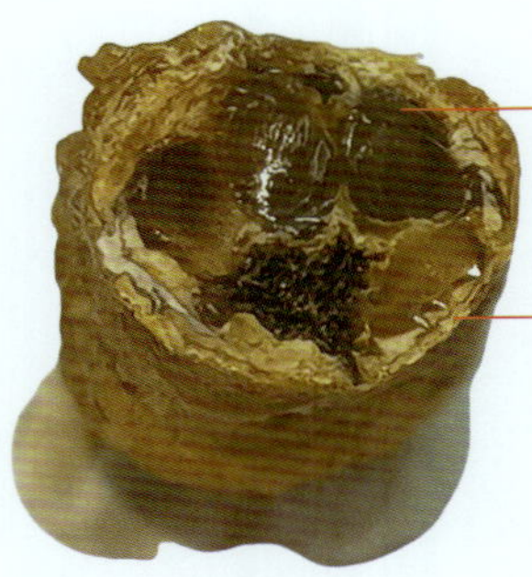

麸僵蚕（断面）

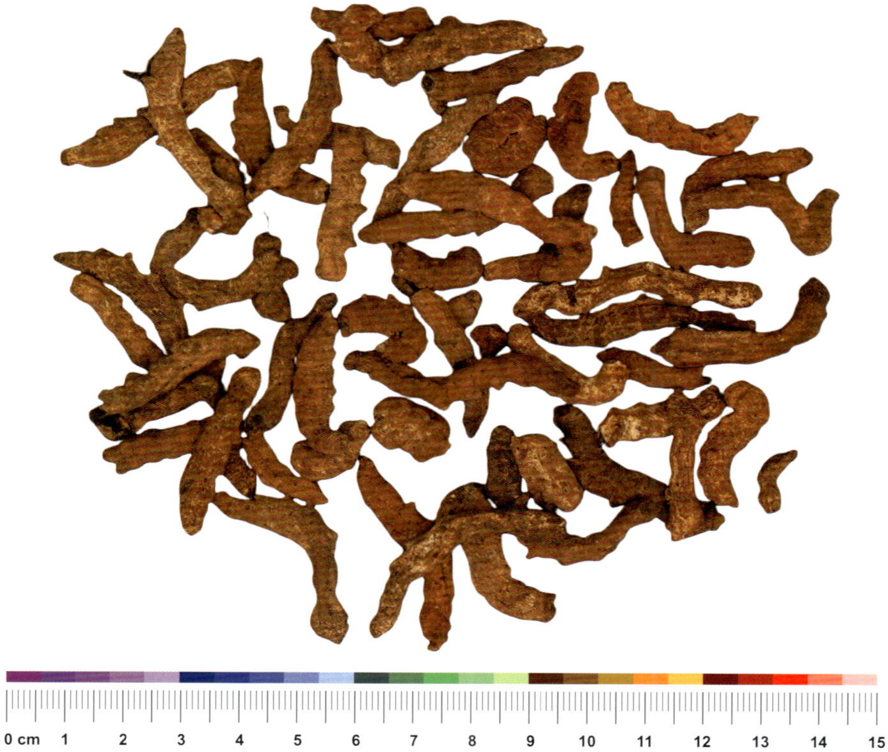

麸僵蚕

产地：浙江

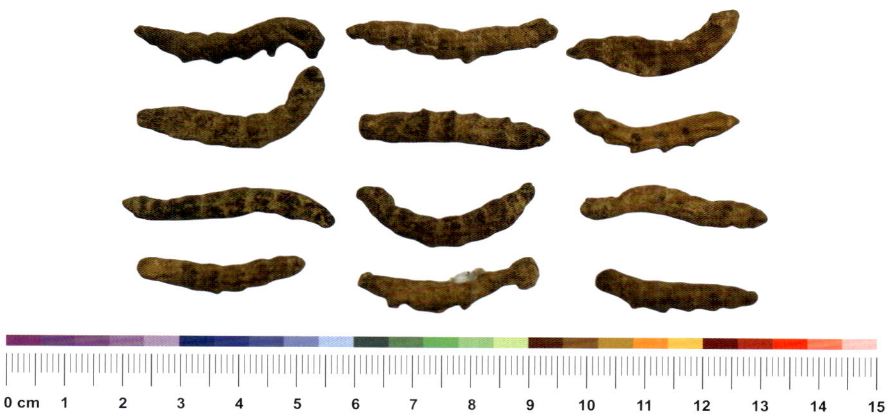

麸僵蚕

产地：四川

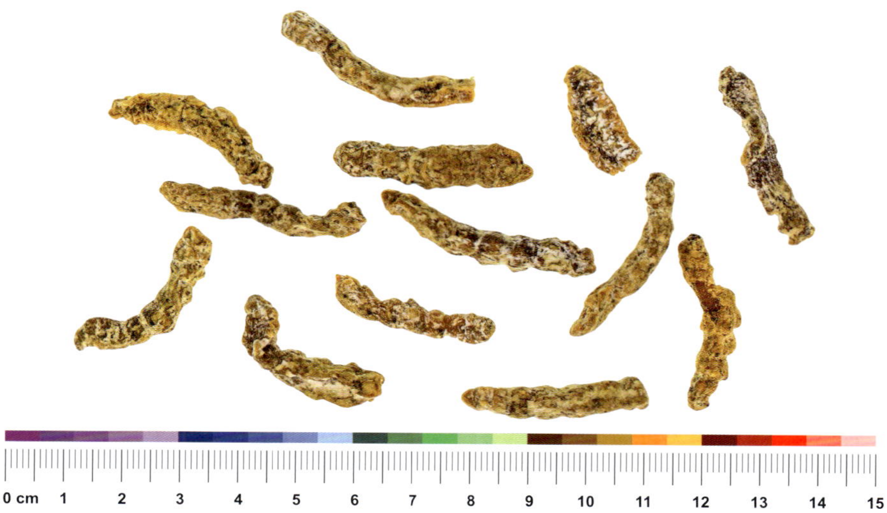

麸僵蚕

产地：广东

鹿角

【基　　原】 鹿科动物马鹿 *Cervus elaphus* Linnaeus 或梅花鹿 *Cervus nippon* Temminck 已骨化的角或锯茸后翌年春季脱落的角基，分别习称“马鹿角”“梅花鹿角”“鹿角脱盘”。

【采收加工】 多于春季拾取，除去泥沙，风干。

【主要产地】 梅花鹿主产于吉林、黑龙江、辽宁、四川、浙江等地；马鹿主产于新疆、青海、黑龙江、吉林、四川等地。

【炮制方法】 洗净，锯段，用温水浸泡，捞出，镑片，晾干；或锉成粗末。

【饮片性状】 本品为圆形或椭圆形薄片。卷曲或平坦，切面棕黄色或灰褐色，中部有细蜂窝状小孔，周边白色或灰白色，骨质。体轻，质脆。气微，味微咸。

【功能主治】 温肾阳，强筋骨，行血消肿。用于肾阳不足，阳痿遗精，腰脊冷痛，阴疽疮疡，乳痈初起，瘀血肿痛。

【用法用量】 6～15g。

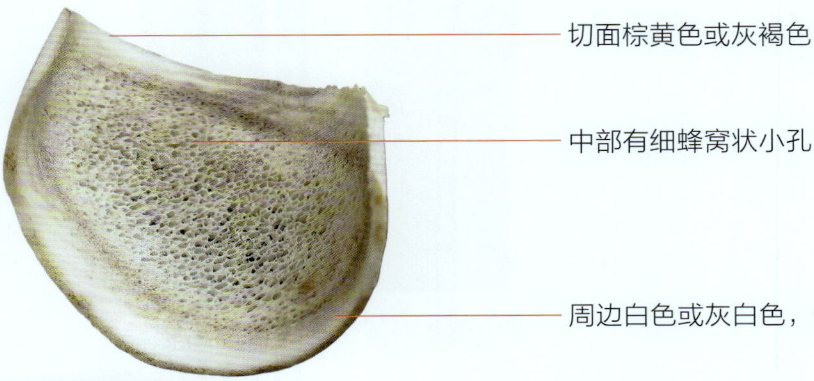

鹿角（镑片）

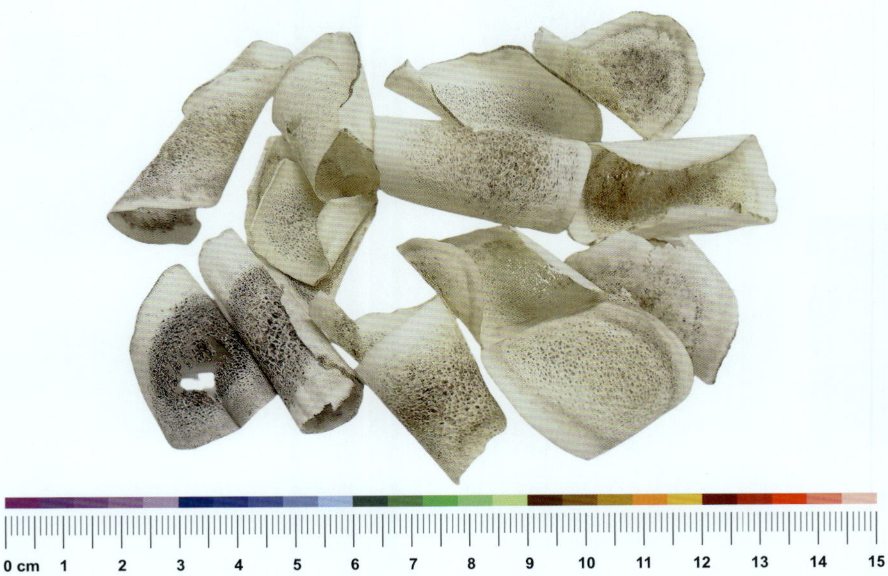

鹿角

产地：吉林

鹿角胶

【基　　原】鹿科动物马鹿 *Cervus elaphus* Linnaeus 或梅花鹿 *Cervus nippon* Temminck 已骨化的角或锯茸后翌年春季脱落的角基的炮制品。

【炮制方法】将鹿角锯段，漂泡洗净，分次水煎，滤过，合并滤液（或加入白矾细粉少量），静置，滤取胶液，浓缩（可加适量黄酒、冰糖和豆油）至稠膏状，冷凝，切块，晾干，即得。

【饮片性状】本品呈扁方形块或丁状。黄棕色或红棕色，半透明，有的上部有黄白色泡沫层。质脆，易碎，断面光亮。气微，味微甜。

【功能主治】温补肝肾，益精养血。用于肝肾不足所致的腰膝酸冷，阳痿遗精，虚劳羸瘦，崩漏下血，便血尿血，阴疽肿痛。

【用法用量】3～6g，烊化兑服。

【规　　格】每块重 6g。

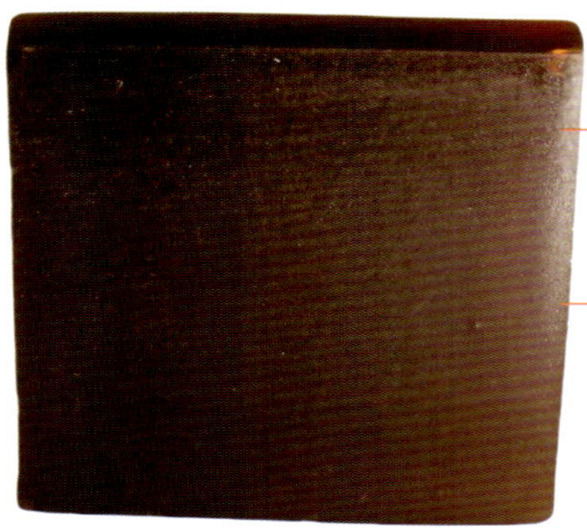

鹿角胶

鹿角胶

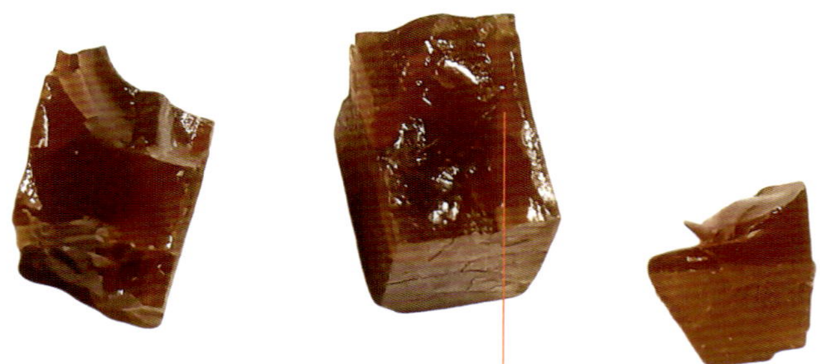

鹿角胶（断面）

鹿角胶

产地：新疆

鹿角霜

【基　　原】鹿科动物马鹿 *Cervus elaphus* Linnaeus 或梅花鹿 *Cervus nippon* Temminck 已骨化的角或锯茸后翌年春季脱落的角基的炮制品。

【采收加工】春、秋二季生产，将骨化角熬去胶质，取出角块，干燥。

【炮制方法】用时捣碎。

【饮片性状】本品呈长圆柱形或不规则的块状，大小不一。表面灰白色，显粉性，常具纵棱，偶见灰色或灰棕色斑点。体轻，质酥，断面外层较致密，白色或灰白色，内层有蜂窝状小孔，灰褐色或灰黄色。有吸湿性。气微，味淡，嚼之有黏牙感。

【功能主治】温肾助阳，收敛止血。用于脾肾阳虚，白带过多，遗尿尿频，崩漏下血，疮疡不敛。

【用法用量】9～15g，先煎。

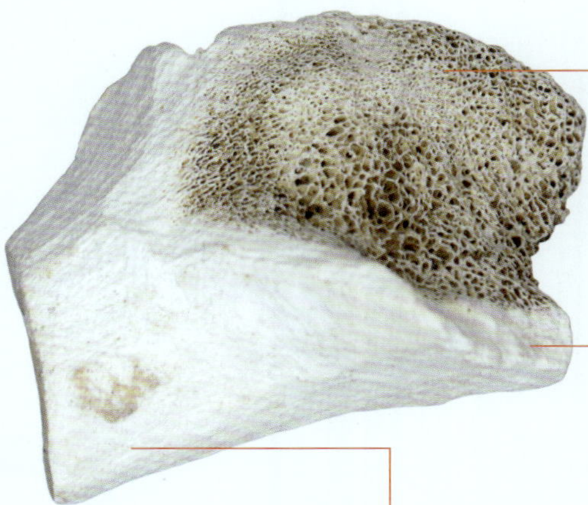

鹿角霜（断面）

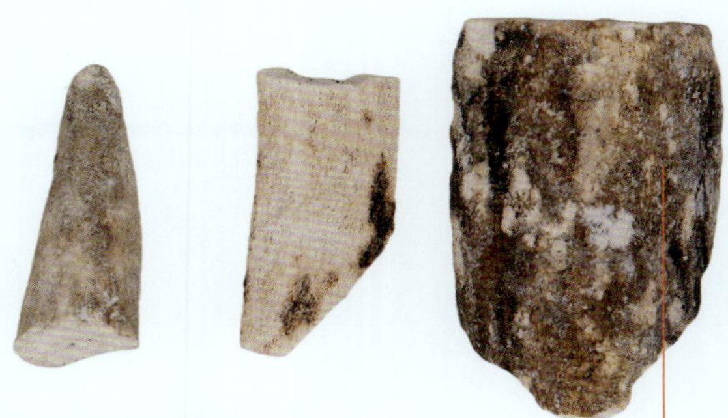

鹿角霜（断面）

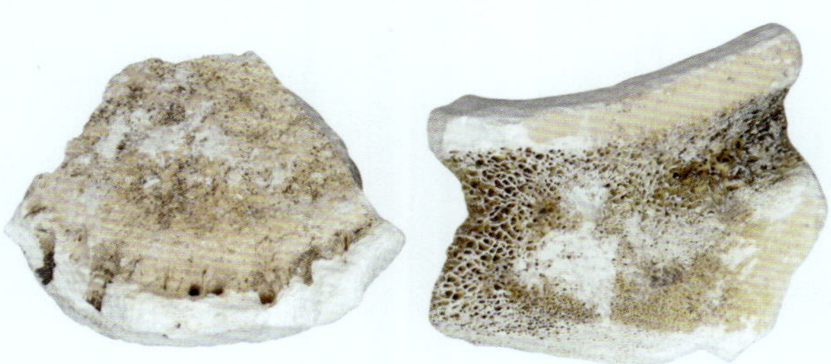

鹿角霜

产地：吉林

羚羊角粉

【基　　原】牛科动物赛加羚羊 *Saiga tatarica* Linnaeus 的角。

【采收加工】捕后锯取其角，晒干。

【主要产地】主产于新疆等地。

【炮制方法】取羚羊角，砸碎，粉碎成细粉。

【饮片性状】本品为类白色的粉末。

【功能主治】平肝息风，清肝明目，散血解毒。用于肝风内动，惊痫抽搐，妊娠子痫，高热痉厥，癫痫发狂，头痛眩晕，目赤翳障，温毒发斑，痈肿疮毒。

【用法用量】每次 0.3～0.6g。

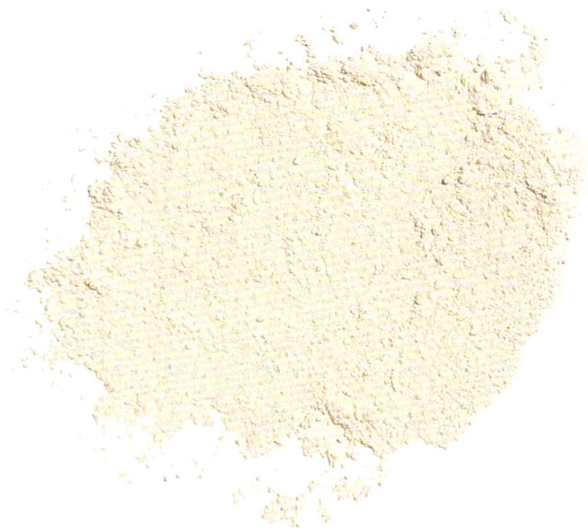

羚羊角粉

产地：新疆

紫贝齿

【基　　原】宝贝科动物阿拉伯绶贝 *Mauritia aiabica*（Linnaeus）的干燥贝壳。

【采收加工】5～7月间捕捞，除去贝肉，洗净，晒干。

【主要产地】主产于山东、福建、广东、海南、浙江等地。

【炮制方法】将药材敲成小于1cm的小块，淘净，干燥，筛去灰屑。

【饮片性状】本品为不规则形的块片，有的卷曲或向内微凹，长0.5～1cm。外表面淡灰褐色或淡青灰色，有的具紫褐色或褐色圆形斑点，有的具虚线状褐色花纹，有的边际可见棕色排列整齐的齿。内表面灰紫色，少数灰黄色，两面均平滑而具光泽。破碎面粗糙。质坚硬。气微。

【功能主治】息风解痉，清肝明目。用于惊痫抽搐，目赤肿痛。

【用法用量】9～15g；生品先煎。

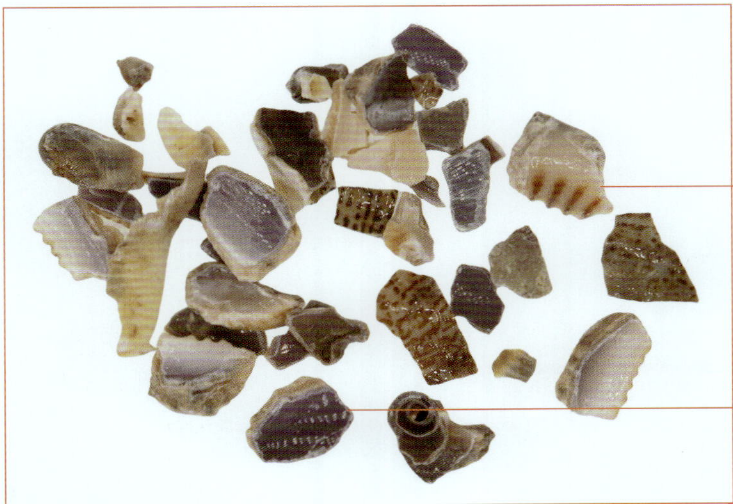

有的边际可见棕色排列整齐的齿

内表面灰紫色，少数灰黄色，两面均平滑而具光泽

紫贝齿（内表面）

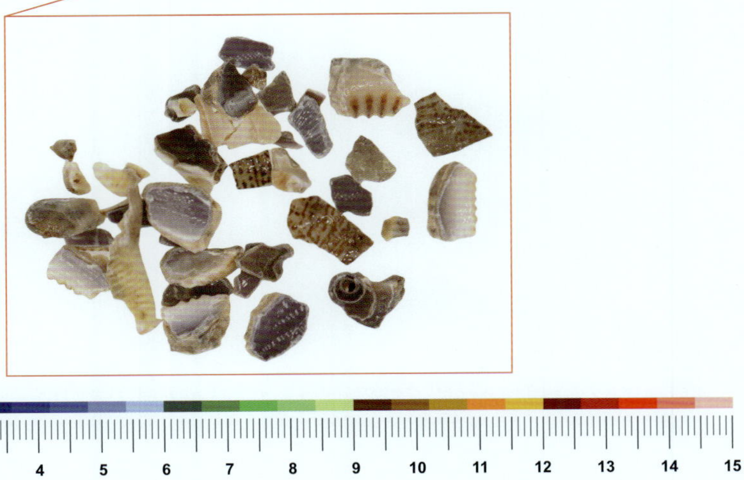

紫贝齿

产地：浙江

【炮制依据】《上海市中药饮片炮制规范（2018年版）》

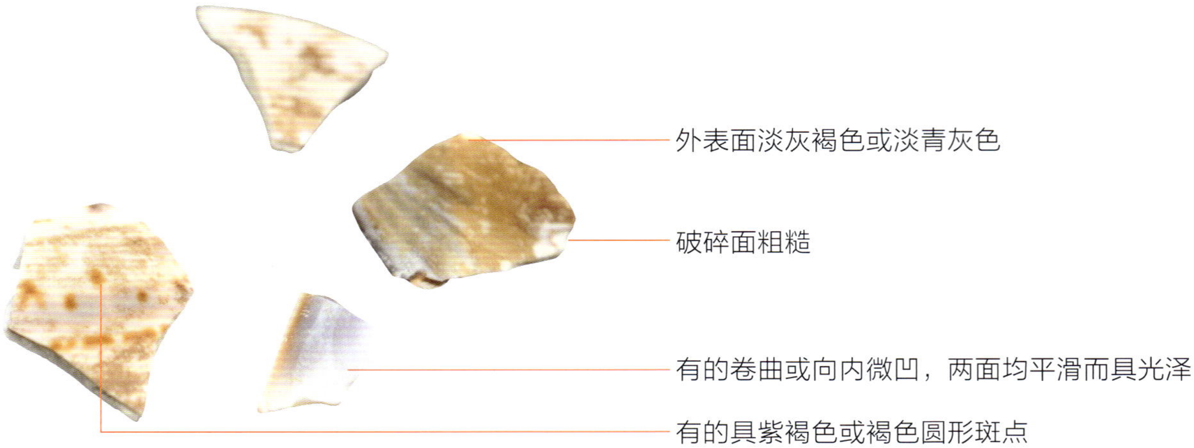

紫贝齿（外表面）

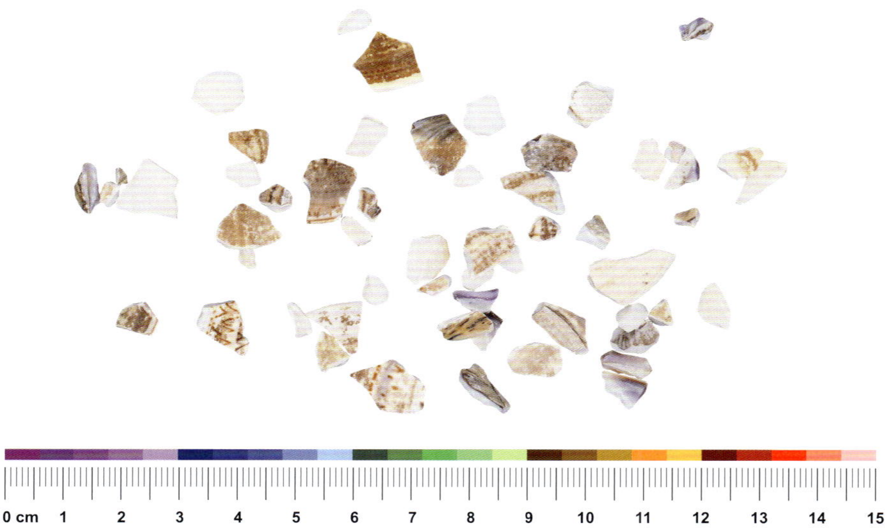

紫贝齿

产地：山东

【炮制依据】《上海市中药饮片炮制规范（2018 年版）》

紫河车

【基　　原】健康人的干燥胎盘。

【采收加工】将新鲜胎盘除去羊膜及脐带，反复冲洗至去净血液，蒸或置沸水中略煮后，干燥。

【主要产地】全国各地均产。

【炮制方法】取原药材，除去杂质，加工成块。

【饮片性状】本品呈不规则的碎块状，黄色或黄棕色。一面凹凸不平，有不规则沟纹；另一面较光滑，表面可见细血管。质硬而脆。有腥气。

【功能主治】温肾补精，益气养血。用于虚劳羸瘦，骨蒸盗汗，咳嗽气喘，食少气短，阳痿遗精，不孕少乳。

【用法用量】2～3g，研末吞服。

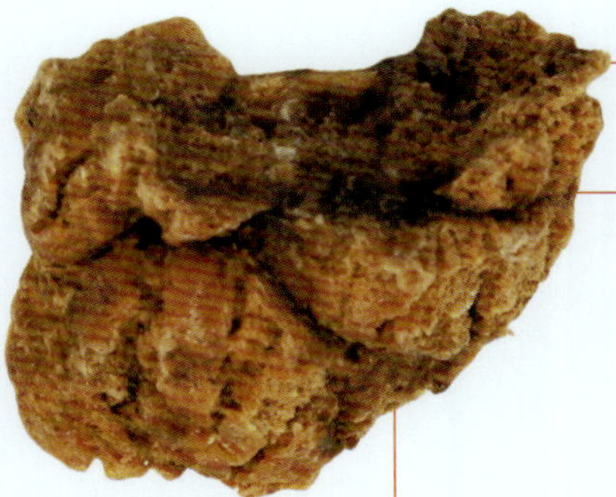

紫河车（外表面）

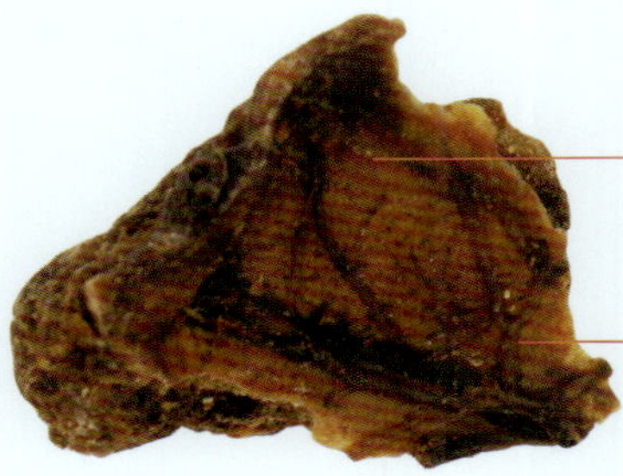

紫河车（内表面）

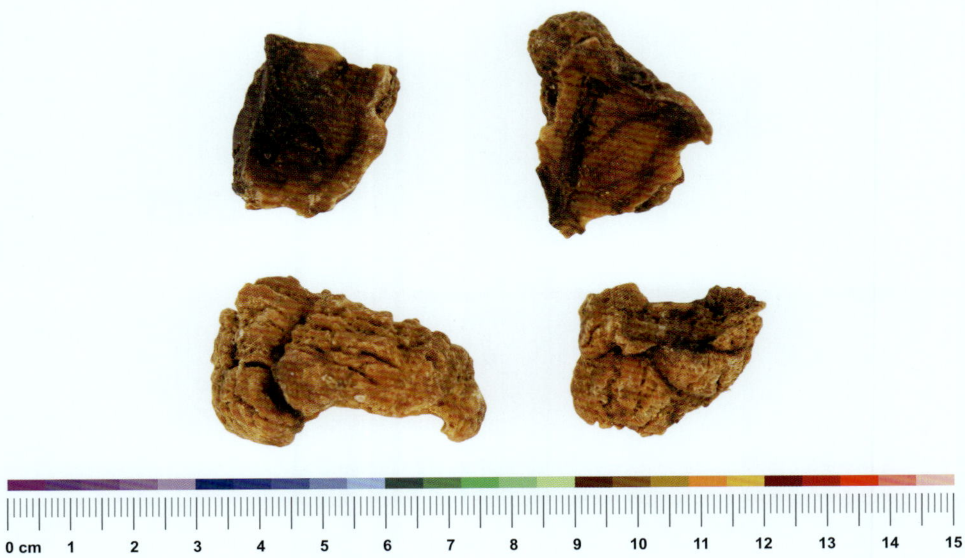

紫河车

产地：北京

【炮制依据】《北京市中药饮片炮制规范（2008年版）》

蛤壳

【基　　原】帘蛤科动物文蛤 *Meretrix meretrix* Linnaeus 或青蛤 *Cyclina sinensis* Gmelin 的贝壳。

【采收加工】夏、秋二季捕捞，去肉，洗净，晒干。

【主要产地】全国沿海地区均产。

【炮制方法】洗净，碾碎，干燥。

【饮片性状】本品为不规则碎片。碎片外表面黄褐色或棕红色，可见同心生长纹；内表面白色。质坚硬。断面有层纹。气微，味淡。

【功能主治】清热化痰，软坚散结，制酸止痛；外用收湿敛疮。用于痰火咳嗽，胸胁疼痛，痰中带血，瘰疬瘿瘤，胃痛吞酸；外治湿疹、烫伤。

【用法用量】6～15g，宜先煎，蛤粉包煎。外用适量，研极细粉撒布或油调后敷患处。

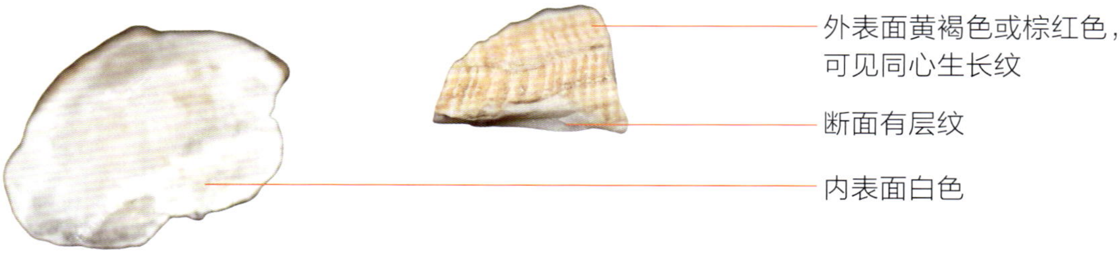

海蛤壳

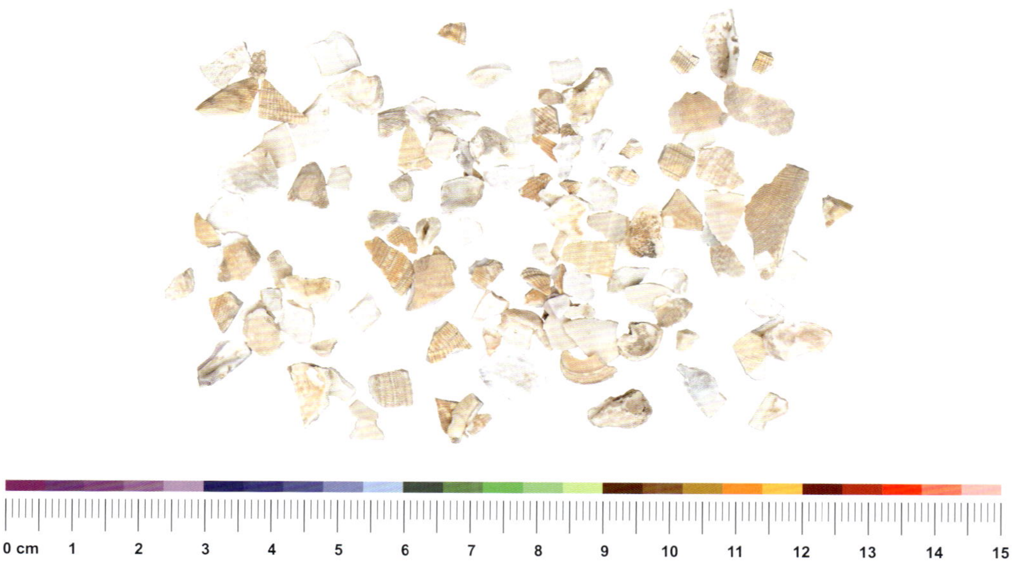

海蛤壳
产地：广东

煅蛤壳

【基　　原】帘蛤科动物文蛤 *Meretrix meretrix* Linnaeus 或青蛤 *Cyclina sinensis* Gmelin 的贝壳的炮制品。

【炮制方法】洗净，碾碎，干燥。

【饮片性状】本品为不规则碎片或粗粉。灰白色，碎片外表面有时可见同心生长纹。质酥脆。断面有层纹。

【功能主治】化痰制酸。用于痰火咳嗽，胸胁疼痛，痰中带血，胃痛吞酸。

【用法用量】6～15g。煅蛤壳粉包煎。

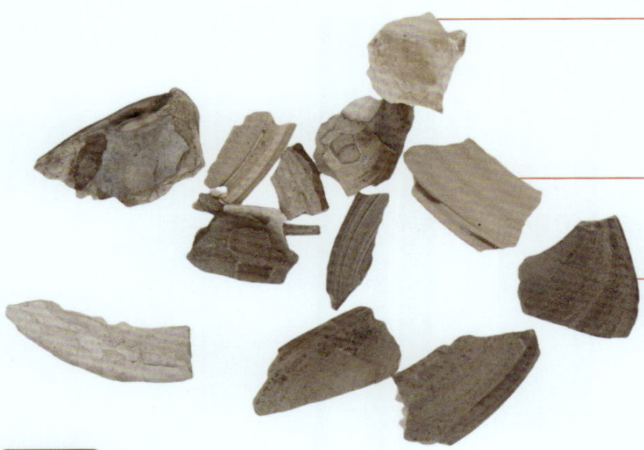

煅蛤壳

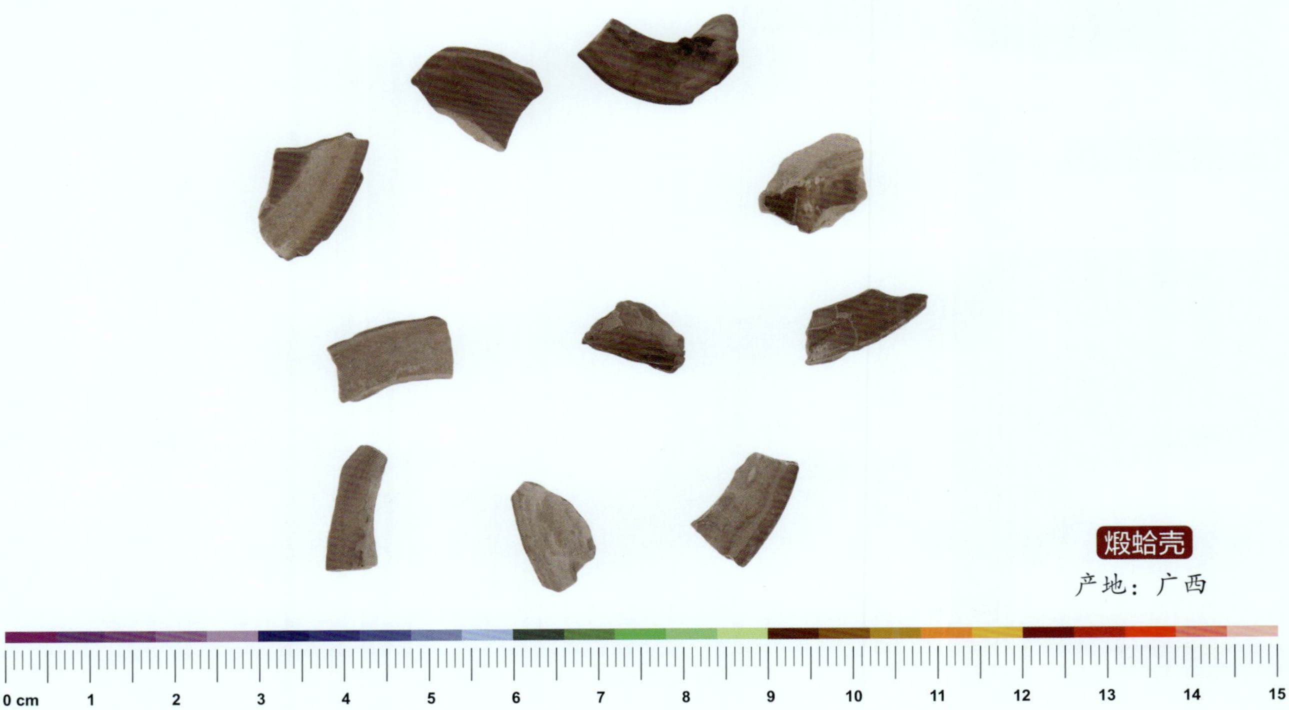

煅蛤壳
产地：广西

蛤蚧

【基　　原】 为壁虎科动物蛤蚧 *Gekko gecko* Linnaeus 的干燥体。

【采收加工】 全年均可捕捉，除去内脏，拭净，用竹片撑开，使全体扁平顺直，低温干燥。

【主要产地】 主产于广东、广西、河南、云南、福建等地。

【炮制方法】 取原药材，除去杂质。

【饮片性状】 本品呈扁片状，头颈部及躯干部长 9～18cm，头颈部约占 1/3，腹背部宽 6～11cm，尾长 6～12cm。头略呈扁三角状，两眼多凹陷成窟窿，口内有细齿，生于颚的边缘，无异型大齿。吻部半圆形，吻鳞不切鼻孔，与鼻鳞相连，上鼻鳞左、右各 1 片，上唇鳞 12～14 对，下唇鳞（包括颏鳞）21 片。腹背部呈椭圆形，腹薄。背部呈灰黑色或银灰色，有黄白色、灰绿色或橙红色斑点散在或密集成不显著的斑纹，脊椎骨和两侧肋骨突起。四足均具 5 趾；趾间仅具蹼迹，足趾底有吸盘。尾细而坚实，微现骨节，与背部颜色相同，有 6～7 个明显的银灰色环带，有的再生尾较原生尾短，且银灰色环带不明显。全身密被圆形或多角形微有光泽的细鳞。气腥，味微咸。

【功能主治】 补肺益肾，纳气定喘，助阳益精。用于肺肾不足，虚喘气促，劳嗽咳血，阳痿，遗精。

【用法用量】 3～6g，多入丸散或酒剂。

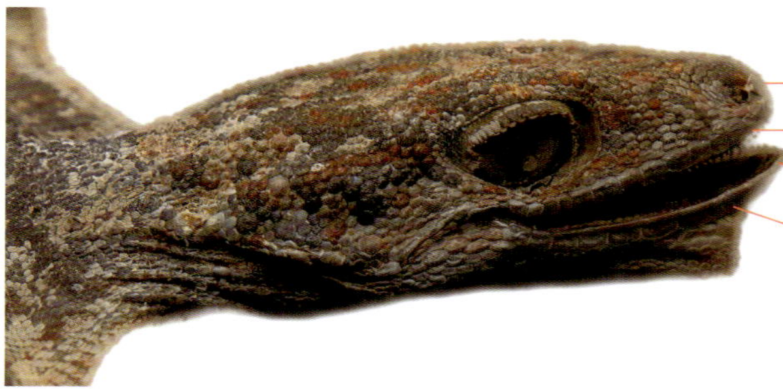

蛤蚧（头部侧面）

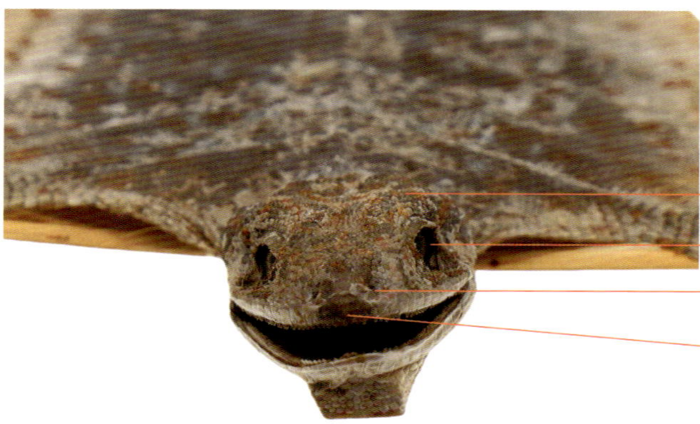

蛤蚧（头部）

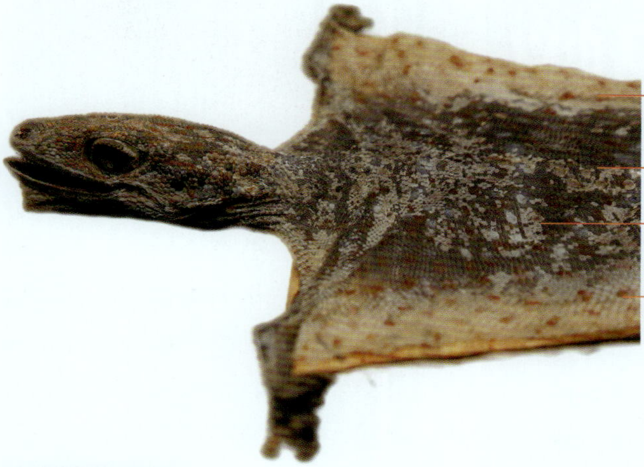

蛤蚧（背面）

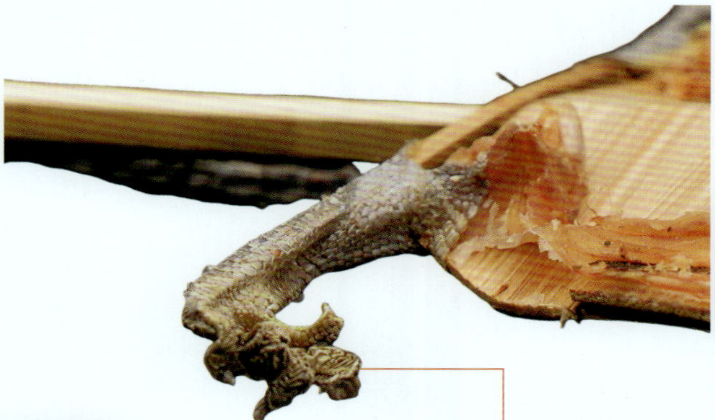

蛤蚧足

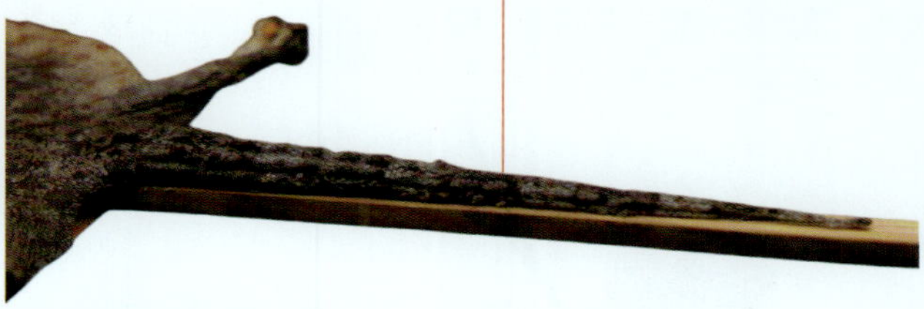

蛤蚧（尾部）

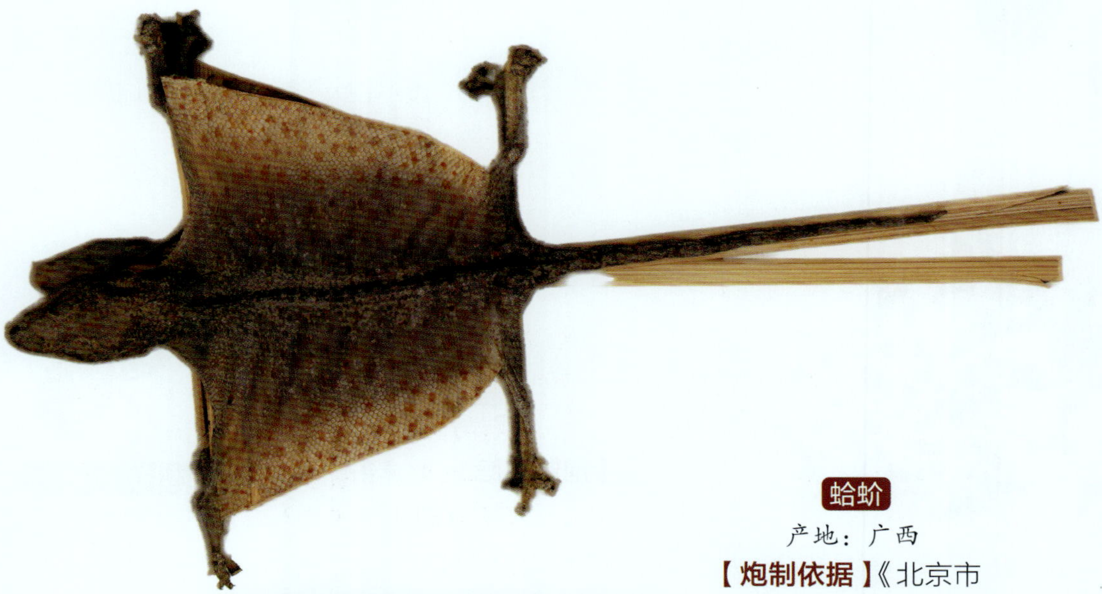

蛤蚧

产地：广西

【炮制依据】《北京市中药饮片炮制规范（2008 年版）》

黑蚂蚁

【基　　原】 蚁科动物双齿多刺蚁 *Polyrhachis dives* Smith 的干燥体。

【采收加工】 夏、秋两季捕捉，烫死，或置适宜容器内闷死，干燥。

【主要产地】 主产于广西、云南、吉林、辽宁等地。

【炮制方法】 除去杂质。

【饮片性状】 **工蚁** | 体长 0.5～0.7cm，体黑色或黑褐色，腹胸、后腹密被金黄色绒毛。头部绒毛较稀。头短而宽，呈类三角形，具细皱纹，唇基具中脊，颊凸。复眼 1 对着生于头侧中线略偏上处，无单眼。触角膝状弯曲，咀嚼式口器。胸部 3 节：前胸、中胸、后胸，每节腹下各长 1 对长足。腹部较大，类球形，由 5 节组成，第一节较大，后渐缩小，长 0.4～0.5cm，宽 0.2～0.4cm。胸部钝圆，前胸背板前侧角、胸腹节背板各具 2 个直的长刺，刺之间有 2～3 个齿状突起。足细长，胫节下有一列短刺。气特异刺鼻，味酸。

【功能主治】 补肾益精，通经活络，解毒消肿。主治肾虚头晕耳鸣，失眠多梦，阳痿遗精，风湿痹痛，中风偏瘫，手足、肌肤麻木、僵硬，痈肿疔毒，毒蛇咬伤。

【用法用量】 1～3g；研末，开水冲服；浸酒服或入丸、散。外用适量，捣敷。

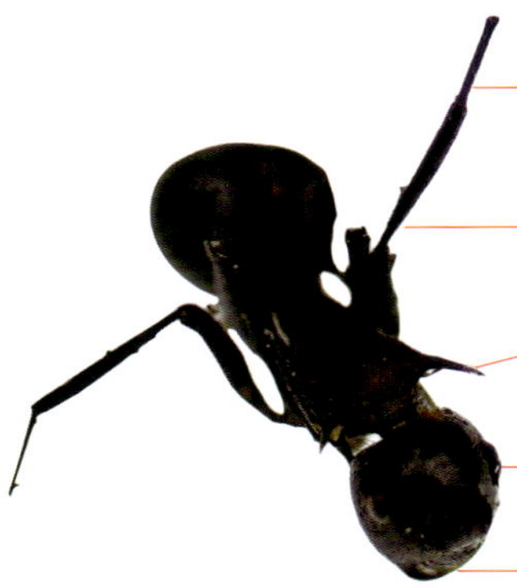

黑蚂蚁（背部）

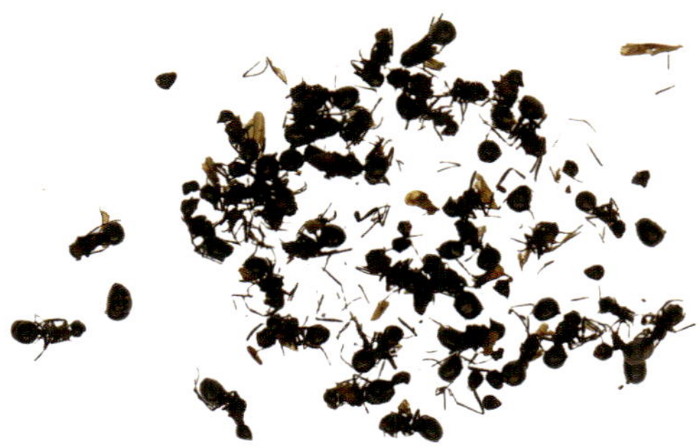

黑蚂蚁

产地：广西

【炮制依据】《福建省中药饮片炮制规范（2012 年版）》

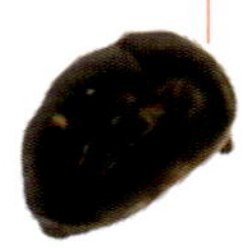

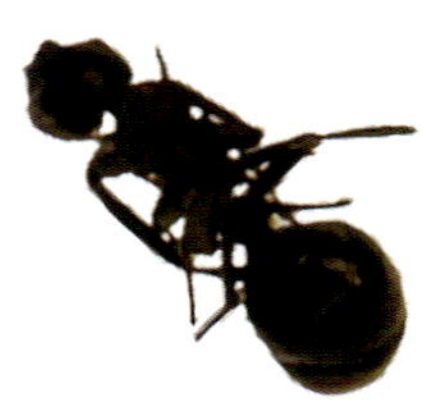

黑蚂蚁（腹部）

蜈蚣

【基　　原】蜈蚣科动物少棘巨蜈蚣 *Scolopendra subspinipes mutilans* L. Koch 的干燥体。

【采收加工】春、夏二季捕捉，用竹片插入头尾，绷直，干燥。

【主要产地】主产于湖北、广西、江苏、浙江、云南、贵州、陕西、山东等地。

【炮制方法】取原药材，除去杂质。

【饮片性状】本品呈扁平长条形，长 9～15cm，宽 0.5～1cm。由头部和躯干部组成，全体共 22 个环节。头部暗红色或红褐色，略有光泽，有头板覆盖，头板近圆形，前端稍突出，两侧贴有颚肢一对，前端两侧有触角一对，多已脱落。躯干部第 1 背板与头板同色，其余 20 个背板为棕绿色或墨绿色，具光泽，自第 4 背板至第 20 背板上常有两条纵沟线；腹部淡黄色或棕黄色，皱缩；自第 2 节起，每节两侧有步足一对，步足黄色或红褐色，偶见黄白色，呈弯钩形，最末一对步足尾状，故又称尾足，易脱落。质脆，断面有裂隙。气微腥，有特殊刺鼻的臭气，味辛、微咸。

【功能主治】息风镇痉，通络止痛，攻毒散结。用于肝风内动，痉挛抽搐，小儿惊风，中风口㖞，半身不遂，破伤风，风湿顽痹，偏正头痛，疮疡，瘰疬，蛇虫咬伤。

【用法用量】3～5g。用时除去竹片。

【使用注意】孕妇禁用。

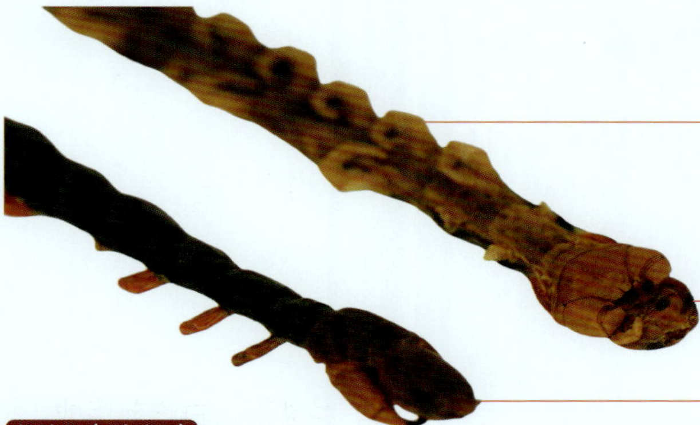

蜈蚣（头部）

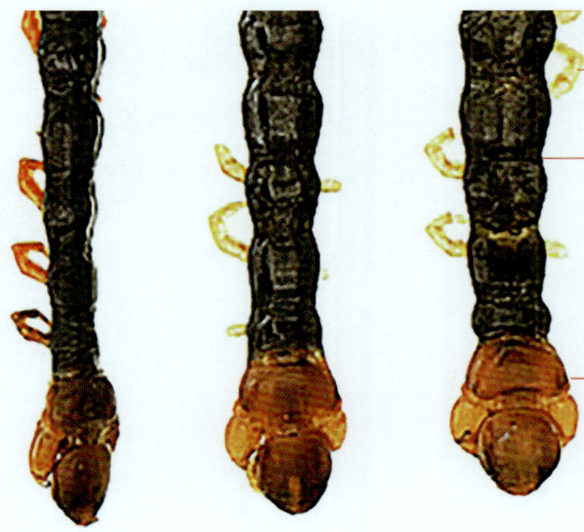

蜈蚣（头部背面）

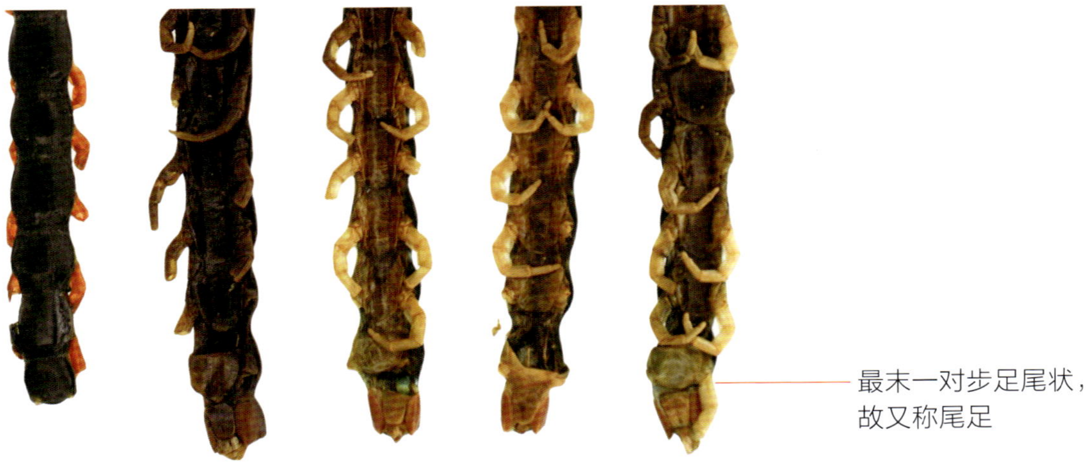

蜈蚣（尾部）

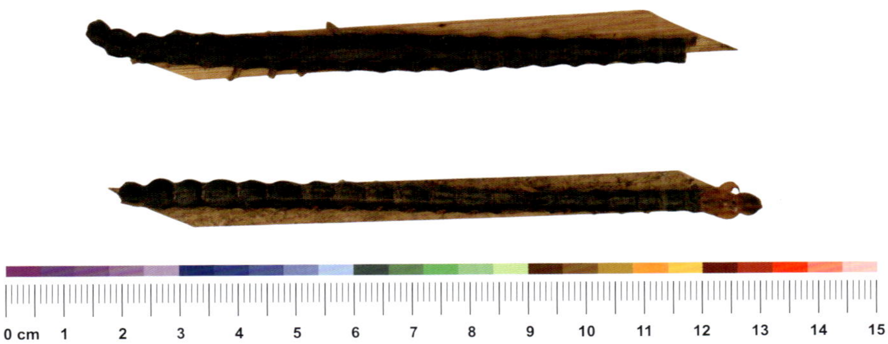

蜈蚣

产地：湖北

【炮制依据】《北京市中药饮片炮制规范（2008年版）》

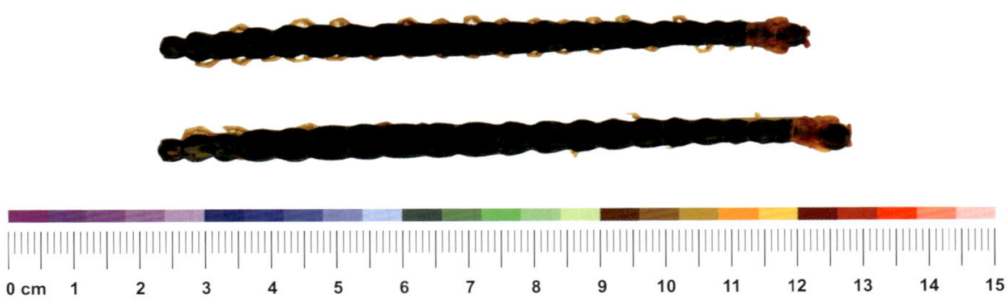

蜈蚣

产地：江苏

【炮制依据】《北京市中药饮片炮制规范（2008年版）》

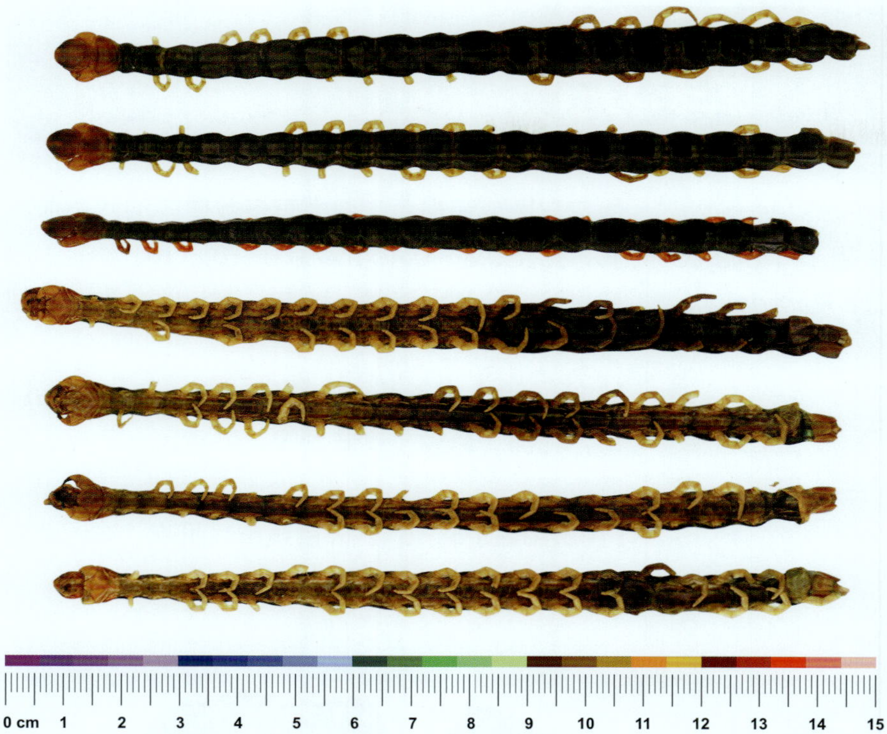

蜈蚣

产地：陕西

【炮制依据】《北京市中药饮片炮制规范（2008年版）》

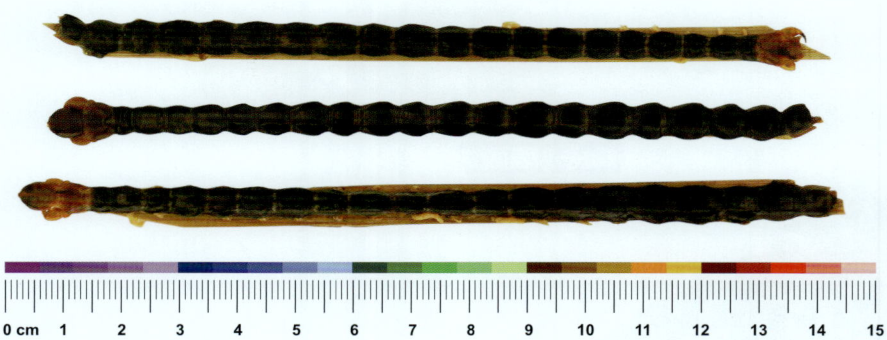

蜈蚣

产地：山东

【炮制依据】《北京市中药饮片炮制规范（2008年版）》

蜂房

【基　　原】胡蜂科昆虫果马蜂 *Polistes olivaceous*（DeGeer）、日本长脚胡蜂 *Polistes japonicus* Saussure 或异腹胡蜂 *Parapolybia varia* Fabricius 的巢。

【采收加工】秋、冬二季采收，晒干，或略蒸，除去死蜂、死蛹，晒干。

【主要产地】全国各地均有出产，主产于四川、云南、广东、广西、河北等地。

【炮制方法】除去杂质，剪块。

【饮片性状】本品呈不规则的块状，大小不一。表面灰白色或灰褐色。腹面有多数整齐的六角形房孔，孔径 0.3～0.4cm 或 0.6～0.8cm。体轻，质韧，略有弹性。气微，味辛、淡。质酥脆或坚硬者不可供药用。

【功能主治】攻毒杀虫，祛风止痛。用于疮疡肿毒，乳痈，瘰疬，皮肤顽癣，鹅掌风，牙痛，风湿痹痛。

【用法用量】3～5g。外用适量，研末，油调敷患处，或煎水漱，或洗患处。

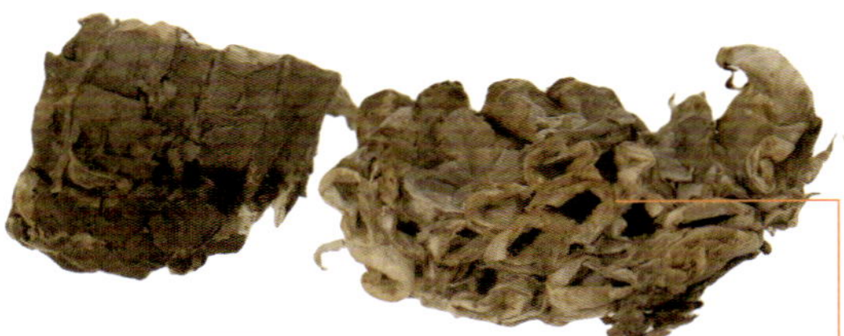

蜂房（腹面）

腹面有多数整齐的六角形房孔

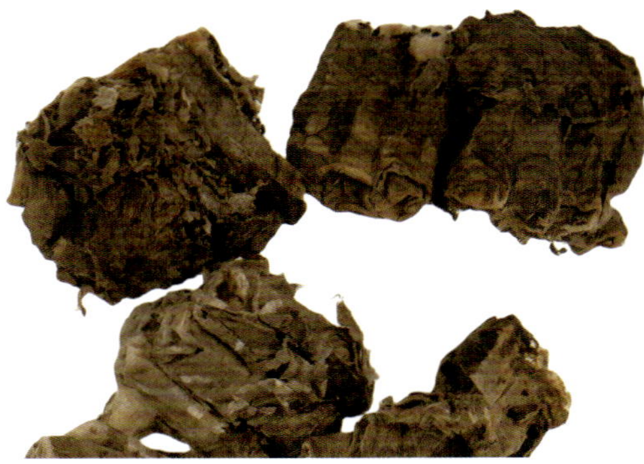

蜂房（表面）

表面灰白色或灰褐色

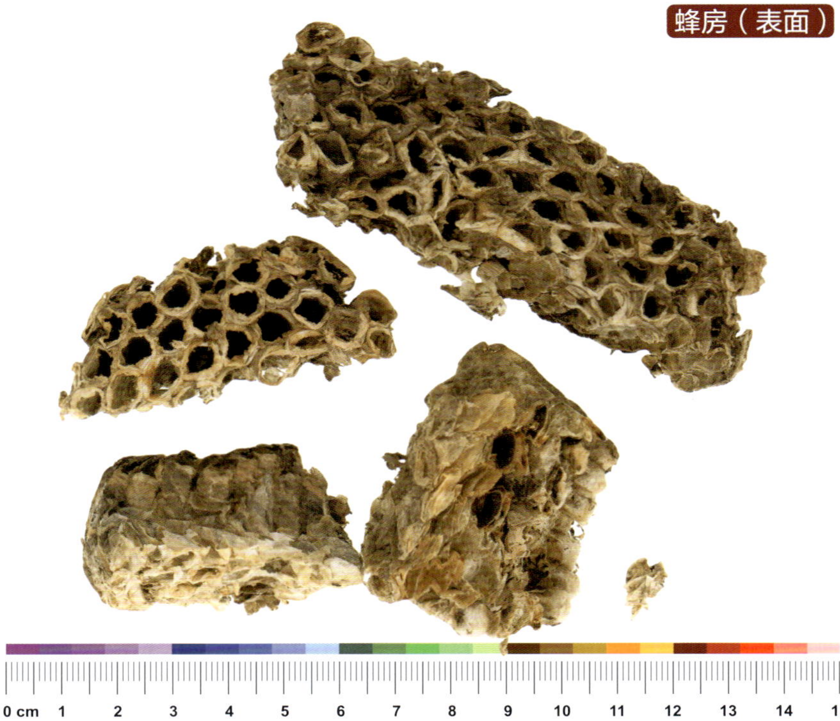

蜂房

产地：广东

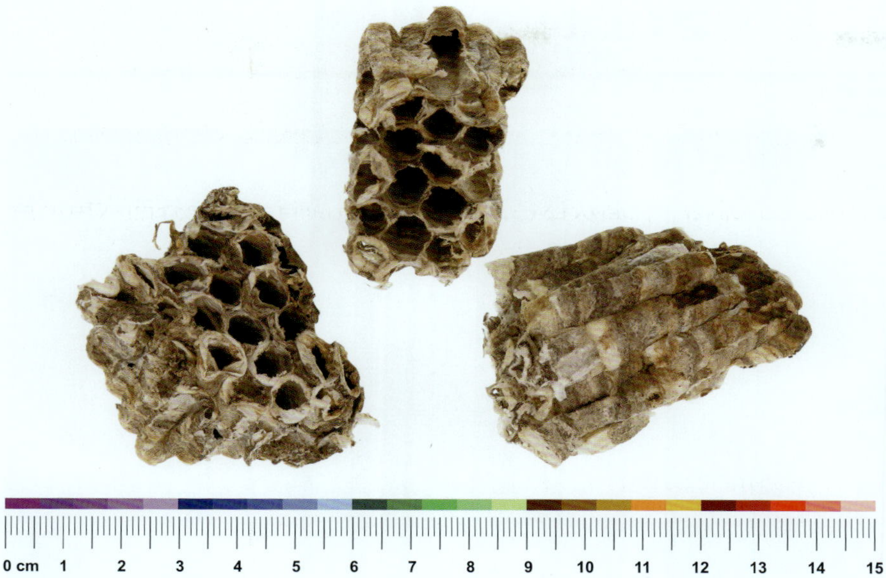
0 cm 1 2 3 4 5 6 7 8 9 10 11 12 13 14 15

蜂房

产地：河北

蜂房（增重）

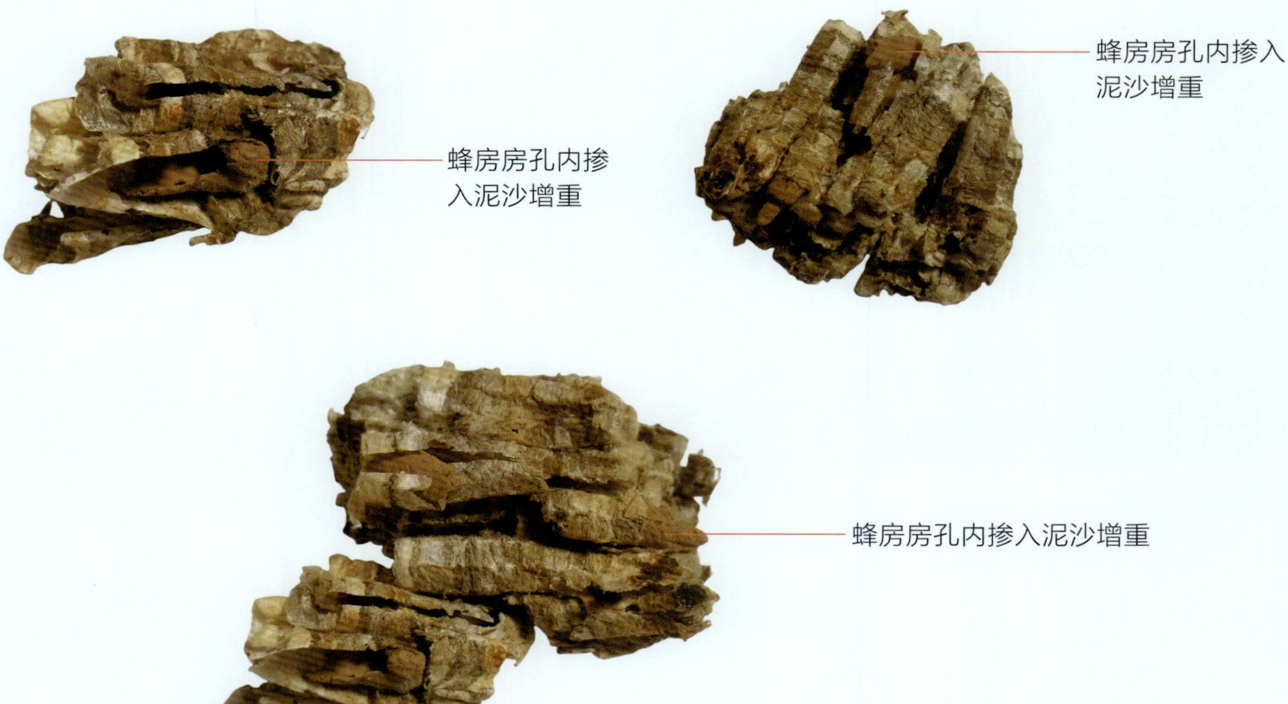
蜂房房孔内掺入泥沙增重
蜂房房孔内掺入泥沙增重
蜂房房孔内掺入泥沙增重

蜂房（虫蛀）

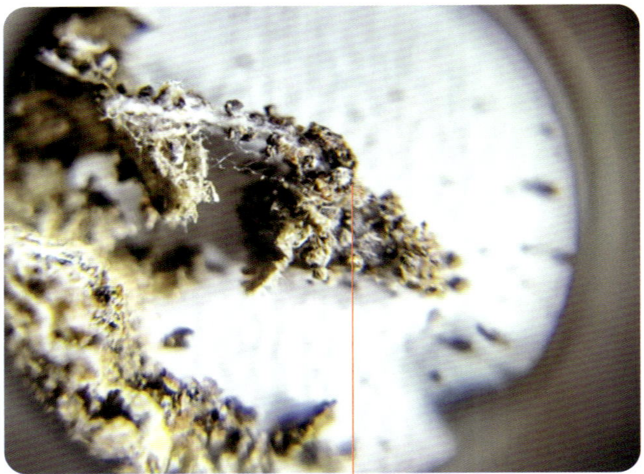

蜂房（虫蛀，1∶25）

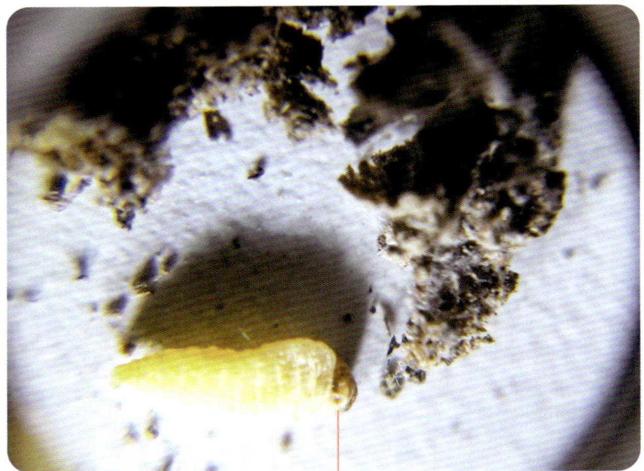

蜂房（虫蛀，1∶25）

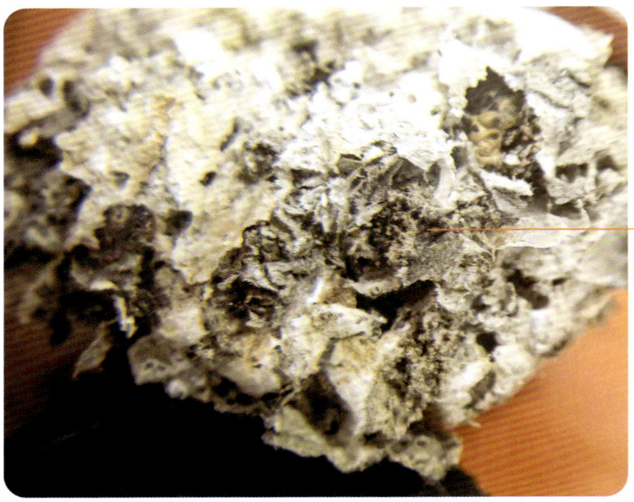

蜂房（虫蛀）

蝉蜕

【基　　原】蝉科昆虫黑蚱 *Cryptotympana pustulata* Fabricius 的若虫羽化时脱落的皮壳。

【采收加工】夏、秋二季收集，除去泥沙，晒干。

【主要产地】全国各地均有出产，主产于山东、河南、河北、湖北、江苏、四川、安徽等地。

【炮制方法】除去杂质，洗净，干燥。

【饮片性状】本品略呈椭圆形而弯曲，长约 3.5cm，宽约 2cm。表面黄棕色，半透明，有光泽。头部有丝状触角 1 对，多已断落，复眼突出。额部先端突出，口吻发达，上唇宽短，下唇伸长呈管状。胸部背面呈十字形裂开，裂口向内卷曲，脊背两旁具小翅 2 对；腹面有足 3 对，被黄棕色细毛。腹部钝圆，共 9 节。体轻，中空，易碎。气微，味淡。

【功能主治】疏散风热，利咽，透疹，明目退翳，解痉。用于风热感冒，咽痛音哑，麻疹不透，风疹瘙痒，目赤翳障，惊风抽搐，破伤风。

【用法用量】3～6g。

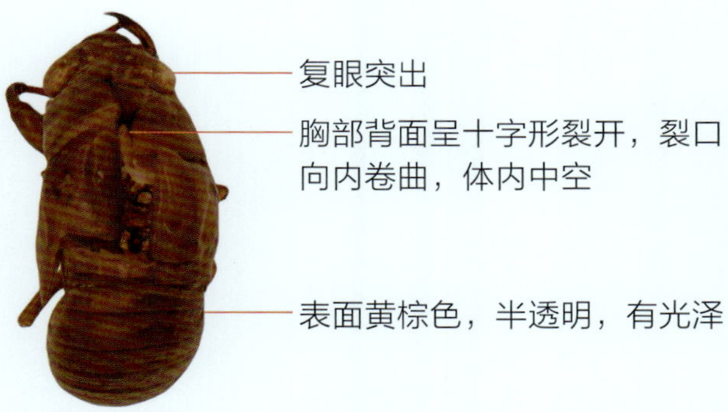

蝉蜕（背面）

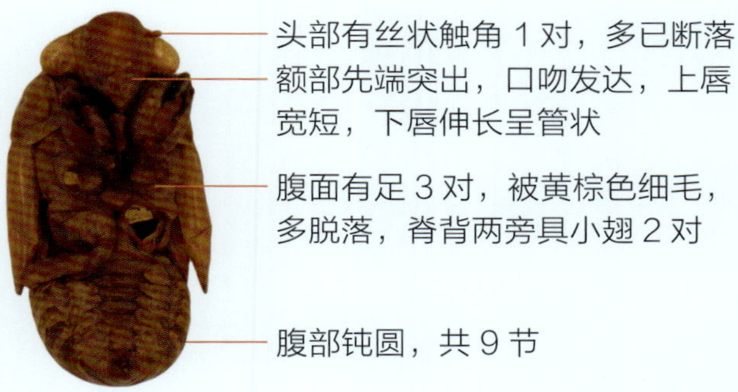

蝉蜕（腹面）

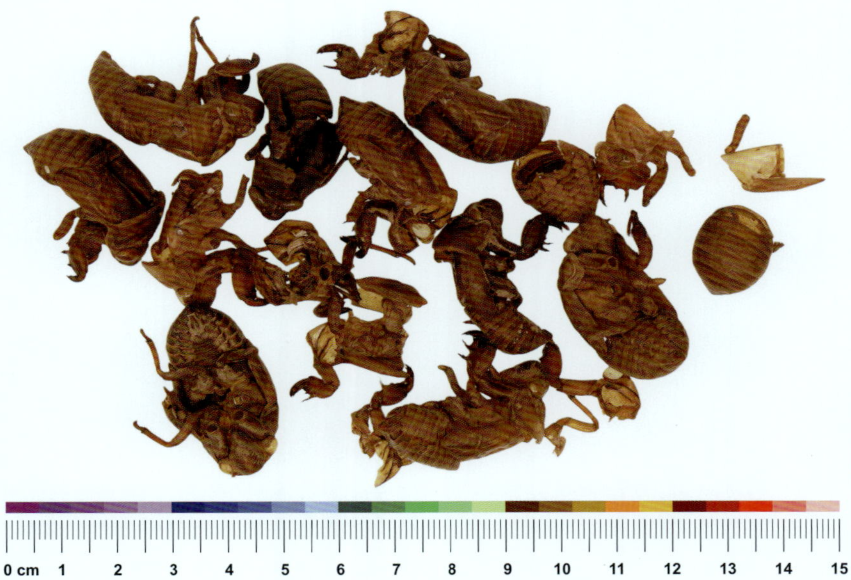

蝉蜕

产地：山东

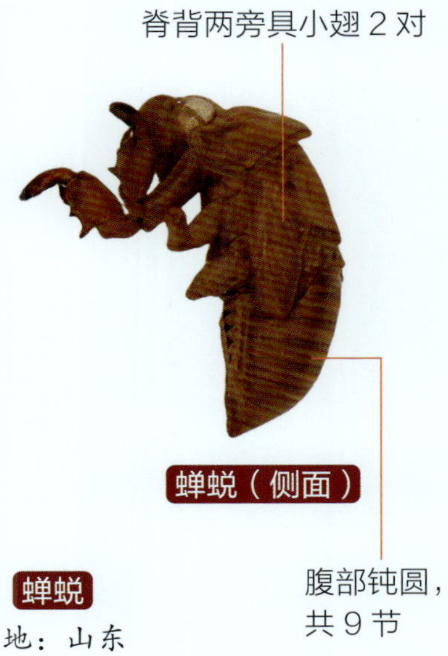

蝉蜕（侧面）

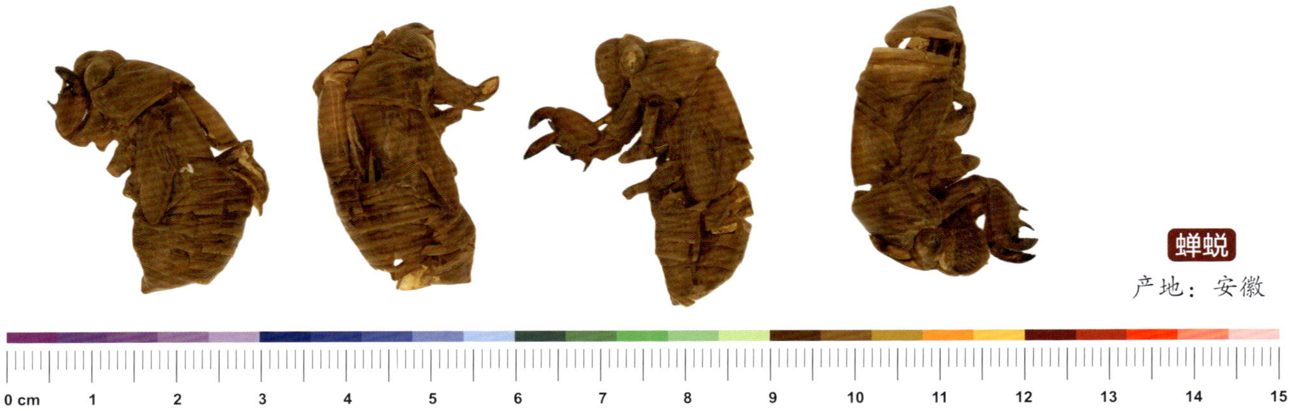

蝉蜕

产地：安徽

煅瓦楞子

【基　　原】蚶科动物毛蚶 *Arca subcrenata* Lischke、泥蚶 *Arca granosa* Linnaeus 或魁蚶 *Arca inflata* Reeve 的贝壳的炮制品。

【采收加工】秋、冬至次年春季捕捞，洗净，置沸水中略煮，去肉，干燥。

【主要产地】我国沿海各地均产。

【炮制方法】取净瓦楞子，置煅炉或适宜容器内，煅至红透酥脆，取出，晾凉，打成碎块。

【饮片性状】本品为不规则碎块或粗粉。灰白色或深灰色。表面可见放射肋，内面平滑。质酥脆。气微，味微淡。

【功能主治】制酸止痛，用于胃酸过多，胃痛泛酸。

【用法用量】9～15g。先煎。

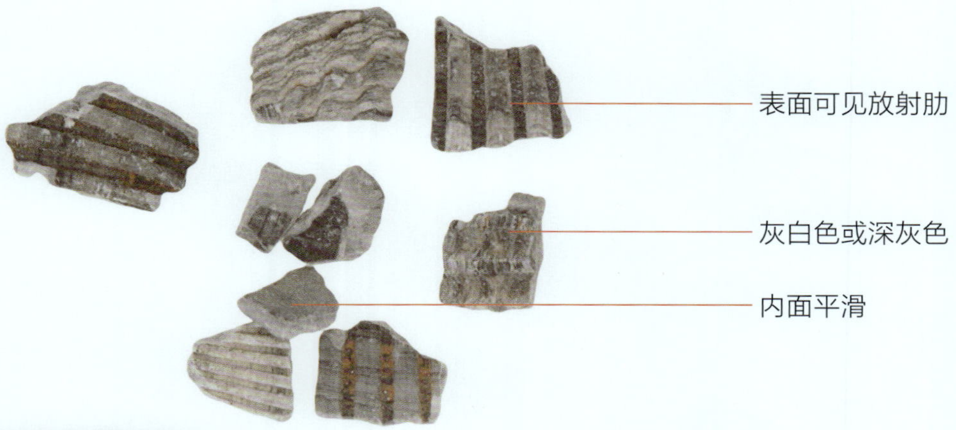

煅瓦楞子（表面）

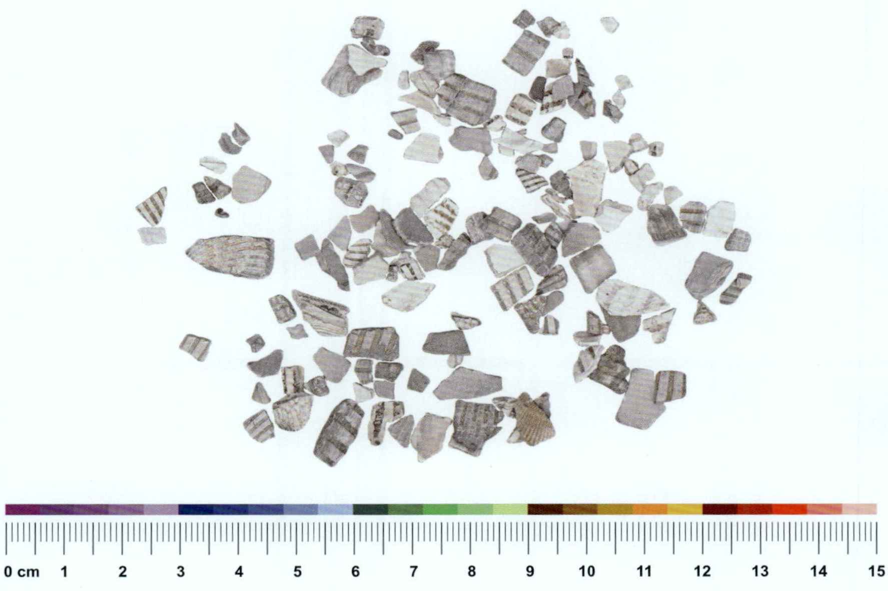

煅瓦楞子

产地：浙江

煅浮海石

【基　　原】 胞孔科动物脊突苔虫 *Costazia aculeata Canu et* Bassler. 干燥骨骼的炮制品。

【采收加工】 多于夏、秋二季收集，洗净，晒干。

【主要产地】 主产于浙江、广东、福建、山东等地。

【炮制方法】 取净浮海石，置适宜容器内，煅至红透，取出，放凉。

【饮片性状】 本品呈不规则珊瑚状的碎块。灰白色或淡灰棕色，表面具多数叉状分枝和孔道，分枝表面与断面有众多小孔。体轻，质酥松。气微腥，味咸。

【功能主治】 燥湿化痰。用于肺热咳嗽痰稠，瘰疬。

【用法用量】 9～15g。

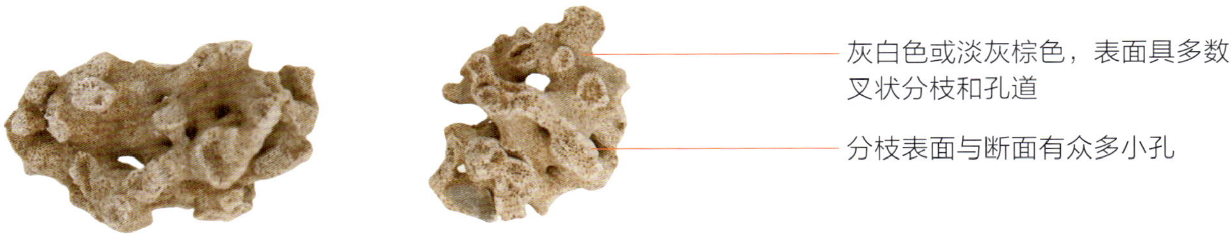

煅浮海石

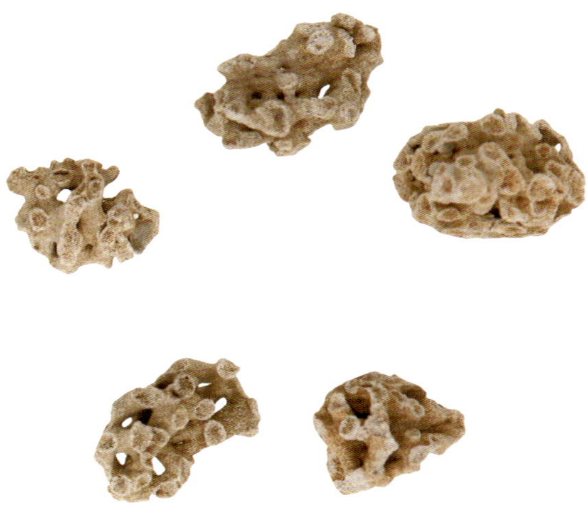

煅浮海石

产地：山东

【炮制依据】《北京市中药饮片炮制规范（2008年版）》

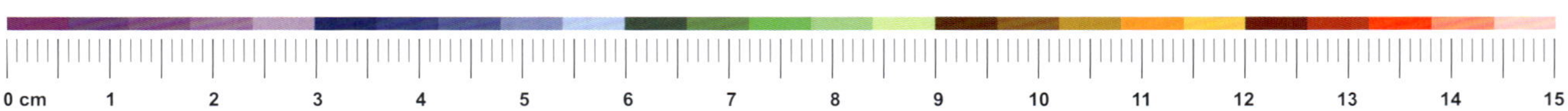

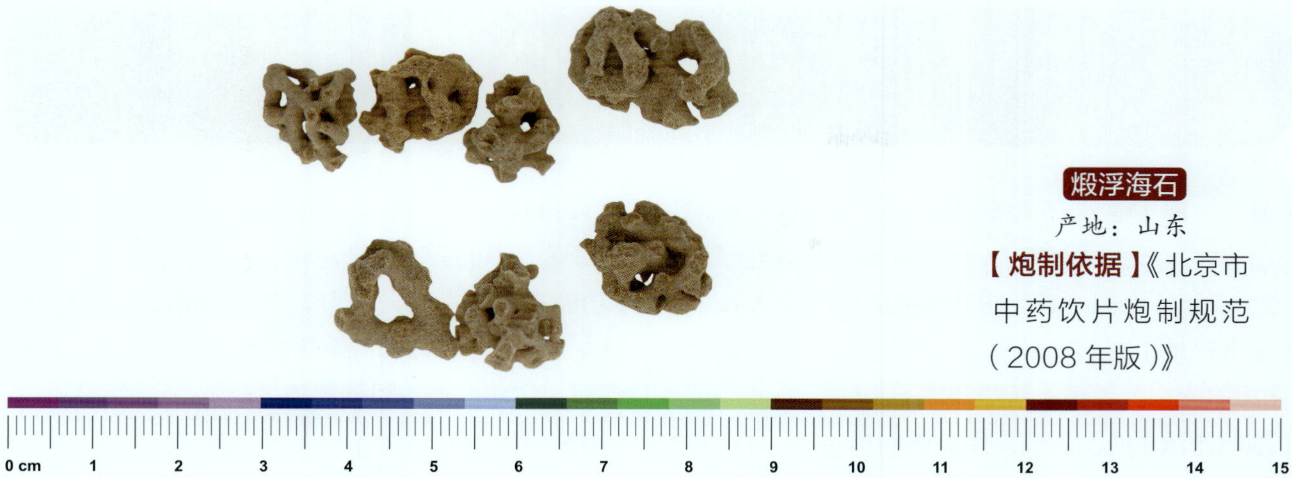

煅浮海石

产地：山东

【炮制依据】《北京市中药饮片炮制规范（2008年版）》

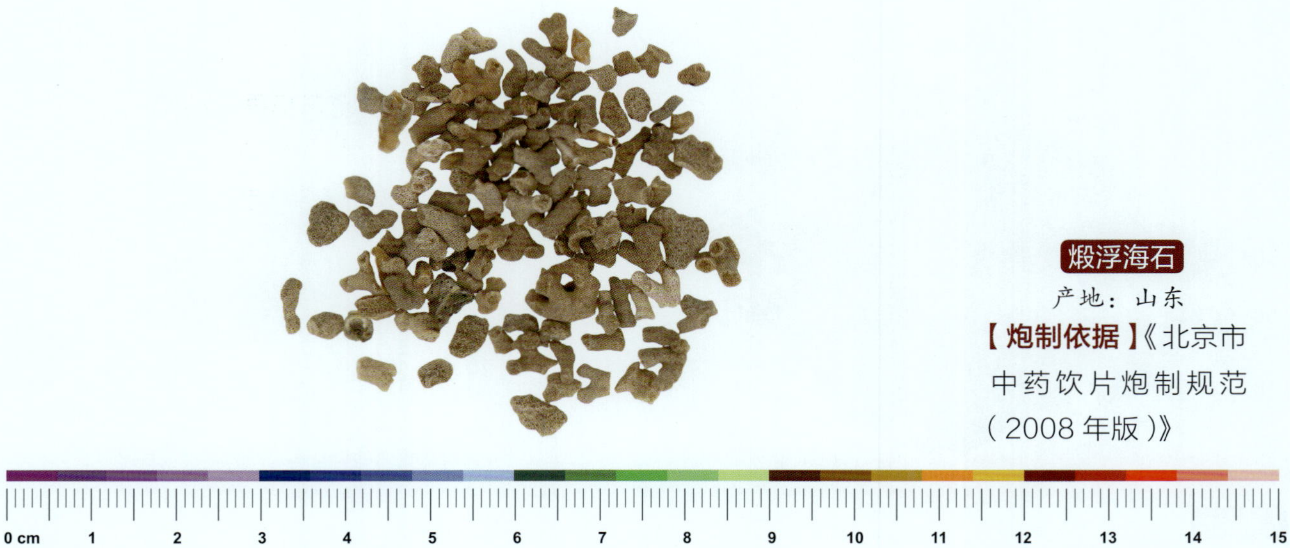

煅浮海石

产地：山东

【炮制依据】《北京市中药饮片炮制规范（2008年版）》

熊胆粉

【基　　原】熊科动物黑熊 *Selenarctos thibetanus* Cuvier 或棕熊 *Ursus arctos* L. 经胆囊手术引流胆汁而得的熊胆粉干燥品的炮制净化品。

【主要产地】主产于云南、黑龙江、吉林、湖北、四川、青海、西藏、新疆等地。

【炮制方法】原品入药，用时研细粉。

【饮片性状】本品为不规则碎片、颗粒和粉末，黄色至深棕色，有的呈深绿色或淡红色，半透明，有玻璃样光泽，质脆，易吸潮。气清香、微腥，味极苦，微回甜，有清凉感。

【功能主治】清心，凉肝，息风，解毒，明目退翳。用于热盛惊风，癫痫抽搐，子痫抽搐，痈肿疔毒，痔疮肿痛，目赤翳障。

【用法用量】0.3～1g，多入散、丸剂；0.05～0.25g，加入处方，服用。外用适量，研末或水调涂敷患处。

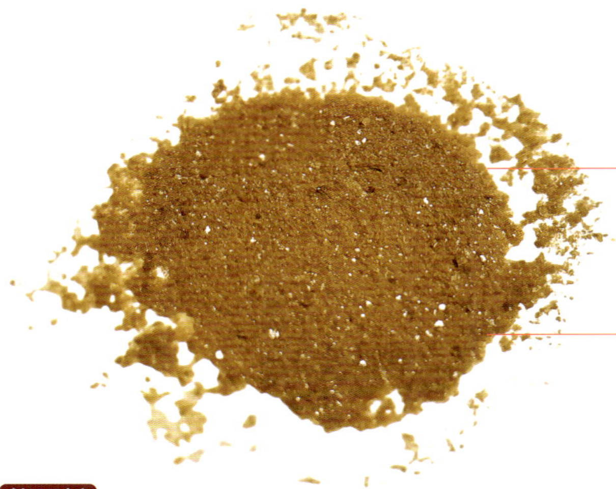

熊胆粉

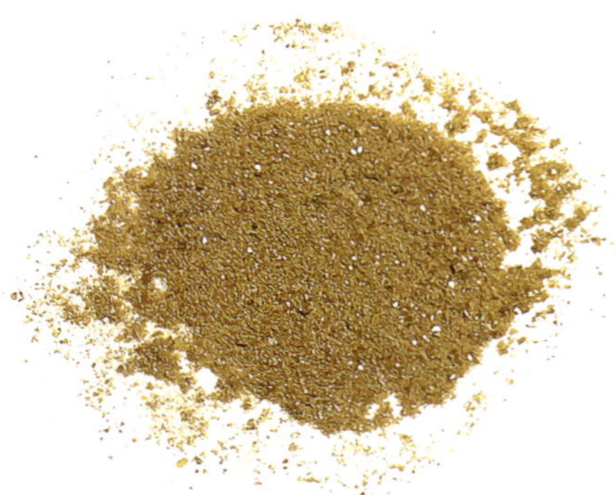

熊胆粉

产地：湖北

【炮制依据】《广西壮族自治区中药饮片炮制规范（2007 年版）》

醋穿山甲

【基　　原】 鲮鲤科动物穿山甲 *Manis pentadactyla* Linnaeus 的鳞甲的炮制品。

【采收加工】 收集鳞甲，洗净，晒干。

【主要产地】 主产于广东、广西、云南、贵州，浙江、福建、湖南、安徽等地亦产。进口的穿山甲商品，多来自越南、缅甸、印度尼西亚等地。一般分大甲片与小甲片。大甲片灰黄色，习称“铜甲片”，品质较次；小甲片褐色，习称“铁甲片”，品质较优。

【炮制方法】 取原药材，除去杂质，洗净，干燥，大小分开。取河砂，置锅内，用武火（180～220℃）炒至疏松时，加入净穿山甲，烫至鼓起，呈金黄色时，取出，筛去河砂，趁热投入米醋中浸淬，捞出，干燥。每 100kg 穿山甲，用米醋 30kg。

【饮片性状】 本品略呈扇面形、三角形或不规则形，大小不一。全体膨胀呈卷曲状。表面金黄色或棕黄色，可见数十条排列整齐的纵皱纹及数条横线纹。质酥脆，易碎。有醋味。

【功能主治】 通经下乳，消肿排脓，搜风通络。用于经闭癥瘕，乳汁不通，痈肿疮毒，关节痹痛，麻木拘挛。

【用法用量】 5～9g。用时捣碎。

【使用注意】 孕妇慎用。

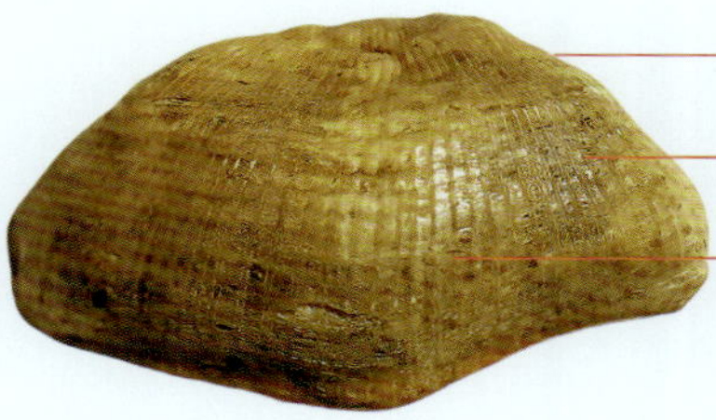

全体膨胀呈卷曲状

金黄色或棕黄色

表面有数十条排列整齐的纵皱纹及数条横线纹

醋穿山甲（外表面）

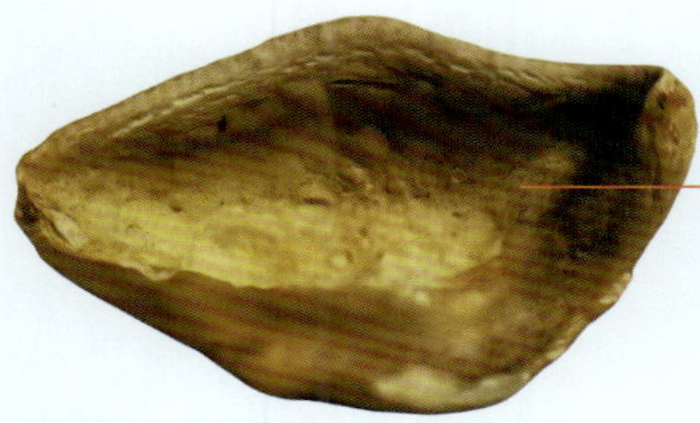

金黄色或棕黄色

醋穿山甲（内表面）

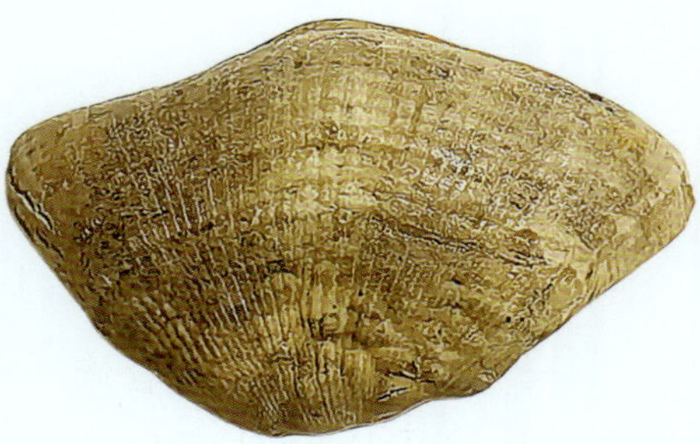

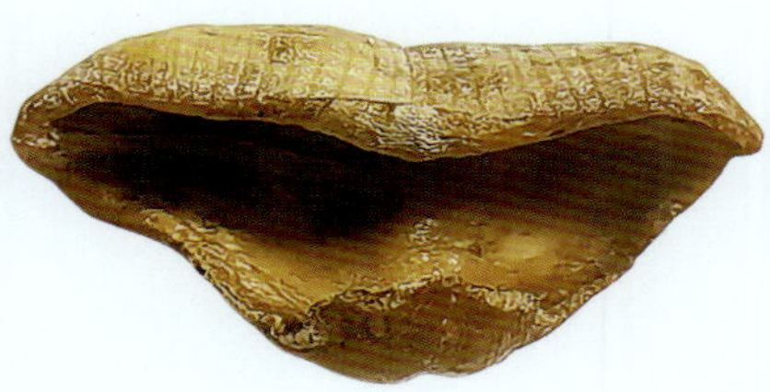

醋穿山甲

产地：云南

【炮制依据】《北京市中药饮片炮制规范（2008 年版）》

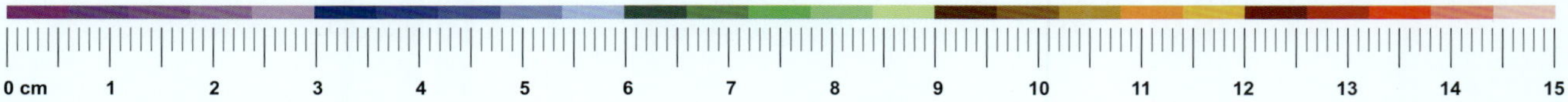

醋穿山甲（增重）

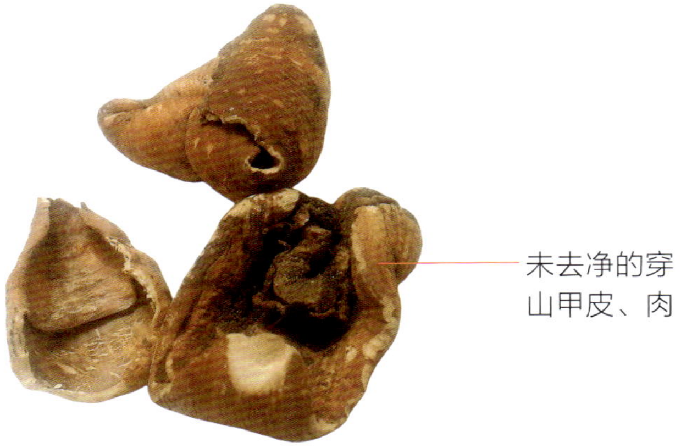

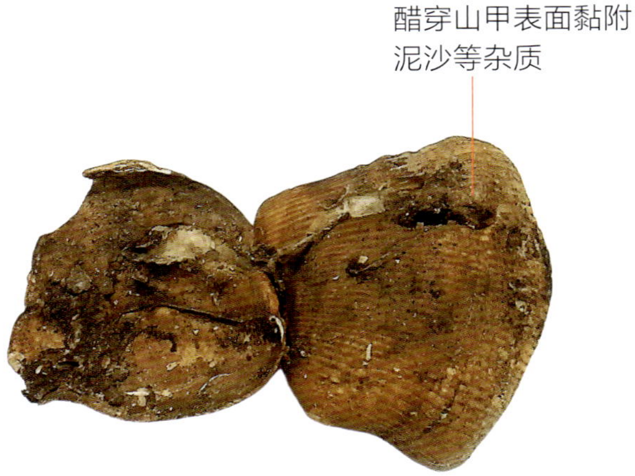

醋穿山甲（虫蛀）

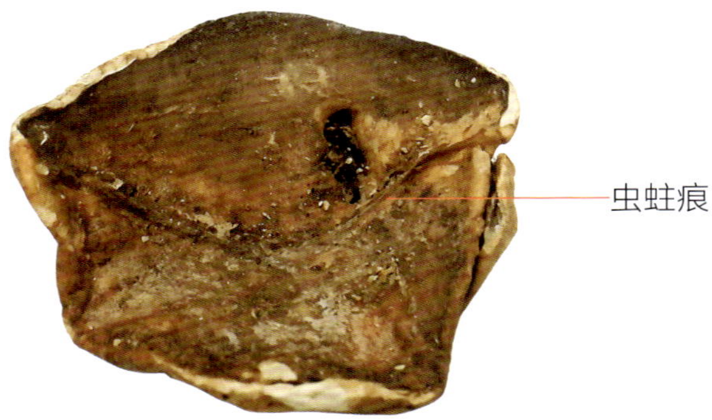

醋五灵脂

【基　　原】鼯鼠科动物复齿鼯鼠 *Trogopterus xanthipes* Milne-Edwards 干燥粪便的炮制品。

【采收加工】全年均可采收，除去杂质，晒干。

【主要产地】主产于安徽、江苏、浙江、福建、台湾、广东、江西、湖北、四川、云南、河北、北京、山西等地。

【炮制方法】取原药材，除去杂质。取净五灵脂，置热锅内，用文火（80～120℃）炒热后，均匀喷淋米醋，炒至表面微干，取出，晾凉。每100kg五灵脂，用米醋20kg。

【饮片性状】本品为长椭圆颗粒。表面灰褐色或黑褐色，常可见淡黄色的纤维残痕，稍有光泽。体轻，质松，易折断，断面黄褐色或棕褐色，纤维性。微有醋酸气。

【功能主治】活血，散瘀，止痛。用于胸胁、脘腹疼痛，痛经，经闭，产后血瘀疼痛，跌扑损伤，蛇虫咬伤。

【用法用量】4.5～9g。

【使用注意】孕妇慎用。

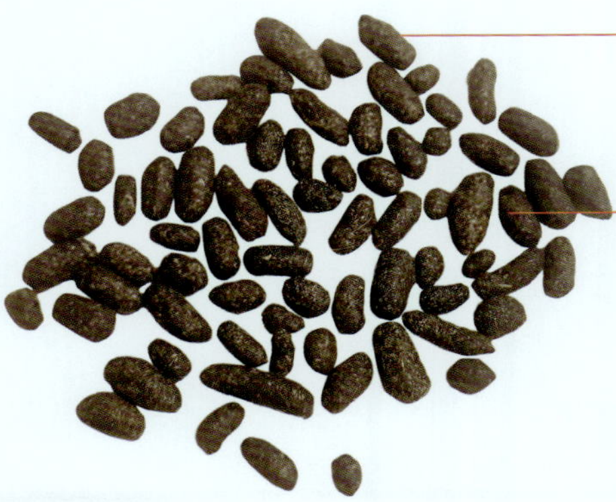

醋五灵脂

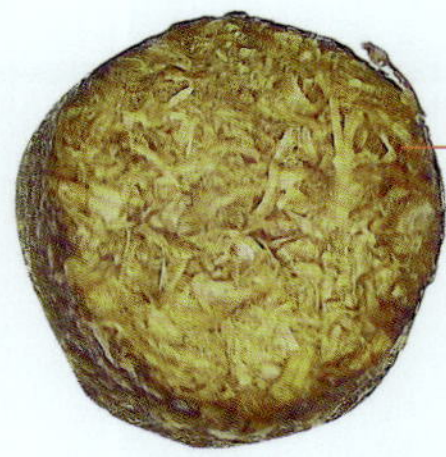

醋五灵脂（断面，1∶30）

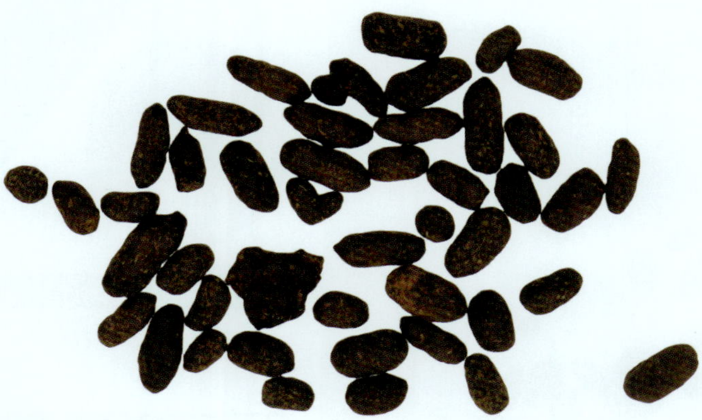

醋五灵脂

产地：河北

【炮制依据】《北京市中药饮片炮制规范（2008年版）》

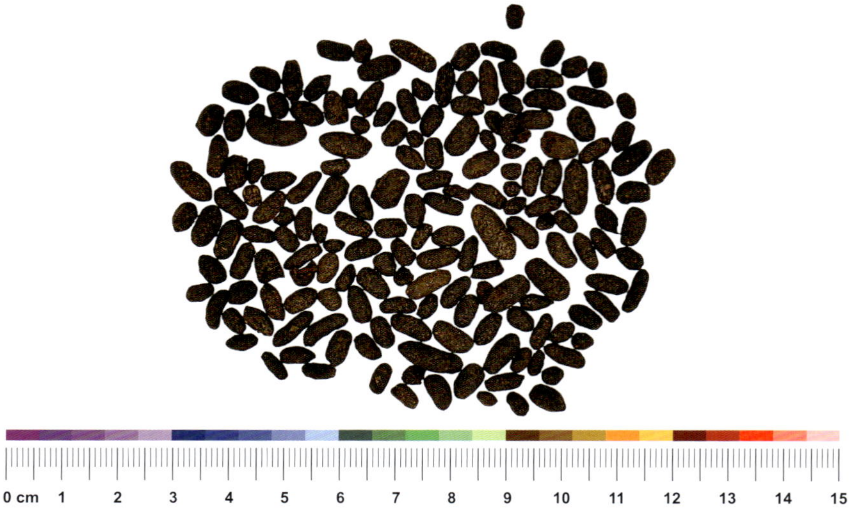

醋五灵脂

产地：北京

【炮制依据】《北京市中药饮片炮制规范（2008年版）》

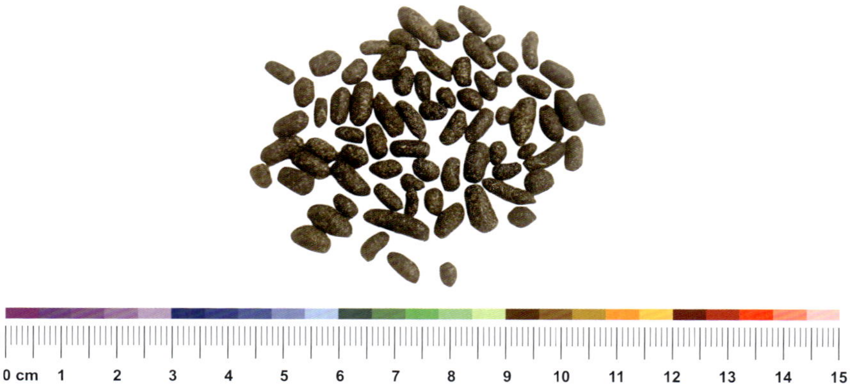

醋五灵脂

产地：山西

【炮制依据】《北京市中药饮片炮制规范（2008年版）》

醋五灵脂（模具压制造假）

表面黑褐色至黑色，断面颜色与表面相近，纤维性，可见较多的植物纤维，体较重，质硬

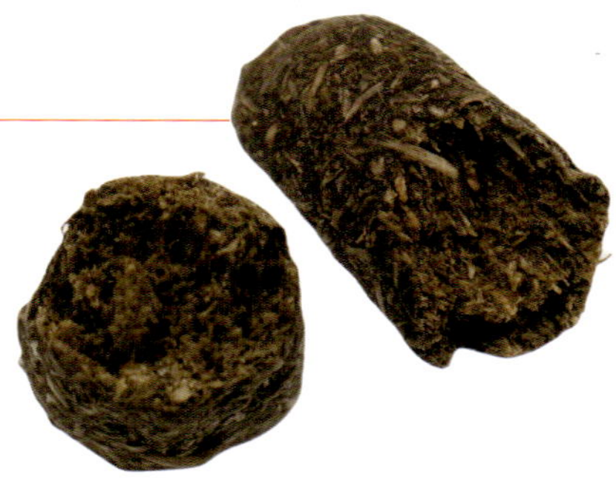

醋五灵脂（模具压制）

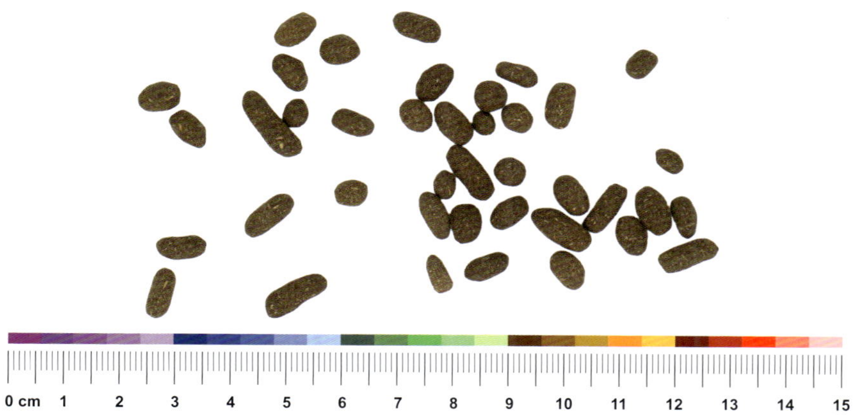

醋五灵脂（模具压制）

产地：河北

醋鸡内金

【基　　原】雉科动物家鸡 *Gallus gallus domesticus* Brisson 干燥砂囊内壁的炮制品。

【采收加工】杀鸡后，取出鸡肫，立即剥下内壁，洗净，干燥。

【主要产地】全国各地均产。

【炮制方法】取鸡内金块，置热锅内，用文火（80～120℃）炒至卷边鼓起、呈暗黄褐色时，喷淋米醋，炒干，取出，晾凉。每 100kg 鸡内金块，用米醋 15kg。

【饮片性状】本品为不规则小块，表面暗黄褐色或焦黄色，用放大镜观察，显颗粒状或微细泡状。质地酥脆，轻折即断，断面有光泽。略有醋酸气。

【功能主治】健胃消食，涩精止遗，通淋化石。用于食积不消，呕吐泻痢，小儿疳积，遗尿，遗精，石淋涩痛，胆胀胁痛。

【用法用量】3～9g。

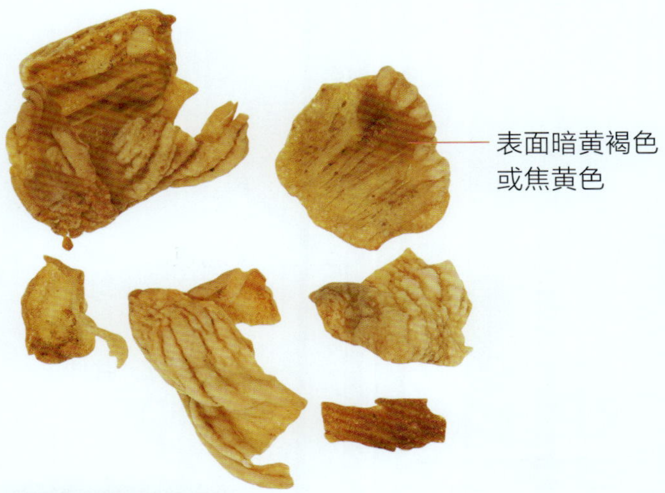

醋鸡内金（表面）

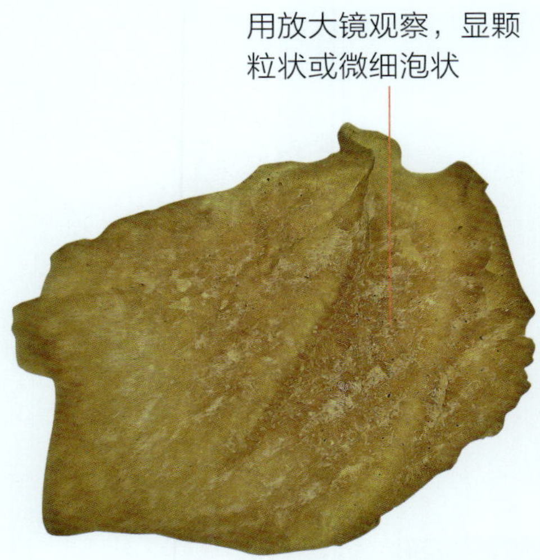

醋鸡内金（表面，1∶30）

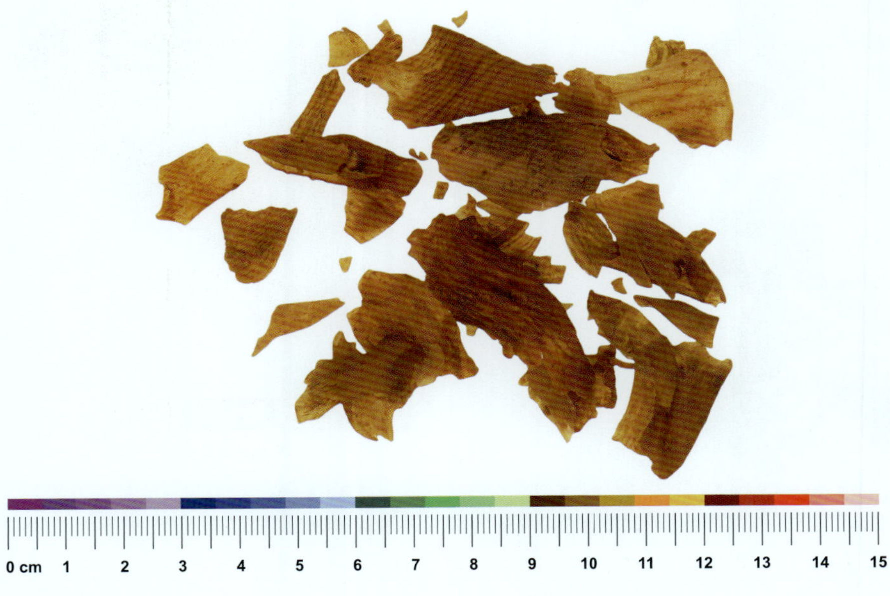

醋鸡内金

产地：河北

醋鳖甲

【基　　原】鳖科动物鳖 *Trionyx sinensis* Wiegmann 背甲的炮制品。

【采收加工】全年均可捕捉，以秋、冬二季为多，捕捉后杀死，置沸水中烫至背甲上的硬皮能剥落时，取出，剥取背甲，除去残肉，晒干。

【主要产地】主产于湖南、湖北、安徽、浙江等地。

【炮制方法】取河砂，置锅内，用武火 180～220℃炒至灵活状态，加入净鳖甲，烫至表面黄色，取出，筛去河砂，趁热投入米醋中浸淬，取出，干燥。每 100kg 净鳖甲，用米醋 30kg。

【饮片性状】本品为长方形的块片。外表面黄色，具细网状皱纹及凹凸的斑点。内表面黄白色，具肋骨，并伸出边缘，两侧边缘均具细锯齿。质酥脆。略具醋酸气。

【功能主治】滋阴潜阳，软坚散结，退热除蒸。用于阴虚发热，劳热骨蒸，阴虚阳亢，头晕目眩，虚风内动，手足瘈疭，经闭，癥瘕，久疟疟母。

【用法用量】9～24g，先煎。

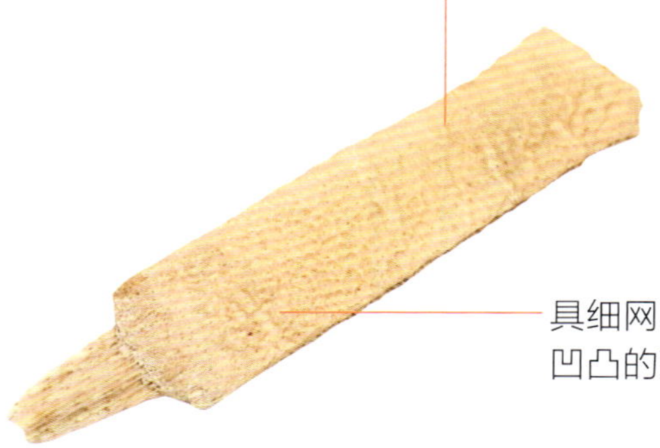

醋鳖甲（外表面）

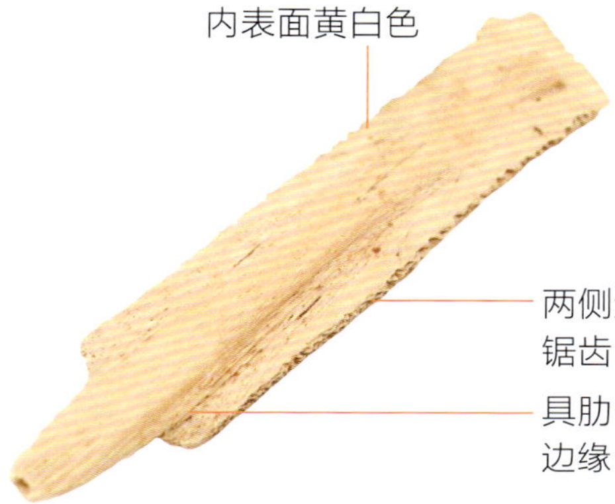

醋鳖甲（内表面）

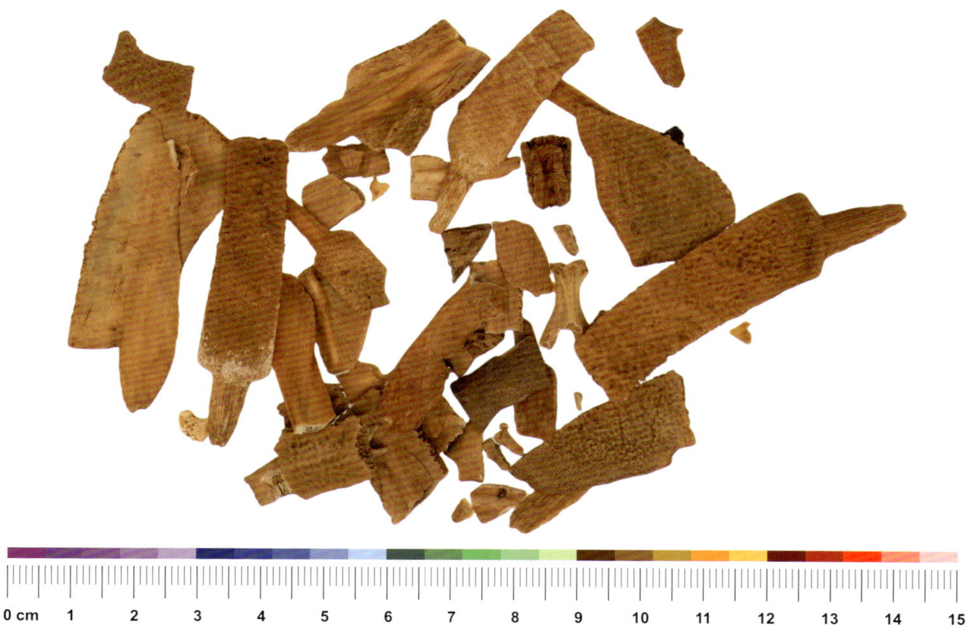

醋鳖甲

产地：湖北

鳖甲胶

【基　　原】鳖科动物鳖 *Trionyx sinensis* Wiegmann 背甲经煎煮、浓缩而制成的固体胶。

【炮制方法】原药材不另加工，用时捣碎。

【饮片性状】本品为长方形的块，表面呈深褐色。质硬而脆。断面光亮，对光照视呈褐色，半透明。气微腥，味淡。

【功能主治】滋阴，补血，退热，消瘀。用于阴虚潮热，久疟不愈，癥瘕，痔核肿痛。

【用法用量】3～9g，开水或黄酒烊化服。

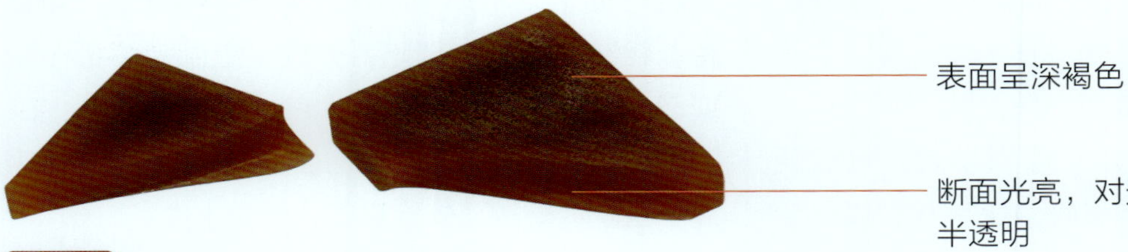

鳖甲胶

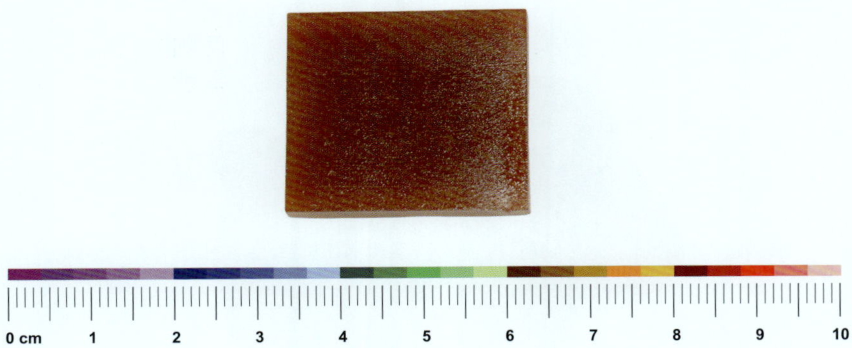

鳖甲胶

产地：河南

【炮制依据】《甘肃省中药饮片炮制规范（2009 年版）》

马勃

【基　　原】灰包科真菌脱皮马勃 *Lasiosphaera fenzlii* Reich.、大马勃 *Calvatia gigantea*（Batsch ex Pers.）Lloyd 或紫色马勃 *Calvatia lilacina*（Mont. et Berk.）Lloyd 的干燥子实体。

【采收加工】夏、秋二季子实体成熟时及时采收，除去泥沙，干燥。

【主要产地】主产于辽宁、内蒙古、河北、山西、青海、甘肃、安徽等地。

【炮制方法】除去杂质，剪成小块。

【饮片性状】脱皮马勃｜呈不规则小块。包被灰棕色至黄褐色，纸质，常破碎呈块片状，或已全部脱落。孢体灰褐色或浅褐色，紧密，有弹性，用手撕之，内有灰褐色棉絮状的丝状物。触之则孢子呈尘土样飞扬，手捻有细腻感。臭似尘土，无味。

大马勃｜呈不规则小块。残留的包被由黄棕色的膜状外包被和较厚的灰黄色的内包被所组成，光滑，质硬而脆，成块脱落。孢体浅青褐色，手捻有润滑感。

紫色马勃｜呈不规则小块。包被薄，两层，紫褐色，粗皱，有圆形凹陷，外翻，上部常裂成小块或已部分脱落。孢体紫色。

【功能主治】清肺利咽，止血。用于风热郁肺咽痛，音哑，咳嗽；外治鼻衄，创伤出血。

【用法用量】2～6g。外用适量，敷患处。

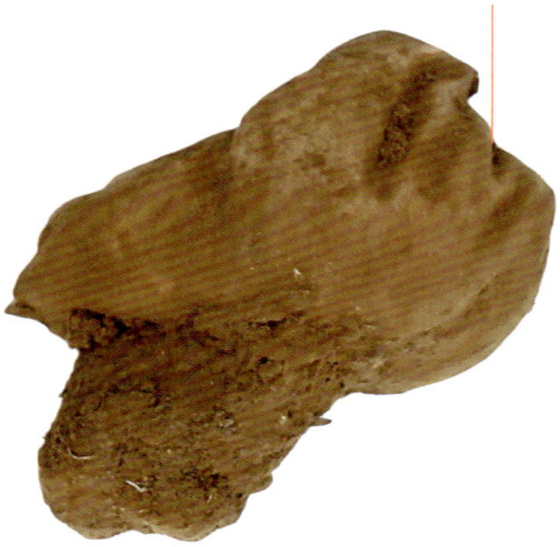

马勃（紫色马勃，表面）

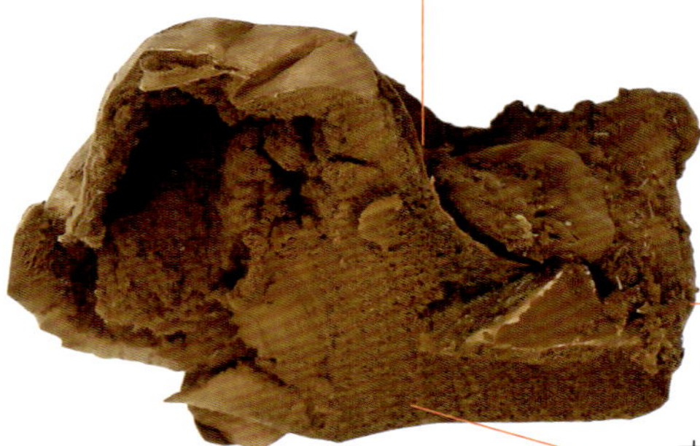

马勃（紫色马勃，切面）

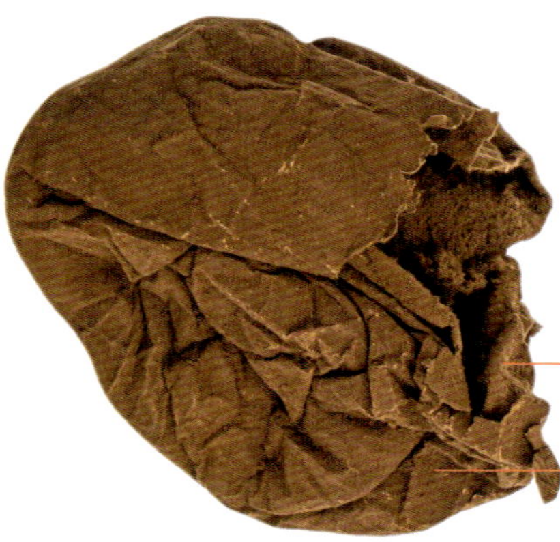

马勃（紫色马勃）

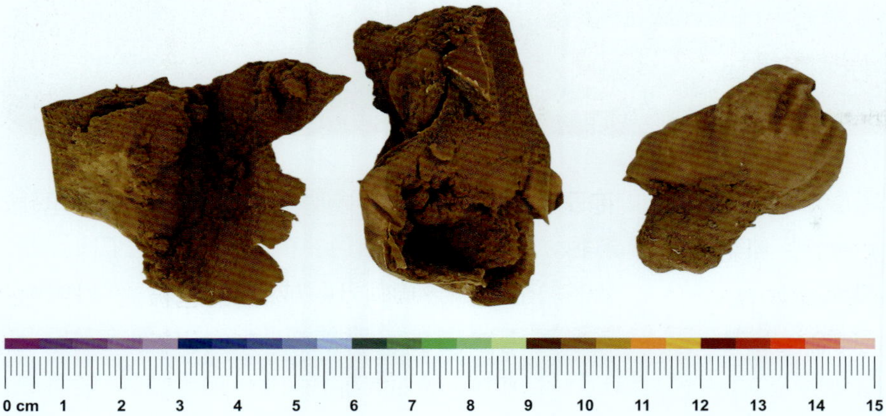

马勃

产地：内蒙古

云芝

【基　　原】多孔菌科真菌彩绒革盖菌 *Coriolus versicolor*（L.ex Fr.）Quel 的干燥子实体。

【采收加工】全年均可采收，除去杂质，晒干。

【主要产地】主产于河北、山西、青海、甘肃、西藏、内蒙古、安徽、辽宁等地。

【炮制方法】除去杂质，洗净，干燥。

【饮片性状】本品菌盖单个呈扇形、半圆形或贝壳形，常数个叠生成覆瓦状或莲座状；直径 1～10cm，厚 0.1～0.4cm。表面密生灰、褐、蓝、紫黑等颜色的绒毛（菌丝），构成多色的狭窄同心性环带，边缘薄；腹面灰褐色、黄棕色或淡黄色，无菌管处呈白色，菌管密集，管口近圆形至多角形，部分管口开裂成齿。革质，不易折断，断面菌肉类白色，厚约 0.1cm；菌管单层，长 0.5～2mm，多为浅棕色，管口近圆形至多角形，每 1mm 有 3～5 个。气微，味淡。

【功能主治】健脾利湿，清热解毒。用于湿热黄疸，胁痛，纳差，倦怠乏力。

【用法用量】9～27g。

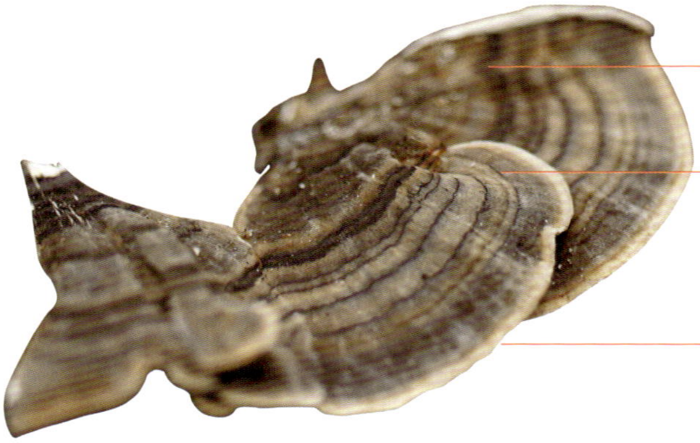

云芝（上表面）

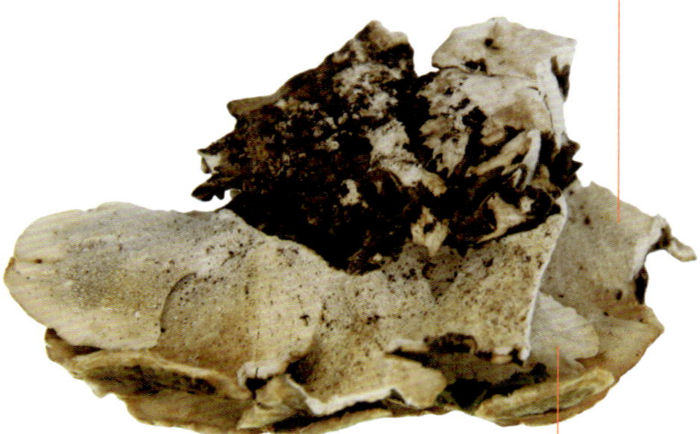

云芝（腹面）

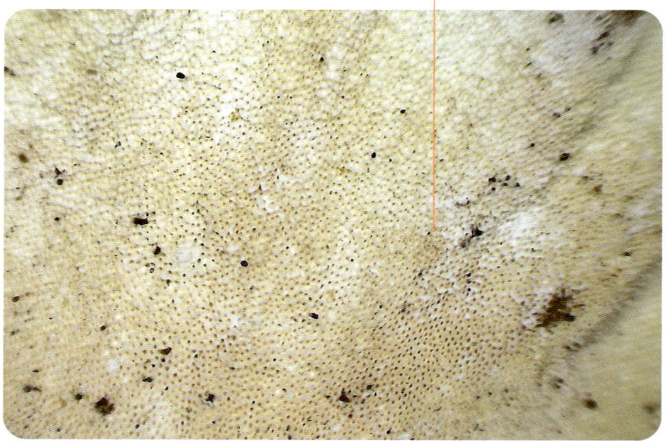

云芝（腹面，1：30）

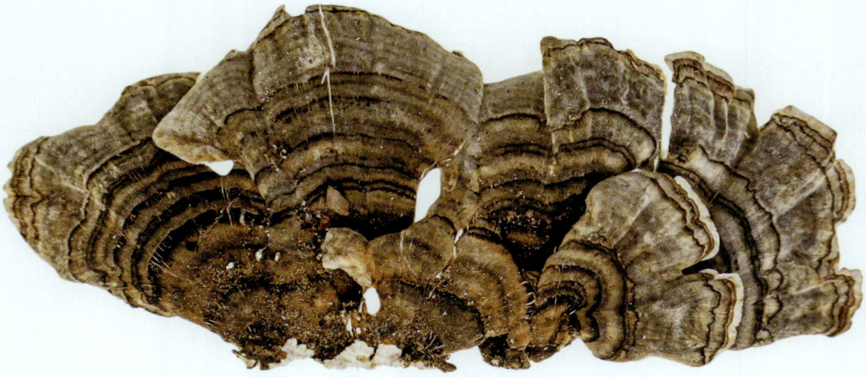

云芝

产地：青海

冬虫夏草

【基　　原】 麦角菌科真菌冬虫夏草菌 *Cordyceps sinensis*（BerK.）Sacc. 寄生在蝙蝠蛾科昆虫幼虫上的子座和幼虫尸体的干燥复合体。

【采收加工】 夏初子座出土、孢子未发散时挖取，晒至六七成干，除去似纤维状的附着物及杂质，晒干或低温干燥。

【主要产地】 主产于青海、西藏、四川等地。

【炮制方法】 取原药材，除去杂质。

【饮片性状】 本品由虫体与从虫头部长出的真菌子座相连而成。虫体似蚕，长 3～5cm，直径 0.3～0.8cm，分成头部、胸节及腹节，表面深黄色至黄棕色，有环纹 20～30 个。近头部的环纹较细，头部红棕色。腹节有足 8 对，中部 4 对较明显。虫体质脆，易折断，断面略平坦，淡黄白色。子座呈细长圆柱形，长 4～7cm，直径约 0.3cm；表面深棕色至棕褐色，有细纵皱纹，上部稍膨大；质柔韧，断面类白色。气微腥，味微苦。

【功能主治】 补肾益肺，止血化痰。用于肾虚精亏，阳痿遗精，腰膝酸痛，久咳虚喘，劳嗽咯血。

【用法用量】 3～9g。

【使用注意】 久服宜慎。

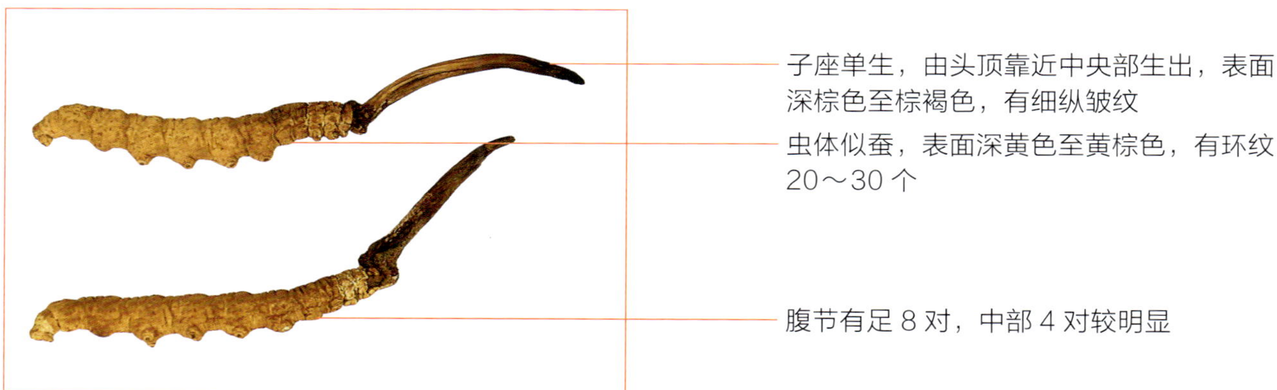

冬虫夏草

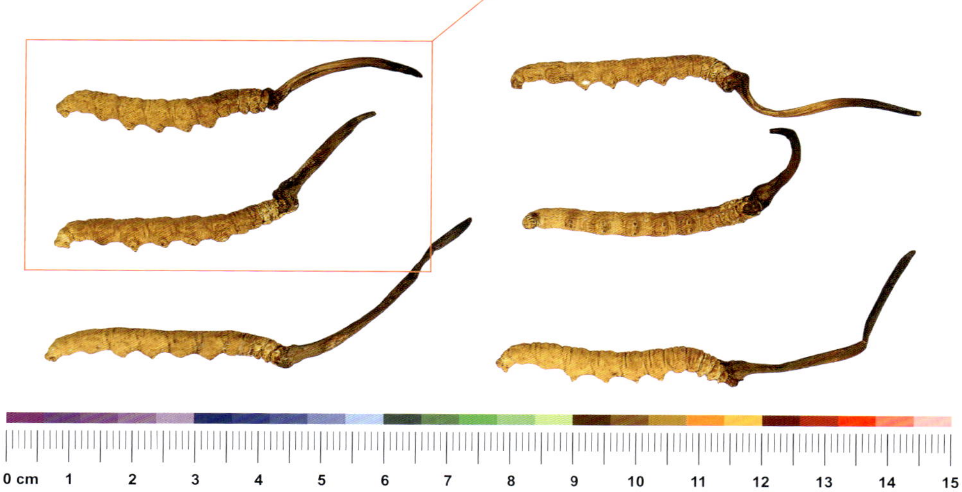

冬虫夏草
产地：青海

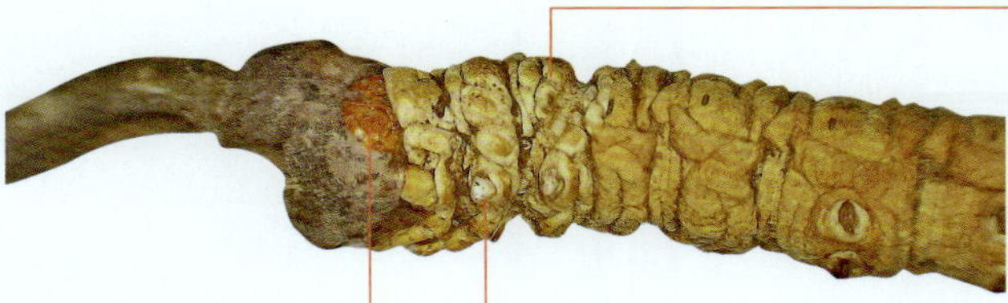

冬虫夏草（头部，1∶35）

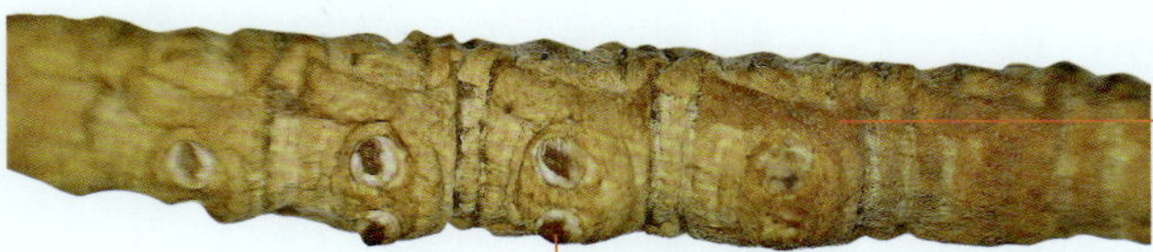
虫体深黄色至黄棕色
腹节有足 8 对，中部 4 对较明显

冬虫夏草（腹部，1∶30）

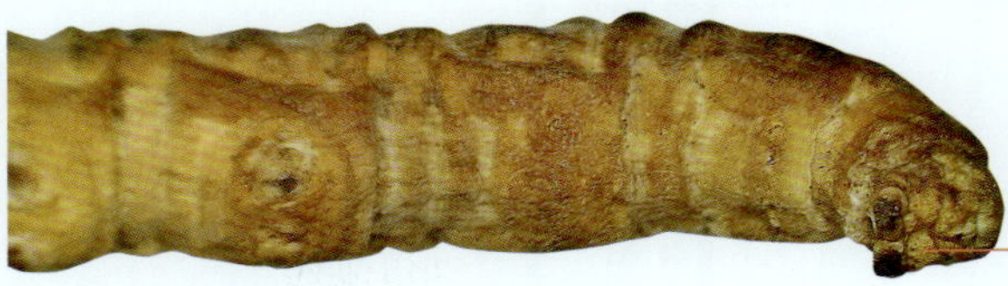
尾足 1 对

冬虫夏草（尾部，1∶30）

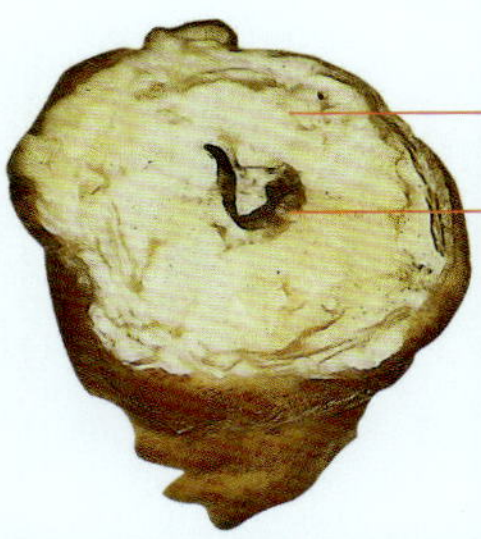

冬虫夏草（断面，1∶30）

人造冬虫夏草（伪品）

人造冬虫夏草，是用面粉、石膏、黄花菜等为原料，用人工模具压制出来的“冬虫夏草”。人造冬虫夏草是用真品“倒模”，其外观与冬虫夏草极为相似，但是其表面颜色呈现呆板的黄白色或红棕色，有的可以见到浅裂纹，透出内部的类白色内容物。人造冬虫夏草虫体纹理极不自然，并且完全一致，细看没有差异，有的可以看到模具压制后的痕迹。人造冬虫夏草的断面呈黄白色颗粒状，中央无裂隙。气微，味淡。

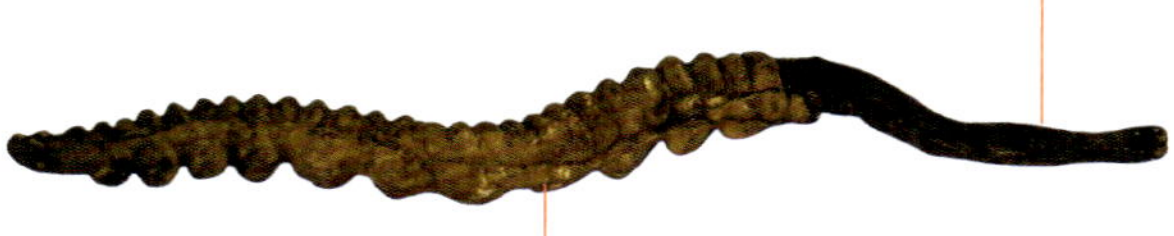
黄花菜制作的“子座”
模具压制的痕迹

人造冬虫夏草

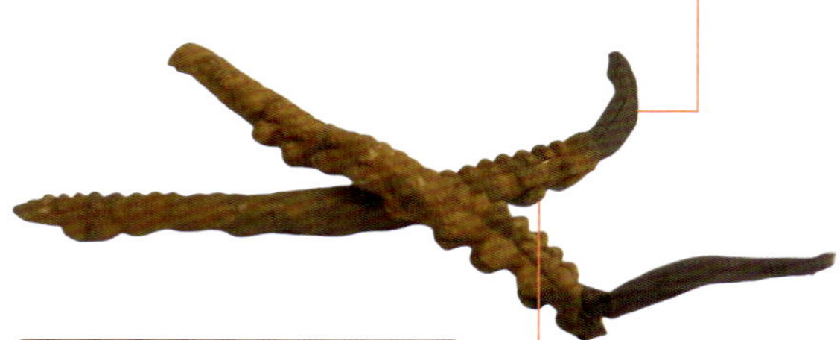
黄花菜制作的“子座”
表面红棕色

人造冬虫夏草（外表面）

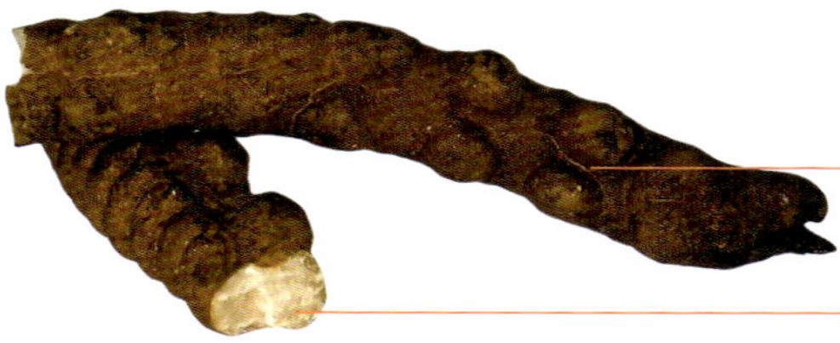
表面有时可见浅裂纹，透出内部的类白色内容物
断面黄白色，颗粒状，中央无裂隙

人造冬虫夏草（断面）

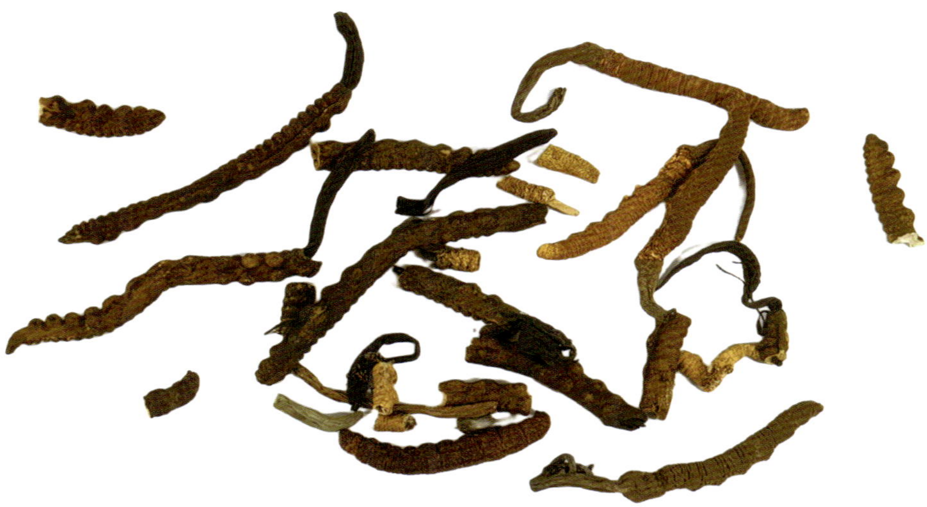

人造冬虫夏草

产地：河北

竹黄

【基　　原】肉座菌科真菌竹黄 *Shiraia bambusicola* P. Henn. 的干燥子座和孢子。

【采收加工】多于4～6月采收，除去杂质，晒干。

【主要产地】主产于四川、贵州、广西、云南、湖南、湖北等地。

【炮制方法】取原药材，除去杂质，筛去碎屑，洗净，干燥。

【饮片性状】本品子座瘤状，略呈椭圆形或纺锤形，长1.5～4cm，直径1～2cm。背面隆起，有不规则横沟，基部凹陷，常有残留竹竿。表面粉红色，有细密纹理。质疏松，易折断，断面略呈扇形，外层粉红色，内层色浅。气特异，味淡。

【功能主治】祛风除湿，活血舒筋，止咳化痰。用于治疗中风、小儿惊风、胃气痛、风湿痹痛、四肢麻木、小儿百日咳、白带过多等。

【用法用量】6～15g。外用适量，酒浸敷。

【使用注意】孕妇、高血压患者及真菌感染者禁用。

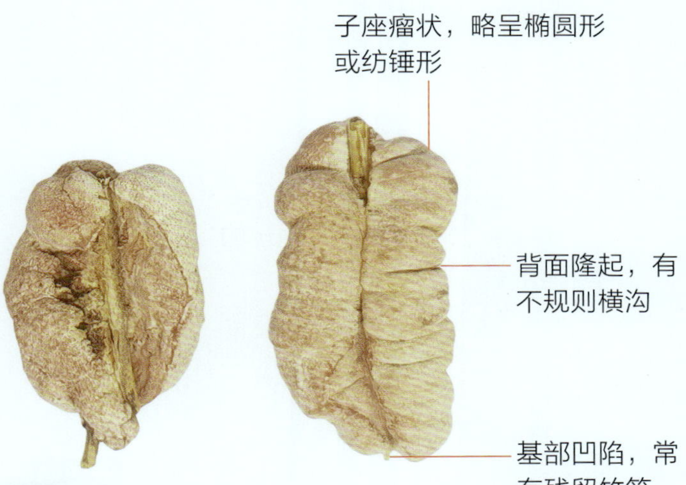

竹黄

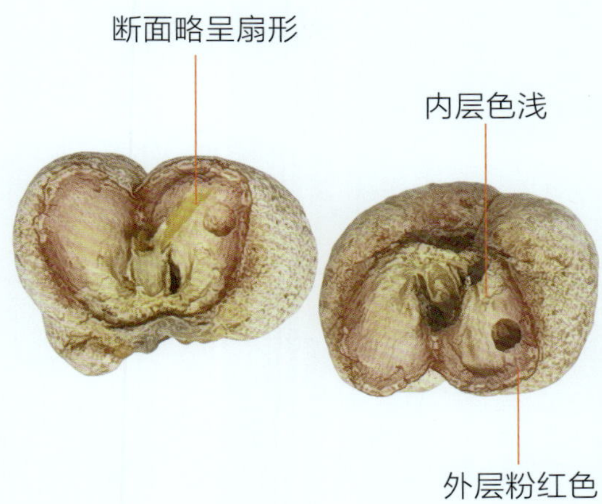

竹黄（断面）

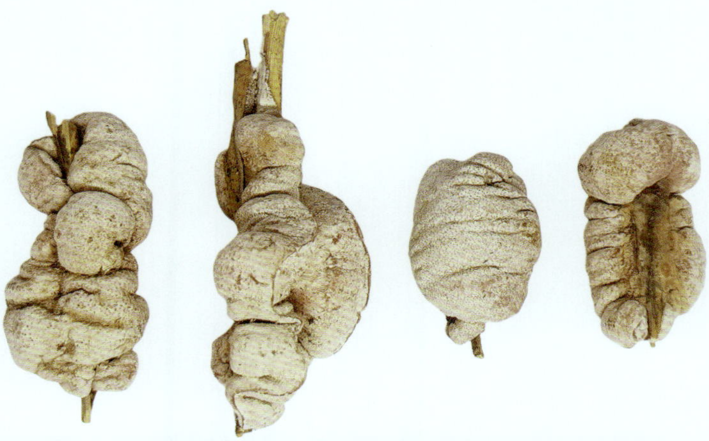

竹黄

产地：四川

【炮制依据】《湖北省中药材质量标准（2018年版）》《安徽省中药饮片炮制规范（第3版）》（2019年版）

天竺黄（易混品）

【基　　原】禾本科植物青皮竹 *Bambusa textilis* McClure 或华思劳竹 *Schizostachyum chinense* Rendle 等秆内的分泌液干燥后的块状物。秋、冬二季采收。（详见“天竺黄”项）

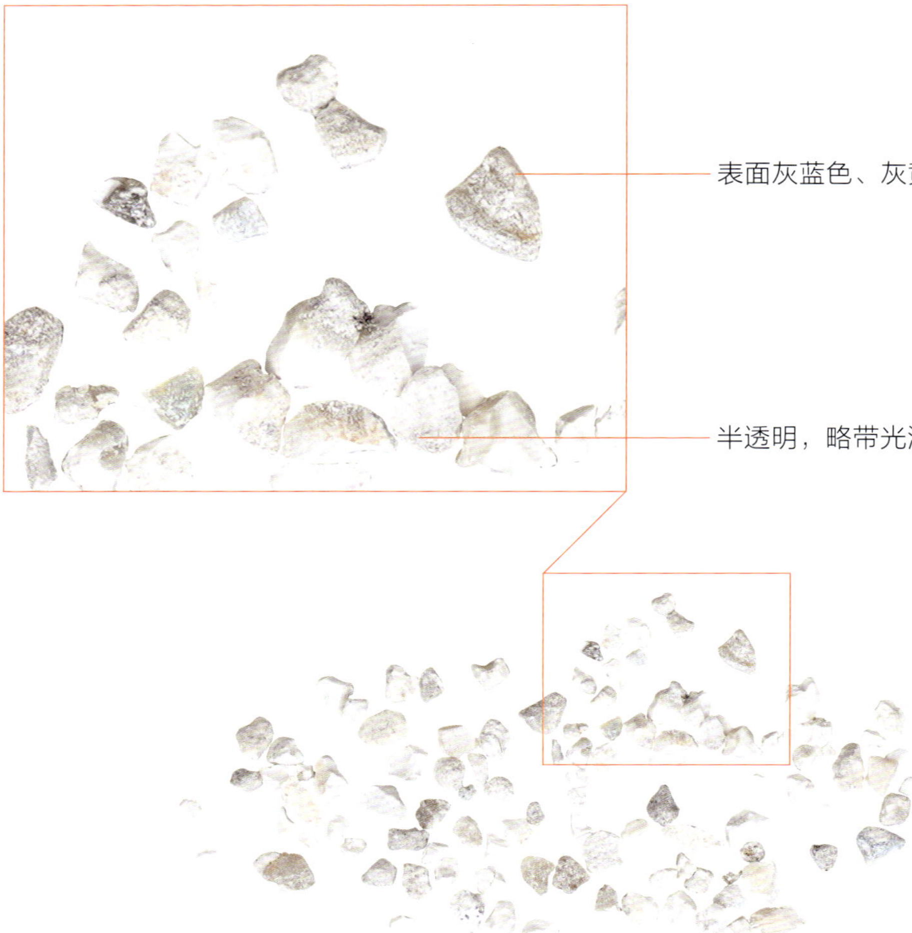

天竺黄

产地：四川

人工天竺黄（易混品）

【基　　原】本品为硅酸盐凝胶体，含有少量钠、钾、钙、铝、铁等金属离子，并吸附有鲜竹沥。（详见“人工天竺黄”项下）

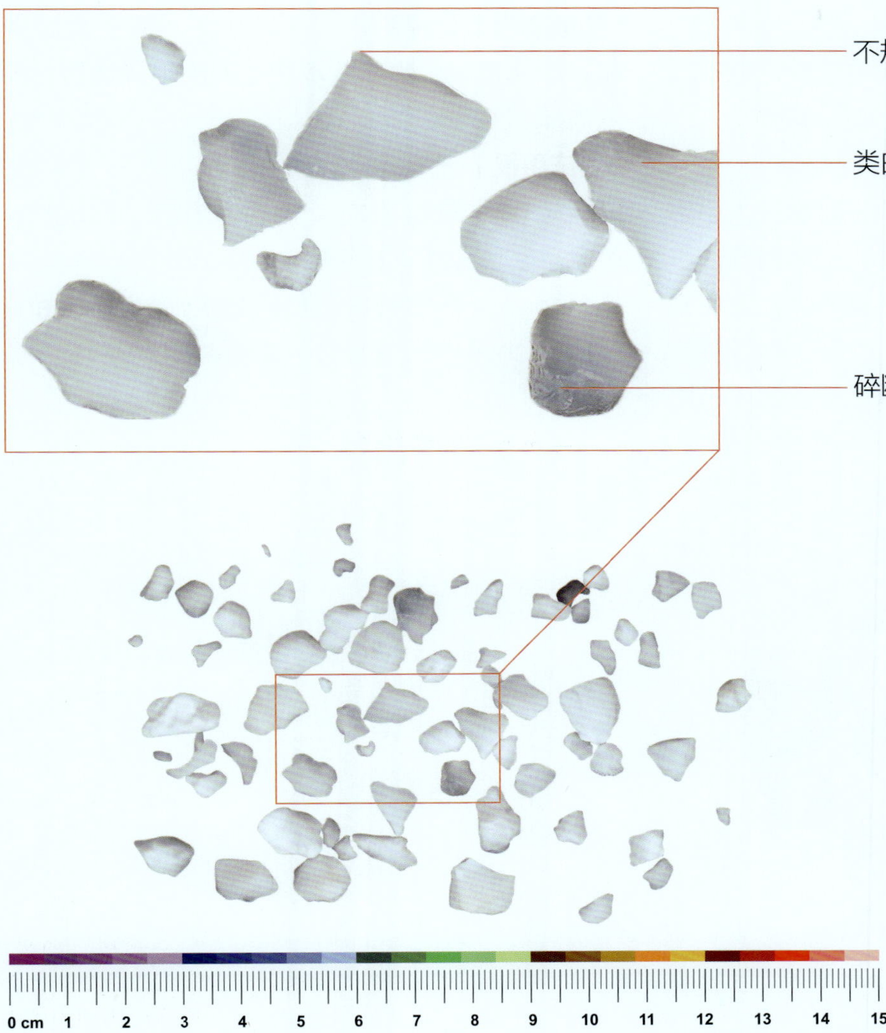

人工天竺黄

产地：上海

【炮制依据】《上海市中药饮片炮制规范（2018 年版）》

老龙皮

【基　　原】肺衣科植物光肺衣 *Lobariakurokawae* Yoshim 的干燥全体。

【采收加工】春、秋二季采收，除去杂质，晒干。

【主要产地】主产于陕西、四川、湖北等地。

【炮制方法】除去杂质，晒干。

【饮片性状】本品叶状体呈不规则的片状，大小不等，边缘不整齐，厚 0.1～1mm，上表面凹凸不平，呈浅蓝黑色或淡黄褐色，略具光泽；下表面凸凹不平，呈网状，凸起部分呈白色或浅黄褐色，凹陷部分呈黑褐色，密生黑黄褐色绒毛。体轻质薄，略韧。断面白色。气微，味淡，微苦。

【功能主治】健脾利水，祛风止痒。用于食少纳呆、小儿疳积、腹胀、水肿。外用于烧烫伤、皮肤瘙痒、无名肿毒。

【用法用量】6～9g。外用适量。

【附　　注】同属植物拟肺衣 *Lobariapseudoplmonaria* Geyln.、针芽肺衣 *Lobaria Pinderensis* Rasanen.、东方肺衣 *Lobariaorientalis*（Asahina）Yoshim. 的干燥全体，亦作老龙皮使用。

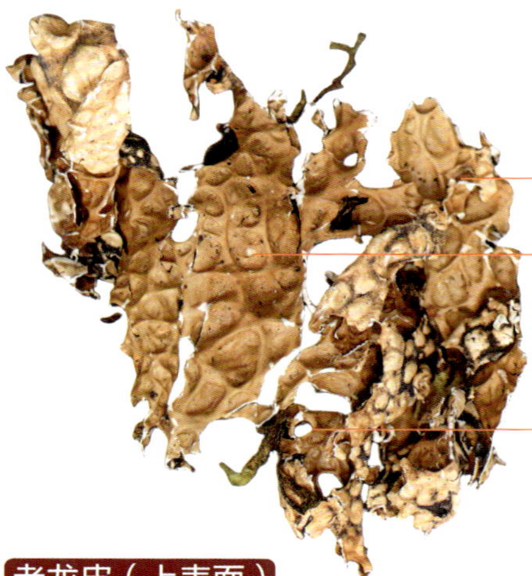

老龙皮（上表面）

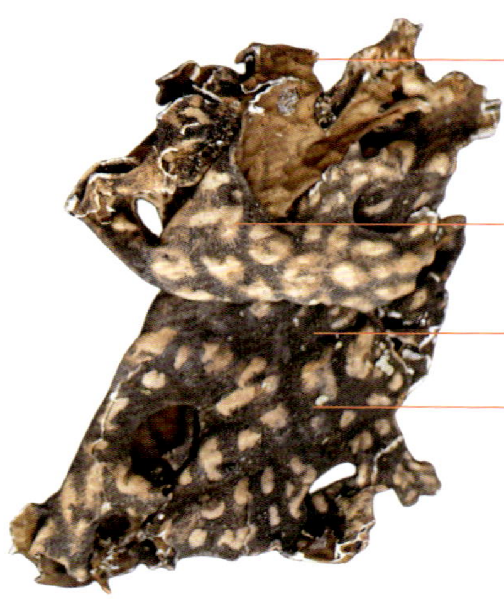

老龙皮（下表面）

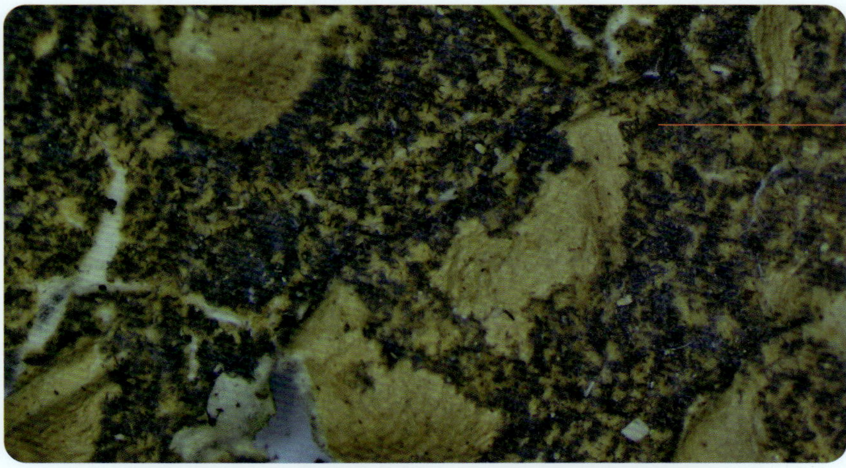

凹陷部分呈黑褐色，密生黑黄褐色绒毛

老龙皮（叶片下表面绒毛显微特征图，1：45）

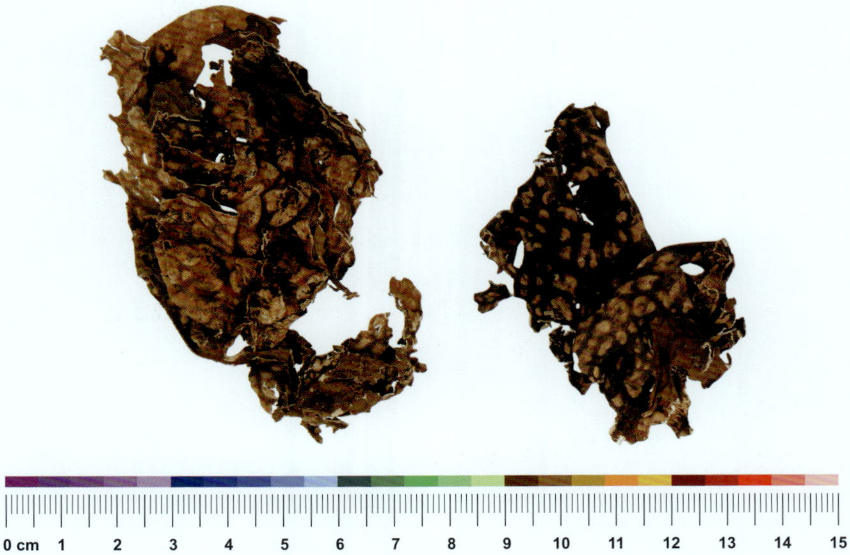

老龙皮

产地：陕西

【炮制依据】《陕西省药材标准（2015年版）》

灵芝

【基　　原】多孔菌科真菌赤芝 *Ganoderma lucidum*（Leyss.ex Fr.）Karst. 或紫芝 *Ganoderma sinense* Zhao，Xu et Zhang 的干燥子实体。

【采收加工】全年采收，除去杂质，剪除附有朽木、泥沙或培养基质的下端菌柄，阴干或 40～50℃烘干。

【主要产地】主产于云南、安徽、湖北、江西、福建、广东、广西、贵州、吉林、江苏、浙江等地。

【炮制方法】取原药材，除去杂质。或洗净，闷润 4～6 小时，切厚片（0.2～0.4cm），干燥。[《北京市中药饮片炮制规范》（2008 年版）]

【饮片性状】**赤芝**丨外形呈伞状，菌盖肾形、半圆形或近圆形，直径 10～18cm，厚 1～2cm。皮壳坚硬，黄褐色至红褐色，有光泽，具环状棱纹和辐射状皱纹，边缘薄而平截，常稍内卷。菌肉白色至淡棕色。菌柄圆柱形，侧生，少偏生，长 7～15cm，直径 1～3.5cm，红褐色至紫褐色，光亮。孢子细小，黄褐色。气微香，味苦涩。

紫芝丨皮壳紫黑色，有漆样光泽。菌肉锈褐色。菌柄长 17～23cm。

栽培品丨子实体较粗壮、肥厚，直径 12～22cm，厚 1.5～4cm。皮壳外常被有大量粉尘样的黄褐色孢子。

灵芝片丨为不规则的厚片，上表面红褐色或紫黑色；下表面棕褐色，有微细的小孔。切面具纵直纹。气微香，味苦涩。

【功能主治】补气安神，止咳平喘。用于心神不宁，失眠心悸，肺虚咳喘，虚劳短气，不思饮食。

【用法用量】6～12g。

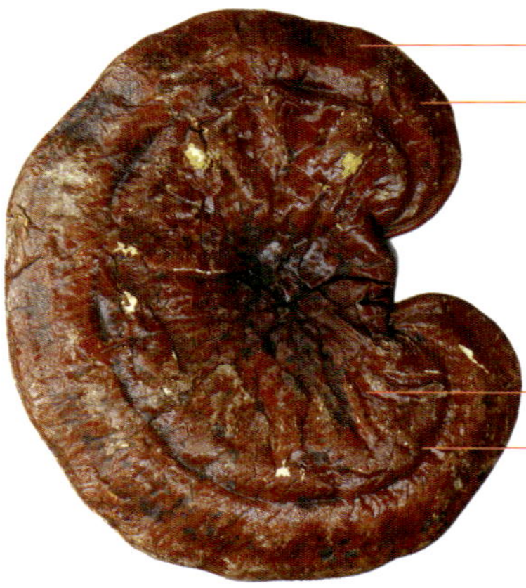

赤芝（菌盖上表面）

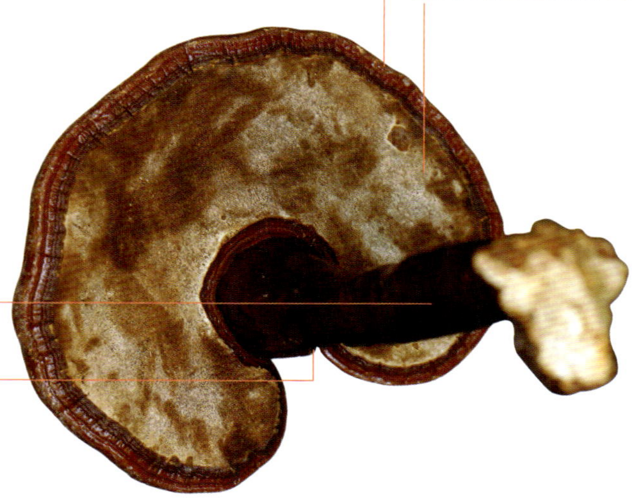

赤芝（菌盖下表面）

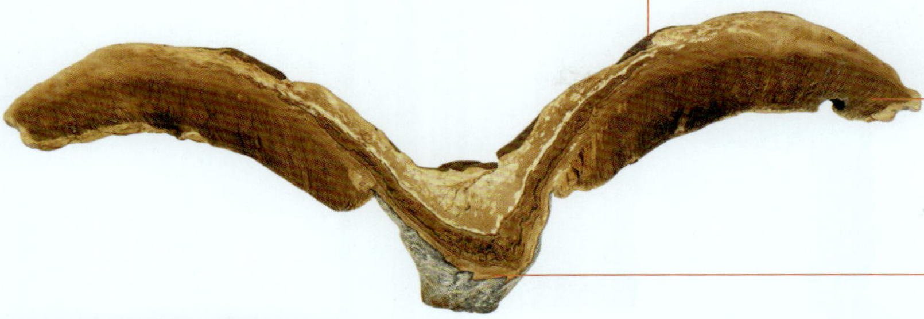

灵芝片（栽培，切面）

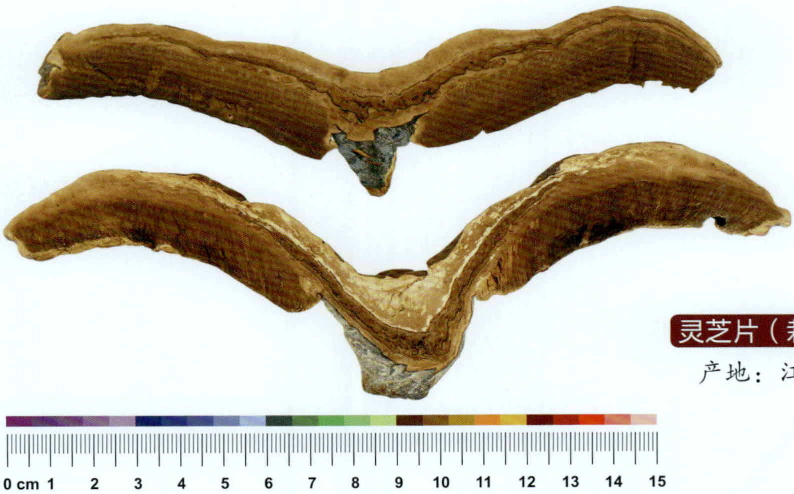

灵芝片（栽培）

产地：江苏

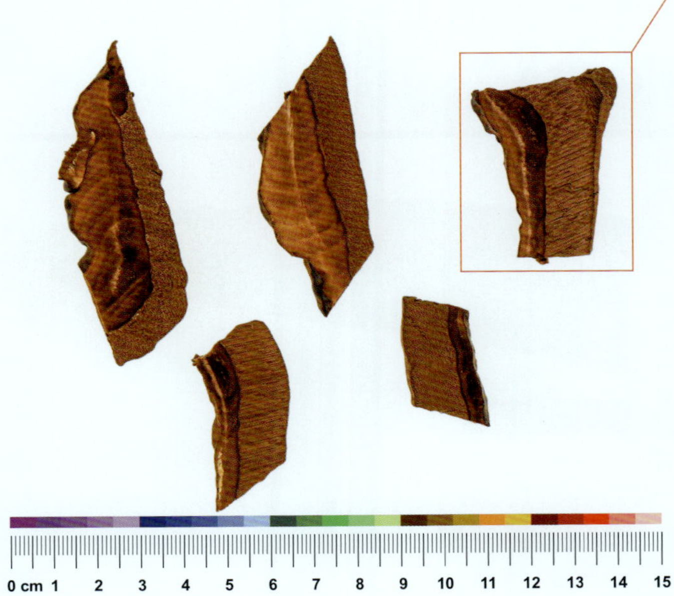

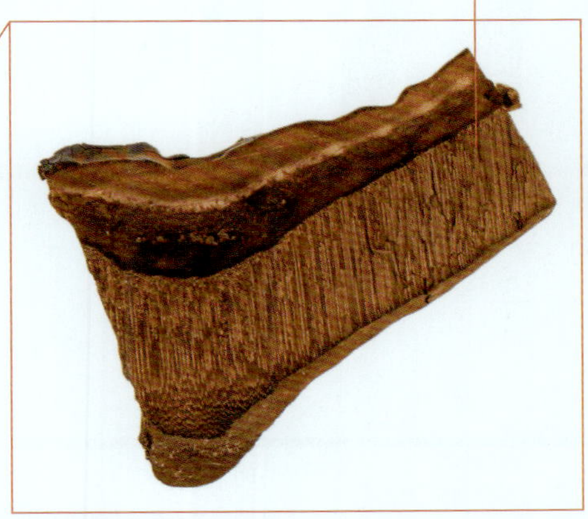

赤芝（菌盖切面）

灵芝片

产地：吉林

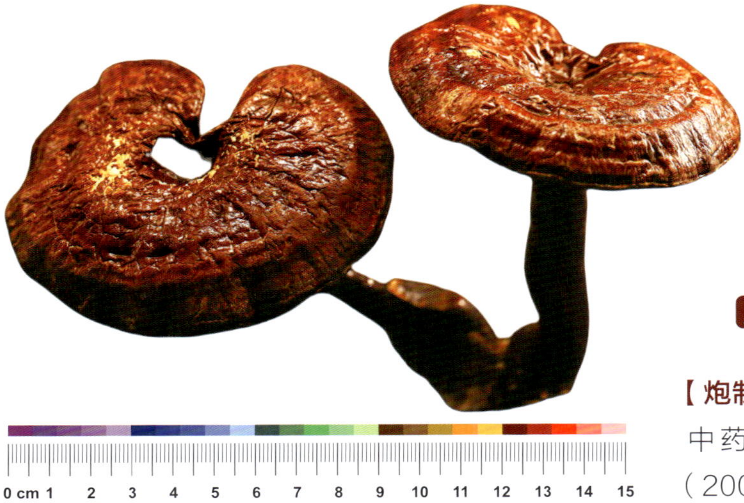

灵芝（赤芝）

产地：广西

【炮制依据】《北京市中药饮片炮制规范（2008 年版）》

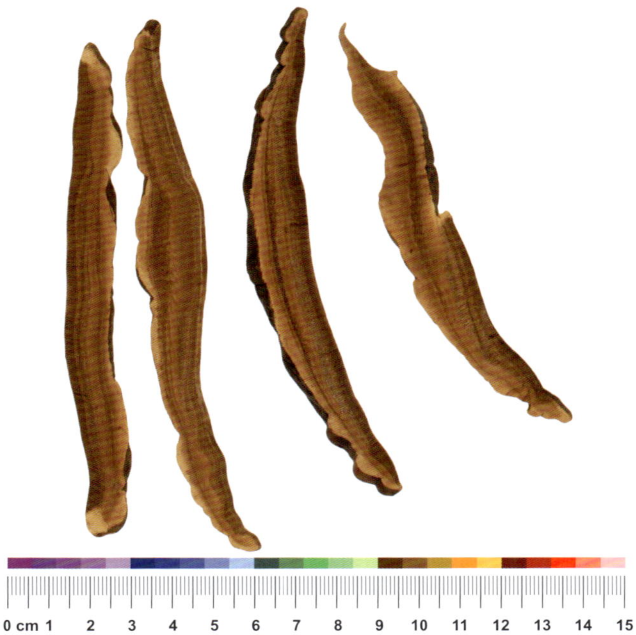

灵芝片（栽培）

产地：浙江

灵芝片（虫蛀）

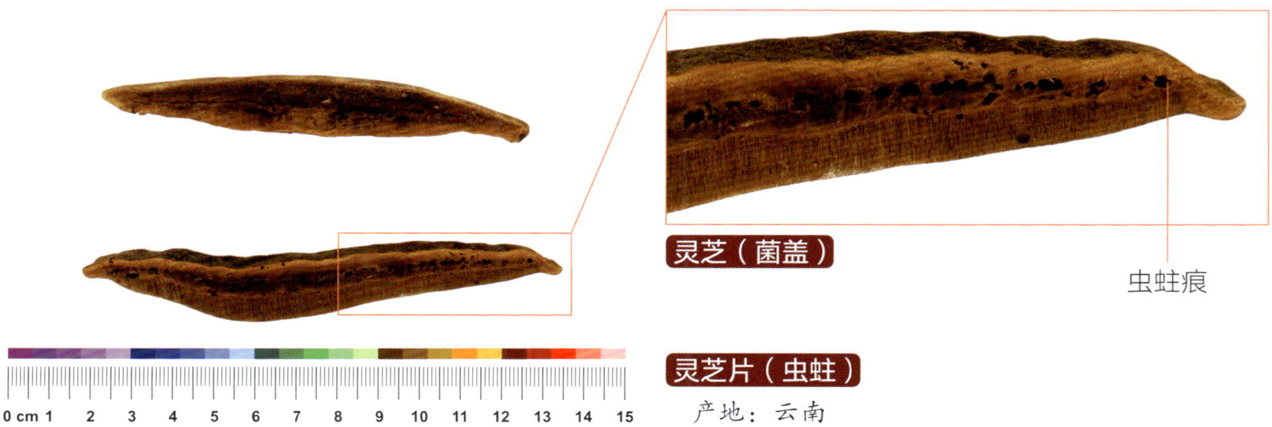

灵芝片（虫蛀）

产地：云南

昆布

【基　　原】 海带科植物海带 *Laminaria japonica* Aresch. 或翅藻科植物昆布 *Ecklonia kurome* Okam. 的干燥叶状体。

【采收加工】 夏、秋二季采捞，晒干。

【主要产地】 海带主产于辽宁、山东、浙江、福建、广东等地；昆布主产于浙江、福建、广东等地。

【炮制方法】 除去杂质，漂净，稍晾，切宽丝，晒干。

【饮片性状】 **海带** | 呈卷曲折叠或缠结的宽丝状，全体呈黑褐色或绿褐色，表面附有白霜。中部较厚，边缘较薄而呈波状。类革质，残存柄部扁圆柱状。气腥，味咸。

昆布 | 呈卷曲皱缩的不规则宽丝状。全体呈黑色，表面附有白霜，质较薄。边缘呈羽状深裂，裂片呈长舌状，边缘有小齿或全缘。质柔滑。

【功能主治】 消痰，软坚散结，利水消肿。用于瘿瘤，瘰疬，睾丸肿痛，痰饮，水肿。

【用法用量】 6～12g。

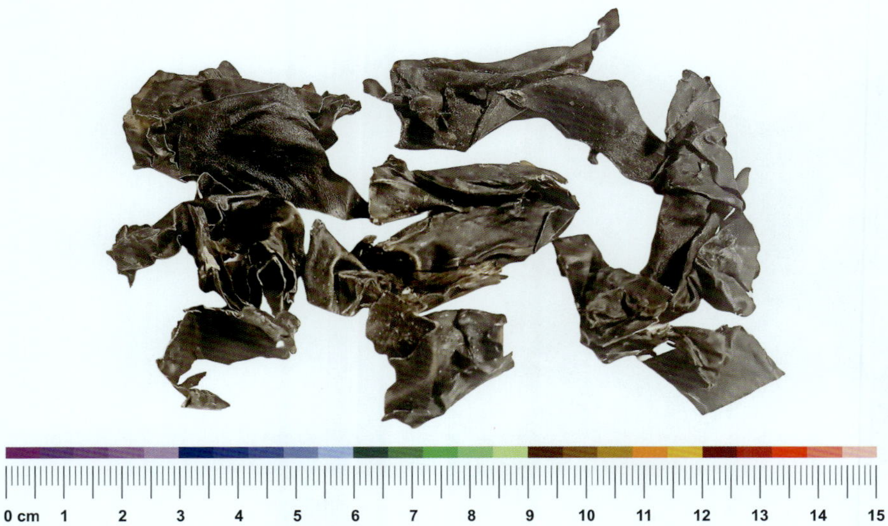

昆布

产地：辽宁

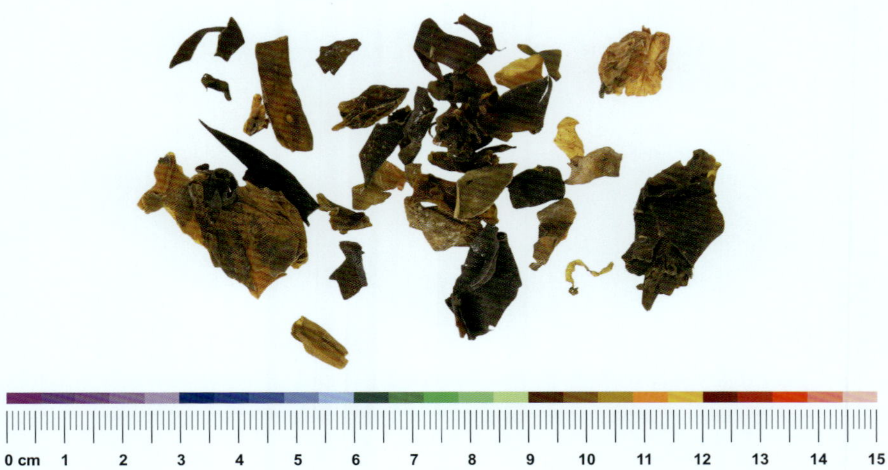

昆布

产地：浙江

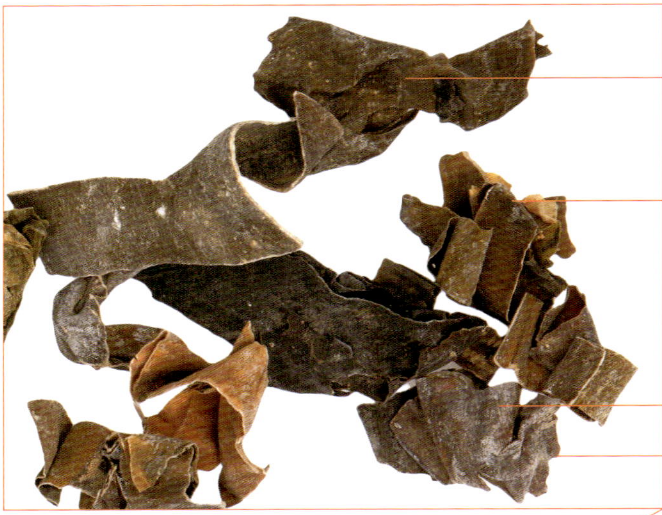
全体呈黑褐色或绿褐色
卷曲折叠或缠结的宽丝状，类革质
表面附有白霜
边缘较薄而呈波状

海带

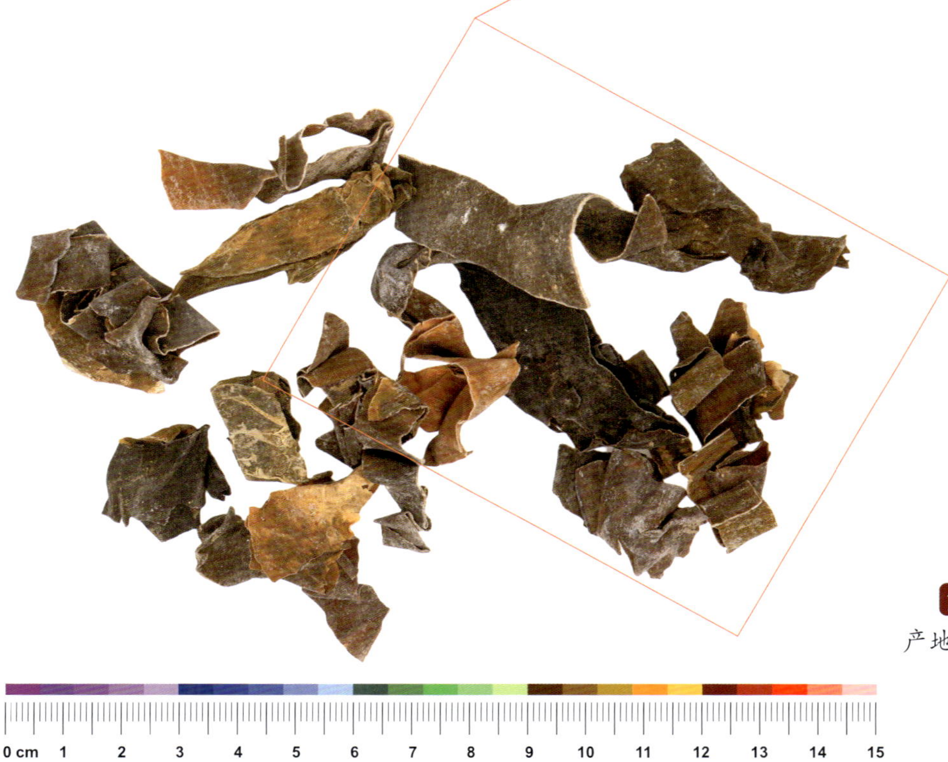

海带

产地：福建

茯苓

【基　　原】多孔菌科真菌茯苓 *Poria cocos*（Schw.）Wolf 的干燥菌核。

【采收加工】多于7～9月采挖，挖出后除去泥沙，堆置“发汗”后，摊开晾至表面干燥，再“发汗”，反复数次至现皱纹、内部水分大部散失后，阴干，称为“茯苓个”；或将鲜茯苓按不同部位切制，阴干，分别称为“茯苓块”和“茯苓片”。

【主要产地】主产于安徽、湖北、云南、河南、贵州、四川、广西、福建、湖南、浙江等地。

【炮制方法】取茯苓个，浸泡，洗净，润后稍蒸，及时削去外皮，切制成块或切厚片，晒干。

【饮片性状】**茯苓块**丨为去皮后切制的茯苓，呈立方块状或方块状厚片，大小不一。白色、淡红色或淡棕色。体重，质坚实，断面颗粒性，有的具裂隙，气微，味淡，嚼之黏牙。

茯苓片丨为去皮后切制的茯苓，呈不规则厚片，厚薄不一。白色、淡红色或淡棕色。

【功能主治】利水渗湿，健脾，宁心。用于水肿尿少，痰饮眩悸，脾虚食少，便溏泄泻，心神不安，惊悸失眠。

【用法用量】10～15g。

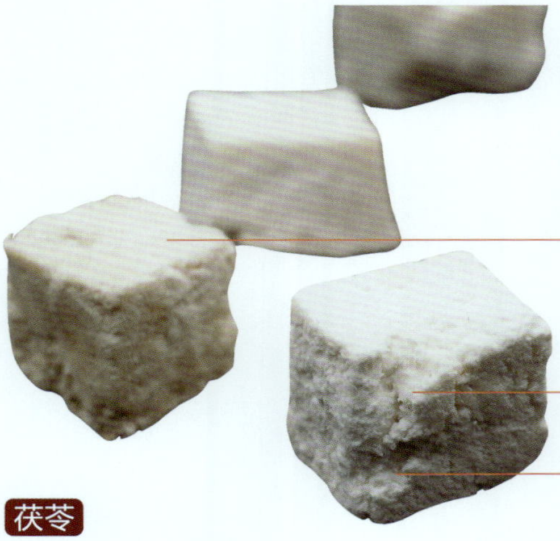

茯苓

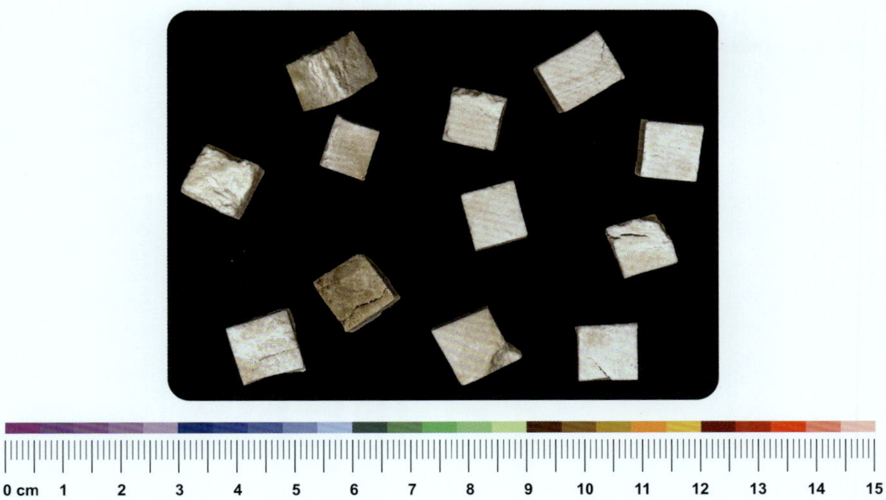

茯苓
产地：安徽

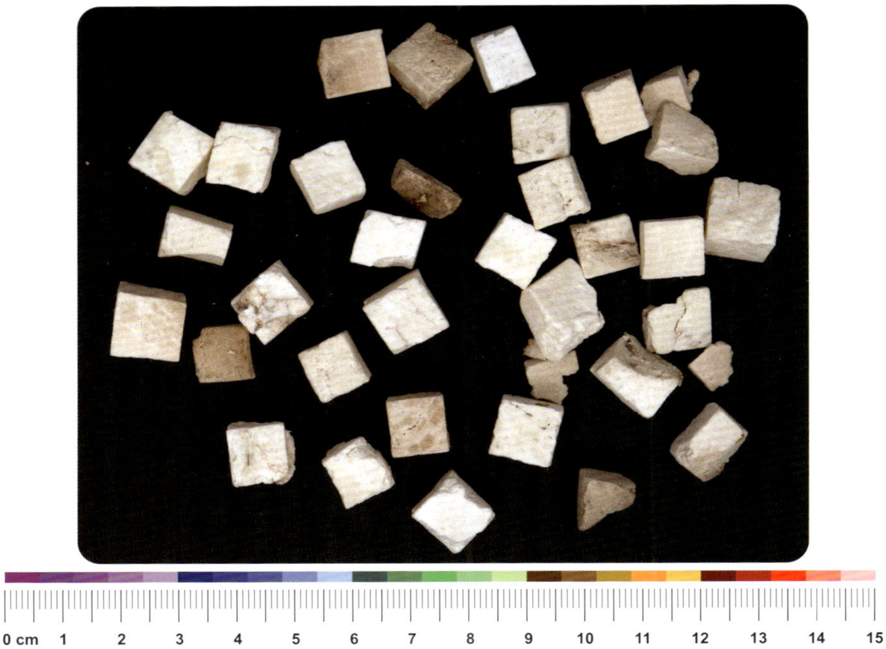

茯苓

产地：云南

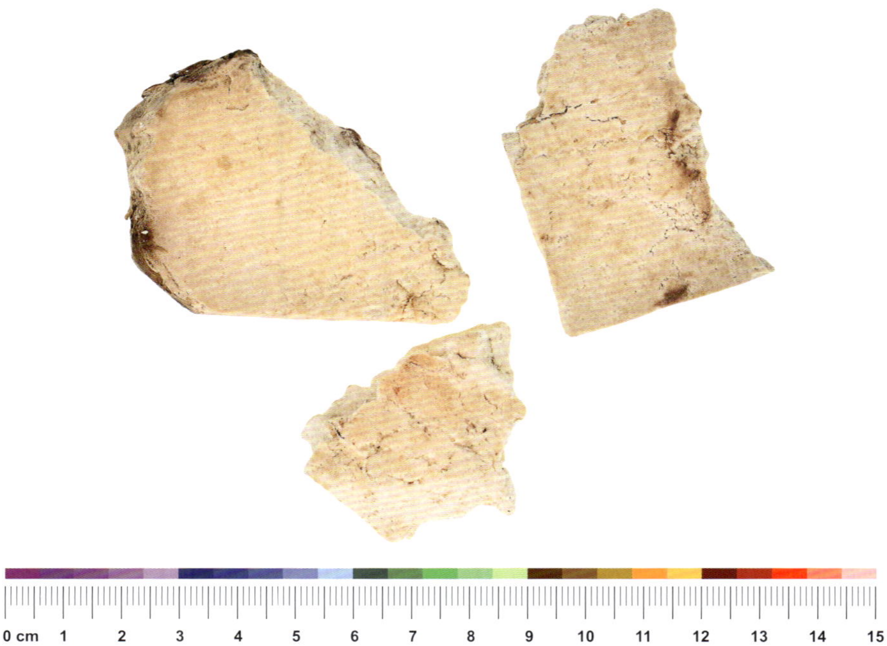

茯苓

产地：湖北

茯苓皮

【基　　原】多孔菌科真菌茯苓 *Poria cocos* (Schw.) Wolf 菌核的干燥外皮。

【采收加工】多于7～9月采挖，加工“茯苓片”“茯苓块”时，收集削下的外皮，阴干。

【主要产地】主产于安徽、湖北、云南、河南、贵州、四川、广西、福建、湖南、浙江等地。

【炮制方法】取原药材，除去杂质，洗净，干燥，筛去碎屑。

【饮片性状】本品呈长条形或不规则块片，大小不一。外表面棕褐色至黑褐色，有疣状突起；内表面淡棕色，并常带有白色或淡红色的皮下部分。质较松软，略具弹性。气微、味淡，嚼之黏牙。

【功能主治】利水消肿。用于水肿，小便不利。

【用法用量】15～30g。

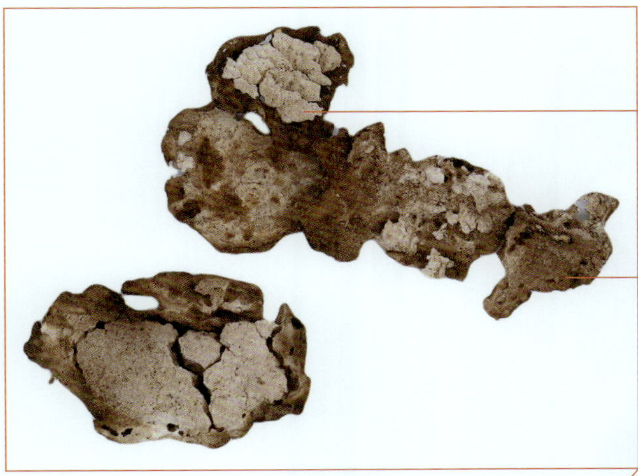

茯苓皮（内表面）

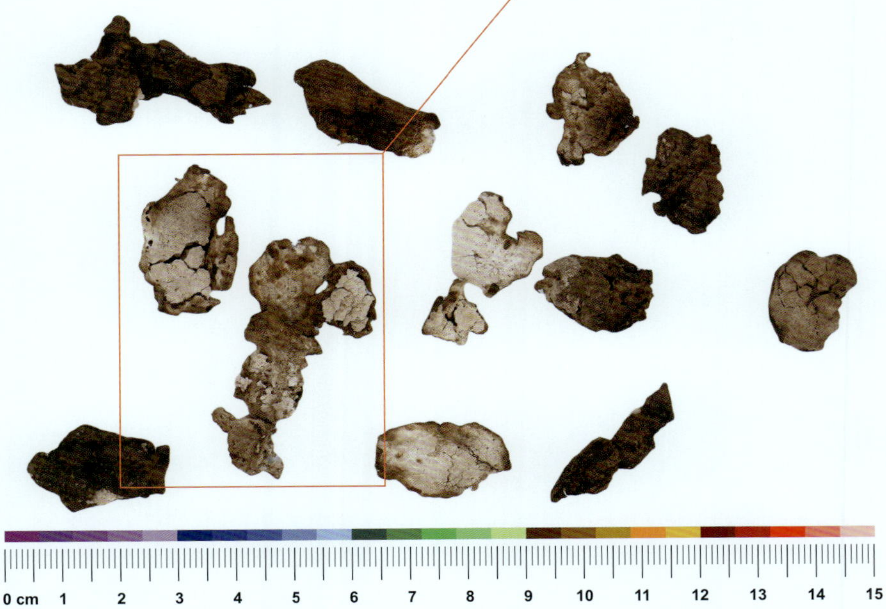

茯苓皮

产地：安徽

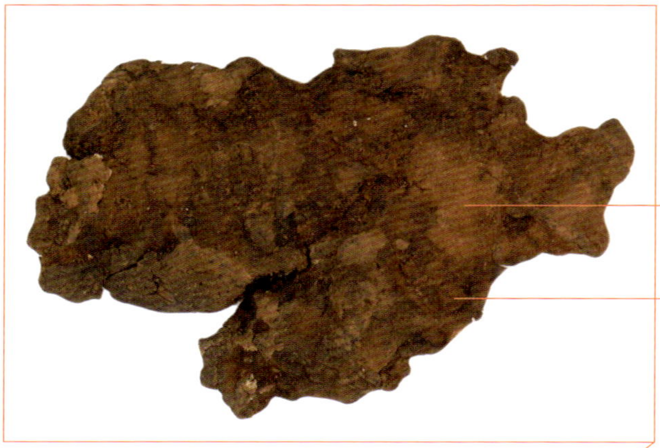

茯苓皮（外表面）

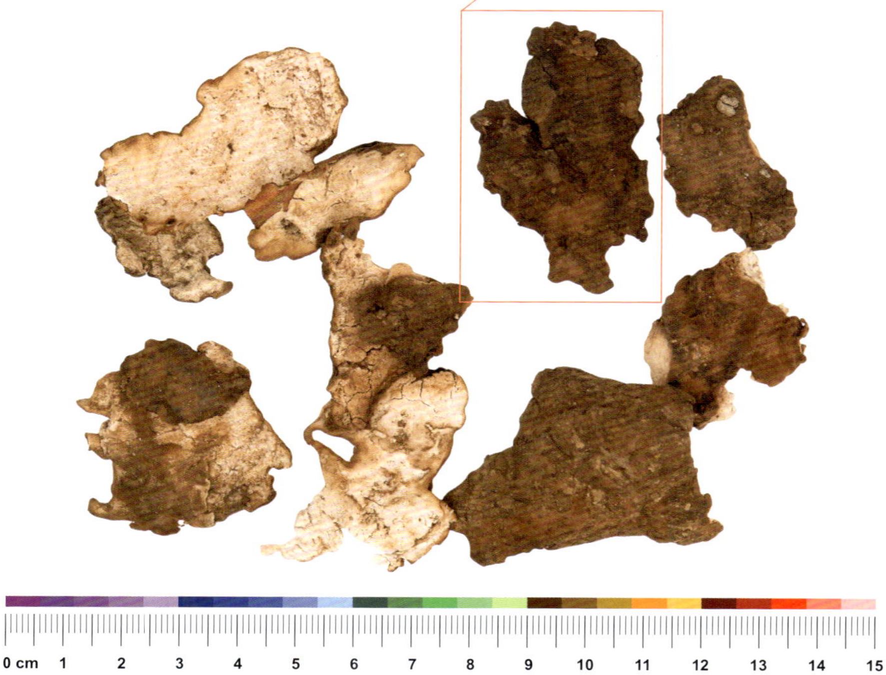

茯苓皮

产地：云南

赤茯苓

【基　原】多孔菌科真菌茯苓 *Poriacocos*（Schw.）Wolf 干燥菌核近外皮部的淡红色部分。

【采收加工】7～9 月采挖，除去泥沙、杂质，加工成茯苓个；或先切除茯苓外皮，再切取皮下棕红色或淡红色部分，切成厚片或小方块，阴干。

【主要产地】主产于安徽、湖北、云南、河南、贵州、四川、广西、福建、湖南、浙江等地。

【炮制方法】取赤茯苓块，除去杂质；或取茯苓个，大小分档，浸泡，洗净，润透，先切除茯苓外皮，再切取皮下棕红色或淡红色部分，切成厚片或小方块，阴干。

【饮片性状】大小不一的厚片或小方块。切面淡红色或淡棕色，颗粒性。质坚实。气微，味淡，嚼之黏牙。

【功能主治】利水渗湿，健脾宁心。用于水肿尿少，痰饮眩悸，脾虚食少，便溏泄泻。

【用法用量】9～15g。

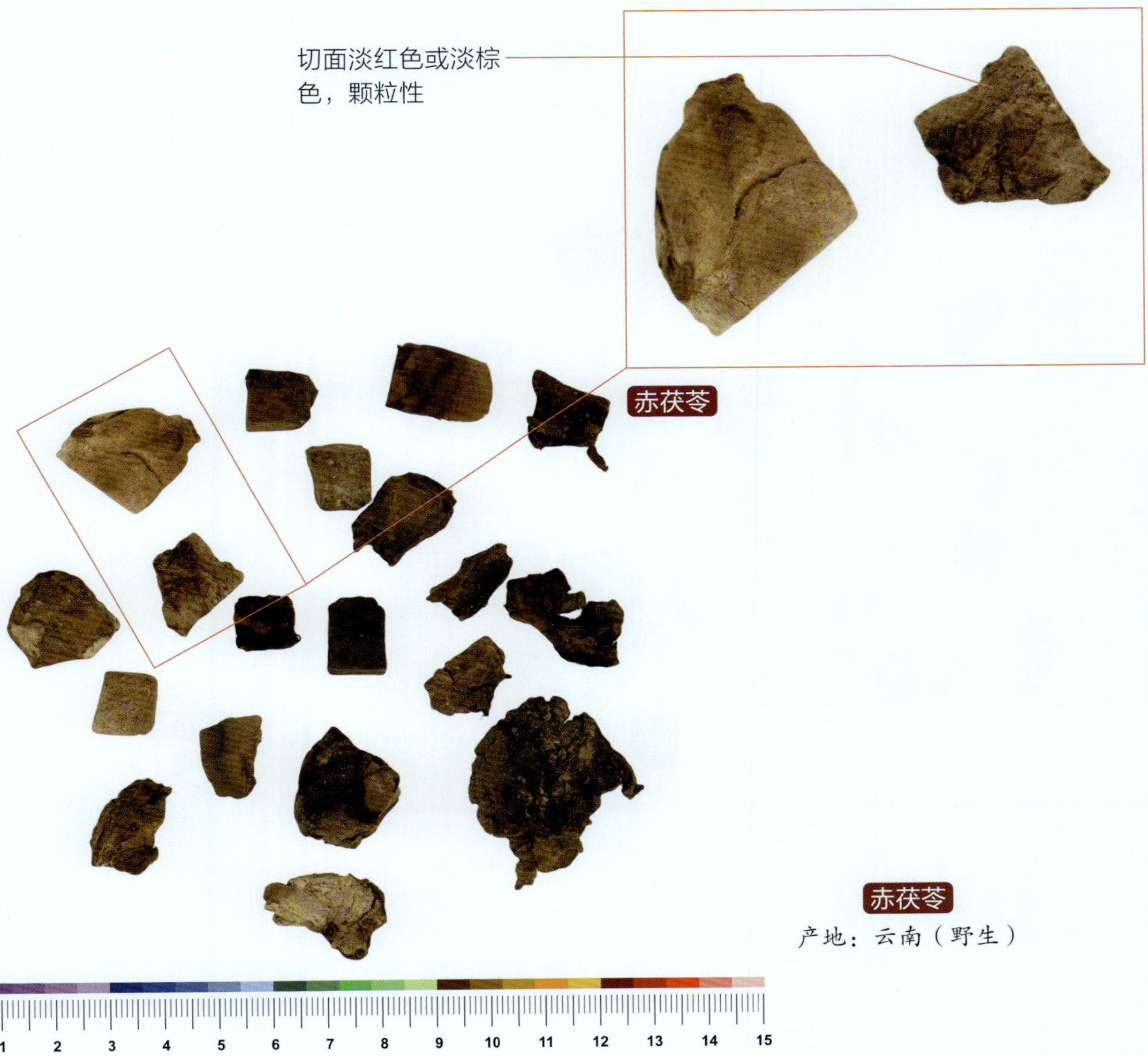

赤茯苓

产地：云南（野生）

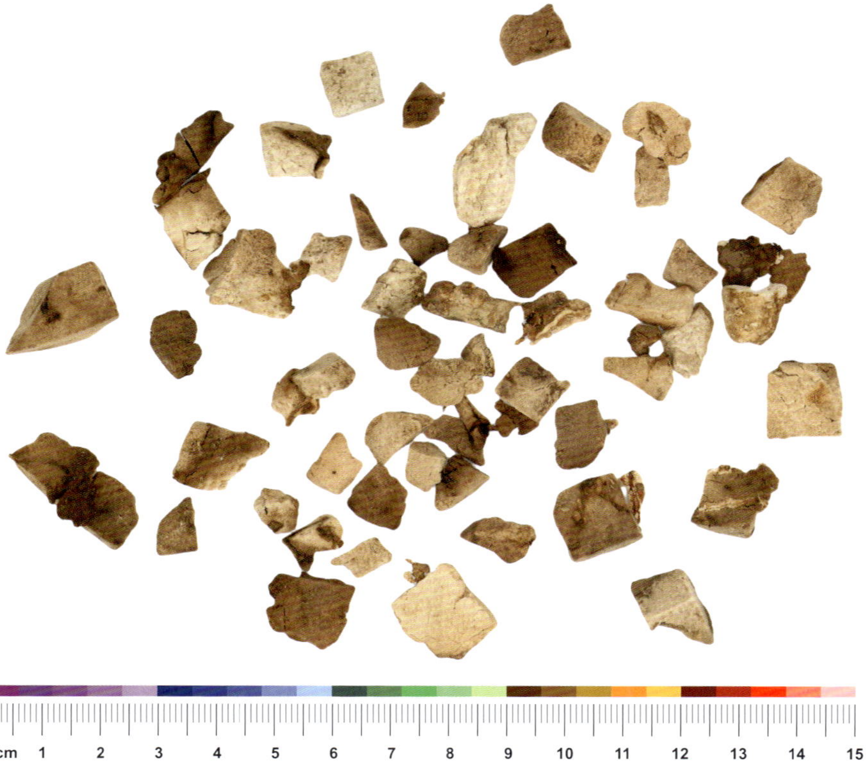

赤茯苓

产地：湖北（栽培）

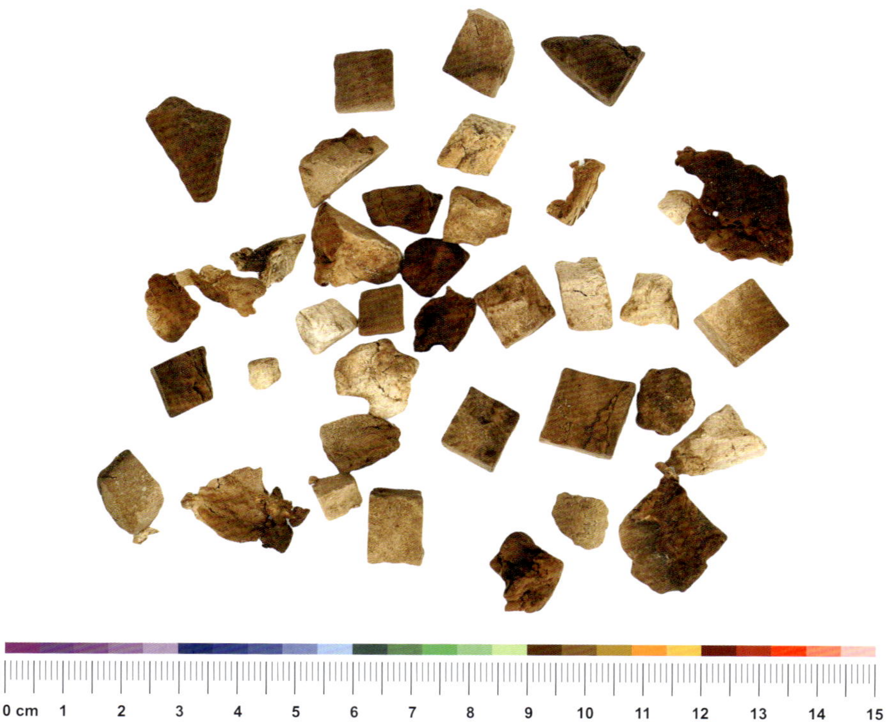

赤茯苓

产地：云南（栽培）

茯神

【基　　原】多孔菌科真菌茯苓 *Poriacocos*（Schw.）Wolf 干燥菌核中间抱有松根的白色部分。

【采收加工】多于秋季采挖茯苓时，将中间带有松根的白色部分切片，阴干。

【炮制方法】取茯神片，除去杂质。

【饮片性状】本品为正方形、长方形、多角形及类圆形厚片，长 4～8cm，宽 3～6cm，厚 0.5～1cm。表面类白色或淡棕色，少数残留棕褐色至黑褐色粗糙外皮。体重，质坚实，断面颗粒性，有的具裂隙。切面中央或者靠近一侧有棕黄色的松根，直径 0.5～2.5cm，多有圈状纹理。微有松节油气，味淡，嚼之黏牙。

【功能主治】宁心，安神，利水。用于心虚惊悸，健忘，失眠，惊痫，小便不利。

【用法用量】9～15g。

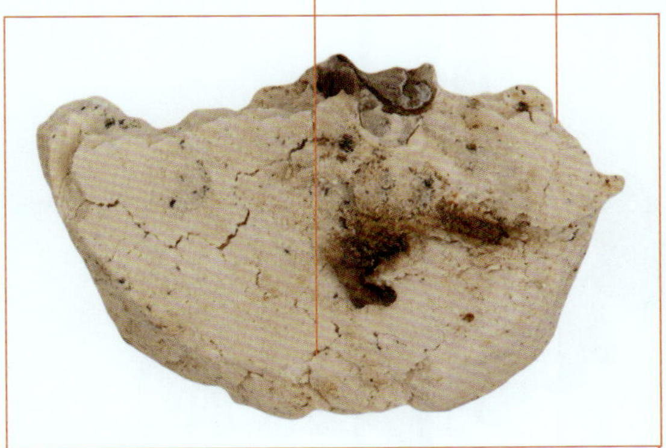

茯神

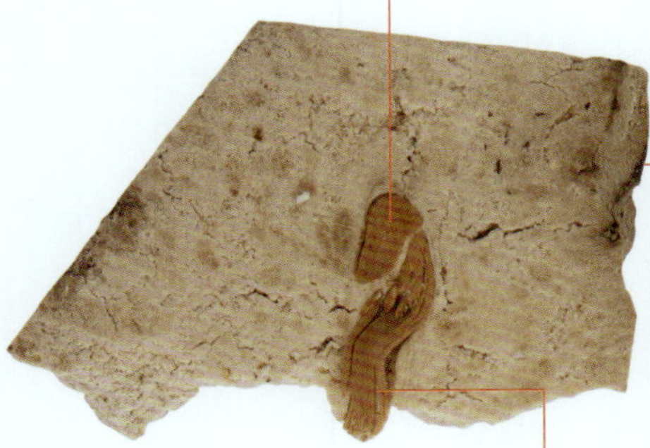

茯神（松根）

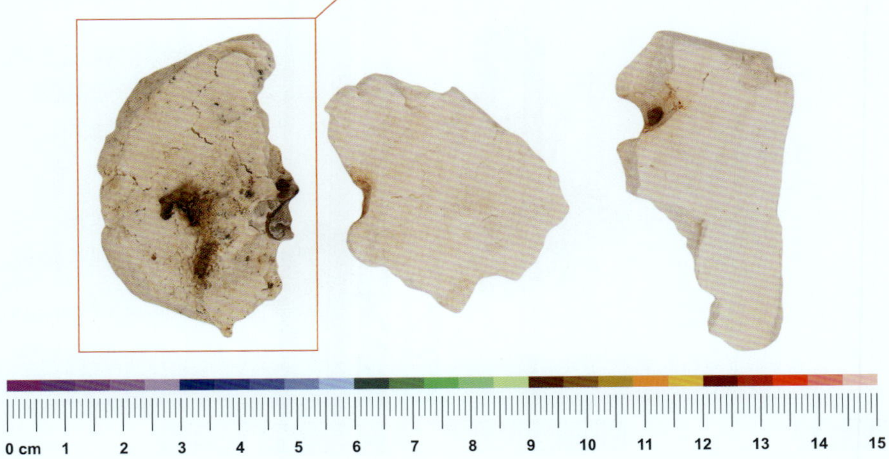

茯神

产地：湖北

【炮制依据】《天津市中药饮片炮制规范（2022 年版）》

海藻

【基　　原】马尾藻科植物海蒿子 *Sargassum pallidum*（Turn.）C.Ag. 或羊栖菜 *Sargassum fusiforme*（Harv.）Setch. 的干燥藻体。前者习称“大叶海藻”，后者习称“小叶海藻”。

【采收加工】夏、秋二季采捞，除去杂质，洗净，晒干。

【主要产地】全国沿海地区。

【炮制方法】除去杂质，洗净，稍晾，切段，干燥。

【饮片性状】**大叶海藻（海蒿子）**丨为不规则的段，卷曲状，棕褐色至黑褐色，有的被白霜。主干呈圆柱状，枝干可见短小的刺状突起。主枝自主干两侧生出，侧枝自主枝叶腋生出。初生叶披针形或倒卵形，长 5～7cm，宽约 1cm，全缘或具粗锯齿；次生叶条形或披针形，叶腋间有着生条状叶的小枝。气囊棕褐色至黑褐色，球形或卵圆形，顶端钝圆，有的有柄，有的具细短尖。质脆。潮润时柔软；水浸后膨胀，肉质，黏滑。气腥，味微咸。

小叶海藻（羊栖菜）丨为不规则的段，卷曲状，棕黑色至黑褐色。分枝互生，枝干无刺状突起。叶条形或细匙形，先端稍膨大，中空。气囊腋生，纺锤形或椭圆形，多脱落，囊柄较长。质较硬。

【功能主治】消痰，软坚散结，利水消肿。用于瘿瘤，瘰疬，睾丸肿痛，痰饮水肿。

【用法用量】6～12g。

【使用注意】不宜与甘草同用。

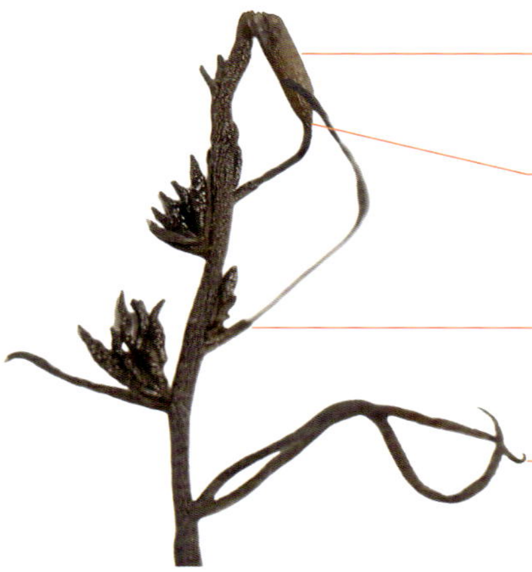

小叶海藻（羊栖菜）

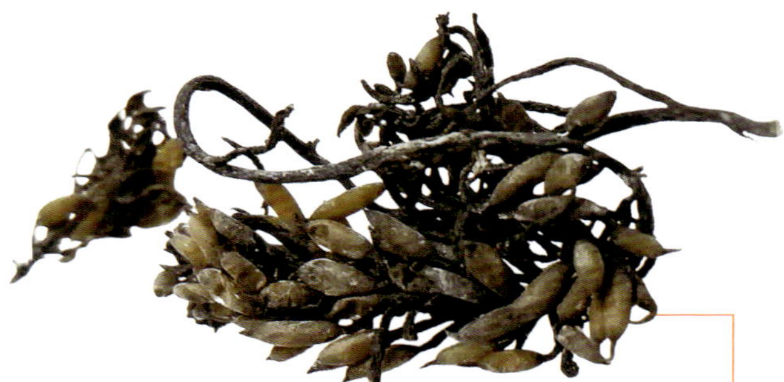

小叶海藻（羊栖菜，气囊）

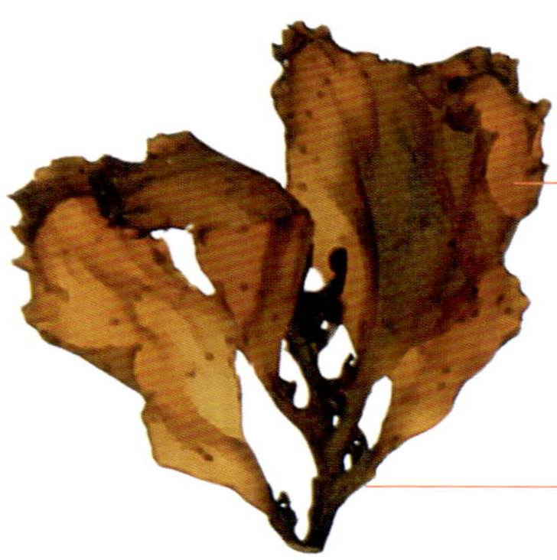

大叶海藻（海蒿子）次生叶（水润展开）

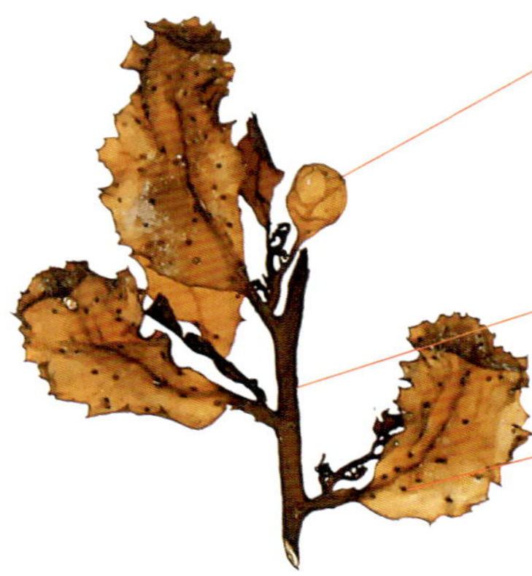

大叶海藻（海蒿子）气囊（水润展开）

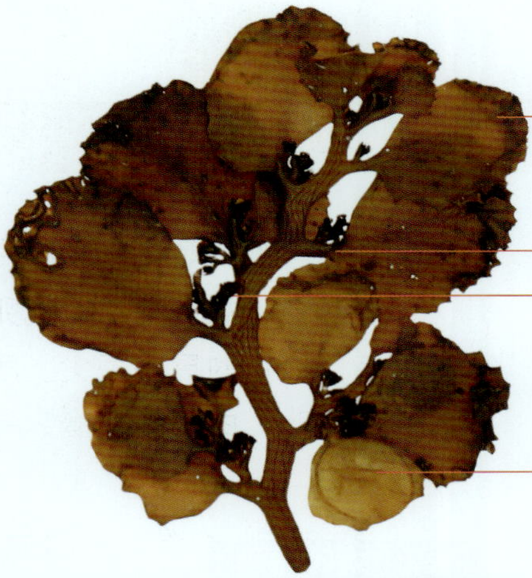

大叶海藻（海蒿子）初生叶（水润展开）

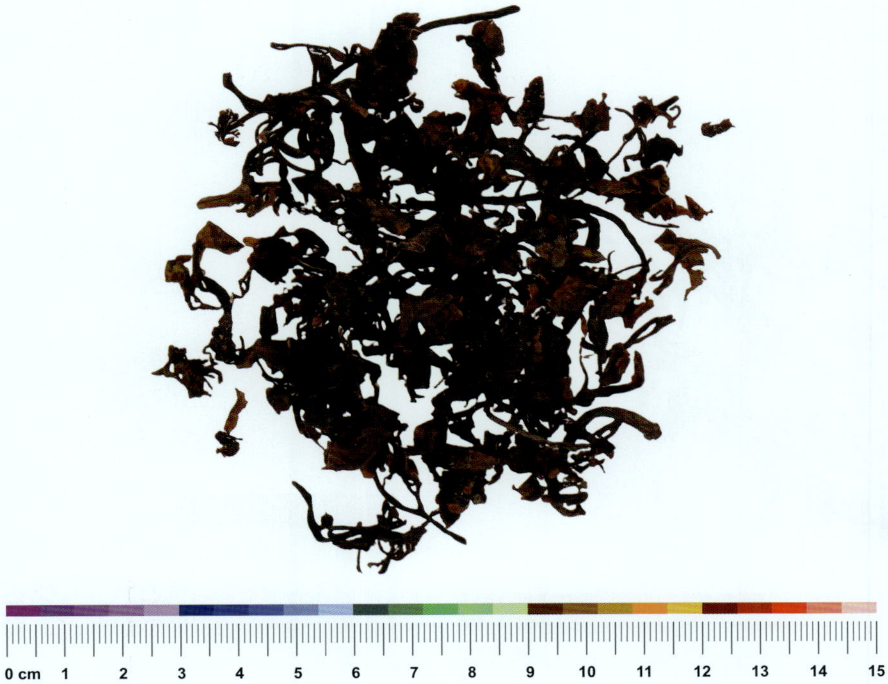

海藻（大叶海藻）

产地：福建

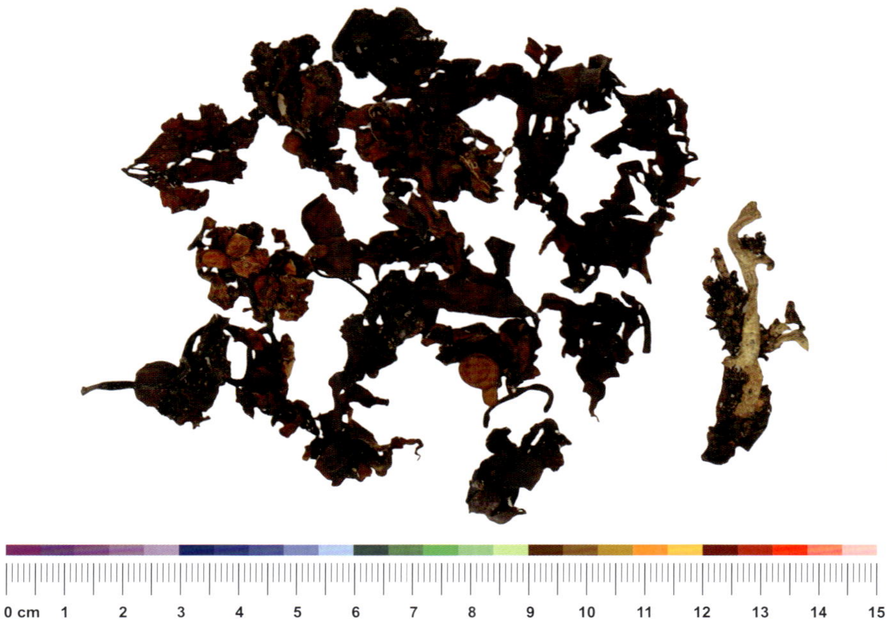

海藻（大叶海藻）

产地：浙江

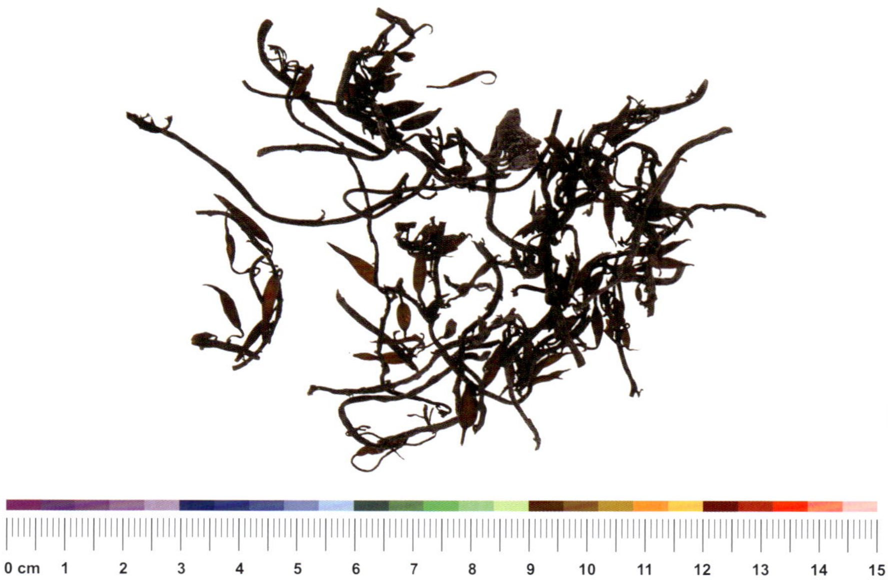

海藻（小叶海藻）

产地：福建

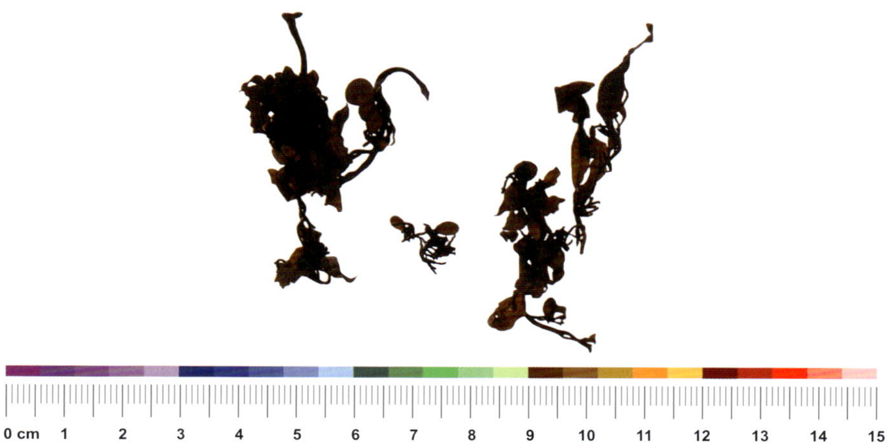

海藻（小叶海藻）

产地：浙江

海金沙

【基　　原】海金沙科植物海金沙 *Lygodium japonicum*（Thunb.）Sw. 的干燥成熟孢子。

【采收加工】秋季孢子未脱落时采割藤叶，晒干，搓揉或打下孢子，除去藤叶。

【主要产地】主产于河南、湖北、湖南、广西、广东、海南、四川、贵州、云南、西藏、重庆、陕西、甘肃、浙江等地。

【炮制方法】取原药材，除去杂质。

【饮片性状】本品呈粉末状，棕黄色或浅棕黄色。体轻，手捻有光滑感，置手中易由指缝滑落。气微，味淡。

【功能主治】清利湿热，通淋止痛。用于热淋，石淋，血淋，膏淋，尿道涩痛。

【用法用量】6～15g，包煎。

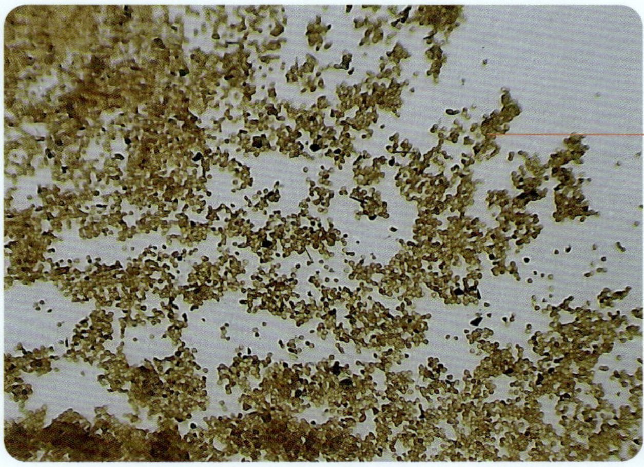

棕黄色或浅棕黄色

海金沙（1：40）

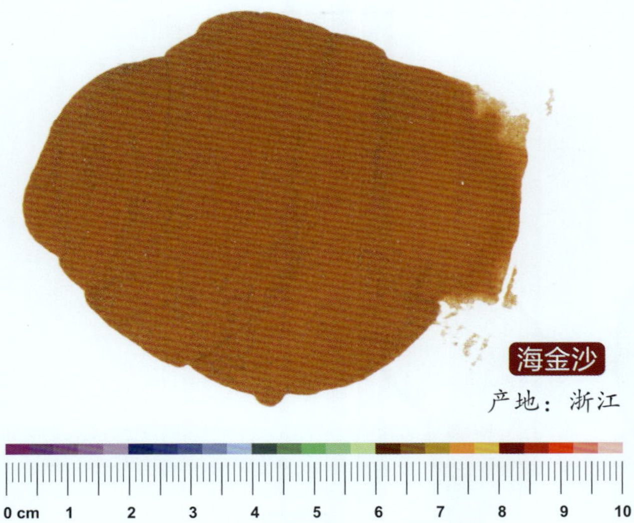

海金沙

产地：浙江

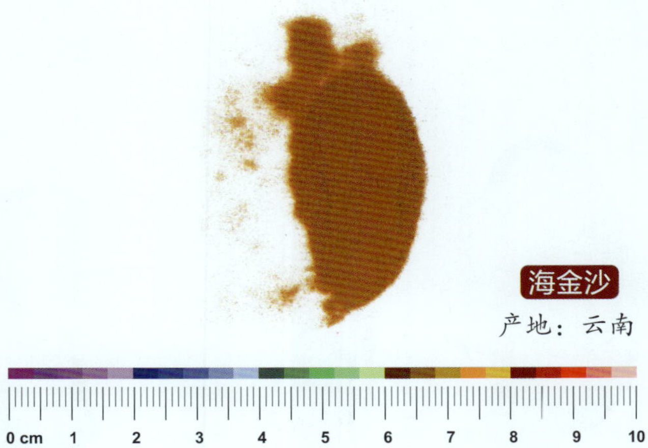

海金沙

产地：云南

猪苓

【基　　原】本品为多孔菌科真菌猪苓 *Polyporus umbellatus*（Pers.）Fries 的干燥菌核。

【采收加工】春、秋二季采挖，除去泥沙，干燥。

【主要产地】主产于陕西、云南、山西、河南、甘肃、四川、河北等地。

【炮制方法】除去杂质，浸泡，洗净，润透，切厚片，干燥。

【饮片性状】本品呈类圆形或不规则的厚片，有的有分枝，直径 2～6cm。外表皮黑色、灰黑色或棕黑色，皱缩或有瘤状突起。体轻，质硬，切面类白色或黄白色，略呈颗粒状。气微，味淡。

【功能主治】利水渗湿。用于小便不利，水肿，泄泻，淋浊，带下。

【用法用量】6～12g。

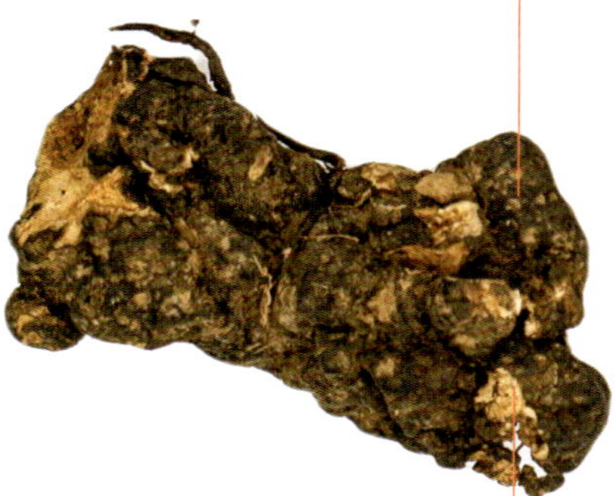

猪苓（外表面）

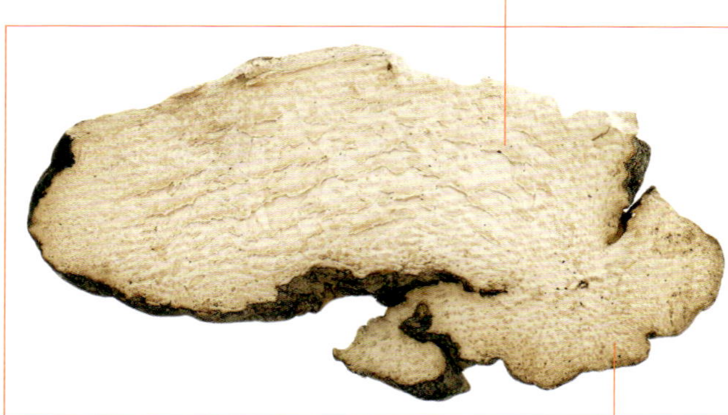

猪苓（切面）

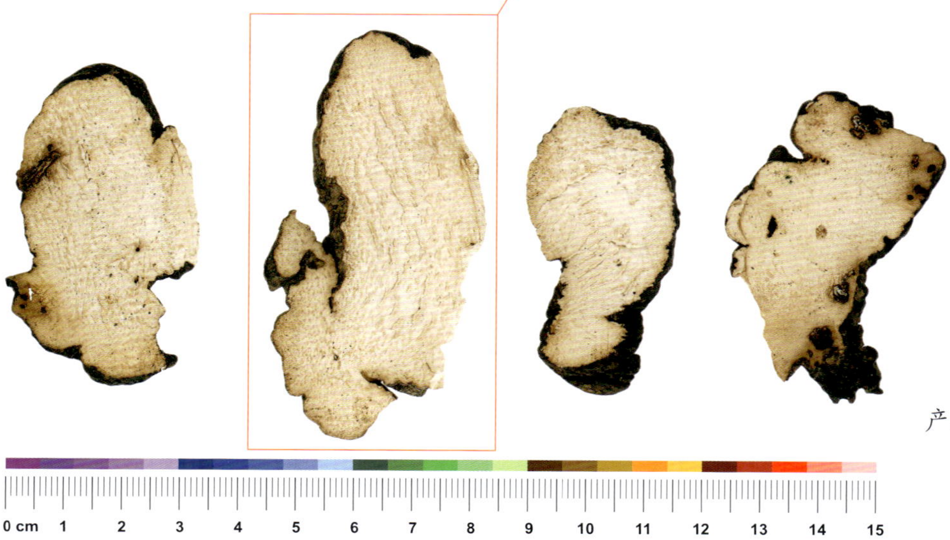

猪苓

产地：陕西

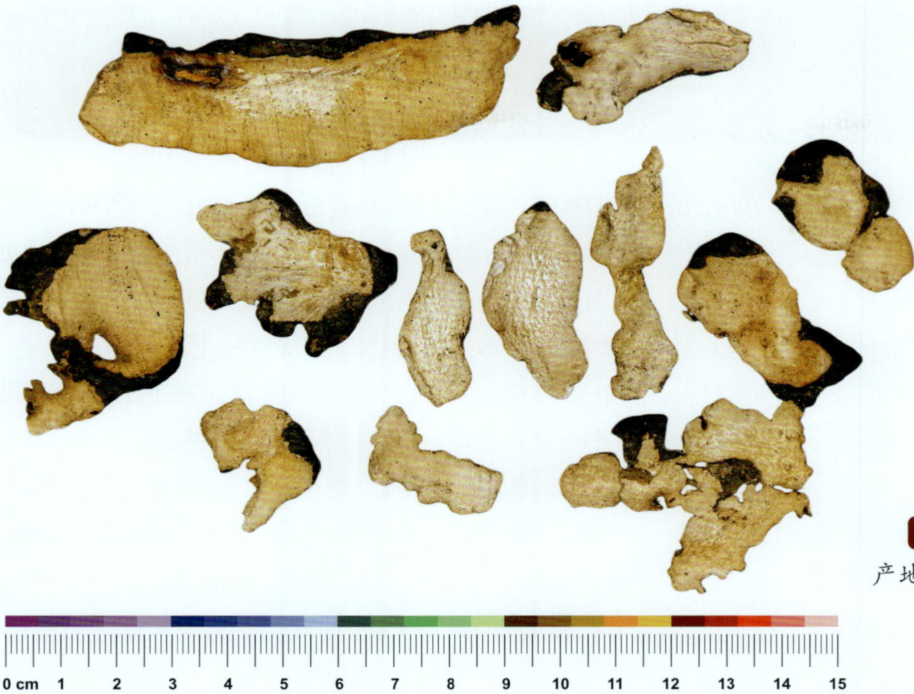

猪苓

产地：云南

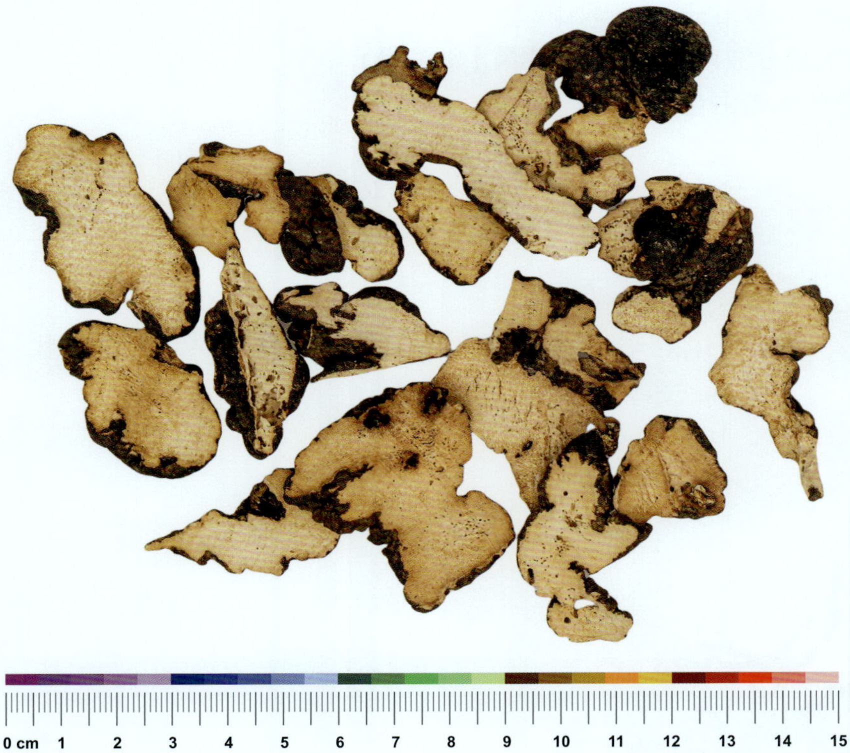

猪苓

产地：河北

蝉花

【基　　原】本品为角菌科真菌大蝉草 *Cordyceps cicadae* Shing 分身孢子阶段及束梗胞科棒束梗霉属真菌蝉棒束孢菌 *Isariacicadae* Miq 寄生在蝉科动物山蝉 *Cicada flammata* Dist. 幼虫的干燥孢梗及寄生复合体（菌核）。

【采收加工】6～8 月间，自土中挖出，去掉泥土，晒干。

【主要产地】主产于浙江、四川、云南、江苏、安徽、江西等地。

【炮制方法】取原药材，除去泥沙、杂质，洗净，干燥。

【饮片性状】蝉棒束孢菌｜本品由虫体与其头部长出来的孢梗束组成。虫体呈长椭圆形，微弯曲，长约 3cm，直径 1～1.4cm，虫体大部分被有灰白色菌丝。质脆，易折断，断面白色或类白色。孢梗束丛生，长条形或弯曲，分枝或不分枝，长 2～5cm，单束直径约 0.1cm，表面灰黑色或灰白色，质脆，易折断。气微香，味淡。

大蝉草｜本品由虫体与其前端长出来的子座组成。虫体白色，体内布满白色菌丝。质脆，易折断。子座单生或 2～3 个，呈细长圆柱形，分枝或不分枝，长 3～7cm，直径 0.3～0.4cm，表面黑褐色，具多数细小点状突起，顶端稍膨大。气微，味淡。

【功能主治】疏散风热，透疹，息风止痉，明目退翳。用于外感风热，发热，头昏，咽痛，麻疹初期，疹出不畅，小儿惊风，夜啼，目赤肿痛，翳膜遮睛。

【用法用量】9～15g。

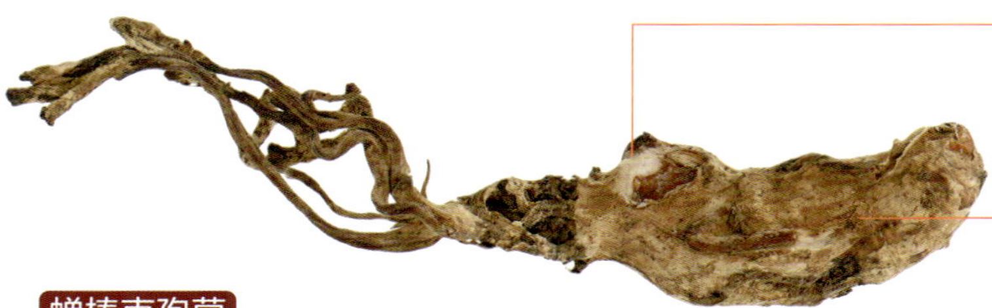

蝉棒束孢菌

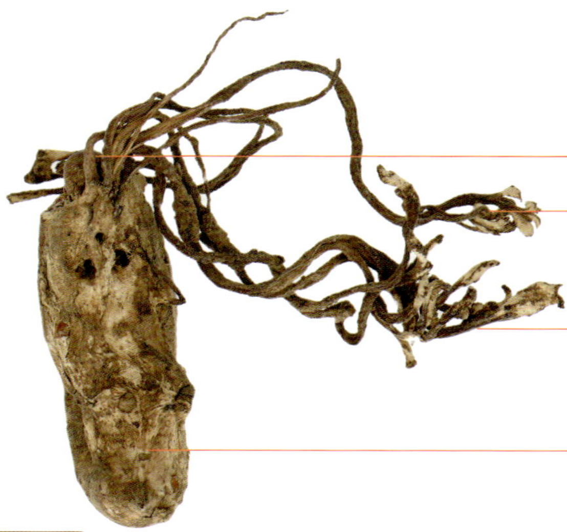

蝉棒束孢菌

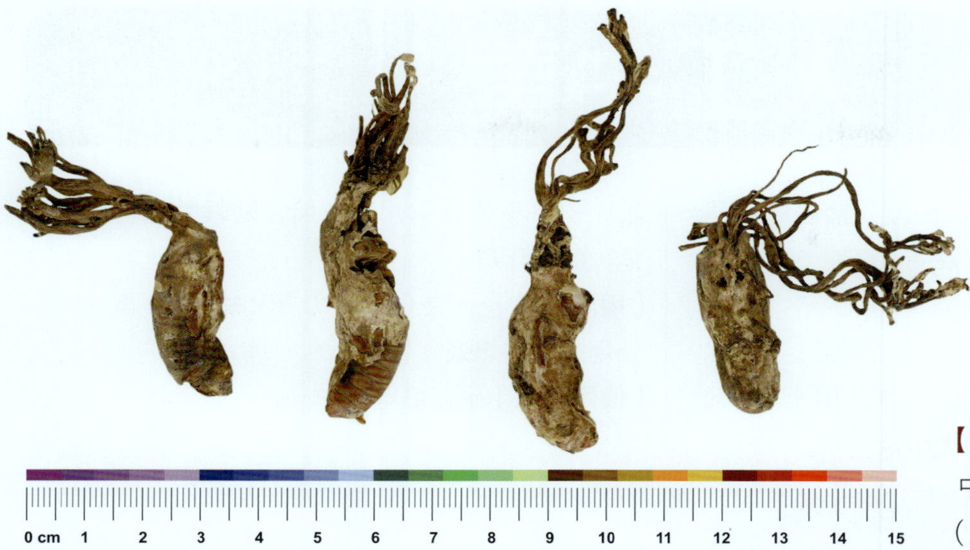

蝉花

产地：安徽

【炮制依据】《安徽省中药饮片炮制规范（2019 年版）》

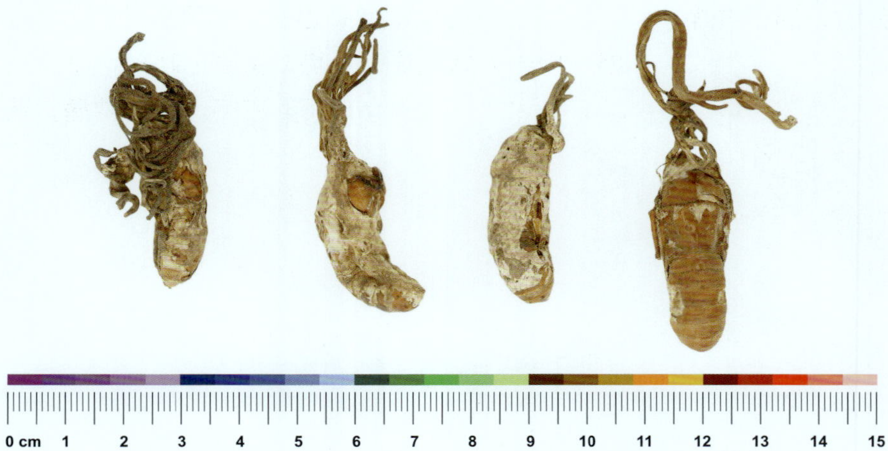

蝉花

产地：江西

【炮制依据】《安徽省中药饮片炮制规范（2019 年版）》

人工牛黄

【基　　原】本品由牛胆粉、胆酸、猪去氧胆酸、牛磺酸、胆红素、胆固醇、微量元素等加工制成。

【炮制方法】直接使用。

【饮片性状】本品为黄色疏松粉末。味苦，微甘。

【功能主治】清热解毒，化痰定惊。用于痰热谵狂，神昏不语，小儿急惊风，咽喉肿痛，口舌生疮，痈肿疔疮。

【用法用量】一次0.15～0.35g，多作配方用。外用适量敷患处。

【使用注意】孕妇慎用。

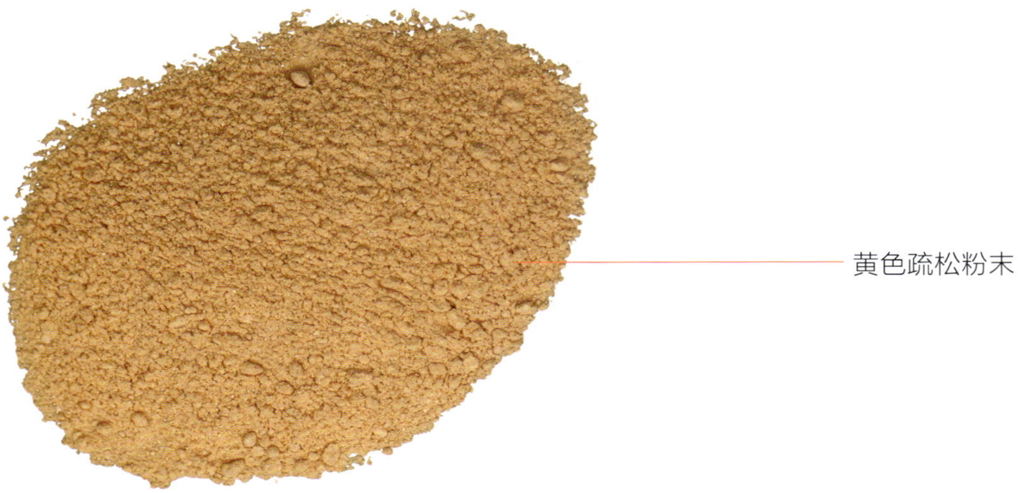

人工牛黄

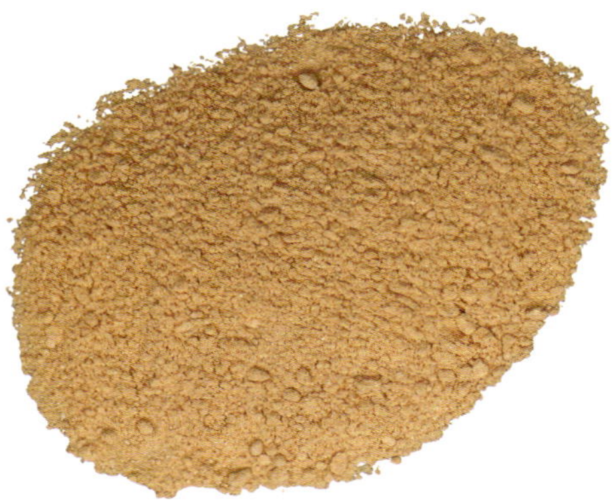

人工牛黄

产地：重庆

儿茶

【基　　原】豆科植物儿茶 *Acacia catechu*（L. f.）Willd. 去皮、枝及干的干燥煎膏。

【采收加工】冬季采收枝、干，除去外皮，砍成大块，加水煎煮，浓缩，干燥。

【主要产地】主产于云南、广东、广西、福建、海南等地。

【炮制方法】用时打碎。

【饮片性状】本品呈方形或不规则块状，大小不一。表面棕褐色或黑褐色，光滑而稍有光泽。质硬，易碎，断面不整齐，具光泽，有细孔，遇潮有黏性。气微，味涩、苦，略回甜。

【功能主治】活血止痛，止血生肌，收湿敛疮，清肺化痰。用于跌扑伤痛，外伤出血，吐血衄血，疮疡不敛，湿疹湿疮，肺热咳嗽。

【用法用量】1～3g，包煎；多入丸、散服。外用适量。

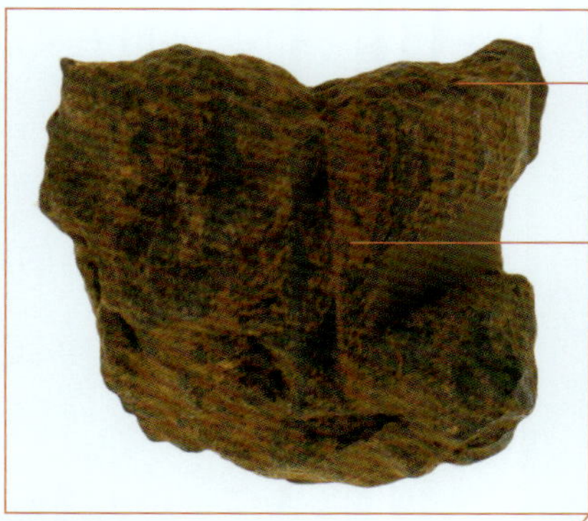

儿茶

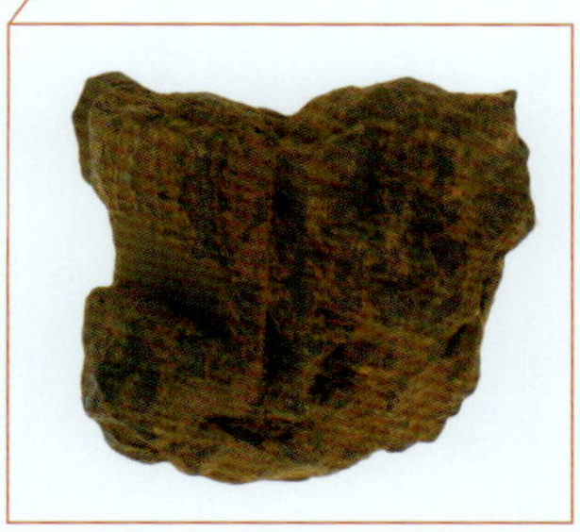

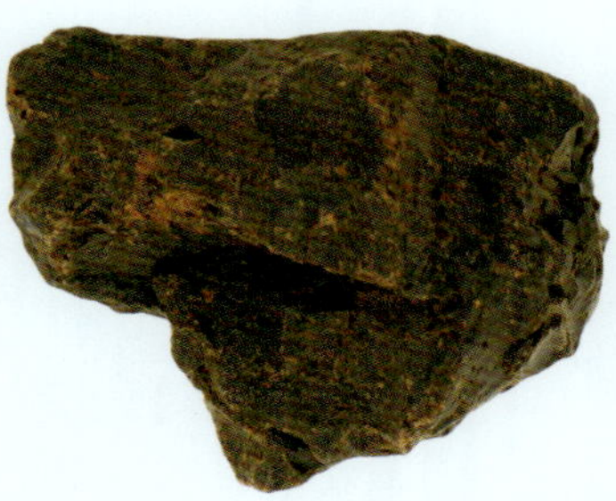

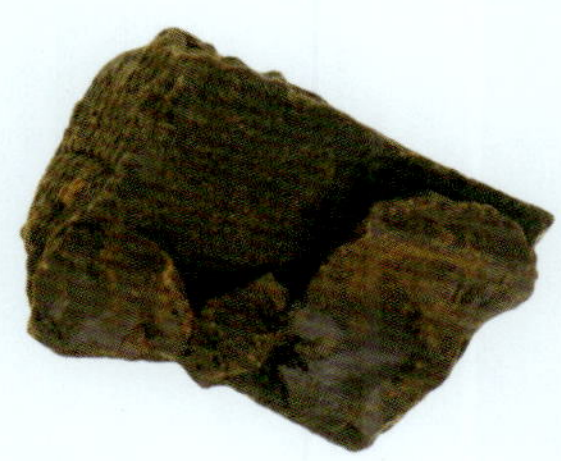

儿茶

产地：云南

0 cm 1 2 3 4 5 6 7 8 9 10 11 12 13 14 15

龙骨

【基　　原】古代哺乳动物如三趾马、犀类、鹿类、牛类、象类等的骨骼化石或象类门齿的化石。前者习称“龙骨”，后者习称“五花龙骨”。

【采收加工】挖出后，除去泥土及杂石。五花龙骨质酥脆，出土后，露置空气中极易破碎，常用毛边纸粘贴。

【主要产地】主产于河南、河北、山西、陕西、山东、内蒙古、湖北、四川、云南、广西、青海等地。

【炮制方法】取原药材，除去杂质，加工成碎块。

【饮片性状】**龙骨**丨不规则的碎块。表面类白色、灰白色、黄白色或淡棕色，较平滑；断面不平坦，有的具蜂窝状小孔。质硬，不易破碎，具吸湿性，有黏舌感。气微，味淡。

五花龙骨丨表面淡黄白色，夹有蓝灰色及红棕色的花纹，深浅、粗细不等。质硬，较酥脆，易成片状剥落。

【功能主治】镇惊安神，敛汗涩精，生肌敛疮。用于神志不安，惊悸不眠，自汗盗汗，遗精，白带，崩漏。外用治脱肛，衄血，溃疡久不收口。

【用法用量】9～15g，先煎。外用适量，研末敷患处。

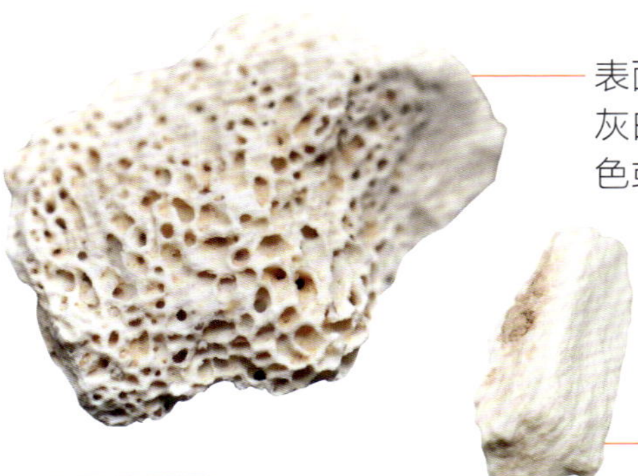

龙骨（断面）

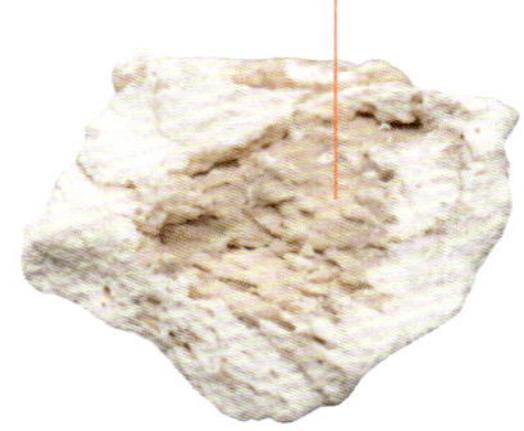

龙骨（断面）

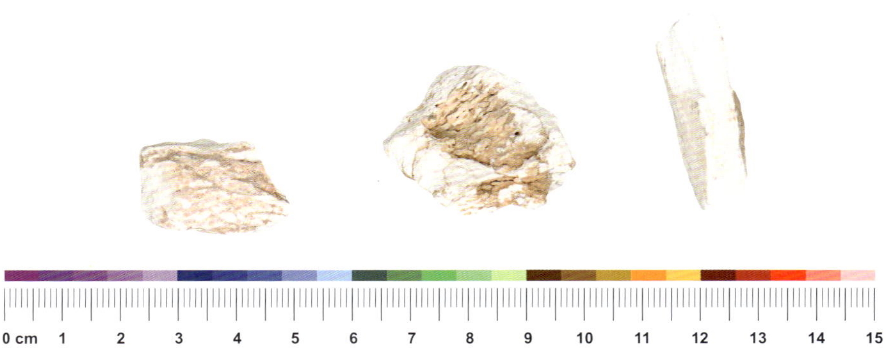

龙骨

产地：山西

【炮制依据】《北京市中药饮片炮制规范（2008年版）》

煅龙骨

【基　　原】古代哺乳动物如三趾马、犀类、鹿类、牛类、象类等的骨骼化石或象类门齿化石的炮制品。

【炮制方法】取净龙骨，置煅炉或适宜容器内，煅（600℃，1小时）至红透，取出，晾凉，加工成碎块。

【饮片性状】本品为不规则的碎块。灰白色或灰绿色，断面有的具蜂窝状小孔，具吸湿性，质酥，气微，味淡。

【功能主治】收敛固涩。用于盗汗，自汗，遗精，白带，崩漏，久泻久痢。

【用法用量】9～15g。外用适量，研末敷患处。

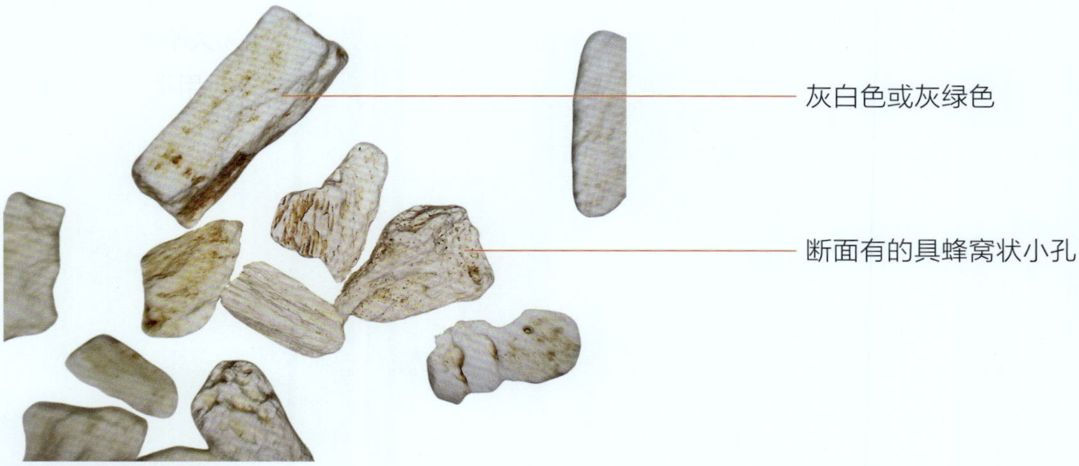

煅龙骨（1：30）

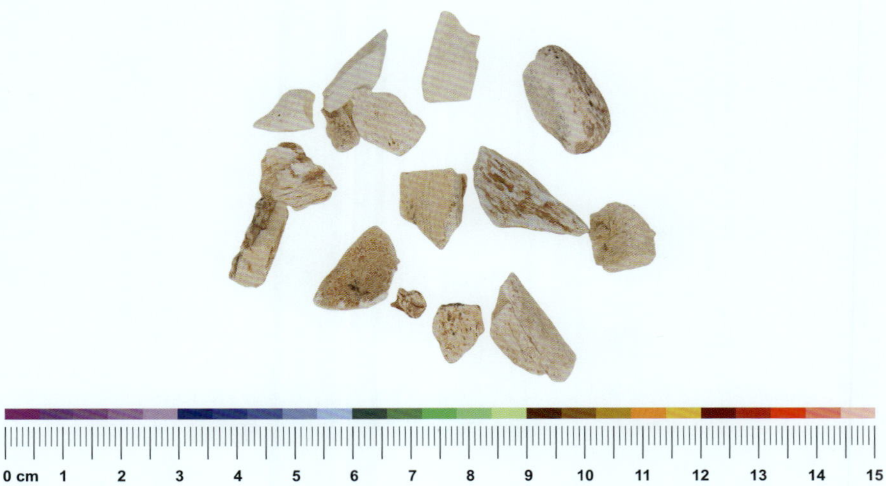

煅龙骨

产地：河北

【炮制依据】《北京市中药饮片炮制规范（2008年版）》

龙齿

【基　　原】古代哺乳动物如三趾马、犀类、鹿类、牛类、象类等的牙齿化石。

【采收加工】采挖后，除去泥土及牙床。

【主要产地】主产于陕西、山西、河南、内蒙古、甘肃、青海、四川、山东等地。

【炮制方法】取原药材，除去杂质，打成碎块。

【饮片性状】本品为不规则碎块。浅蓝灰色、暗棕色或黄白色，有的表面可见具光泽的釉质层（珐琅质）。质坚硬。断面不平坦或有规则的凸起棱线。具吸湿性，有黏舌感。气微，味淡。

【功能主治】镇惊安神。用于心悸易惊，心烦，失眠多梦。

【用法用量】9～15g，先煎。

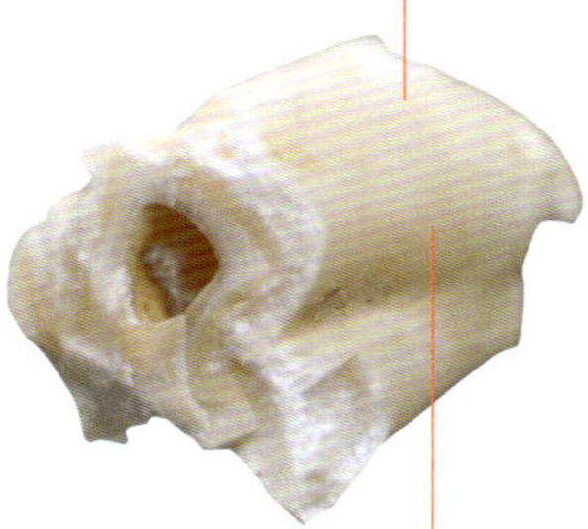

龙齿（表面）

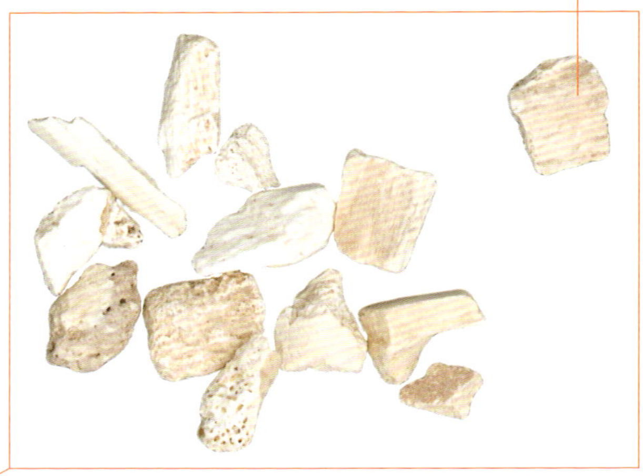

龙齿（断面）

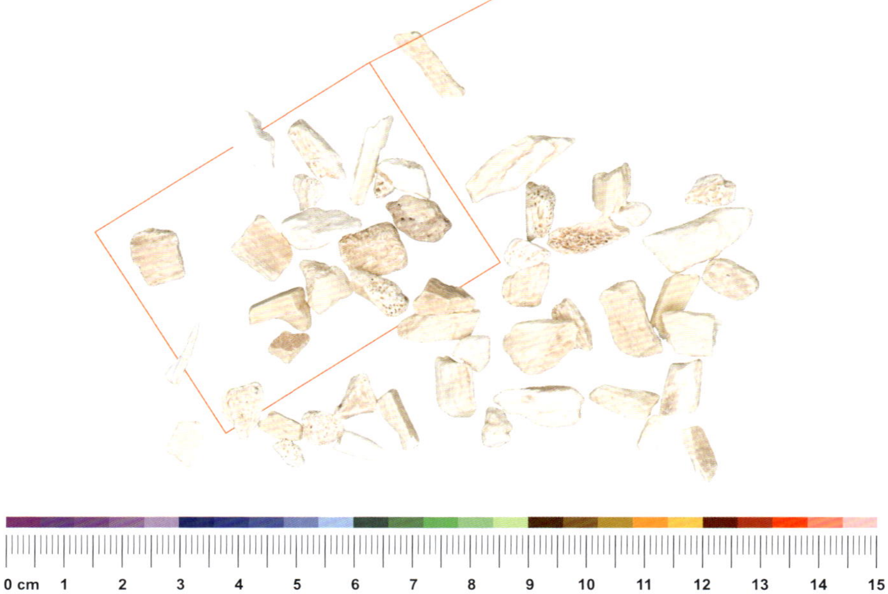

龙齿

产地：山东

【炮制依据】《北京市中药饮片炮制规范（2008年版）》

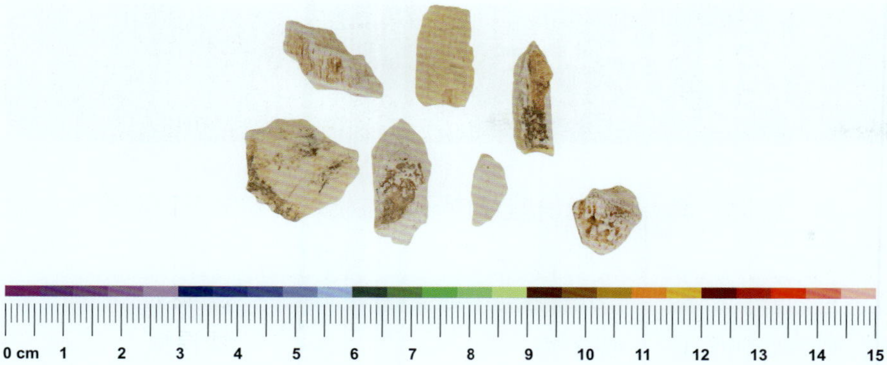

龙齿

产地：河南

【炮制依据】《北京市中药饮片炮制规范（2008 年版）》

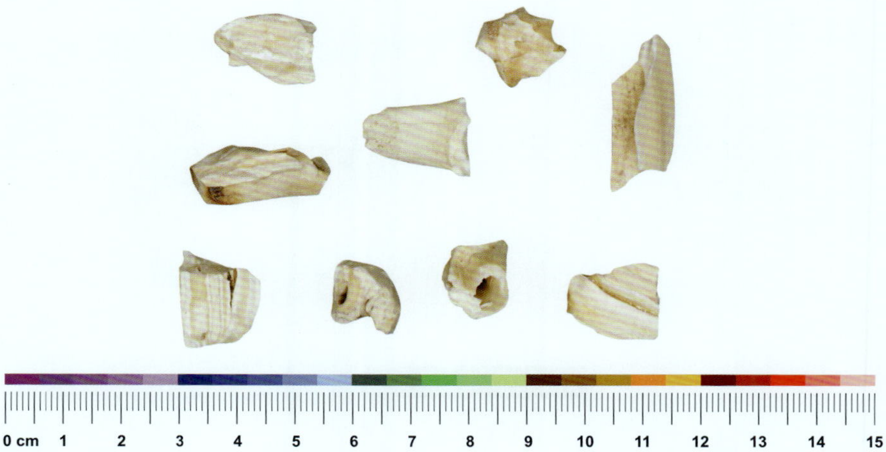

龙齿

产地：山东

【炮制依据】《北京市中药饮片炮制规范（2008 年版）》

煅龙齿

【基　　原】古代哺乳动物如三趾马、犀类、鹿类、牛类、象类等的牙齿化石的炮制品。

【炮制方法】取净龙齿，置煅炉或适宜容器内，煅（600℃，1小时）至红透，取出，晾凉，加工成碎块。

【饮片性状】本品为不规则碎块。表面灰白色、白色或浅蓝灰色。质疏松。断面不平坦或有规则的凸起棱线。无光泽，吸湿性强。

【功能主治】镇惊安神。用于心悸易惊，心烦，失眠多梦。

【用法用量】9～15g。

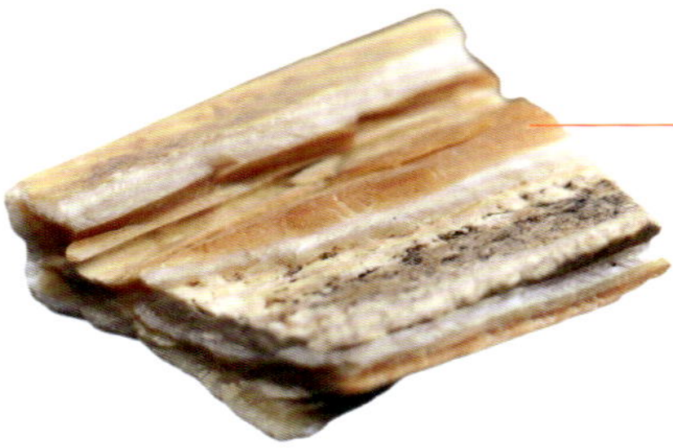

煅龙齿（断面）

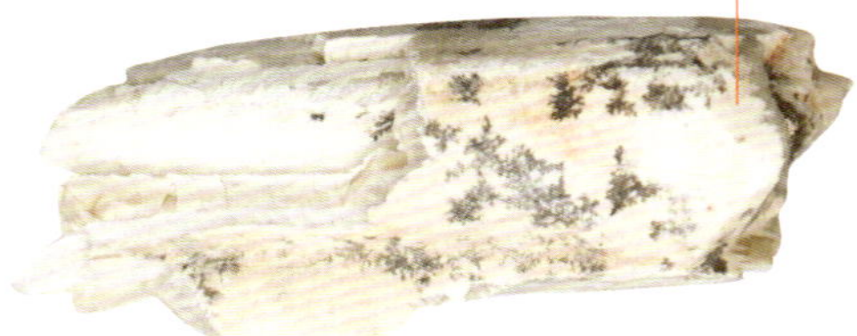

煅龙齿（表面）

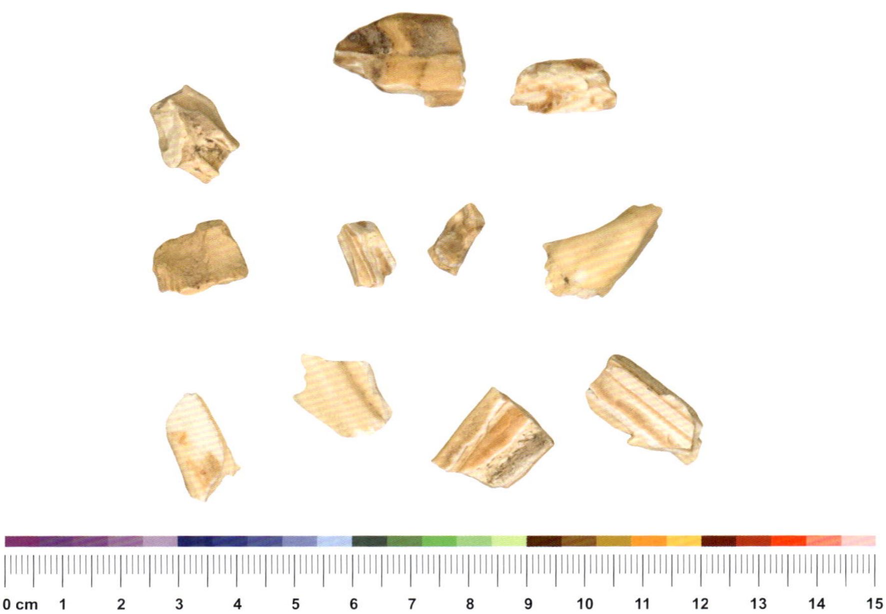

煅龙齿

产地：山西

【炮制依据】《北京市中药饮片炮制规范（2008年版）》

伏龙肝

【基　　原】久经柴草或木柴熏烧的灶心土。

【采收加工】在修拆火灶时，将结成的土块取出，削去焦黑的部分及杂质。

【主要产地】全国各地均产。

【炮制方法】取原药材，除去杂质，加工成碎块或粉末。

【饮片性状】本品呈不规则的块状或粉末状。棕黄色至棕褐色，表面粗糙。指划易碎，并有粉末脱落。断面可见蜂窝状小孔。质较硬。微具烟熏气，味淡。

【功能主治】温中和胃，止呕，止血。用于胃寒呕吐，腹痛泄泻，妊娠恶阻，吐血，衄血，便血，妇女血崩，赤白带下。

【用法用量】15～30g。

【注　　意】烧煤灶心土不能作伏龙肝药用。

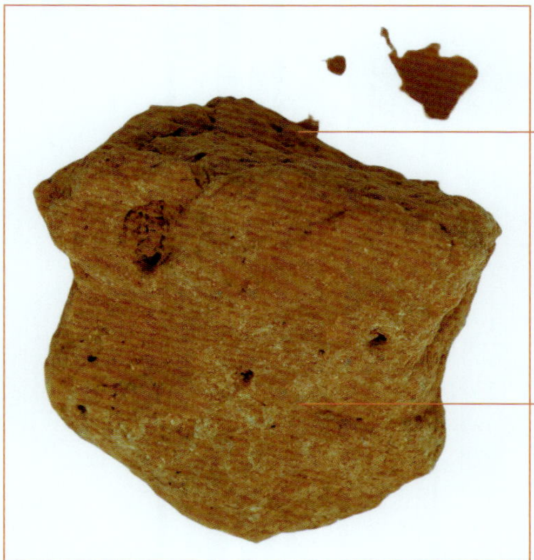

伏龙肝

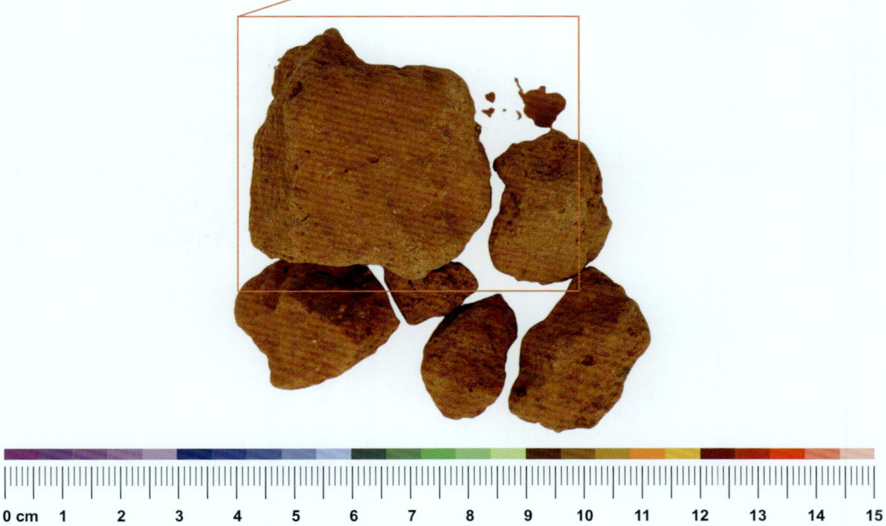

伏龙肝

产地：河北

【炮制依据】《北京市中药饮片炮制规范（2008年版）》

血余炭

【基　　原】人发制成的炭化物。

【主要产地】全国各地均产。

【炮制方法】取头发，除去杂质，碱水洗去油垢，清水漂净，晒干，置锅内，上盖一锅，两锅接合处用黄土泥封严，上锅底贴一张白纸条，上压重物，用武火（200℃，20 分钟）加热，焖煅至白纸条变为焦黄色时，停火，待凉后，取出。

【饮片性状】本品呈不规则团块状，乌黑光亮，有多数细孔。体轻，质脆。用火烧之有焦发气，味苦。

【功能主治】止血，化瘀。用于吐血，咯血，衄血，尿血，崩漏下血，外伤出血。

【用法用量】4.5～9g。

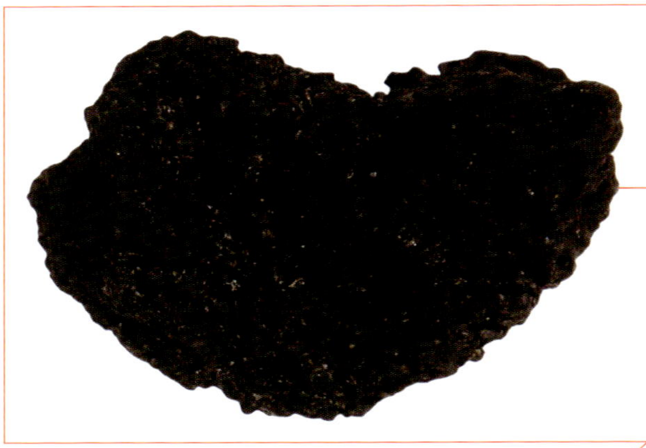

血余炭

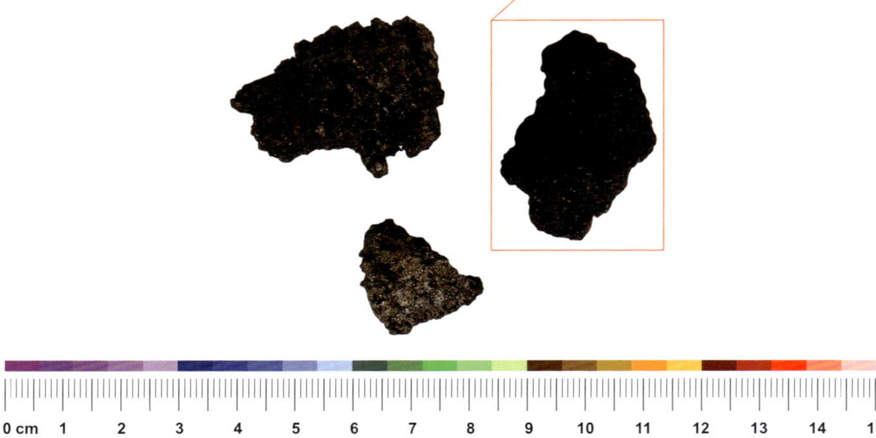

血余炭

产地：河北

【炮制依据】《北京市中药饮片炮制规范（2008 年版）》

冰片（合成龙脑）

【基　　原】冰片的炮制加工品。

【采收加工】本品为化学合成品。

【主要产地】主产于湖北、广东等地。

【炮制方法】原品入药，不另加工。

【饮片性状】本品为无色透明或白色半透明的片状松脆结晶；气清香，味辛、凉；具挥发性，点燃发生浓烟，并有带光的火焰。

【功能主治】开窍醒神，清热止痛。用于热病神昏、惊厥，中风痰厥，气郁暴厥，中恶昏迷，胸痹心痛，目赤，口疮，咽喉肿痛，耳道流脓。

【用法用量】0.15～0.3g，入丸、散用。外用研粉点敷患处。

【使用注意】孕妇慎用。

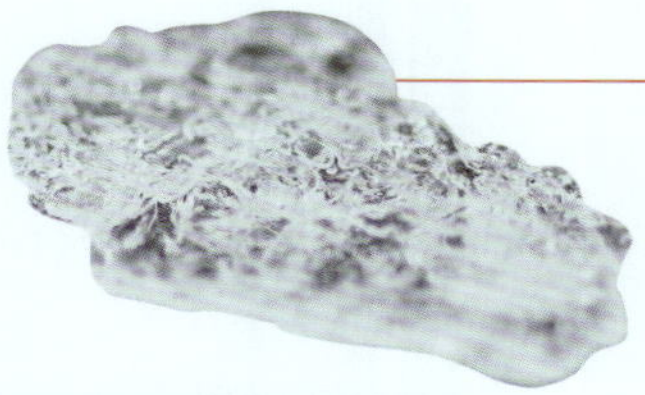

无色透明或白色半透明的片状松脆结晶

冰片（合成龙脑）

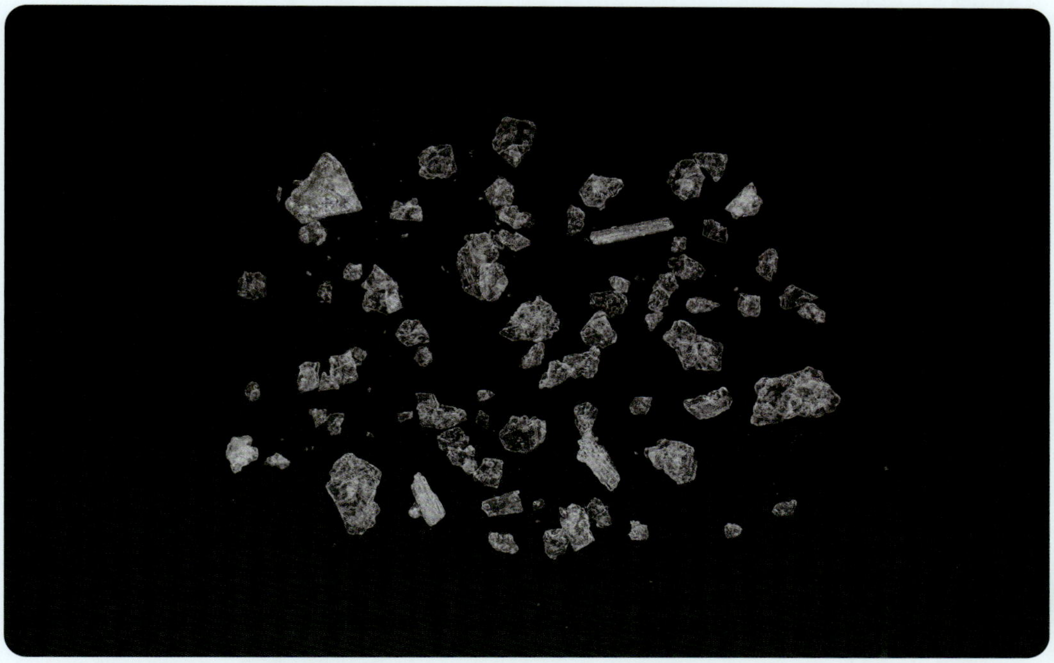

冰片（合成龙脑）
产地：广东

天然冰片（右旋龙脑）

【基　　原】樟科植物樟 *Cinnamomum camphora*（L.）Presl 的新鲜枝、叶经提取加工制成。

【主要产地】天然冰片原产于印度尼西亚的苏门答腊岛，主要为进口品；国产天然冰片主产于湖南、江西、广东等地。

【炮制方法】原品入药，不另加工。

【饮片性状】本品为白色结晶性粉末或片状结晶。气清香，味辛、凉。具挥发性，点燃时有浓烟，火焰呈黄色。

【功能主治】开窍醒神，清热止痛。用于热病神昏、惊厥，中风痰厥，气郁暴厥，中恶昏迷，胸痹心痛，目赤，口疮，咽喉肿痛，耳道流脓。

【用法用量】0.3～0.9g，入丸、散服。外用适量，研粉点敷患处。

【使用注意】孕妇慎用。

白色结晶性粉末或片状结晶

天然冰片

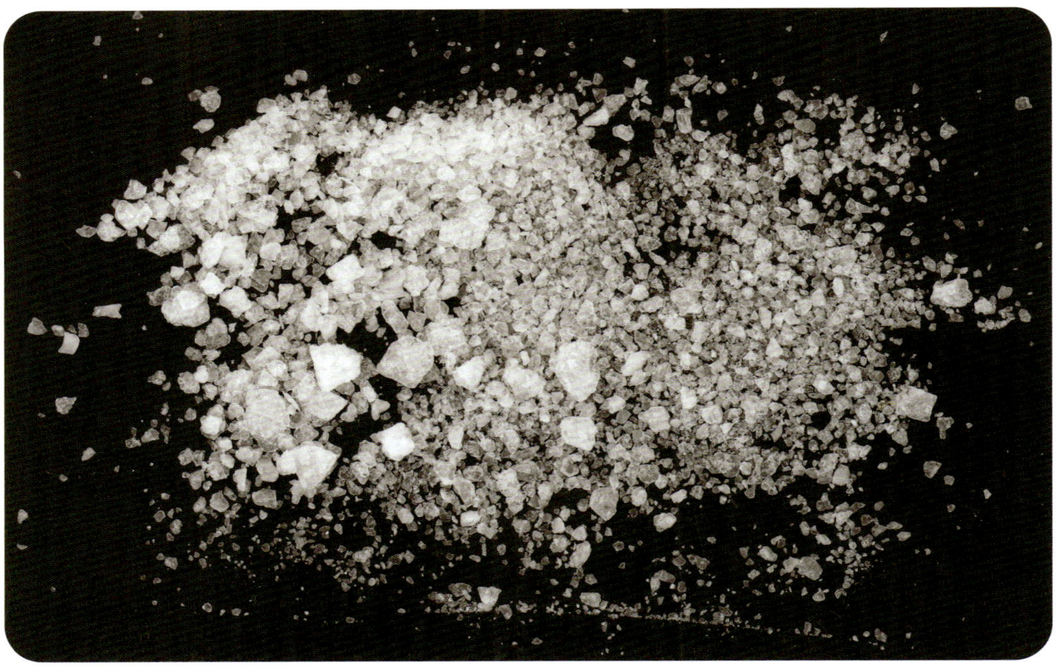

天然冰片

产地：广东

0 cm 1 2 3 4 5 6 7 8 9 10 11 12 13 14 15

天竺黄

【基　　原】禾本科植物青皮竹 *Bambusa textilis* McClure 或华思劳竹 *Schizostachyum chinense* Rendle 等秆内的分泌液干燥后的块状物。

【采收加工】秋、冬二季采收。

【主要产地】主产于四川、云南、江苏、福建、江西、贵州、广东、广西等地。

【炮制方法】除去杂质，干燥。

【饮片性状】本品为不规则的片块或颗粒，大小不一。表面灰蓝色、灰黄色或灰白色，有的洁白色，半透明，略带光泽。体轻，质硬而脆，易破碎，吸湿性强。气微，味淡。

【经验鉴别】体积比丨取本品中粉 10g，轻轻装入量筒内，体积不得少于 24mL。

吸水量丨取本品 5g，加水 50mL，放置片刻，用湿润后的滤纸滤过，所得滤液不得超过 44mL。

【功能主治】清热豁痰，凉心定惊。用于热病神昏，中风痰迷，小儿痰热惊痫、抽搐、夜啼。

【用法用量】3～9g。

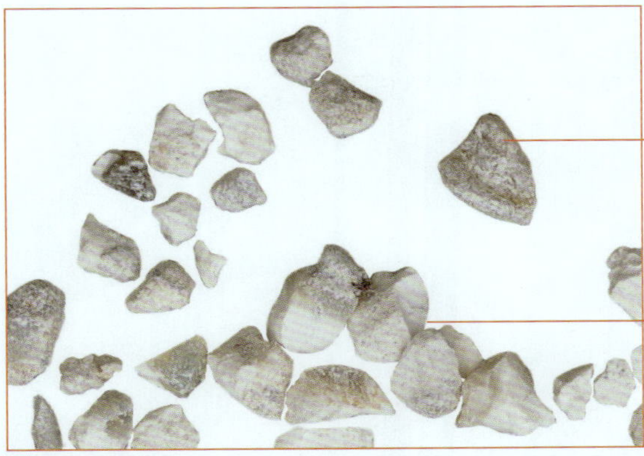

天竺黄

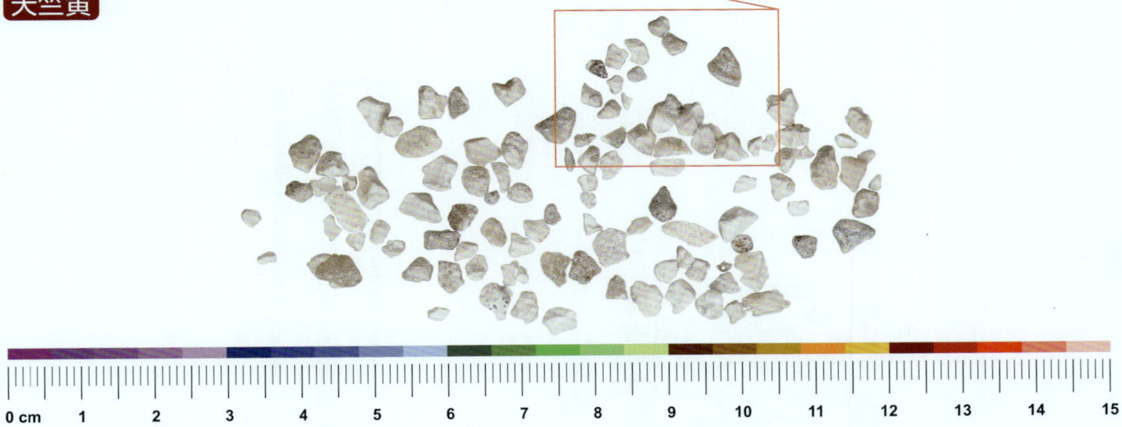

天竺黄
产地：四川

竹黄（易混品）

【基　　原】肉座菌科真菌竹黄 *Shiraia bambusicola* P. Henn 的干燥子座和孢子。多于 4～6 月采收，除去杂质，晒干。

人工天竺黄（易混品）

【基　　原】硅酸盐凝胶体，含有少量钠、钾、钙、铝、铁等金属离子并吸附有鲜竹沥。

红曲

【基　　原】曲霉科真菌紫色红曲霉 *Monascus purpureus* Went. 寄生在禾本科植物稻 *Oryza-sativa* L. 的种仁上而成的红曲米。

【主要产地】主产于福建、浙江、台湾、河北、广东等地。

【炮制方法】取原药材，除去杂质，筛去灰屑。

【饮片性状】本品为不规则颗粒状米粒，表面紫红色或暗红色，质酥脆，断面粉红色。气微酸，味淡。

【功能主治】活血化瘀，健脾消食。用于产后瘀滞腹痛，跌扑损伤，饮食积滞，脘腹胀满。

【用法用量】6～12g。外用适量，捣敷患处。

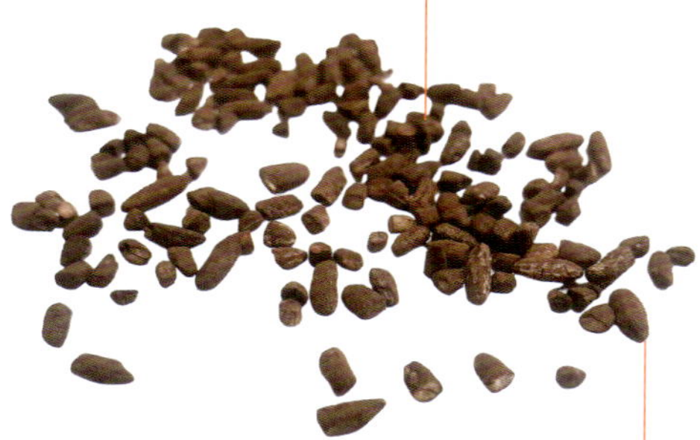

红曲

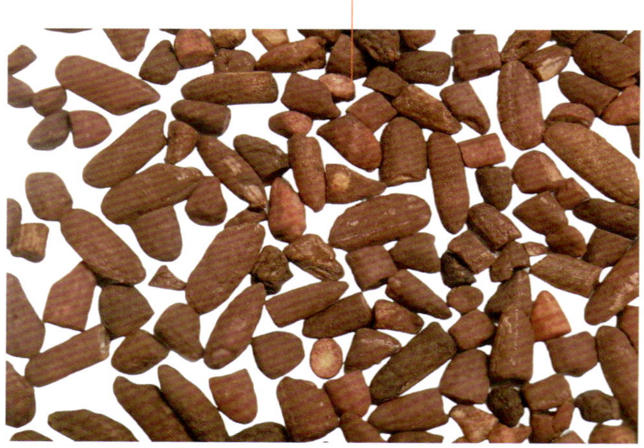

红曲

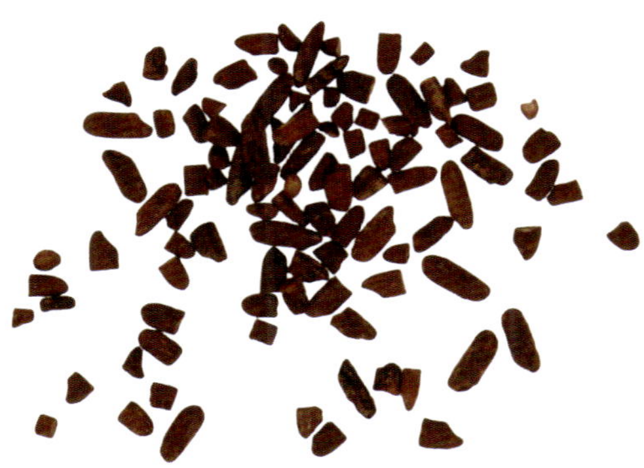

红曲

产地：河北

【炮制依据】《北京市中药饮片炮制规范（2008 年版）》

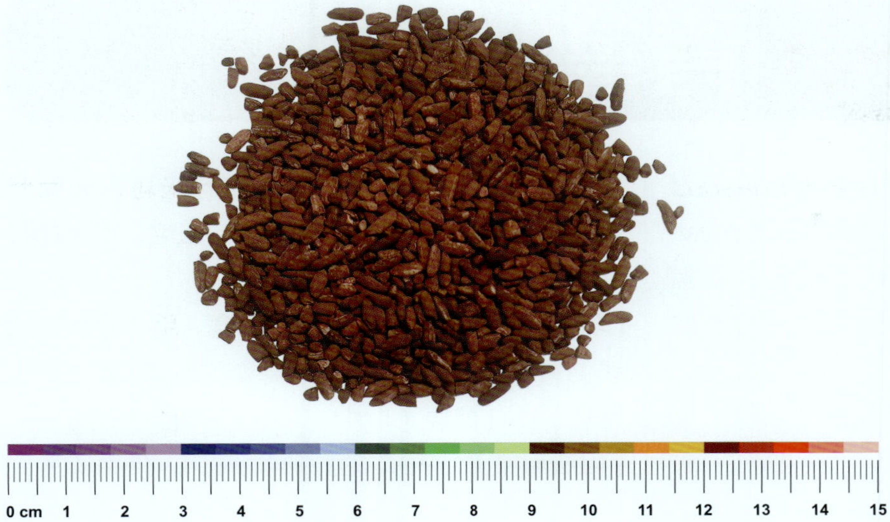

红曲

产地：广东

【炮制依据】《北京市中药饮片炮制规范（2008 年版）》

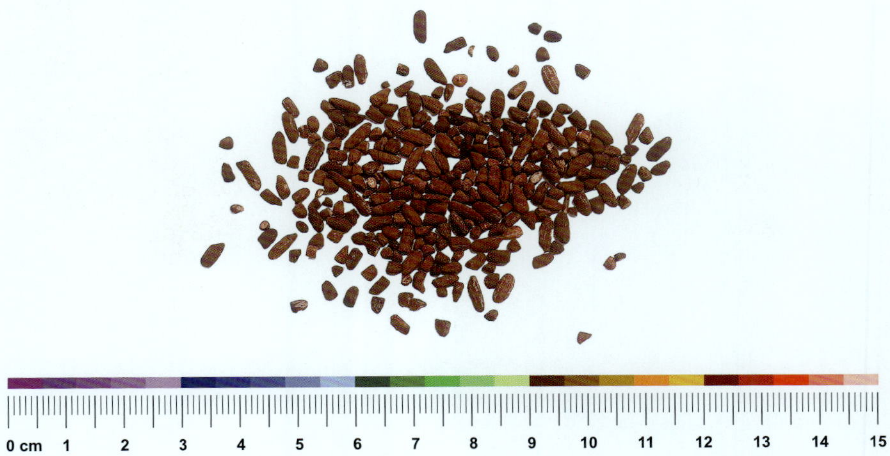

红曲

产地：浙江

【炮制依据】《北京市中药饮片炮制规范（2008 年版）》

青黛

【基　原】爵床科植物马蓝 *Baphicacanthus cusia*（Nees）Bremek.、蓼科植物蓼蓝 *Polygonum tinctorium* Ait. 或十字花科植物菘蓝 *Isatis indigotica* Fort. 的叶或茎叶经加工制得的干燥粉末、团块或颗粒。

【主要产地】主产于福建、云南、江苏、安徽、河北、江西、河南、四川等地。

【炮制方法】原品入药，不另加工。

【饮片性状】本品为深蓝色的粉末，体轻，易飞扬；或呈不规则多孔性的团块、颗粒，用手搓捻即成细末。微有草腥气，味淡。

【功能主治】清热解毒，凉血消斑，泻火定惊。用于温毒发斑，血热吐衄，胸痛咳血，口疮，痄腮，喉痹，小儿惊痫。

【用法用量】1～3g，宜入丸、散用。外用适量。

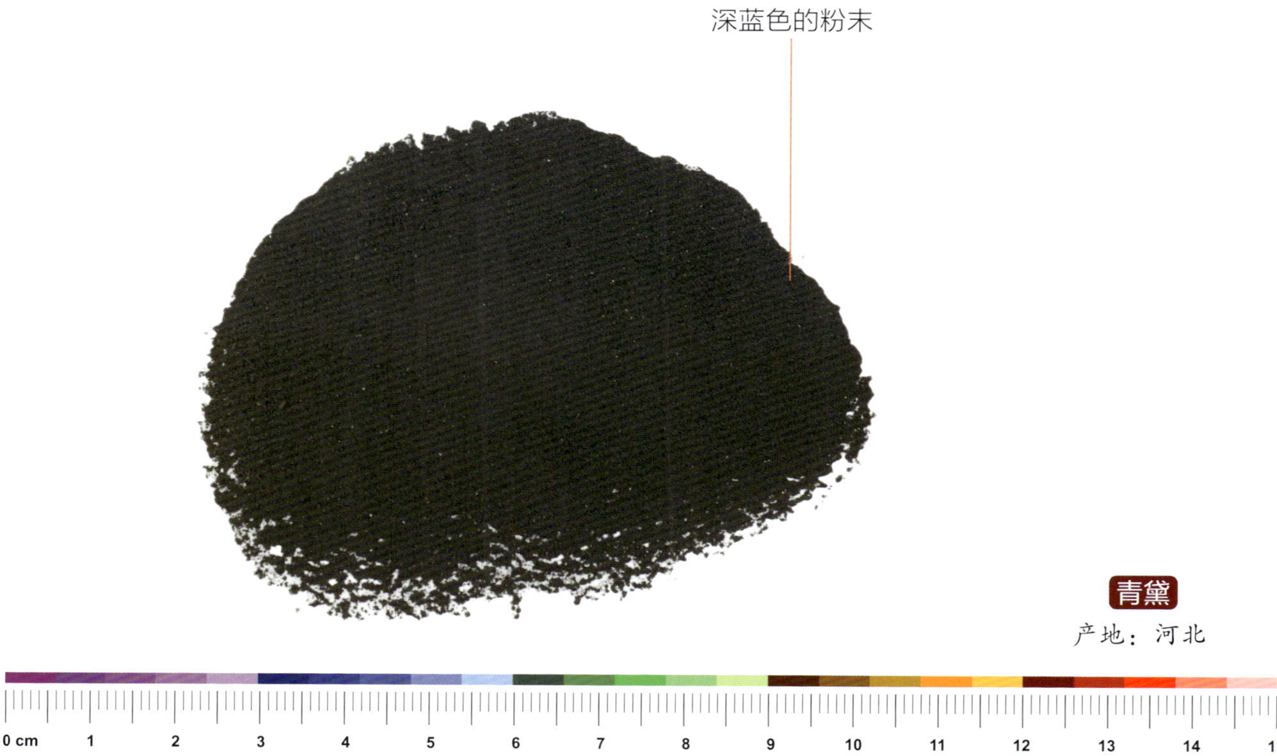

青黛

产地：河北

建神曲

【基　原】藿香、青蒿等中药粉末与面粉、麸皮混合后，经发酵而制成的曲剂。药曲块表面长出菌丝后，从模具中取出，晒干。

【采收加工】**福建泉州制法**｜取枳壳、杭白芍（酒炒）、川厚朴（姜汁炒）、车前子、芡实、陈皮、香薷、泽兰各750g，麸炒枳实、香附、莪术（酒炒）、何首乌、醋延胡索、炒槟榔、高良姜（赤土炒）、醋青皮、光三棱（醋炒）、大黄（浸酒500g）、泽泻（沙炒）、砂仁（姜汁炒）、酒黄芩、麦芽（炒）、黄柏（炒）、防风（去净毛）、木香、山楂皮、茯苓皮、甘草、白粉刈、藿香、全紫苏、白芥子、荆芥、苍术（大米糖炒）、柴胡各500g，炒白扁豆、薄荷各1000g，炒栀子、使君子（带壳）各1250g，川花椒（炒）375g，杏仁2000g，姜黄、羌活各250g，法白曲312.5g。以上各药合并，磨成细末，过筛，加入赤小豆、小麦（均需浸透碾碎）各4000g，以及麦皮、麦粉各1000g，混合拌匀。另取青蒿、赤柱草、苍耳草各1000g，切碎煎汤（称为三味烫），与上药混合，反复揉匀，入印模中压成小块，稍凉后用稻草覆盖，使其充分发酵至外表长出黄色菌丝时，取出晒干，然后再用适当的火力（控制在36℃）烘烤，储藏4个月后，取出再晒，刷去霉毛即成。

北京制法｜苍术、甘草、紫苏叶、藿香各125g，木香187.5g，青蒿、青茶各250g，川厚朴375g，陈皮、神曲、山楂各750g，麦芽1000g。取诸药共研细末。加米汤拌匀，放入装有松香的模子内做成小块，发酵后晒干。

福建制法｜藿香、青蒿等中药粉末与面粉、麸皮混合后，经发酵而制成的曲剂。药曲块表面长出菌丝后，从模具中取出，晒干。

《全国中药炮制规范》制法｜本品为藿香、青蒿等药物细粉与面粉混合发酵而成的加工品。

【主要产地】主产于福建、安徽、天津、山东、甘肃、上海、北京等地。

【炮制方法】用时捣碎。

【饮片性状】本品为长方形块状，表面灰白色至灰褐色，粗糙，偶见霉斑，质硬脆，易断。断面呈颗粒状，灰黄色至灰褐色，可见纤维残渣，气清香，味微苦。

【功能主治】健脾消食，理气化湿，解表。用于伤食胸痞，腹痛吐泻，痢疾，感冒头痛，小儿伤食。

【用法用量】6～15g。

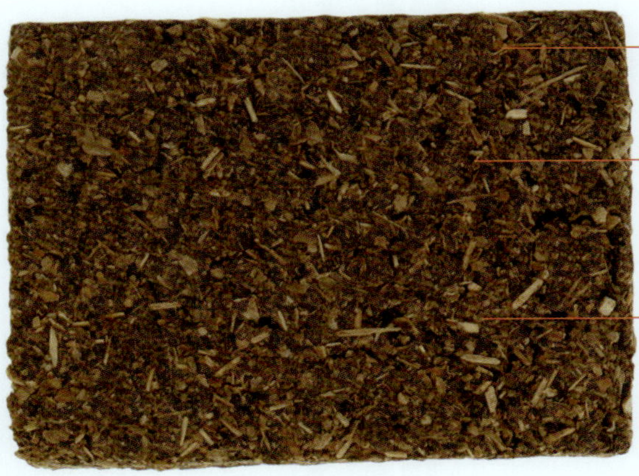

建神曲

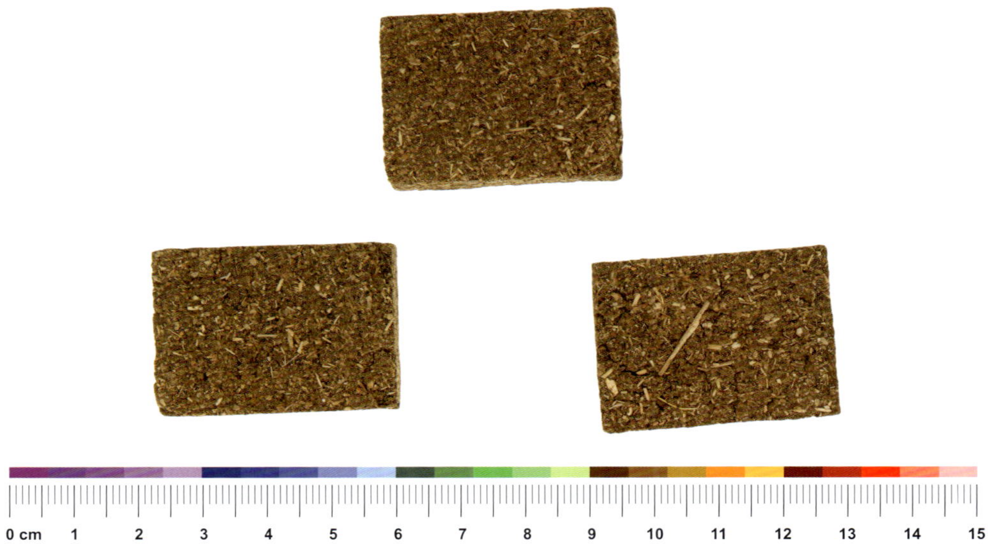

建神曲

产地：福建

【炮制依据】《安徽省中药饮片炮制规范（2019 年版）》

麸神曲

【基　　原】辣蓼、青蒿、苦杏仁等药与面粉混合，经发酵制成的干燥曲块的炮制品。

【采收加工】方法 1 ｜取赤小豆加工成粗粉，加水煎煮 2 小时成粥状（约 20kg），发酵 2 天，备用。另取苦杏仁、青蒿、辣蓼、苍耳秧分别粉碎成粗粉，与面粉和赤小豆粥混匀，制成握之成团、掷之即散的软材。置适宜容器内，上盖苘麻叶，保持温度 30～35℃、湿度 70%～80%，发酵 2～3 天（约 60 小时），待表面生出白霉衣时，取出，除去苘麻叶。搓条，切成圆形或 6～9mm 立方块，烘干（70～75℃）。

配方：面粉 100kg，苦杏仁 4kg，赤小豆 4kg，鲜辣蓼 7kg（干品 2.3kg），鲜青蒿 7kg（干品 2.3kg），鲜苍耳秧 7kg（干品 2.3kg）。

方法 2 ｜取赤小豆、苦杏仁粉碎成粗粉，与面粉混匀，加入鲜青蒿、鲜辣蓼、鲜苍耳秧煎液（鲜青蒿、鲜辣蓼、鲜苍耳秧各 7kg，切碎，加入 8 倍量的水煎煮，待煮沸 10 分钟后，滤过，滤液浓缩至约 20kg），搅拌均匀，制成握之成团、掷之即散的软材。装入模内，压实成块，取出；置适宜容器内，另取鲜青蒿与曲块层层相间堆放，保持温度 30～35℃、湿度 70%～80%，发酵 2～3 天（约 60 小时），待表面生出白霉衣时，取出，切成 6～9mm 立方块，烘干（70～75℃）。

配方：面粉 100kg，苦杏仁 4kg，赤小豆 4kg，鲜辣蓼 7kg，鲜青蒿 7kg，鲜苍耳秧 7kg。

【主要产地】主产于北京、河北等地。

【炮制方法】取麸皮，撒入热锅内，待冒烟时，加入净六神曲，迅速翻动，用中火炒至微黄色，取出，筛去麸皮，晾凉。每 100kg 六神曲，用麸皮 10kg。

【饮片性状】本品为立方形小块（约 1.5cm × 1.5cm × 1.5cm）或直径约 1.5cm 圆柱形的段。表面微棕黄色，粗糙，常有裂纹和浅红、绿色斑点。质坚脆。断面不平坦，呈颗粒状，可见未被粉碎的褐色残渣及发酵后的空洞。质硬脆，易破碎。有焦香气。

【功能主治】消食化积，健脾和胃。用于食积不化，脘腹胀满，呕吐泄泻，小儿腹大坚积。

【用法用量】6～12g。

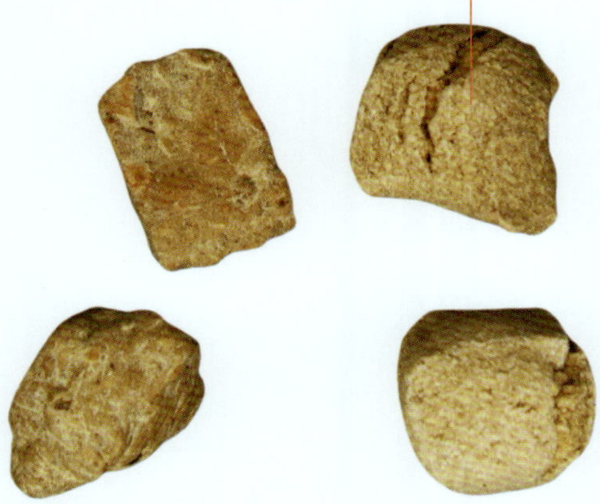

麸神曲

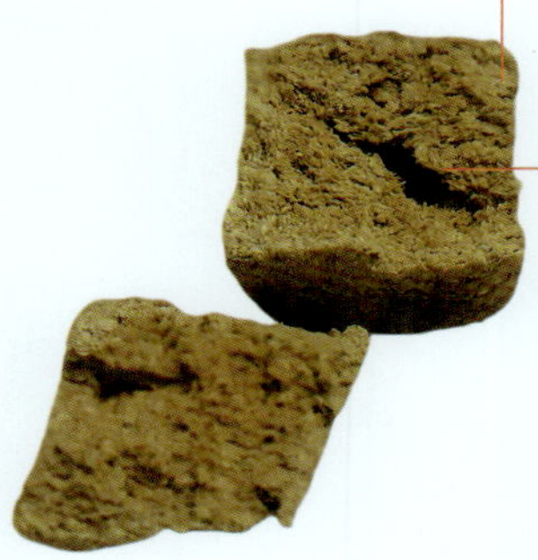

麸神曲（断面）

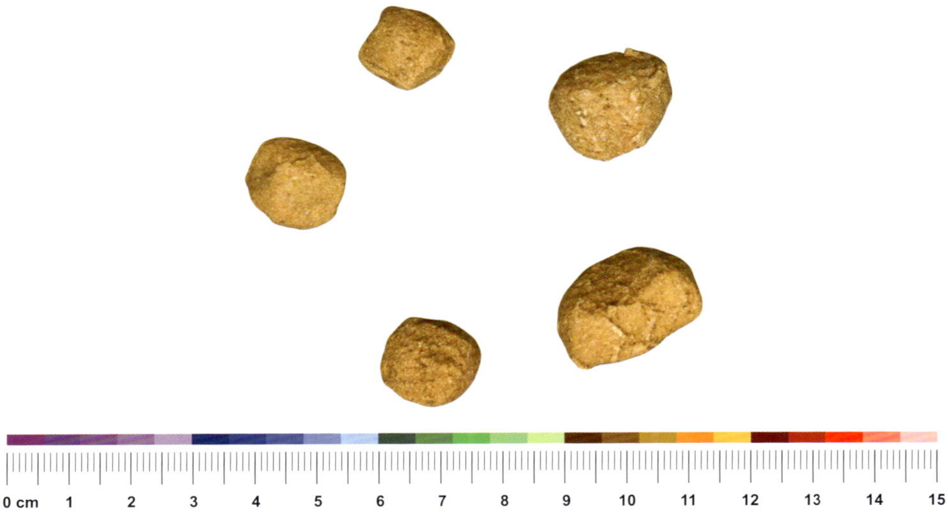

麸神曲

产地：北京

【炮制依据】《北京市中药饮片炮制规范（2008 年版）》

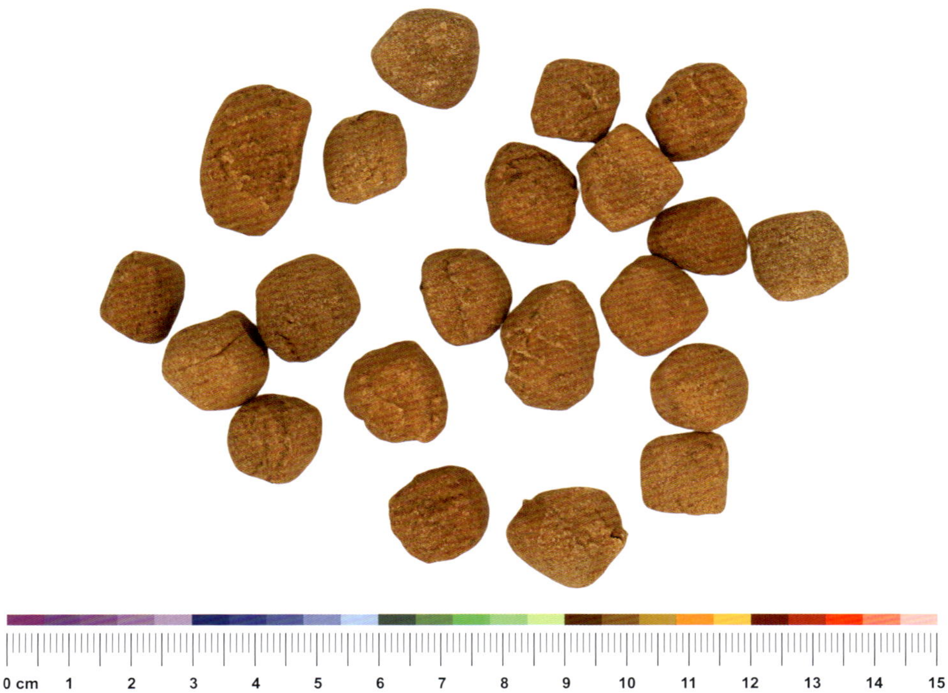

麸神曲

产地：河北

【炮制依据】《北京市中药饮片炮制规范（2008 年版）》

焦神曲

【基　　原】辣蓼、青蒿、苦杏仁等药与面粉混合，经发酵制成的干燥曲块的炮制品。

【炮制方法】取六神曲，置热锅内，用武火炒至表面焦褐色，有焦香气逸出，取出，晾凉。

【饮片性状】本品为立方形小块或圆柱条形的段。表面焦褐色，带焦斑。断面微黄色，粗糙。有焦香气。

【功能主治】消食化积，健脾和胃。用于食积不化，脘腹胀满，呕吐泄泻，小儿腹大坚积。

【用法用量】6～12g。

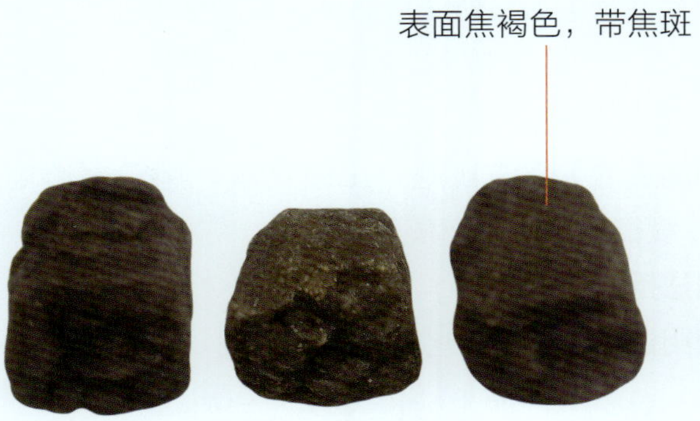

焦神曲

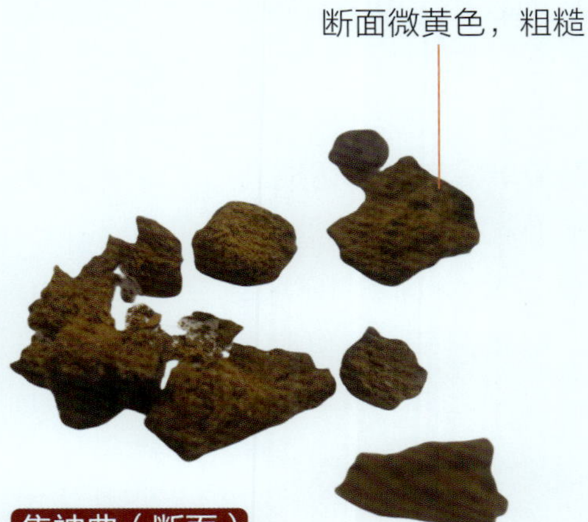

焦神曲（断面）

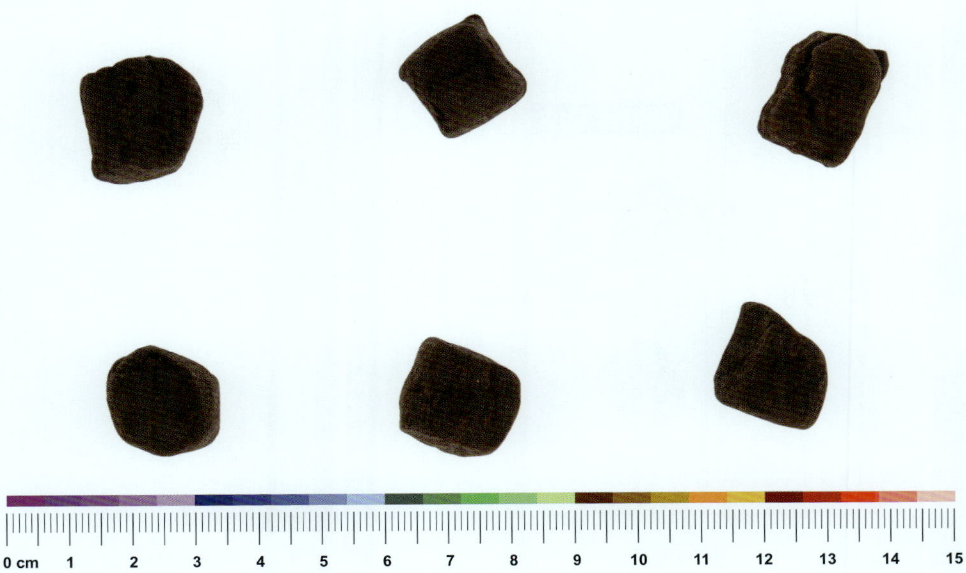

焦神曲

产地：北京

【炮制依据】《北京市中药饮片炮制规范（2008年版）》

麸炒半夏曲

【基　　原】法半夏、苦杏仁等中药与面粉混合，经发酵制成干燥曲块的炮制品。

【采收加工】取赤小豆加工成粗粉，加水煎煮2小时成粥状（约24kg），发酵2天，备用。另取法半夏、苦杏仁、青蒿、辣蓼、苍耳秧分别粉碎成粗粉，与面粉和赤小豆粥混匀，制成握之成团、掷之即散的软材。置适宜容器内，上盖苘麻叶，保持温度30～35℃、湿度70%～80%，发酵2～3天（约60小时），待表面生出白霉衣时，取出，除去苘麻叶。搓条，切成圆形或6～9mm立方块，烘干（70～75℃）。

配方：法半夏20kg，面粉100kg，苦杏仁4kg，赤小豆4kg，鲜青蒿7kg，鲜辣蓼7kg，鲜苍耳秧7kg。

【主要产地】主产于北京、河北等地。

【炮制方法】取麸皮，撒入热锅内，待冒烟时，加入半夏曲块，迅速翻动，用文火炒至表面深黄色，取出，筛去麸皮，晾凉。每100kg半夏曲，用麸皮10kg。

【饮片性状】本品为立方形小块或圆柱形的段。表面呈深黄色或棕黄色，微有裂隙，粗糙。质松易碎。有焦香气。

【功能主治】降逆止呕，止咳化痰。用于恶心呕吐，食欲不振，咳嗽痰壅。

【用法用量】9～15g。

【使用注意】不宜与乌头、附子同用。孕妇慎用。

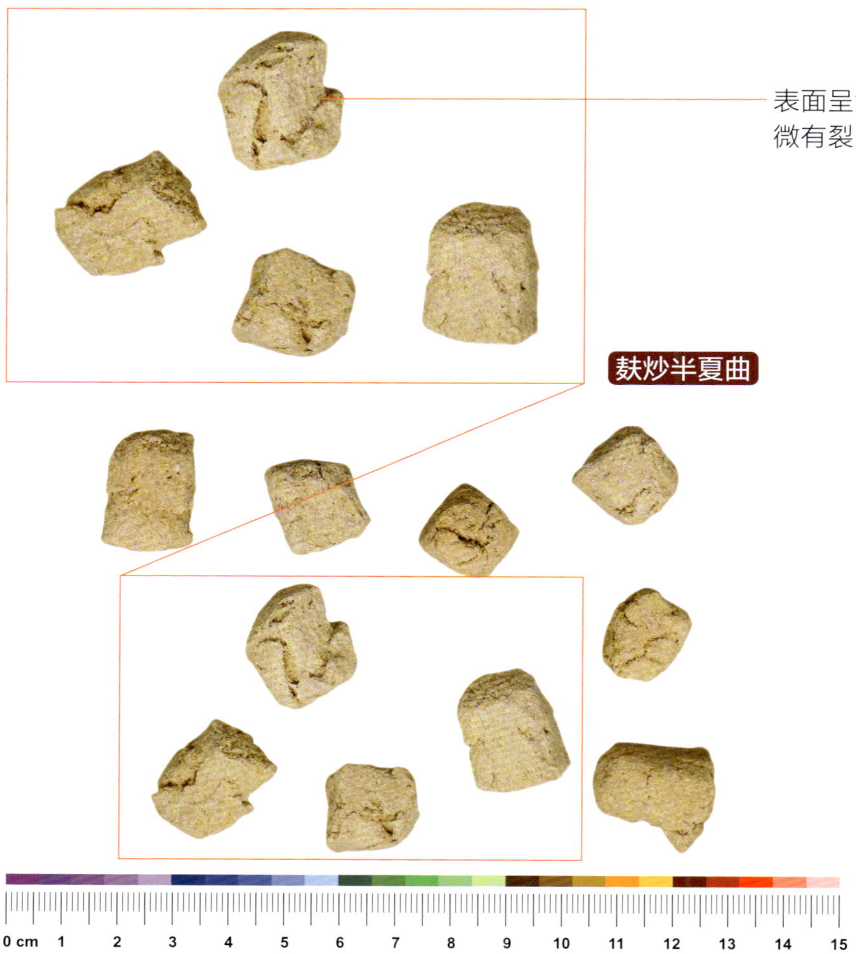

麸炒半夏曲

产地：北京

【炮制依据】《北京市中药饮片炮制规范（2008年）》

淡豆豉

【基　　原】豆科植物大豆 *Glycine max*（L.）Merr. 成熟种子的发酵加工品。

【主要产地】主产于河北、北京、山东、山西、辽宁、安徽、四川等地。

【炮制方法】方法1 |取清瘟解毒汤，置锅内，用文火煎煮两次，第1次加水10倍量煎煮1小时，第2次加水10倍量煎煮1小时，分次滤过，合并滤液，与净黑豆同置锅内煮沸，不断翻动，至汤吸尽，黑豆膨胀时，取出，再取青蒿与黑豆拌匀，装适宜容器内盖严，置适当温度下，待发酵后，取出，干燥，簸去青蒿。每100kg净黑豆，用清瘟解毒汤1剂，煎汤30～40kg，青蒿15kg。清瘟解毒汤：白芷180g、玄参360g、柴胡180g、连翘360g、桔梗240g、川芎180g、黄芩240g、羌活240g、赤芍240g、天花粉240g、葛根180g、甘草180g、淡竹叶120g、生姜240g，以上十四味共煎汤。

方法2 |将桑叶、青蒿各7kg，加文火煎煮两次，第1次加水10倍量，第2次加水8倍量，滤过，煎液约100kg，拌入净黑豆100kg中，待吸尽后，蒸2小时至透，取出，稍晾，再置容器内，用煎过的桑叶、青蒿渣覆盖，放入平均室温为23℃房间发酵（约16天）至生出白霉衣时，取出，除去药渣，洗净，置容器内再闷7天，至充分发酵、香气溢出时，取出，略蒸，干燥。

【饮片性状】本品呈椭圆形，略扁，长0.6～1cm，直径0.5～0.7cm。表面灰黑色或黑色，皱缩不平。断面黄棕色、灰绿色或棕黑色。气微香，味微甘。

【功能主治】解表，除烦，宣发郁热。用于感冒、寒热头痛，烦躁胸闷，虚烦不眠。

【用法用量】6～12g。

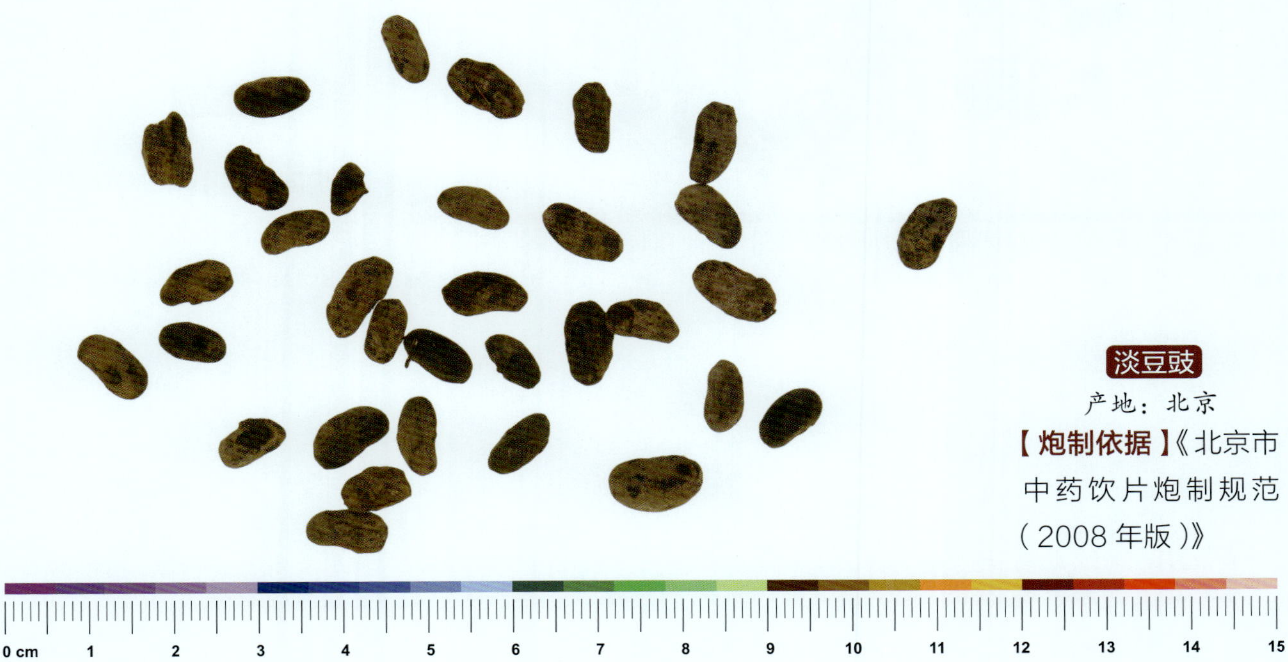

淡豆豉

产地：北京

【炮制依据】《北京市中药饮片炮制规范（2008年版）》

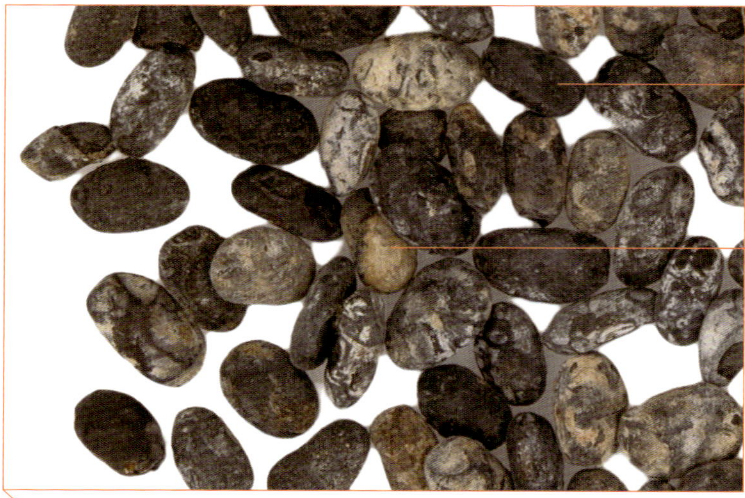

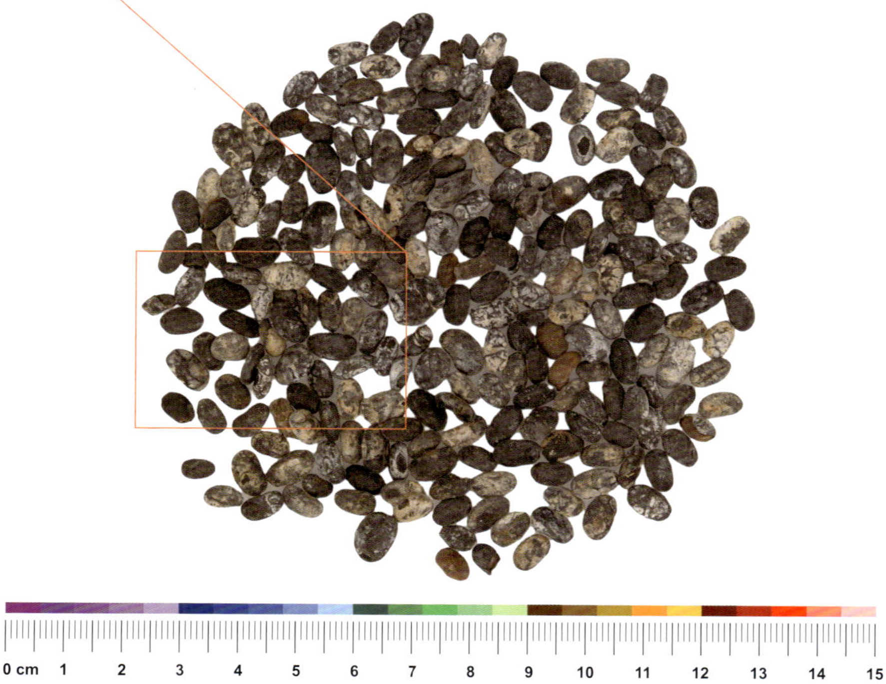

淡豆豉

产地：河北

【炮制依据】《北京市中药饮片炮制规范（2008 年版）》

琥珀

【基　　原】古代松科植物的树脂，埋藏于地下经年久转化而成。

【采收加工】全年均可采挖，从地下挖出者称“琥珀”，或煤中选出者称“煤珀”，除去泥沙及煤屑。

【主要产地】主产于辽宁、河南、云南、四川、湖北、黑龙江等地。

【炮制方法】取原药材，除去杂质。

【饮片性状】呈不规则块状，颗粒状或细粉状。表面血红色或黄棕色，有的具光泽，体轻，质松脆，捻之易碎。断面有玻璃样光泽。气微，味淡。

【功能主治】安神，散瘀，行水。用于惊风癫痫，瘀血腹痛，癥瘕疼痛，小便不利，血淋尿痛。

【用法用量】1～2g，研末吞服或入丸、散用。

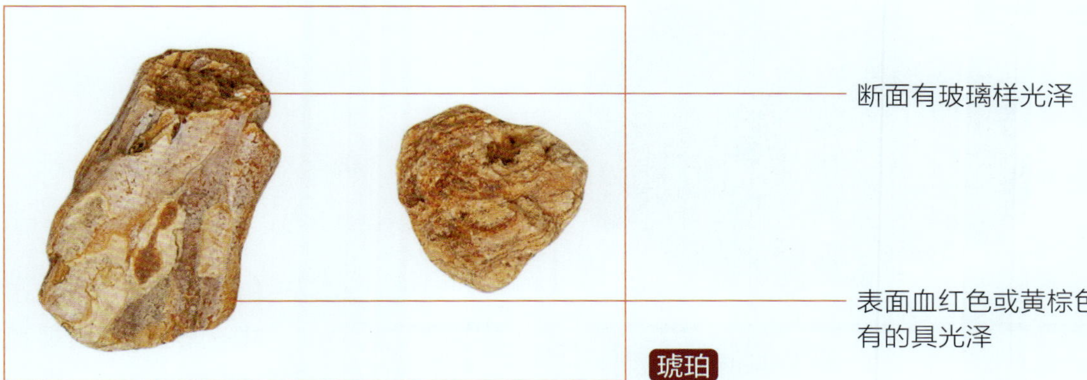

琥珀

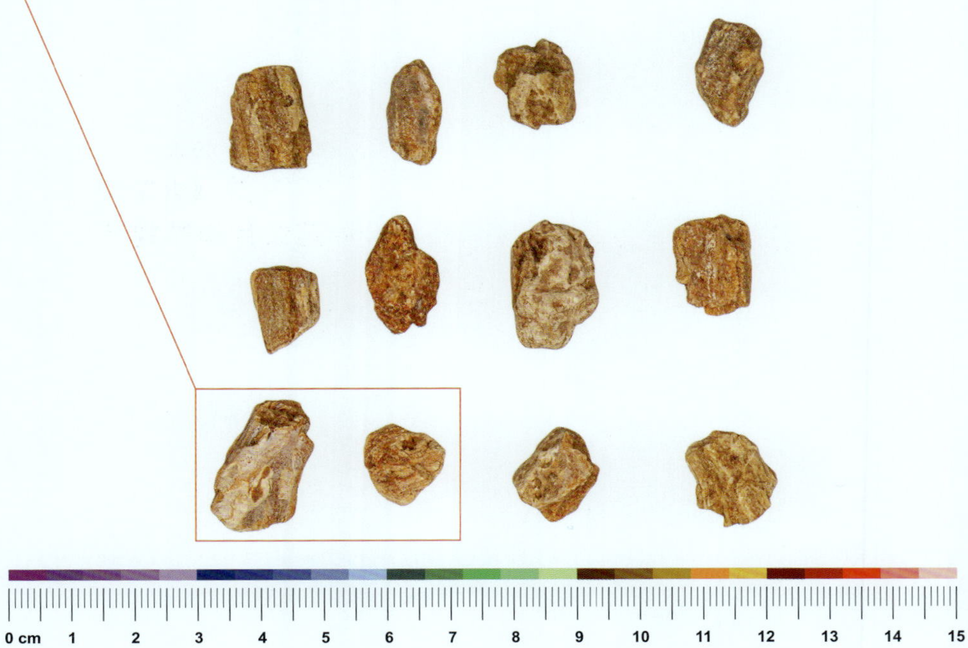

琥珀

产地：云南

【炮制依据】《北京市中药饮片炮制规范（2008 年版）》

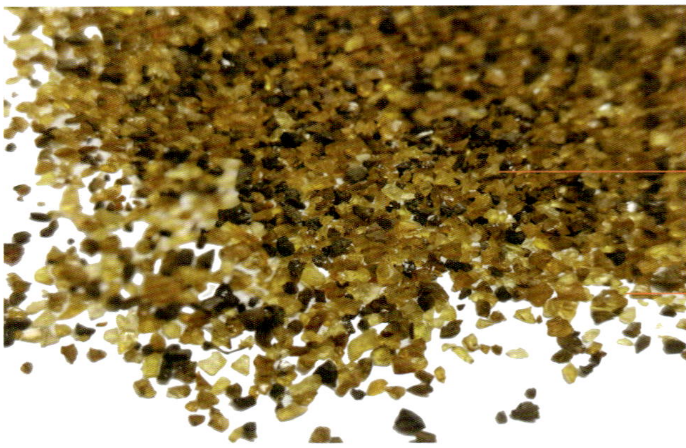

琥珀

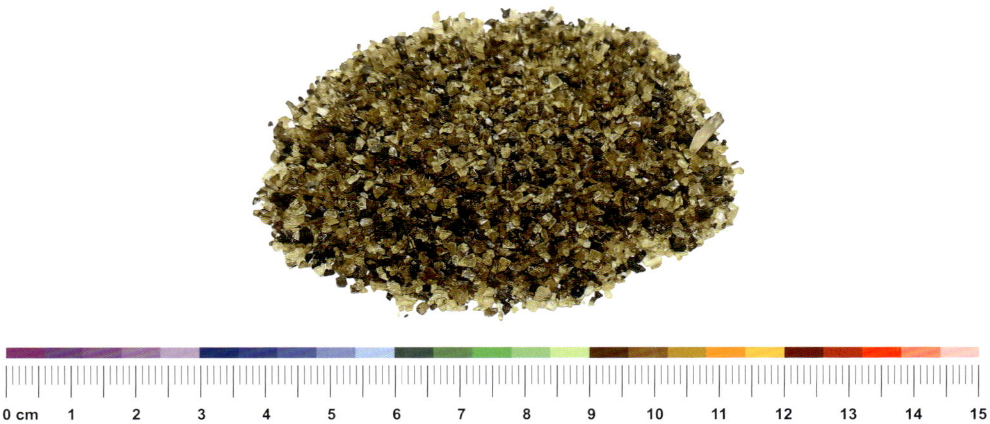

琥珀

产地：辽宁

【炮制依据】《北京市中药饮片炮制规范（2008年版）》

琥珀粉

【基　　原】琥珀的炮制品。

【炮制方法】取原药材，除去杂质，砸成小块，粉碎成细粉。

【饮片性状】本品为灰黄色粉末。

【功能主治】安神，散瘀，行水。用于惊风癫痫，瘀血腹痛，癥瘕疼痛，小便不利，血淋尿痛。

【用法用量】0.9～2g。外用研细粉涂撒患处。

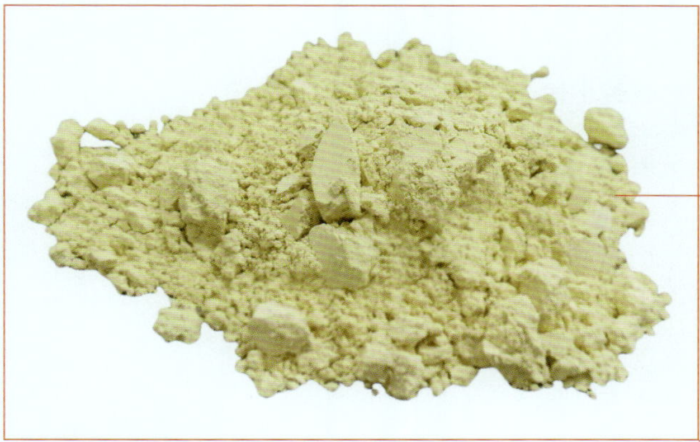

灰黄色粉末

琥珀粉

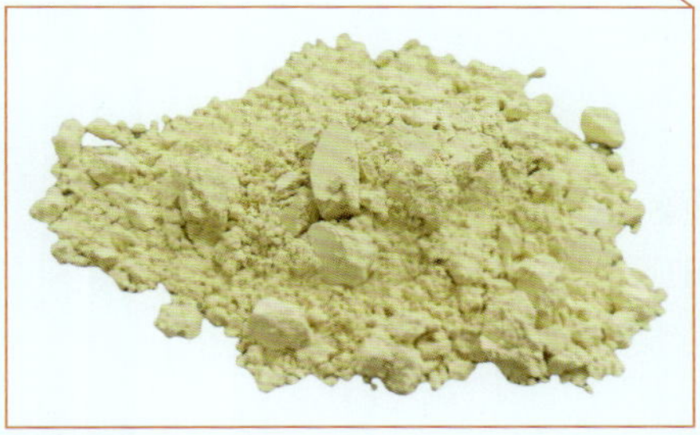

琥珀粉

产地：辽宁

【炮制依据】《北京市中药饮片炮制规范（2008年版）》

图书在版编目（CIP）数据

中药饮片高清图鉴．下册 / 刘春生，李飞，王丽霞主编．-- 北京 ：人民卫生出版社，2025. 6. -- ISBN 978-7-117-37214-5

Ⅰ. R283.3-64

中国国家版本馆 CIP 数据核字第 20245JH422 号

中药饮片高清图鉴

Zhongyao Yinpian Gaoqing Tujian

下册

主　　编：刘春生　李　飞　王丽霞
出版发行：人民卫生出版社（中继线 010-59780011）
地　　址：北京市朝阳区潘家园南里 19 号
邮　　编：100021
E - mail：pmph @ pmph.com
购书热线：010-59787592　010-59787584　010-65264830
印　　刷：北京盛通印刷股份有限公司
经　　销：新华书店
开　　本：889 × 1194　1/16　　印张：25
字　　数：578 千字
版　　次：2025 年 6 月第 1 版
印　　次：2025 年 6 月第 1 次印刷
标准书号：ISBN 978-7-117-37214-5
定　　价：188.00 元
打击盗版举报电话：010-59787491　E-mail：WQ @ pmph.com
质量问题联系电话：010-59787234　E-mail：zhiliang @ pmph.com
数字融合服务电话：4001118166　E-mail：zengzhi @ pmph.com

52检